Pflege-Report 2022

Klaus Jacobs · Adelheid Kuhlmey · Stefan Greß ·
Jürgen Klauber · Antje Schwinger
Hrsg.

Pflege-Report 2022

Spezielle Versorgungslagen in der Langzeitpflege

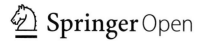

Hrsg.
Prof. Dr. rer. pol. Klaus Jacobs
Wissenschaftliches Institut der AOK
Berlin, Deutschland

Jürgen Klauber
Wissenschaftliches Institut der AOK
Berlin, Deutschland

Prof. Dr. phil. Adelheid Kuhlmey
Charité – Universitätsmedizin Berlin
Berlin, Deutschland

Dr. rer. pol. Antje Schwinger
Wissenschaftliches Institut der AOK
Berlin, Deutschland

Prof. Dr. rer. pol. Stefan Greß
Hochschule Fulda
Fulda, Deutschland

ISBN 978-3-662-65203-9
https://doi.org/10.1007/978-3-662-65204-6

ISBN 978-3-662-65204-6 (eBook)

Vorwort und Einführung

Die Langzeitpflege scheint endlich auf einem vorderen Platz auf der politischen Agenda angekommen zu sein. Diese Feststellung gilt selbst angesichts unvorhergesehener Großkrisen, mit denen die Politik in jüngster Zeit gleich zweimal konfrontiert worden ist: zunächst seit März 2020 mit der Corona-Pandemie und seit dem 24.02.2022 mit dem russischen Angriffskrieg auf die Ukraine und allen hieraus resultierenden Folgen, die in ihrem ganzen Ausmaß noch gar nicht absehbar sind. Dennoch gibt es von der seit Dezember 2021 im Bund amtierenden Ampel-Koalition klare Signale, dass sie der Langzeitpflege einen hohen Stellenwert beimisst, und zwar nicht nur, weil die Pflege im Koalitionsvertrag erstmals vor der Gesundheitsversorgung behandelt wird.

So adressiert eines der ersten gesundheits- und pflegepolitischen Gesetzesvorhaben der Ampel-Regierung, das Pflegebonusgesetz, unmittelbar die Situation von Pflegekräften: zum einen durch die Zahlung eines Pflegebonus an Beschäftigte in Krankenhäusern und Einrichtungen der Langzeitpflege als Anerkennung für die von diesen während der Corona-Pandemie erbrachten besonderen Leistungen, zum anderen aber auch durch ergänzende Regelungen, die die bereits in der vergangenen Legislaturperiode beschlossene Verknüpfung des Zustandekommens eines Versorgungsvertrages in der Langzeitpflege mit einer tariflichen oder tarifanalogen Vergütung der Pflegekräfte auf den Weg bringen sollen.

Begrenzte Problemsichten in der Pflegedebatte

So begrüßenswert die erhöhte Aufmerksamkeit grundsätzlich ist, die die Langzeitpflege mittlerweile nicht nur in der Politik, sondern auch in Medien und Wissenschaft genießt, so unvollständig und bruchstückhaft ist vielfach gleichwohl das dabei zutage tretende Problembewusstsein. Das betrifft zum einen die häufig verkürzte Problemsicht auf unmittelbare Finanzierungsfragen, bei denen aktuell das zentrale Stichwort „Begrenzung der Eigenanteile der stationär Gepflegten" lautet. Gewiss handelt es sich hierbei um eine ganz wesentliche Frage, nicht zuletzt auch in Bezug auf die generelle Akzeptanz der Pflegeversicherung in der Gesellschaft. Wie gerade auch einschlägige Erfahrungen während der Corona-Pandemie gezeigt haben, stellen sich daneben aber auch eine Reihe wesentlicher Gestaltungsfragen für die künftige Sicherstellung einer bedarfsgerechten Pflegeversorgung auf einem möglichst hohen Qualitätsniveau.

Zum anderen ist die Problemsicht in der Pflegedebatte aber oftmals auch noch aus einem anderen Grund begrenzt, denn die Debatte adressiert in aller Regel den pflegerischen „Normalfall": Mehr und mehr Menschen werden immer älter, und obwohl viele von ihnen einen großen Teil der hinzugewonnenen Lebenszeit in relativer geistiger und körperlicher Frische verbringen, nimmt die Anzahl derer zu, die pflegebedürftig werden und auf gezielte Unterstützung angewiesen sind: sei es mit oder ohne demenzielle Erkrankung sowie ggf. weitere chronische Krankheiten, was die Seite des Pflege- und weiteren Versorgungsbedarfs betrifft, bzw. mit informeller und/oder professioneller Unterstützung in der eigenen Häuslichkeit oder aber nach einem Umzug von dort in ein bedarfsgerechtes ambulantes oder stationäres Pflegesetting, was die Seite der Versorgungsinfrastruktur angeht.

Pflegebedürftige Menschen mit speziellen Versorgungsbedarfen

Deutlich weniger im Fokus der allgemeinen Aufmerksamkeit als die mit fortschreitendem Lebensalter zunehmend von Pflegebedürftigkeit betroffenen Menschen stehen andere Teilgruppen von Pflegebedürftigen. Weil sie vielfach nicht die Aufmerksamkeit erfahren, die ihnen und ihren Problemen gebührt, ist ihnen dieser Pflege-Report gewidmet. Gerade für diese Pflegebedürftigen und ihre Angehörigen stellen sich Fragen nach ihren konkreten Versorgungs- und weiteren Unterstützungsbedarfen und wie diese gezielt gedeckt werden können: in Bezug auf das geeignete häusliche oder außerhäusliche Pflegesetting sowie hinsichtlich der erforderlichen Qualifizierung und Unterstützung informeller wie professioneller Pflegekräfte.

Wie sehr der skizzierte „Normalfall" der altersassoziierten Pflegebedürftigkeit die Pflegedebatte dominiert, wird schon daran deutlich, dass anstelle von Langzeitpflege oftmals pauschal von Altenpflege gesprochen wird. Dabei waren von den Ende 2020 rund 4,3 Millionen Pflegebedürftigen fast ein Fünftel noch keine 60 Jahre alt, gut fünf Prozent sind Kinder und Jugendliche unter 20 Jahren.

Pflegebedürftige Kinder und Jugendliche

Der Beitrag von *Claudia Oetting-Roß* widmet sich der pflegerischen Versorgungssituation von (schwerst-)pflegebedürftigen Kindern, die fast ausnahmslos zu Hause im familiären Umfeld versorgt werden. Damit verbinden sich große Herausforderungen für alle Beteiligten, also für die Eltern und die betroffenen Kinder selbst. Der Beitrag beschreibt typische familiale Pflegearrangements, verknüpft mit Erläuterungen, wie Eltern und Kinder ihre Situation erleben und bewältigen. Abgeleitet werden Handlungsanforderungen an eine familienzentrierte Pflege in der Häuslichkeit, u. a. die Verbesserung der konzeptionellen und empirischen Grundlagen zur gezielten Adressierung dieser Zielgruppe oder die Etablierung fundierter Weiterbildungsangebote mit pädiatrischer Ausrichtung.

Dauerhaft pflegebedürftige Kinder und Jugendliche stehen auch im Blickpunkt des Beitrags von *Sven Jennessen*, der die psychosozialen, personellen und finanziellen Herausforderungen in der familiären Versorgung der pflegebedürftigen Kinder und Jugendlichen analysiert und sich der Frage zuwendet, wie unter diesen Bedingungen ein Höchstmaß an Teilhabe für alle Familienmitglieder ermöglicht werden kann. Weil Familien mit dauerhaftem Pflegebedarf heterogene Systeme sind, fallen auch ihre Bedarfe an Unterstützung und Begleitung divers aus und erfordern als Leitidee ein hohes Maß an Flexibilität. Dabei sollte nach der Einschätzung des Autors bei allen Entwicklungen stets die Familie als Ganzes im Fokus stehen.

Versorgung von Pflegebedürftigen am Lebensende

Am entgegengesetzten Ende der Lebensspanne befinden sich die Menschen, die einer palliativen Versorgung bedürfen. *Lukas Radbruch, Lisa Schmedding, Gülay Ateş, Birgit Jaspers, Heiner Melching, Steven Kranz und Claudia Bausewein* geben in ihrem Beitrag einen Überblick über die Infrastruktur der Palliativversorgung und betrachten Versorgungspfade von pflegebedürftigen Menschen in der palliativen Phase. Auch wenn sich in diesem Versorgungsbereich infrastrukturell in den letzten Jahren eine Menge getan hat, besteht insbesondere an den Übergängen zwischen Versorgungssektoren weiterhin deutlicher Verbesserungsbedarf. Dabei muss besseres Schnittstellenmanagement auch die betroffenen Patientinnen und Patienten und deren Angehörige einbeziehen. Darüber hinaus verweist das Autorenteam auf die generelle Notwendigkeit einer verstärkten gesellschaftlichen Diskussion über den Umgang mit schwerer Krankheit, Sterben und Tod, damit noch bestehende Barrieren abgebaut werden und alle Menschen eine angemessene Palliativversorgung erhalten können.

Ein Drittel der innerhalb eines Jahres verstorbenen AOK-Versicherten lebte in einem Pflegeheim. *Antje Schwinger, Kathrin Jürchott, Susann Behrendt, Felipe Argüello Guerra, Constance Stegbauer, Gerald Willms und Jürgen Klauber* haben in ihrem Beitrag auf der Grundlage von AOK-Abrechnungsdaten untersucht, welche Rolle Krankenhausaufenthalte in der letzten Lebensphase dieser Menschen gespielt haben. Dabei wird eine Verdichtung von Krankenhausaufenthalten erkennbar, bei denen zudem vielfach vermeidbare Behandlungsanlässe als Ursache dokumentiert sind. Dies verweist auf die Notwendigkeit zu gewährleisten, dass die Wünsche von Pflegeheimbewohnenden in Bezug auf ihre Versorgung am Lebensende konsequent beachtet werden.

Ethische Fragen zur Palliativversorgung stehen auch im Blickpunkt des Beitrags von *Michael Coors*. Dabei geht es um das Spannungsfeld zwischen einer spezialisierten Palliativversorgung für Menschen mit einem besonders hohen Versorgungsbedarf auf der einen Seite und der Berücksichtigung individueller Bedürfnisse der betroffenen Patientinnen und Patienten – etwa psycho-sozialer oder spiritueller Natur – auf der anderen Seite. Dies gilt es auch im Bereich der allgemeinen Palliativversorgung zu berücksichtigen, indem dort für eine solide Grundversorgung gesorgt wird, wo in der Regel keine interdisziplinären Behandlungsteams vorgesehen sind.

Der bislang etablierte Einsatz von Patientenverfügungen hinsichtlich medizinischer Maßnahmen in Situationen, in denen keine Einwilligungsfähigkeit der betroffenen Menschen besteht, erscheint im Hinblick auf die erwünschte Stärkung von deren Autonomie defizitär. Vor diesem Hintergrund beleuchten *Jürgen in der Schmitten, Stephan Rixen und Georg Marckmann* das Konzept des Advance Care Planning, das sich gerade für solche Situationen als Prozess der gemeinsamen Entscheidungsfindung versteht, um zu wohlinformierten Festlegungen als Ausdruck autonomer Entscheidungen zu gelangen. Die Autoren geben überdies Anregungen, wie die Rahmenbedingungen des Advance Care Planning zweckmäßig weiterentwickelt werden können.

Weitere spezielle Versorgungslagen

Vergleichsweise geringe Aufmerksamkeit im Pflegekontext finden pflegebedürftige Menschen mit Körperbehinderungen, obwohl hiermit oftmals die Inanspruchnahme pflegerischer Hilfestellungen verbunden sein kann. *Roman Helbig und Änne-Dörte Latteck* weisen in ihrem Beitrag darauf hin, dass im Mittelpunkt der Pflege von Menschen mit Körperbehinderungen die Sicherung von Lebensqualität steht. Pflegerische Maßnahmen in Bezug auf die geeignete Wohnform oder die Förderung des Verarbeitungsprozesses zur Akzeptanz der Behinderung können dazu beitragen, dass Menschen mit Körperbehinderung selbst möglichst weitgehend über ihre Lebensqualität entscheiden können.

Im Jahr 2020 hat der Gesetzgeber einen neuen Leistungsanspruch für außerklinische Intensivpflege eingeführt, wobei zugleich Rahmenbedingungen bezüglich Leistungsort und Leistungserbringung definiert wurden. Die bestehenden Bedarfslagen sowie die Versorgungs- und Lebenssituation der Betroffenen bedürfen jedoch einer systematischen Erfassung. Auf der Grundlage einer Analyse von AOK-Abrechnungsdaten verdeutlichen *Miriam Räker, Sören Matzk, Andreas Büscher, Gerald Willms, Abdel Hakim Bayarassou, Nahne-Alina Knizia, Constance Stegbauer, Markus Hopp und Antje Schwinger* die Heterogenität der Menschen mit außerklinischer Intensivpflege bezüglich Alter und Geschlecht, Grunderkrankungen und Versorgungssetting. Dabei kommt der Subgruppe von beatmeten, insbesondere trachealkanülierten Patientinnen und Patienten besondere Bedeutung zu.

Im Mittelpunkt des Beitrags von *Uta Gühne, Michael Schulz, André Nienaber, Stefan Rogge und Steffi Riedel-Heller* stehen Menschen mit schweren und chronischen psychischen Erkrankungen, deren Prävalenz auf ein bis zwei Prozent der Erwachsenenbevölkerung geschätzt wird. Nicht nur in Bezug auf die psychische Erkrankung selbst, sondern auch auf begleitende somatische Erkrankungen sowie im Hinblick auf die Teilhabe an Bildung, Arbeit und sozialem Leben weisen diese Menschen einen hohen und umfassenden Versorgungs- und Unterstützungsbedarf auf. Der Beitrag skizziert die besondere Lebens- und Versorgungssituation schwer psychisch kranker Menschen und betrachtet die verschiedenen hierfür relevanten gesetzlichen Pflegeleistungen unter besonderer Beachtung der Rolle von An- und Zugehörigen.

Demenz wird gewöhnlich mit Alzheimer-Demenz von Menschen in fortgeschrittenem Alter assoziiert. Weit weniger verbreitet sind demenzielle Erkrankungen, die bereits in deutlich niedrigerem Alter auftreten. Dazu zählt etwa die Frontotemporale Demenz, die im Blickpunkt des Beitrags von *Claudia Dinand, Martin Berwig und Margareta Halek* steht. Darin wird deutlich, dass Menschen mit dieser vergleichsweise seltenen und schwierig zu diagnostizierenden Krankheit und ihre Familien großen Herausforderungen ausgesetzt sind. Anhand der Ergebnisse eines Forschungsprojekts wird gezeigt, wie es mit Hilfe von Videofeedback gelingen kann, die Lebensqualität von Menschen mit der verhaltensbetonten Variante der Frontotemporalen Demenz und ihren Angehörigen zu verbessern. Zugleich verweist das Autorenteam darauf, dass in Bezug auf Demenzformen im jüngeren Alter und die Versorgung der hiervon betroffenen Menschen noch erheblicher Forschungsbedarf besteht.

Im Mittelpunkt des Beitrags von *Sebastian Ritzi, Eric Schmitt und Andreas Kruse* zu Menschen mit geistiger Behinderung und altersassoziierter Pflegebedürftigkeit stehen die Aspekte der Wahrnehmung und Anerkennung von Ressourcen und Kompetenzen dieser Menschen sowie die Umsetzung von Rehabilitations- und positiven Veränderungspotenzialen. Dabei wird die Notwendigkeit betont, die medizinisch- und pflegerisch-rehabilitative Versorgung weiter auszubauen und dabei auch die spezifische Situation von Menschen mit geistiger Behinderung zu berücksichtigen – im Hinblick auf deren Bedarfe und Bedürfnisse, Kompetenzen und Vulnerabilitäten.

In dem Beitrag von *Sabine Metzing* wird die Perspektive in Hinblick auf spezielle Versorgungslagen gewechselt: Nicht pflegebedürftige Menschen mit spezifischen Versorgungs- und Unterstützungsbedarfen stehen hier Blickpunkt, sondern Kinder und Jugendliche mit Pflegeverantwortung in der Familie (Young Carers). Für ihre in dem Beitrag dargestellte Situation gibt es in Deutschland weder ein breites Problembewusstsein noch genügend gezielte Unterstützungsangebote zur Problembewältigung. Die Autorin hält u. a. Langzeitstudien zum besseren Verständnis des Verlaufs informeller Pflege-Karrieren für erforderlich, um negativen Auswirkungen auf Bildungs- und Arbeitsmarktchancen sowie gesundheitlichen Spätfolgen bei Young Carers frühzeitig präventiv begegnen zu können.

Strukturelle Rahmenbedingungen

Wie schon betont, darf Langzeitpflege keineswegs pauschal mit Altenpflege gleichgesetzt werden. Während pflegebedürftige Kinder und Jugendliche fast ausnahmslos zu Hause versorgt werden, besteht insbesondere bei vielen pflegebedürftigen Menschen im „mittleren" Erwachsenenalter großer Bedarf an Angeboten, die nicht nur ihren Pflegeerfordernissen, sondern auch dem Wunsch nach Autonomie und Teilhabe gerecht werden. Vor diesem Hintergrund befassen sich *Karin Wolf-Ostermann und Ursula Kremer-Preiß* mit dem Potenzial neuer Wohnformen zwischen Heim und Häuslichkeit und stellen dabei auch einige gelungene Praxisbeispiele vor. Damit diese keine singulären „Leuchtturmprojekte" bleiben, besteht allerdings noch erheblicher Handlungsbedarf auf verschiedenen politischen Ebenen, um die notwendigen Rahmenbedingungen zu schaffen.

Die Versorgung von pflegebedürftigen Menschen mit spezifischen Bedarfslagen verlangt nach Pflegenden mit entsprechendem Know-how. Vor diesem Hintergrund befasst sich *Gertrud Hundenborn* in ihrem Beitrag mit der grundlegenden Reform der nunmehr generalistischen Pflegeausbildung. Dabei geht sie insbesondere auf sich hieraus ergebende Konsequenzen für anschlussfähige pflegerische Weiterbildungen ein, wie sie im Hinblick auf spezifische Pflege- und Versorgungsbedarfe bestimmter Subgruppen von Pflegebedürftigen erforderlich sind. Die Autorin konstatiert, dass sowohl zur Bestimmung von Weiterbildungsbedarfen als auch zur Entwicklung entsprechender Konzepte noch erheblicher Forschungs- und Entwicklungsbedarf besteht.

Der Großteil der pflegebedürftigen Menschen in Deutschland wird ambulant durch An- und Zugehörige gepflegt. Dabei geht es ausgesprochen vielfältig zu, wie der Beitrag von *Frank Schumann, Christian Pälmke und Katharina Lange* zeigt. Anhand von vier Bevölkerungsgruppen wird ein exemplarischer Einblick in unterschiedliche Pflegesituationen gegeben: bei Menschen mit Migrationsgeschichte, bei Familien mit einem pflegebedürftigen Kind, bei Menschen aus dem Spektrum der sexuellen Vielfalt (LSBTI*) und bei pflegenden Kindern und Jugendlichen. Dieser Vielfalt wird das Pflegesystem allerdings nicht ausreichend gerecht; wichtige Unterstützungsleistungen fehlen. Der Beitrag plädiert generell für eine umfassende diversitätssensible Ausrichtung der Pflege.

Die Pflegeberatung nach § 7a Elftes Sozialgesetzbuch birgt aufgrund der Möglichkeit des Case Managements, sozialgesetzbuchübergreifender Beratungstätigkeit und Netzwerkarbeit grundsätzlich Potenzial in Bezug die gezielte Unterstützung von pflegebedürftigen Menschen mit speziellen Versorgungsbedarfen. *Julia Katharina Wolff und Claudia Pflug* untersuchen in ihrem Beitrag anhand der Daten der Evaluation der Pflegeberatung und ihrer Strukturen aus dem Jahr 2020, wie die Pflegeberatung speziell für die Zielgruppen pflegebedürftiger Kinder und Jugendlicher sowie pflegebedürftiger Menschen mit Behinderung genutzt wird. Im Ergebnis entfällt auf diese beiden Gruppen nur ein vergleichsweise geringer Teil der Beratungsleistungen. In den spezialisierten Beratungsstellen, auf die vielfach verwiesen wird, ist aber nur ein geringer Teil der Beratenden entsprechend weiterqualifiziert. Bei der Ausschöpfung des Potenzials der Pflegeberatung besteht somit noch „Luft nach oben", auch aus organisatorischer Sicht.

Daten und Analysen

Auch im Pflege-Report 2022 bildet das ausführliche Kapitel zur Situation der Pflegebedürftigen den Abschluss und liefert ein umfassendes Bild von der pflegerischen und gesundheitlichen Versorgung in Deutschland. Basierend auf GKV-standardisierten Abrechnungsdaten der AOK-Gemeinschaft zeigen *Sören Matzk, Chrysanthi Tsiasioti, Susann Behrendt, Kathrin Jürchott und Antje Schwinger* Prävalenzen, Verläufe und Versorgungsformen der Pflege sowie wichtige Kennzahlen zur Gesundheitsversorgung von pflegebedürftigen Menschen.

Unser abschließender Dank gilt allen, die das Erscheinen dieser Publikation möglich gemacht haben. Das betrifft in erster Linie die Autorinnen und Autoren für die Überlassung ihrer Beiträge und die kollegiale Zusammenarbeit. Wir danken ferner allen beteiligten Mitarbeitenden des WIdO für ihr Engagement bei der Fertigstellung des Pflege-Reports, insbesondere Susanne Sollmann für die redaktionelle Betreuung. Dem bewährten Team des Springer-Verlags danken wir für die professionelle verlegerische Betreuung.

Klaus Jacobs
Adelheid Kuhlmey
Stefan Greß
Jürgen Klauber
Antje Schwinger
Berlin und Fulda
Mai 2022

Inhaltsverzeichnis

III   Weitere spezielle Versorgungslagen

IV Kinder die Pflegen

V   Daten und Analysen

Versorgung von pflegebedürftigen Kindern und Jugendlichen

Inhaltsverzeichnis

Pflegerische Versorgungssituation (schwerst-)pflegebedürftiger Kinder

Claudia Oetting-Roß

Inhaltsverzeichnis

© Der/die Autor(en) 2022
K. Jacobs et al. (Hrsg.), *Pflege-Report 2022*, https://doi.org/10.1007/978-3-662-65204-6_1

1

■■ **Zusammenfassung**

Der Beitrag führt die spezifischen pflegerischen Versorgungsbedarfe (schwerst-) pflegebedürftiger Kinder exemplarisch aus, beschreibt typische familiale Pflegearrangements sowie zentrale Herausforderungen. Erläuterungen zum Erleben und Bewältigungshandeln von Eltern, betroffenen Kindern und gesunden Geschwisterkindern aus empirischen Untersuchungen tragen zum Verstehen familialer Pflegearrangement mit einem pflegebedürftigen Kind bei und liefern Ansatzpunkte für pflegerische Interventionen. Zusammenfassend werden zukünftige Handlungsanforderungen an eine familienorientierte Pflege in der häuslichen Versorgung von pflegebedürftigen Kindern abgeleitet.

This article exemplifies the specific care needs of seriously ill children, describes typical outpatient arrangements of family care as well as their central challenges. To improve the understanding of family care arrangements for a care-dependent child, insights about the experience and coping strategies of the parents, the ill children and their healthy siblings from empirical studies are elaborated and provide starting points for care interventions. In summary, the author derives future needs for action within family-oriented care in domestic settings of children in need of care and with life-limiting diseases.

1.1 Zur Situation (schwerst-)pflegebedürftiger Kinder in Deutschland

Pflegebedürftige Kinder und Jugendliche sind im Kontext der Diskussionen um Pflegebedürftigkeit, Pflegebildung und Versorgungsstrukturen eine unzureichend beachtete Gruppe. Lange Zeit wurde die Pflege kranker Kinder mit einem akutem Krankheitsgeschehen assoziiert, das sich im Rahmen eines stationären Aufenthaltes kurieren lässt. Doch in der Pädiatrie zeichnet sich schon lange eine sogenannte

„neue Morbidität" (Reinhardt und Petermann 2010) ab, die gekennzeichnet ist durch komplexe chronische Störungen, die sich nicht nur somatisch manifestieren, sondern auch Störungen der psychischen Gesundheit einschließen (Karg et al. 2021). Aufgrund dieser Entwicklungen, durch veränderte Krankheitsverläufe und auch durch eine Zunahme spezialisierter Versorgungsstrukturen (wie die spezialisierte ambulante Palliativversorgung von Kindern und Jugendlichen (SAPV-KJ)) findet eine Verlagerung des pädiatrischen Versorgungsschwerpunktes (Spindler 2016) auf den ambulanten Sektor statt.

Die professionelle Pflege übernehmen zumeist außerklinische spezialisierte Kinderkrankenpflegedienste. Diese blicken in Deutschland auf eine rund dreißigjährige Tradition zurück. Doch bis heute ist das Feld der pädiatrischen Pflege nicht zufriedenstellend bearbeitet und wenig erforscht. Entwicklungen wie Fachkräftemangel, veränderte Versorgungsbedarfe, Technisierung und fehlende adäquate Qualifizierung für dieses spezifische Handlungsfeld stellen pflegebedürftige Kinder[1], ihre Familien, Kinderkrankenpflegedienste und professionell Pflegende vor immer neue Herausforderungen.

Gleichzeitig rücken pflegebedürftige und schwerkranke Kinder und ihre Familien verstärkt in den Fokus von Forschung (Kofahl und Lüdecke 2014; Kofahl et al. 2017; Oetting-Roß et al. 2019; Falkson et al. 2020; Schüürmann 2020; Adler et al. 2021). Für die Pflege und Versorgung von Kindern mit seltenen, lebenslimitierenden und/oder chronischen Erkrankungen sind nicht nur Erkenntnisse zur Sicht der betroffenen Kinder selbst relevant, sondern auch zur Perspektive ihrer Eltern, der Geschwisterkinder und der Familien als Ganzes. Die Versorgung eines pflegebedürftigen Kindes ist eine „Familienangelegenheit". El-

---

1   Zur besseren Lesbarkeit werden im Weiteren die Begriffe Kinder und Jugendliche in der Bezeichnung Kinder zusammengefasst, obschon ein Verständnis von Kindheit und Jugend als zwei eigenständige Lebensphasen zugrunde liegt.

tern und Geschwister sind in die Pflege involviert und sollten gleichermaßen Adressaten professioneller Pflege sein, insbesondere in Bezug auf Beratung, psychosoziale Begleitung sowie auf Aspekte der Gesundheitsförderung und Prävention.

1.1.1 Pflegebedürftige Kinder und Jugendliche in Deutschland

Bis heute fehlen über die Gruppe der (schwerst-)pflegebedürftigen Kinder in Deutschland solide epidemiologische Daten. Ein Grund für die unklare Datenlage besteht darin, dass diese Gruppe unterschiedlich betrachtet wird – als chronisch krank, als Kinder mit Behinderungen, als Kinder mit seltenen Erkrankungen, als lebenslimitierend erkrankt aus der Perspektive der Palliativversorgung und eben als pflegebedürftig im Sinne des SGB XI, sofern sie einen Pflegegrad aufweisen.

Verzeichnete die Pflegestatistik 2018 in der Gruppe der 0- bis 15-Jährigen noch 80.539 pflegebedürftige Kinder (Statistisches Bundesamt 2018), sind nach aktueller Pflegestatistik schon 160.953 Kinder und Jugendliche unter 15 Jahren pflegebedürftig im Sinne des SGB XI (Statistisches Bundesamt 2020). Die hier abzulesende, zuvor prognostizierte Tendenzsteigerung lässt sich auf eine zunehmende Technisierung, medizinischen Fortschritt und eine damit einhergehende höhere Lebenserwartung zurückführen. Die Pflegequote, also der Anteil der Pflegebedürftigen in dieser Altersgruppe, liegt bei 1,4 %. Anders als die Alterseinteilung der Pflegestatistik schließt die pädiatrische Versorgung Kinder, Jugendliche und mitunter junge Erwachsene bis 21 Jahre ein. Aufgrund der Alterseinteilung der Pflegestatistik bis 15 Jahre ist auch diese Datenbasis für die pädiatrische Pflege nur bedingt aussagekräftig.

Viele der pflegebedürftigen Kinder leiden unter sehr seltenen und komplexen Erkrankungen. Aktuell werden ca. 8.000 seltene Erkrankungen geschätzt, davon sind 80 % genetisch determiniert (Boettcher et al. 2021). Für die meisten seltenen Erkrankungen existieren keine kurativen Therapieansätze; die Behandlung und Pflege sollte daher einem palliativen Ansatz folgen, symptomorientiert und auf eine Linderung des Leidens ausgerichtet sein sowie auf die Förderung von Lebensqualität, Würde und Autonomie des Kindes und der gesamten Familie abzielen. Dies gelingt bisher nur bedingt, nicht flächendeckend und konzeptionell durch sehr unterschiedliche Ansätze (Kremeike et al. 2016; Fischbach et al. 2018). Die Lebenserwartung der Kinder ist aufgrund der seltenen Erkrankungen oftmals verkürzt. So haben viele pflegebedürftige Kinder seltene, sogenannte lebenslimitierende Erkrankungen.

Die Krankheitsbilder sind ausgesprochen heterogen. Längst nicht alle lebenslimitierend erkrankten Kinder gelten als pflegebedürftig im Sinne des SGB XI (Kofahl et al. 2017). Da manche Familien ausschließlich Leistungen der gesetzlichen Krankenversicherung beziehen, werden sie nicht in der Pflegestatistik erfasst und es fehlt an Daten zur Häufigkeit einzelner lebenslimitierender Erkrankungen in Deutschland. Bekannt ist, dass in Deutschland jedes Jahr 3.500 bis 4.000 Kinder an einer unheilbaren Erkrankung versterben (Zernikow et al. 2017). Grundsätzlich lässt sich konstatieren, dass sich Pflegebedürftigkeit, die in angeborenen Beeinträchtigungen, Unfällen oder chronischen Erkrankungen gründet, anders darstellt als Pflegebedürftigkeit, die aus Alterungsprozessen entsteht (Rothgang et al. 2017).

1.1.2 Versorgungssituationen

Annähernd alle pflegebedürftigen Kinder werden zu Hause versorgt, obschon sie in der Regel eine erheblich eingeschränkte Alltagskompetenz aufweisen (Statistisches Bundesamt 2018, 2020) und mitunter intensivpflichtig gepflegt werden. Nach aktueller Pflegestatistik sind nur 0,16 % (268) der pflegebedürftigen Kinder in einer vollstationären Pflege-

1

einrichtung untergebracht. Mit zunehmender Technisierung und medizinischem Fortschritt steigt nicht nur die Lebenserwartung erkrankter Kinder, sondern auch die Anzahl der langzeitbeatmeten Kinder unter ihnen an. Nach Schätzungen sind etwa 2.000 Minderjährige in Deutschland auf eine dauerhafte Unterstützung der Atmung angewiesen. Genaue Zahlen über die Häufigkeit der außerklinischen Beatmung von Kindern liegen ebenfalls nicht vor, da ein nationales Heimbeatmungsregister fehlt (Falkson et al. 2020).

Zusammenfassend verdeutlichen aktuelle Zahlen zur Versorgungssituation, dass Familien mit einem pflegebedürftigen Kind diejenigen sind, die die Verantwortung für die äußerst heterogenen, hoch komplexen, intensiven und kaum vorhersehbaren Pflegesituationen und -verläufe übernehmen, wobei sich die „Last der Pflege" zumeist auf eine Hauptperson konzentriert (Büker 2015). Diese Rolle übernimmt im Allgemeinen die Mutter – 80 % der Mütter sehen sich als Hauptpflegeperson an (Lapwood und Goldman 2012; Kofahl und Lüdecke 2014). Sie halten diese Aufgabe für selbstverständlich bzw. sehen sich dazu verpflichtet (Stahl et al. 2013; Büker 2015). Gleichzeitig ergeben sich für sie erhebliche Effekte auf den Erwerbsumfang (Eggert et al. 2021). So reduziert jede zweite betroffene Mutter ihre Arbeitszeit, jede vierte beendet ihre berufliche Karriere, um den täglichen Herausforderungen bei der Versorgung pflegebedürftiger Kinder nachkommen zu können (Kofahl et al. 2017).

Aufgrund unzureichend spezialisierter und den Eltern wenig bekannter Hilfestrukturen sowie durch fehlende Versorgungskontinuität sind die Familien weitestgehend auf sich gestellt. Die Versorgungsstrukturen sind für Familien undurchsichtig. Segmentierungen von Zuständigkeiten auf der Ebene von Leistungsträgern und Leistungserbringern, eine Fragmentierung von Behandlungsabläufen, unterschiedliche Steuerungslogiken der Sozialleistungsträger selbst sowie eine unzureichende Kultur der Zusammenarbeit verschiedener Akteure erschweren den Zugang zum Versorgungssystem für sie grundlegend (Bruker und

Klie 2016). Englert et al. (2018) konstatieren, dass bei Beratungsangeboten zur Langzeitpflege die Bedarfe von Familien mit pflegebedürftigen Kindern unberücksichtigt bleiben. Sie kommen zu dem Ergebnis, dass spezifische Beratungsangebote für diese Nutzergruppe fehlen (ebd.).

■ ■ **Familiale Pflegearrangements**
In der Mehrzahl haben pflegebedürftige Kinder und ihre Familien mehrwöchige bzw. mehrmonatige Krankenhausaufenthalte hinter sich, meistens aufgrund von komplexen Operationen oder akuten Krisen. Trotz identischer Pflegegrade sind die familialen Pflegearrangements und Versorgungssituationen sehr verschieden. Kinder erhalten teilweise professionelle außerklinische (Kinder-)Intensivpflege und Begleitung bis zu 24 Stunden täglich. Andere Familien übernehmen die Versorgung ausschließlich und über Jahre hinweg selbst (Peuker und Lehmann 2017). Mitunter sind spezialisierte ambulante Palliativteams für Kinder und Jugendliche (SAPV-KJ) wiederkehrend in die Versorgung involviert (Kremeike 2019). Andere Familien werden (zusätzlich) durch Ehrenamtliche eines ambulanten Kinderhospizdienstes begleitet. Auch der Bunte Kreis oder familienentlastende Dienste (FeD) unterstützen Familien mit einem pflegebedürftigen Kind (Oetting-Roß et al. 2019). In jüngster Zeit entstehen innovative außerklinische Betreuungsformen im Sinne von Wohngruppen oder (teil)stationären Einrichtungen für Kinder (BHK 2022).

Durch die Corona-Pandemie verschärfte sich die Versorgungssituation vieler Familien mit einem pflegebedürftigen Kind. Familien wurden mit ihren Ängsten, ihren Sorgen um das Leben ihres Kindes und mit den (zusätzlichen) alltäglichen Anforderungen alleingelassen. Pandemische Maßnahmen potenzierten das Belastungserleben und reduzierten die Inanspruchnahme von (dringend erforderlichen) Versorgungsleistungen. Einschränkungen der Teilhabe verstärkten eine oftmals ohnehin bestehende soziale Isolation. Die Quarantänemaßnahmen ziehen voraussichtlich negative psychische sowie körperliche Folgen für Kinder, Eltern und Familien nach sich (Brooks et al. 2020). Darüber hinaus wirkt sich die „vergessene Perspektive der informellen Pflege" (Fischer 2021) vermutlich auf das Vertrauen der Familien in das Versorgungssystem aus.

▪▪ **Außerklinisch-pädiatrische Pflege**
Sind außerklinische Kinderkrankenpflegedienste eingebunden, begeben sich die professionell Pflegenden in äußerst heterogene und belastete Familiensituationen; die Privatheit der Familien wird zum Arbeitsplatz. Es handelt sich dabei um pflegerische Langzeitversorgung, die viele Jahre andauern kann. Die Pflegezeiten liegen je nach Situation, Genehmigung und Verfügbarkeit zwischen wenigen Stunden täglich bis hin zu 24-Stunden-Versorgungen (Peuker und Lehmann 2017). Nicht immer können Familien mit einem pflegebedürftigen Kind auf dieses Angebot zählen, denn schon vor der Pandemie fehlte es an Kapazitäten: In Niedersachsen mussten 2014 beispielsweise 53 pädiatrische Versorgungen abgelehnt werden. Mitunter müssen Familien ihr Kind dann zur lebensnotwendigen Versorgung über Monate hinweg im Krankenhaus belassen (Häusliche Pflege 2016).

Die inhaltliche Vielfalt außerklinisch-pädiatrischer Pflegesituationen erfordert eine hochspezialisierte und qualifizierte Pflege und Begleitung, die sich zum einen an den individuellen krankheitsbedingten Problemen und Bedürfnissen der Kinder und Familien orientiert und zum anderen physiologische, psychosoziale und kognitive Entwicklungsbesonderheiten in den unterschiedlichen Entwicklungsphasen berücksichtigt (Köhlen 2011). Außerklinisch-pädiatrische Pflege geht mit hoher Verantwortung, emotionaler Belastung und zeitlichen Freiräumen einher (Peuker und Lehmann 2017; Schüürmann 2020), die situative Anpassungen erforderlich machen und in denen Notfälle wiederkehrend und unvermittelt auftreten.

Die professionelle Pflege eines pflegebedürftigen Kindes wird auch dann als Intensivpflege beschrieben, wenn die Kinder nicht zwangsläufig auf Beatmung angewiesen sind, da es sich um eine hochspezialisierte Form der Pflege handelt, die im Grenzbereich zwischen Leben und Tod stattfindet und existenzielle Bereiche des Lebens berührt (Peuker und Lehmann 2017). Beziehungsgestaltung und Aushandlungsprozesse beschreiben professionell Pflegende – auch aufgrund einer großen Nähe und familiären Einbindung – als herausfordernd (Schüürmann 2020). Diese psychosoziale Begleitung von (hoch belasteten) Eltern und Familiensystemen stellt ein spezifisches Aufgabenfeld außerklinisch-pädiatrisch Pflegender dar, für das Pflegende ohne Weiterbildung bisher nicht ausreichend qualifiziert und nicht angemessen entlohnt werden.

1.1.3 Versorgungsbedarfe

Die Abhängigkeit von einer (medizin-)technischen Versorgung ist unterschiedlich stark ausgeprägt und reicht wie erwähnt bis hin zur invasiven Heimbeatmung. Die körperlichen Einschränkungen der Kinder sind ebenso wie ihre Krankheitsverläufe und Lebenssituationen ausgesprochen heterogen. Viele Kinder sind immobil, die meisten sogar im Stadium der Ortsfixierung. Andere Kinder sind nicht in der Lage, verbal zu kommunizieren.

Die Versorgungsbedarfe und Bedürfnisse sind äußerst vielfältig und je nach Alter, Entwicklungszustand und Gesundheitssituation des erkrankten Kindes und nach Familiensituation verschieden. Anforderungen ergeben sich aus der

- *körperlichen Situation*, z. B. durch ein ausgeprägtes Symptomgeschehen wie Schmerzzustände, Atemproblematik, Spastiken, Mobilitätsprobleme, Hautprobleme oder Körperbildveränderungen, aus der
- *emotionalen Situation* aller, z. B. durch Trauer, Wutanfälle, Frust oder Phasen der Langeweile der Kinder, die vielfach isoliert von Gleichaltrigen leben. Pflegerische Erfordernisse und regelmäßige Therapien

führen zu einem rigiden Alltag der Kinder, in dem Spontanität, Flexibilität und Freizeit sehr wenig Raum haben. Dementsprechend ist es zusätzlich die

- *soziale Situation und entsprechende Aspekte*, z. B. die Förderung des Kontaktes zu Gleichaltrigen, die Beziehungsförderung unter Geschwistern und die Erziehung der Kinder, die die Familien mit einem pflegebedürftigen Kind täglich herausfordern.

Die Sorge- und Erziehungsaufgaben unterliegen anderen Maßstäben als in Familien mit gesunden Kindern. Kranken Kindern Grenzen zu setzen, ihre Bedürfnisse zurückzustellen, Wünschen nicht immer gleich nachzukommen oder ihre Selbstständigkeit zu fördern fällt Eltern schwer, obschon sie um die Notwendigkeit wissen (Oetting-Roß et al. 2019). Die Organisation und Bewältigung des Alltags nimmt immensen Raum ein: Pflege und Therapien, die Auswahl von und der Kontakt zu Hilfsangeboten, Betreuungseinrichtungen und Schule. Die zusätzlichen gravierenden Beanspruchungen einer Familie mit einem pflegebedürftigen Kind fordern die Bewältigungsressourcen heraus und führen mitunter dazu, dass erheblich belastete Familien so erschöpft sind, dass sie nicht in der Lage sind, Schritte zu unternehmen, um ihre Situation zu ändern.

1.2 Herausforderungen familialer Pflege

Wie die Eltern die familiale Pflege ihres lebenslimitierend erkrankten Kindes dennoch bewältigen, lässt sich anhand der derzeitigen nationalen wie internationalen Forschung nur unzureichend ablesen. Die Grenzen des autonomen familialen Handelns ergeben sich aus der individuellen Familiensituation (Tiesmeyer 2012). Um Familien in ihrer individuellen Situation begleiten, professionell pflegen und bedarfsorientiert beraten zu können, ist es hilfreich, die Familie als individuelles System zu verstehen. Dazu ist es notwendig, sowohl das Erleben und Bewältigungshandeln einzelner

Familienmitglieder in Bezug auf die Krankheitsbewältigung als auch die familiale Bewältigung in den Blick zu nehmen (ebd.).

1.2.1 Erleben und Bewältigungshandeln aus der Perspektive der Eltern

Eltern (schwerst-)pflegebedürftiger Kinder setzen sich intensiv dafür ein, als diejenigen ernst genommen zu werden, die ihr Kind am besten kennen. Sie betrachten sich als diejenigen, die ihr Kind bestmöglich vertreten und schützen können (Bachmann 2014; Kars et al. 2015). Dem gegenüber steht, dass die elterliche ebenso wie die familiale Situation von Schockerleben, Erschöpfung und dem Gefühl emotionaler und handlungsbezogener Überforderung geprägt ist (Büker 2008; Tiesmeyer 2012). Eltern bewegen sich permanent zwischen ihren Zielen für eine bestmögliche Begleitung ihres Kindes einerseits und ihrer eigenen Belastung und Betroffenheit andererseits (Oetting-Roß et al. 2019). Eltern sind gefordert, den Schock der Diagnose (Tiesmeyer 2012), Trauer, Orientierungslosigkeit sowie die schmerzlichen Stigmatisierungserfahrungen zu verarbeiten. Gleichzeitig stehen sie unter dem immensen Handlungsdruck, ihrem Kind gute Eltern zu sein (Tiesmeyer 2012) und die alltägliche Pflege und Sorgearbeit zu gestalten. Sie eint die existenzielle Sorge um ihr Kind und der Wunsch, ihrem Kind ein langes und gutes Leben zu ermöglichen (Verberne et al. 2017).

Vom Moment des Diagnoseschocks an befinden sich Eltern in einer Krisensituation (Filipp und Aymanns 2018). Diese ist durch eine Überflutung mit negativen Emotionen und den Verlust von Zielorientierung und Kontrolle über das eigene Denken und Tun geprägt. Nur langsam und parallel zum Krankheitsverlauf gelingt es den Eltern, die Situation zu realisieren, Handlungsfähigkeit zurückzugewinnen und eine Strategie der Pflege und Sorgearbeit zu etablieren. Nach einem tiefgreifenden

Schockerleben beginnt ein Prozess des Realisierens (Oetting-Roß et al. 2019), der so lange anhält, wie das Kind lebt. Dieser Prozess wird nachfolgend skizziert.

Versuchen zu verstehen: Eltern erkrankter Kinder vermögen nicht abzusehen, was diese Diagnose konkret bedeutet. Die Konsequenzen lassen sich anfangs nur vage erahnen. Zunächst versuchen Eltern, Handlungsfähigkeit zurückzugewinnen. Ihre Situation ist geprägt von Ungewissheit, Grübelei und der Suche nach Antworten und Informationen. Eltern sind in dieser Phase besonders auf spezialisierte Beratung angewiesen. Sie versuchen zu verstehen, welche Rolle sie ihrem kranken Kind gegenüber einnehmen sollten. Ganz für das Kind da zu sein ist trotz vielfältiger emotionaler, körperlicher, kognitiver und sozialer Herausforderungen ein zentrales Handlungsmotiv.

Situativen Anforderungen an Sorgearbeit gerecht werden: Vielfältige alltägliche Anforderungen unterliegen ständigen Veränderungen, was eine hohe Flexibilität erforderlich macht. Die fragile Handlungsfähigkeit der Eltern wirkt sich auf die Deutung ihrer eigenen Situation und damit indirekt auch auf die Deutung der Situation des Kindes aus. Eltern sehen vorrangig die Defizite, Abhängigkeiten und den Hilfebedarf ihrer Kinder.

Krisen und Rückschritte durchleben: Viele pflegebedürftige Kinder gelangen eine gewisse Zeit oder sehr schnell nach Diagnosestellung in einen krisenhaften Zustand. Die Lebensbedrohung des Kindes rückt in den Vordergrund, gepaart mit einer schwer auszuhaltenden Ungewissheit und ständigen Sorge um das Kind. Eltern realisieren, dass die Sicherheit ihres Kindes permanent bedroht sein wird. Sie erfahren, dass es (jederzeit) zur weiteren Verschlechterung und zum Tod ihres Kindes kommen kann.

Sorgearbeit etablieren: Im Kontext skizzierter Anforderungen einerseits und durch den Zuwachs an Wissen und Erfahrungen andererseits realisieren Eltern für sich, dass ihnen eine grundlegende Ausrichtung Orientierung bieten kann. Eltern positionieren sich und etablieren individuelle Strategien der Pflege und Sorgearbeit, denen die existenzielle Sorge um das Wohl des Kindes gemein ist. Diese elterlichen Strategien haben einen direkten Einfluss auf die Gestaltung familialer Pflegearrangements (Oetting-Roß et al. 2019).

- Die **pathologisierend-kontrollierende Strategie** zielt auf die größtmögliche Sicherheit für die Gesundheit des Kindes. Stabilisierung und der Erhalt der Ist-Situation ist oberste Maxime. Eltern entwickeln dabei wiederkehrende, berechenbare Strukturen und Handlungsabläufe, die aufgrund ihres systematischen Charakters gut zu überblicken und zu kontrollieren sind und damit vermeintliche Kontrolle der Situation suggerieren. Es besteht kaum Flexibilität in der Gestaltung der Pflegesituation

- Die **bildungs- und entwicklungsfördernde Strategie** ist darauf ausgerichtet, Bildung zu ermöglichen und damit die Option für ein selbstständiges und selbstbestimmtes Leben des Kindes zu schaffen. Oberste Maxime ist das Lernen und damit einhergehend eine individuelle Weiterentwicklung von Fähigkeiten und Kompetenzen. Die alltägliche Sorgearbeit zielt darauf ab, eine geeignete Lernumgebung und Anreizstrukturen zu schaffen. Aspekte des körperlichen Wohlbefindens und der Pflege werden als nachrangig betrachtet.

- Die **reflektiert-situative Strategie** zielt in erster Linie auf das subjektive Wohlbefinden und die Lebensqualität des Kindes ab. Ziel ist es, Anforderungen zu reduzieren und Überforderungssituationen für das Kind und die Familie als Ganzes zu vermeiden. Zentrale Aspekte der Sorgearbeit sind die umfassende Orientierung am Kind und an seinen situativen Bedürfnissen. Körperliche, kognitive, emotionale und soziale Bedürfnisse werden dabei gleichermaßen berücksichtigt. Es besteht eine große Flexibilität.

Mit Hilfe dieser (oftmals unbewussten) Strategien gelingt es den Eltern, den Fokus nicht nur

1

auf das erkrankte Kinder, sondern auch wieder auf sich als Paar und auf die Familie als Ganzes zu richten.

1.2.2 Erleben und Bewältigungshandeln erkrankter Kinder

Aus Sicht der erkrankten und pflegebedürftigen Kinder erscheinen weniger die körperlichen und emotionalen Beschwerden oder pflegerischen Erfordernisse, sondern vielmehr daraus resultierende Konsequenzen für ihren Alltag zentral zu sein. Für die Kinder ist das Streben danach, ein normales Leben zu führen, von großer Bedeutung (Atkin und Ahmad 2001). Kinder entwickeln vielfältige Strategien, um eine Normalität aufrechtzuerhalten, obschon sie um die Fragilität ihrer Situation und dieser Strategien wissen. Kinder und vor allem Jugendliche lehnen es ab, als tragische Opfer ihrer Erkrankung gesehen zu werden. Gleichzeitig beschreiben einige Jugendliche den Eindruck, ihre Eltern sähen nur die Krankheit und nicht sie selbst (ebd.). Ein weiteres zentrales Bedürfnis erkrankter Kinder besteht darin, altersentsprechende Freizeitaktivität, „normal childhood actvities", zu erleben. Swallow et al. (2012) beschreiben, Jugendlichen sei es wichtig, funktionstüchtiges Equipment vor Ort zu haben, wie beispielsweise einen elektrischen Rollstuhl. Dieser sei aus ihrer Sicht die hauptsächliche Mobilitätsmöglichkeit und darüber hinaus ihr Schlüssel zur Unabhängigkeit. Im Gegensatz dazu beschreiben einige Mütter den elektrischen Rollstuhl als Zeichen einer Verschlechterung, als letzten Ausweg und lehnen eine frühzeitige Nutzung ab (ebd.). Das Beispiel verdeutlicht, wie unterschiedlich die Sichtweisen und Bewertungsmaßstäbe zwischen erkrankten Kindern und ihren Eltern sein können.

Verschiedene Untersuchungen zur Kinderperspektive ist die Erkenntnis gemein, dass pflegebedürftige Kinder über ihre Krankheit Bescheid wissen wollen und die Informationen aufspüren, die für sie wichtig sind (Oetting-Roß et al. 2014). Bluebond-Langner (1994) hebt hervor, dass sterbenskranke Kinder in ihrem Verständnis und ihrer Sicht auf den Tod keinesfalls gleichgesetzt werden können mit alters- und entwicklungsbedingten Stufenschemen zum kindlichen Verständnis des Todes.

Nahezu alle Kinder beschreiben eine Alltagsstruktur, die durch rigide Abläufe gekennzeichnet ist. Die Kinder stehen morgens früh auf, um gewaschen, gepflegt und angezogen zu werden. Die Pflege beinhaltet neben einer – aufgrund von Immobilität, Spastiken oder Abhängigkeit von technischen Hilfsmitteln – ohnehin aufwändigen Körperpflege spezielle Interventionen wie atemstimulierende Maßnahmen, spezielle Mobilisierungsübungen oder aufwändige Hautpflege (Oetting-Roß et al. 2018). Zudem sind bei vielen pflegebedürftigen Kindern neben der Atmung auch die Ausscheidung und die Ernährung problematisch. Die Kinder benötigen überdurchschnittlich viel Zeit für eine Mahlzeit, leiden unter Appetitlosigkeit, Schluckstörungen und sind auf Hilfe bei der Nahrungsaufnahme angewiesen. All das erfordert frühes Aufstehen, insbesondere dann, wenn die Kinder in weit vom Wohnort entfernte Sonderschulen gehen. Nach der Schule und einer abermals aufwändigen Mittagsmahlzeit stehen für die Kinder täglich Therapien auf dem Plan: Sie gehen zur Physiotherapie, Ergotherapie, Logopädie, besuchen regelmäßig Fachärzte, gehen zur Bewegungstherapie ins Schwimmbad oder zum pädagogischen Reiten (ebd.).

Grundsätzlich bleibt den Kindern kaum Zeit für sich, für Freizeitaktivitäten oder dafür, sich einfach von der Schule auszuruhen. Spontanität ist nur bedingt und verbunden mit einem (hohen) gesundheitlichen Risiko möglich, das Beteiligte ungern in Kauf nehmen. Der durchstrukturierte Alltag, der sich Woche für Woche wiederholt, stresst und langweilt die Kinder gleichermaßen (Oetting-Roß et al. 2018).

▪▪ Handlungsstrategien erkrankter Kinder

Kognitiv Handeln: Die erste Strategie umfasst eine *kognitive Auseinandersetzung* mit der eigenen Situation und zeigt sich beispielsweise im Aufbau komplexer Phantasiewelten, in denen die Kinder handeln, spielen, laufen, mit der Schwester in eine WG ziehen oder in andere Rollen schlüpfen. Die Kinder ermöglichen sich in ihrer Phantasie das, was in der Realität unmöglich ist. Der „defekte" Körper verliert an Bedeutung, die geistige Auseinandersetzung und kognitiv-emotionale Anteile des Selbst sind zentral.

Soziale Bündnisse eingehen: Gezielt werden intensive soziale Bündnisse zumeist mit erwachsenen Personen außerhalb der Familie geschlossen. Den Kindern gelingt es, diese Personen für sich zu vereinnahmen. Die erwachsenen Bündnispartner überschreiten professionelle Grenzen, bspw. zwischen Nähe und Distanz. Innerhalb dieser für die Kinder äußerst bedeutsamen Bündnisse existieren Thematisierungs- und Umgangsregeln, die durch die Kinder festgelegt sind. In diesen Beziehungen erhalten sie die Möglichkeit zu gestalten und selbstbestimmt zu handeln.

Gesundheitskompetenz entwickeln: Eine weitere Strategie ist die Entwicklung von Gesundheitskompetenz. Schon Schulkinder sind in der Lage, sich selbst und die eigenen körperlichen Bedürfnisse sehr gut wahrzunehmen und einzuschätzen. Ihnen ist bewusst, dass Fehler eine Gefahr für ihr Leben darstellen. Vor diesem Hintergrund beschaffen sie sich Wissen aus unterschiedlichen Quellen, beherrschen Fachtermini, folgen den Therapie- und Pflegeauflagen und entwickeln sukzessive und im Rahmen ihrer Möglichkeiten eine krankheitsbezogene Expertise. Damit tragen sie zum Selbstschutz und zur Reduktion ihrer Ängste aktiv bei (Oetting-Roß et al. 2018).

▪▪ Rolle und Perspektive
der Geschwisterkinder

Sind Geschwister vorhanden, kommt ihnen eine schwierige Rolle zu. Geschwister fühlen sich allein, einsam, unbedeutend, unwichtig, unbeachtet oder vernachlässigt (Knecht 2016).

Ihre vielfältigen Gefühle können sowohl nach innen als auch nach außen gerichtet sein. Geschwister zeigen aber trotz ihrer eigenen Betroffenheit und Belastung Verständnis, Geduld und Mitgefühl für ihre erkranken Geschwister und ihre Familien (ebd.). Auch sie wollen aktiv mitwirken. Für pflegebedürftige Kinder spielen die Geschwister eine herausragende Rolle. Gerade weil ein intensiver Kontakt zu Gleichaltrigen oft fehlt, sind die Beziehungen zu den gesunden Geschwisterkindern von immenser Bedeutung. Hier fühlen sie sich anerkannt, für voll genommen und als Person gesehen (Oetting-Roß et al. 2018). Im Kontext der Geschwisterbeziehung gelingt es erkrankten Kindern, einfach Kind zu sein (ebd.)

1.3 Zukünftige pflegerische Handlungsanforderungen

Nicht etwa technische Herausforderungen stehen für die professionell Pflegenden im Vordergrund, vielmehr fordern sie Beziehungsgestaltung, Aushandlung, Nähe und Distanz und eine offene, nicht-direktive Kommunikation auch über schwierige Themen heraus (Peuker und Lehmann 2017; Schüürmann 2020).

▪▪ Konzeptionelle Fundamente schaffen

Die Herangehensweise Pflegender an diese Aufgaben sollte zukünftig stärker theoriegeleitet und methodengestützt erfolgen. Förderprogramme und Forschungsausschreibungen sollten konkret (schwerst-)pflegebedürftige Kinder und ihre Familien adressieren, zu einer differenzierteren Datenlage beitragen und Langzeiterhebungen ermöglichen (Boettcher et al. 2021). Pflegewissenschaft, Pflegebildung und Pflegende selbst sind gefordert, konzeptionelle Fundamente für diese Aufgaben zu entwickeln, spezifische Instrumente zu implementieren und Methodenkompetenzen zu erweitern (Peuker und Lehmann 2017). Die Integration spezifischer Instrumente zur Familienorientierung (Wright und Leahey 2014), Beziehungsgestaltung, Beratung und Fallsteuerung

(GKV-Spitzenverband 2013), aber auch zur Reflexion können zu einer bedarfsgerechten Pflege beitragen. Gerade der Bedarf an spezifischen Beratungen wird schon lange konstatiert; leider zeigten sich in diesem Bereich jedoch über Jahre hinweg bisher keine Verbesserungen (Kofahl et al. 2017).

■■ **Strukturelle Entwicklungen vorantreiben**

Damit sich dies ändert, werden dringend Strukturen benötigt, die eine Versorgung aus einem Guss ermöglichen, Fragmentierungen aufbrechen (Bruker und Klie 2016) und die Zusammenarbeit relevanter Akteure initiieren (GKV-Spitzenverband 2013), in Verschränkung mit bereits vorhandenen Nachsorgeeinrichtungen und Strukturen der SAPV-KJ. Kinderkrankenpflegedienste sollten in entsprechenden Versorgungsnetzwerken eine zentrale Verankerung erfahren. Darüber hinaus benötigen Familien Respite-Care-Angebote, die über einfache Entlastungspflegeangebote hinausgehen (Whitmore und Snethen 2018). Die Etablierung von innovativen stationären wie teilstationären Pflegeeinrichtungen für Kinder (BHK 2022) können familiale Pflegesituationen stabilisieren und Familien eine Versorgungsperspektive bieten, bevor die familialen Pflegesysteme kollabieren. Werden pädiatrische Pflegenden als Schulgesundheitspflegende (DBfK 2018) tätig, können sie in Bildungseinrichtungen als Bindeglied zwischen Familien mit pflegebedürftigen Kindern, Lehrern und Versorgungsnetzen fungieren. Insbesondere vor dem Hintergrund zunehmender psychischer Auffälligkeiten bei Kindern mit krankheitsbedingten Einschränkungen (Karg et al. 2021) kommt ihnen zukünftig eine bedeutsame Rolle zu.

■■ **Familienorientierung ermöglichen**

Familienorientierte Pflege (Wright und Leahey 2014) impliziert die Notwendigkeit, sowohl die Perspektiven jedes einzelnen Familienmitgliedes zu identifizieren als auch eine geteilte, kollektive Familienperspektive zu berücksichtigen. Dem Verständnis von „Familie als Herstellungsleistung" (Jurczyk 2014) nach gilt es

auch und besonders für Familien, zu denen ein pflegebedürftiges Kind gehört, neuen gesellschaftlichen Anforderungen an die Herstellung von Familie gerecht zu werden. In Familien, zu denen ein lebenslimitierend erkranktes Kind zählt, kommt die dauerhafte Pflege eines Familienmitgliedes als eine weitere und in dieser Phase untypische Entwicklungsaufgabe hinzu. Diese Anforderungen gehen weit über die hinaus, denen Familien, in denen die Kinder gesund sind, gegenüberstehen und sie weisen keinen temporären Charakter auf. Im Gegenteil: Sie stellen im Kern einen dauerhaften Zustand dar, der sich über die gesamte Lebenszeit des erkrankten Kindes erstreckt (Oetting-Roß 2018). Professionelle Pflege sollte Familien mit einem pflegebedürftigen Kind bei der „Herstellung von Familie" unterstützen und den „erzwungenen Lernprozess" (Schaeffer und Moers 2009), den Eltern bisher intuitiv durchlaufen, systematisch begleiten, bewusst initiieren, gestalten und dabei den beeinflussenden Charakter ihrer familienzentrierten Handlungen systematisch reflektieren. Der Auftrag außerklinischer Kinderkrankenpflege sollte sich explizit auf das pflegebedürftige Kind und alle Familienmitglieder beziehen, was eine Abbildung familiärer Aufgaben in Leistungskatalogen zur Folge hätte.

■■ **Spezifische pädiatrische Qualifizierungen etablieren**

Damit diese anspruchsvolle Aufgabe gelingt, bedarf es fundierter Weiterbildungsangebote für die (außerklinische) Kinderkrankenpflege. Diese sollten inhaltlich und bzgl. des Umfangs der hohen Komplexität und Heterogenität pädiatrischer Pflegesituationen Rechnung tragen. Beispielhaft sei hier die Entwicklung in Österreich angeführt: Diplomierte Gesundheits- und Krankenpfleger haben die Möglichkeit, sich für den Bereich der „Pflege von Kindern und Jugendlichen" zu spezialisieren. Die Spezialisierung umfasst eine Weiterbildung von 1.600 Stunden innerhalb eines Jahres. Auch die erweiterten Kompetenzen, die im Rahmen eines Pflegestudiums erworben werden, sollten bei der Begleitung von Familien zum Einsatz kommen. Auf Masterniveau pädiatrisch qualifizierte Advanced Nursing Practioner könnten im Feld der pädiatrischen Pflege eine steuernde und supervidierende Rolle einnehmen und Beratungs-, Fall- und Netzwerkmanagementaufgaben übernehmen.

■ ■ **Fragen der Haltung und Partizipation diskutieren**

Die Haltung, die pflegebedürftigen Kindern entgegengebracht wird (Jennessen et al. 2010), sowie der Grad an Partizipation sollten grundsätzlich überdacht werden. Pflegende sind gefordert, Partizipation zu unterstützen. Viele lebenslimitierend erkrankte Kinder, denen sich keine kurative Therapieoption bietet, haben heute die Aussicht auf ein längeres Leben und dies bei guter Lebensqualität (Zernikow et al. 2017). Die Vorbereitung erkrankter Kinder auf ihr zukünftiges Leben nimmt bisher wenig Raum ein. Veränderte Krankheits- und Entwicklungsverläufe und damit einhergehende Anforderungen im Leben der Kinder sollten im Pflegeprozess Berücksichtigung finden und eine Entwicklungsförderung sowie die Förderung familialer Gesundheitskompetenzen zur Folge haben. Gezielte familiale Gesundheitsförderung ist eine zentrale Voraussetzung, um Partizipation, Empowerment und letztendlich auch Prozesse der geteilten Entscheidungsfindung zu gestalten.

Literatur

Adler K, Salanterä S, Zumstein Shaha M (2021) Wissensbedarfe von Eltern eines Kindes mit erhöhtem Pflegebedarf vor der ersten Krankenhausentlassung nach der Geburt. PflWiss 23:32–44

Atkin K, Ahmad W (2001) Living a normal Life: young people coping with thalassänia major or sickle cell disorder. Soc Sci Med 53:615–626

Bachmann S (2014) Die Situation von Eltern chronisch kranker Kinder. Huber, Bern

BHK – Bundesverband Häuslicher Kinderkrankenpflege (2022) Kinderkrankenpflege in Deutschland. https://www.bhkev.de/kinderkrankenpflege-in-deutschland.html. Zugegriffen: 3. Febr. 2022

Bluebond-Langner M (1994) A child's view of death. Curr Pediatr 4:253–257

Boettcher J, Boettcher M, Wiegand-Grefe S, Zapf H (2021) Being the pillar für children with rare diseases – a systematic review on parental quality of life. Int J Environ Res Public Health 18:4993. https://doi.org/10.3390/ijerph18094993

Brooks S, Webster R, Smith L, Woodlkand L, Wessely S, Grennberg N, Rubin G (2020) The psychological impact of quarantine and how to reduce it: rapid review of the evidence. Lancet 395:912–920

Bruker C, Klie T (2016) „Kinder und Pflegebedarf, das hat eh keiner auf dem Schirm. Pflege ist ein Altersthema." Case Management bei pflegebedürftigen, schwer kranken Kindern. Case Manag 3:142–146

Büker C (2008) Familien mit einem pflegebedürftigen Kind – Herausforderungen und Unterstützungserfordernisse. Pflege Ges 13:77–88

Büker C (2015) Pflegende Angehörige stärken. Information, Schulung und Beratung als Aufgaben professioneller Pflege, 1. Aufl. Kohlhammer, Stuttgart

DBfK – Deutscher Berufsverband für Pflege (2018) Positionspapier Schulgesundheitspflege. https://www.dbfk.de/media/docs/download/DBfK-Positionen/Positionspapier-Schulgesundheitspflege.pdf. Zugegriffen: 22. Dez. 2021

Eggert S, Teubner C, Budnick A, Gellert P (2021) Vereinbarkeit von Pflege und Beruf: generelle und aktuelle Herausforderungen Betroffener. In: Jacobs K, Kuhlmey A, Greß S, Klauber K, Schwinger A (Hrsg) Pflege-Report 2021. Springer, Berlin Heidelberg, S 59–69

Englert N, Oetting-Roß C, Büscher A (2018) Bedarf und Qualität von Beratung in der Langzeitpflege Nutzerperspektive auf Beratungsangebote in Deutschland. Z Gerontol Geriat 51:620–627

Falkson S, Hellmers C, Metzing S (2020) Leben mit einer häuslichen Beatmung – aus der Perspektive von betroffenen Kindern und ihren Eltern. Pflege Ges 25:152–169

Filipp S, Aymanns P (2018) Kritische Lebensereignisse und Lebenskrisen. Vom Umgang mit den Schattenseiten des Lebens, 2. Aufl. Kohlhammer, Stuttgart

Fischbach T, Feher F, Fegeler U (2018) Flächendeckende ambulante pädiatrische Versorgung in Deutschland. Sicht des Bundesverbandes der Kinder und Jugendärzte e V. Monatsschr Kinderheilkd 166:108–115

Fischer F (2021) Soziale Dimensionen der Corona-Pandemie: Die vergessene Perspektive der informellen Pflege. Pflege Ges 26:268–274

GKV-Spitzenverband (2013) Vernetzung von Hilfen für pflegebedürftige Kinder. Modellprogramm zur Weiterentwicklung der Pflegeversicherung. GKV-Spitzenverband, Berlin

Häusliche Pflege (2016) Geänderte Bewertung und Vergütung gefordert. Ambulante Kinderkrankenpflege sieht sich bedroht. Häusliche Pflege 8:12

Jennessen S, Bungenstock A, Schwarzenberg E, Kleinhempel J (2010) Kinderhospizarbeit: Eine multime-

thodische Studie zur Qualität der innovativen Unterstützung und Begleitung von Familien mit lebensverkürzend erkrankten Kindern und Jugendlichen,
1. Aufl. Books on Demand, Norderstedt

Jurczyk K (2014) Familie als Herstellungsleistung. Hintergründe und Konturen einer neuen Perspektive auf Familie. In: Jurczyk K, Lange A, Thiessen B (Hrsg) Do-
ing Family. Warum Familienleben heute nicht mehr
selbstverständlich ist, 1. Aufl. Beltz Juventa, Weinheim Basel, S 50–70

Karg S, Rathmann K, Dadaczynski K (2021) Psychische Gesundheit von Kindern und Jugendlichen mit
und ohne Behinderung und krankheitsbedingter Einschränkung: Ergebnisse der repräsentativen Kinder-
und Jugendgesundheitsstudie (KIGGS Welle 2). Gesundheitswesen 83:490–497

Kars M, Grypdonck M, de Bock L, van Delden J (2015)
The parents' ability to attend to the „voice of their
child" with incurable cancer during the palliative
phase. Health Psycholology 34:446–452

Knecht C (2016) Geschwister von Kindern und Jugendlichen mit chronischer Erkrankung: Erleben und Bewältigungshandeln. Promotionsschrift zur Erlangung
des Grades eines Philosophical Doctor (Ph.D.). Universität Witten/Herdecke, Witten

Kofahl C, Lüdecke D (2014) Familie im Fokus.
Die Lebens- und Versorgungssituation von
Familien mit chronisch kranken und behinder-
ten Kindern in Deutschland. Ergebnisse der
Kindernetzwerk-Studie. https://www.bvktp.de/files/
aok-bv_33selbsthilfestudie_web.pdf. Zugegriffen: 8.
Mai 2015

Kofahl C, Matzke O, Verdugo P, Lüdecke D (2017) Pflege-
bedürftigkeit von Kindern und Jugendlichen und ihre
Bedeutung für ihre Familien. In: Jacobs K, Kuhlmey
A, Greß S, Klauber K, Schwinger A (Hrsg) Pflege-
Report 2017. Schattauer, Stuttgart, S 25–38

Köhlen C (2011) Pflegebedürftige Kinder und Jugendliche
– Aufgaben der Pflege. In: Schaeffer D, Wingenfeld K
(Hrsg) Handbuch Pflegewissenschaft. Juventa, Wein-
heim, S 311–328

Kremeike K (2019) Strukturelle Herausforderungen der
spezialisierten ambulanten Palliativversorgung für
Kinder und Jugendliche (SAPV-KJ) am Beispiel Niedersachsen. In: Kreutzer S, Oetting-Roß C, Schwer-
mann M (Hrsg) Palliative Care aus sozial- und pflegewissenschaftlicher Perspektive, 1. Aufl. Beltz Juventa,
Weinheim, Basel, S 274–299

Kremeike K, Mohr A, Nachtmann J, Reinhardt D, Ge-
raedts M, Sander A (2016) Evaluation der spezialisierten ambulanten pädiatrischen Palliativversorgung
in Niedersachsen. Eine qualitative Studie zur Eltern-
sicht. Gesundheitswesen 78:306–312

Lapwood S, Goldman A (2012) Impact on the family. In:
Hain R, Liben S (Hrsg) Oxford textbook of palliative
care for children. Oxford University Press, New York,
S 117–129

Oetting-Roß C (2018) Situation und Perspektive lebenslimitierend erkrankter Kinder und Jugendlicher in
häuslicher Palliativversorgung – eine multiperspekti-
vische Betrachtung. Promotionsschrift zur Erlangung
des Grades eines Doctor rerum medicinalium. Universität Witten/Herdecke, Witten

Oetting-Roß C, Schnepp W, Büscher A (2014) Die Perspektive lebenslimitierend erkrankter Kinder und Jugendlicher in der Forschung zur pädiatrischen Palliativversorgung – ein Literaturreview. Palliativmedizin
15:166–173

Oetting-Roß C, Schnepp W, Büscher A (2018) Kindsein
mit einer lebenslimitierenden Erkrankung – Erleben
und Strategien aus Kinder- und Jugendperspektive.
Pflege Ges 23:5–23

Oetting-Roß C, Schnepp W, Büscher A (2019) Elterliche
Sorgearbeit: Familiale Palliativpflege lebenslimitierend erkrankter Kinder und Jugendlicher. Qupug – J
Qual Forsch Den Pflege- Gesundheitswissenschaften
6:27–36

Peuker S, Lehmann Y (2017) Häusliche Kinderintensiv-
pflege – Aufgaben, Herausforderungen und Qualifika-
tionsbedarfe aus Sicht von Gesundheits- und Kinder-
krankenpflegrinnen. PflWiss 19:377–389

Reinhardt D, Petermann F (2010) Neue Morbiditäten in
der Pädiatrie. Monatsschr Kinderheilkd 158:14–14

Rothgang H, Müller R, Runte R, Unger R (2017) Pflege-
report zur Gesundheitsanalyse Bd. 5. Barmer Ersatz-
kasse, Berlin

Schaeffer D, Moers M (2009) Abschied von der Patienten-
rolle? Bewältigungshandeln im Verlauf chronischer
Krankheit. In: Schaeffer D (Hrsg) Bewältigung chronischer Krankheit im Lebenslauf, 1. Aufl. Huber,
Bern, S 91–110

Schüürmann A (2020) Schwerstmehrfachbehinderte Kinder und Jugendliche mit intensivmedizinischem Pflegebedarf in Pflegeheimen – die spezifischen Aufgaben
von Fachkräften und Besonderheiten im Umgang mit
Eltern. Pflege Ges 25:170–187

Spindler J (2016) Gesundheitliche Trends bei Kindern
und Jugendlichen: Behandlung im Krankenhaus. In:
Klauber J, Günster C, Gerste B, Robra B, Schmacke
N (Hrsg) Versorgungs-Report 2015/16. Schwerpunkt:
Kinder und Jugendliche. Schattauer, Stuttgart, S 43–
69

Stahl N, Grumbach-Wendt M, Kaldirim-Celik S (2013)
Familien pädiatrischer Palliativpatienten. In: Zernikow B (Hrsg) Palliativversorgung von Kindern, Jugendlichen und jungen Erwachsenen. Springer, Berlin
Heidelberg, S 487–514

Statistisches   Bundesamt   (2018)   Pflegebedürftige:
Deutschland, Stichtag, Art der Versorgung, Altersgruppen. DeStatis, Wiesbaden

Statistisches Bundesamt (2020) Pflegestatistik 2019: Pflege im Rahmen der Pflegeversicherung: Deutschlandergebnisse. DeStatis, Wiesbaden

Swallow V, Forrester T, Macfadyen A (2012) Teenagers' and parents views on a short-break service for children with life-limiting conditions: a qualitative study. Palliat Med 26:257–267

Tiesmeyer K (2012) Familien mit einem krebskranken Kind. Möglichkeiten und Grenzen edukativer Unterstützung. Huber, Bern

Verberne L, Kars M, Schouten-van Meeteren A, Bosman D, Colenbrander D, Grootenhuis M, van Delden J (2017) Aims and tasks in parental caregiving for children receiving palliative care at home: a qualitative study. Eur J Pediatr 176:343–354

Whitmore K, Snethen J (2018) Respite care services for children with special healthcare needs: parental perceptions. J Spec Pediatr Nurs 23:e12217

Wright L, Leahey M (2014) Familienzentrierte Pflege. Lehrbuch für Familienassessment und Intervention. Huber, Bern

Zernikow B, Gertz B, Hasan C (2017) Pädiatrische Palliativversorgung – herausfordernd anders. Aufgaben, Ziele und Besonderheiten. Bundesgesundheitsblatt Gesundheitsforschung Gesundheitsschutz 60:76–81

Familien mit pflegebedürftigen Kindern. Lebenslagen – Herausforderungen – Teilhabe

Sven Jennessen

Inhaltsverzeichnis

© Der/die Autor(en) 2022
K. Jacobs et al. (Hrsg.), *Pflege-Report 2022*, https://doi.org/10.1007/978-3-662-65204-6_2

■■ Zusammenfassung

Der Beitrag fokussiert die Versorgungssituation der derzeit ca. 190.000 Kinder und Jugendlichen in Deutschland, die einen dauerhaften Pflegebedarf aufweisen. Diese Altersgruppe muss aufgrund der besonderen Abhängigkeiten und Verwobenheiten immer im Kontext ihrer familiären Situation betrachtet werden. Trotz der großen Heterogenität der Familienkonstellationen, des sozialen und finanziellen Status, der Wohnbedingungen, Sprachkompetenzen und Bildungsnähe bzw. -ferne lassen sich spezifische Herausforderungen für die Familien darstellen, die in psychosoziale, personelle und finanzielle Aspekte systematisiert werden. Auf dieser Grundlage werden Optionen entfaltet, die Familien bedarfsorientiert zu unterstützen und zu begleiten, wofür entsprechende sozialrechtliche Vorkehrungen zu treffen sind. Ziel dieser Maßnahmen ist immer ein Höchstmaß sozialer Teilhabe der einzelnen Familienmitglieder an den für sie jeweils relevanten Lebensbezügen.

The article focuses on the care situation of the currently approx. 190.000 children and adolescents in Germany with a permanent need for care. Due to the special dependencies and interconnections, this age group must always be considered in the context of their family situation. Despite the great heterogeneity of family constellations, social and financial status, housing conditions, language skills and proximity or remoteness from education, specific challenges for the families are presented which are systematised into psychosocial, personal and financial aspects. On this basis, options are developed to support and accompany the families in a needs-oriented manner, for which appropriate social legal precautions are to be made. The aim of these measures is always to maximize the social participation of the individual family members in the areas of life relevant to them.

2.1 Einleitung

Haben Kinder und Jugendliche einen dauerhaften Pflegebedarf, stellt dies für ihre Familien eine besondere Herausforderung dar, wobei der Belastungsgrad der Familien in Abhängigkeit von den zur Verfügung stehenden Ressourcen mit der Höhe des pflegerischen Unterstützungsbedarfs korreliert. So heterogen sich die Unterstützungsbedarfe der Heranwachsenden, die diesen zugrunde liegenden Ursachen und Diagnosen und die jeweiligen intrapsychischen, psychosozialen und pflegerischen Bedingungen darstellen, so unterschiedlich sind auch die familiären Bedingungen, in denen die Kinder leben. Familienkonstellationen, sozialer und finanzieller Status, Wohnbedingungen, Sprachkompetenzen und Bildungsnähe bzw. -ferne sind nur eine Auswahl relevanter Faktoren, welche die Lebenskontexte betroffener Familien prägen.

Im öffentlichen Diskurs spielen Aspekte pflegebedürftiger Kinder und ihrer Familien eine eher marginale Rolle. Hierfür ist sicherlich die vergleichsweise geringe Fallzahl von ca. 190.000 dauerhaft pflegebedürftigen Kindern und Jugendlichen bis 19 Jahre verantwortlich, die nur ca. 5,1 % aller Pflegebedürftigen in Deutschland ausmacht (Matzk et al. 2020). Zu vermuten ist aber auch, dass eine gesellschaftliche Auseinandersetzung mit der Situation von Kindern und Jugendlichen, die für ihre alltägliche Pflege auf Unterstützung angewiesen sind, den vorherrschenden Bildern von Kindheit widerspricht und somit kein sozialer Ort für diese Personengruppe definiert ist. Hinzu kommt, dass die Pflegebedürftigkeit von Kindern noch stärker als bei pflegebedürftigen Erwachsenen das ganze Familiensystem tangiert, da die grundsätzliche altersgemäße Abhängigkeit von den Eltern massiv verstärkt wird und entwicklungsangemessene Ablösungsprozesse von den Eltern erheblich erschweren kann. Für die Eltern selbst bedeutet dies zudem neben der emotionalen Auseinandersetzung mit der Pflegebedürftigkeit des Kindes erhebliche Herausforderungen psychosozialer, personeller und finanzieller Art. Diese werden nachfolgend nach einer Konkretisierung der Lebenslagen betroffener Familien dargestellt und abschließend Optionen ihrer Unterstützung skizziert, die ein Höchstmaß an Teilhabe und Lebensqualität zum Ziel haben.

2.2 Daten zur gesundheitlichen Situation von Kindern und Jugendlichen

In Bezug auf die Lebenslagen von Familien, in denen ein Kind pflegebedürftig ist, liegen in Deutschland bislang nur wenige empirische Studien vor, die es erlauben, ein genaues Bild ihrer Lebenssituationen nachzuzeichnen. Die Zahlen zu Prävalenz und Inzidenz spezifischer Erkrankungen, die durch die Basiserhebung der KIGGS-Studie und ihre Folgeerhebungen vorliegen, bedürfen der Einbettung in einige, zumeist qualitative Studien, die versuchen, die Auswirkungen der Pflegebedürftigkeit auf das familiäre Gesamtsystem zu erfassen und somit eine realitätsnahe Beschreibung von deren heterogenen Lebenswirklichkeiten zu formulieren.

Es ist davon auszugehen, dass 16,0 % aller Jungen und 11,4 % aller Mädchen in Deutschland einen speziellen Versorgungsbedarf haben. „Bei Kindern im Vorschul- und Schulalter lag nach den Befragungsergebnissen ein spezieller Versorgungsbedarf 2- bis 3-mal häufiger vor als bei Kleinkindern." (Scheidt-Nave et al. 2007) In der ersten KIGGS-Folgestudie (Welle 1) wird hierzu ein deutlicher Zusammenhang zwischen der Gesundheit Heranwachsender und deren sozioökonomischem Status ausgewiesen.

Hier hatten nach Angaben der Eltern 16,2 % (15,3 % Mädchen – 17,1 % Jungen) der 0- bis 17-jährigen Kinder und Jugendlichen ein lang andauerndes chronisches Gesundheitsproblem, „davon sei jedoch nur jedes fünfte Kind eingeschränkt oder daran gehindert, Dinge zu tun, die Gleichaltrige tun können" (Neuhäuser und Poethko-Müller 2014,

S. 781). Die Ergebnisse der ersten Folgebefragung der KiGGS-Studie zeigen zudem, dass 10,0 % der erfassten Kinder und Jugendlichen chronisch krank sind *und* gleichzeitig einen speziellen Versorgungsbedarf aufweisen. Diese Angaben wurden mit der deutschen Version des CSHCN-Screeners (Children with Special Health Care Needs) ermittelt, mit Hilfe dessen sich chronische Erkrankungen über den erhöhten Versorgungsbedarf oder die eingeschränkte Teilhabe einer Person bestimmen lassen.

Hierbei muss mindestens eine der folgenden diagnoseunabhängigen Kriterien zutreffen:
- Einnahme verschreibungspflichtiger Medikamente
- Notwendigkeit psychosozialer oder pädagogischer Unterstützung aufgrund von Gesundheitsstörungen
- funktionelle Einschränkungen
- emotionale, Entwicklungs- oder Verhaltensprobleme
- spezieller Therapiebedarf

(Fricke 2020, S. 799)

Mehr als 95,0 % der Eltern schätzen in KiGGS-Welle 2 den allgemeinen Gesundheitszustand ihrer 3- bis 17-jährigen Kinder als sehr gut oder gut ein. 4,3 % bewerten den Gesundheitszustand als mittelmäßig, schlecht oder sehr schlecht. Dieser Anteil ist allerdings in allen Altersgruppen höher als bei der KiGGS-Basiserhebung. Auffällig ist zudem, dass bei den 14- bis 17-Jährigen der Anteil der Mädchen mit sehr guter Gesundheit deutlich unter dem der Jungen liegt und erneut ein ausgeprägter sozialer Gradient konstatierbar ist: „Der Anteil der Eltern, die die allgemeine Gesundheit ihrer Kinder als sehr gut oder gut einstufen, ist umso größer, je höher der Sozialstatus der jeweiligen Familie ist" (Poethko-Müller et al. 2018, S. 8). Die KiGGS-Studien erfassen jedoch nicht, wie sich die alltägliche gesundheitliche, pflegerische und psychosoziale Situation der ca. 190.000 Kinder und Jugendlichen und ihrer Familien darstellt, die dauerhaft auf pflegerische Unterstützung angewiesen sind. Hier berichten vor allem spezialisierte Kinderkrankenpflegedienste beispielsweise von einer Zunahme an Kindern und Jugendlichen, die dauerhaft intensivmedizinisch versorgt werden müssen (z. B. durch Dauerbeatmung).

Bislang wurde zudem aufgrund eines Transfers englischer Prävalenzdaten davon ausgegangen, dass in Deutschland ca. 50.000 Kinder und Jugendliche leben, die lebensverkürzend oder lebensbedrohlich erkrankt sind (Jennessen und Hurth 2021). Eine aktuelle, noch unveröffentlichte Studie des Autors hat jedoch erstmals spezifische Daten zur Prävalenz dieser Personengruppe in Deutschland erhoben, die zeigen, dass die Anzahl dieser Kinder und Jugendlichen selbst unter Berücksichtigung eines diagnoseunspezifischen Ranges über 300.000 liegt. Auch wenn nicht alle der mittels ICD-10-Codes erfassten Kinder vom Zeitpunkt der Diagnose an pflegebedürftig sind, kann als Charakteristikum für diese Kinder und Jugendlichen – vor allem in den TFSL-Gruppen 2, 3 und 4 (Hoell et al. 2019) – ein kontinuierlich wachsender Unterstützungs- und Pflegebedarf festgestellt werden. Dieser stellt die Familien neben psychosozialen Belastungsaspekten vor die Herausforderung einer oft jahrelangen, äußerst umfangreichen und zumeist pflegerisch anspruchsvollen Versorgung ihres Kindes. Hierfür haben sowohl das Gesundheitssystem als auch die weiteren Versorgungs- und Begleitstrukturen, welche die psychosoziale und pädagogische Situation der Familie tangieren, sowohl allgemeine als auch spezifische Angebote bereitzustellen. Zentrale Herausforderungen und Belastungen betroffener Familien werden im Folgenden nach bestimmten inhaltlichen Kriterien systematisiert dargestellt.

2.3 Herausforderungen in der familiären Versorgung

Bei den nachfolgend skizzierten Herausforderungen werden ausschließlich die heterogenen Familienkonstellationen thematisiert, bei de-

nen ein pflegebedürftiges Kind im häuslichen Umfeld lebt. Hierbei ist es nicht relevant, in welchem Verwandtschaftsverhältnis das erkrankte Kind zu seinen Eltern bzw. den mit ihm zusammenlebenden Geschwistern steht, d. h. es wird nicht zwischen leiblichen Kindern und Pflege- oder Adoptivverhältnissen unterschieden. Diese familialen Varianten unterscheiden sich allenfalls hinsichtlich der selbst getroffenen Entscheidung für das Leben mit einem beeinträchtigten Kind, nicht jedoch hinsichtlich der alltäglichen Herausforderungen. Kinder und Jugendliche, die in besonderen Wohnformen der Eingliederungshilfe leben, werden aufgrund der themenspezifischen Ausrichtung des Beitrags nicht berücksichtigt.

2.3.1 Psychosoziale Herausforderungen

Wird bei einem Kind eine gesundheitliche Beeinträchtigung diagnostiziert, die einen dauerhaften Unterstützungsbedarf zur Folge hat, bedeutet dies einen gravierenden Einschnitt in das Leben der Familie. So berichten 70,0 % von fast 1.600 befragten Eltern chronisch kranker oder behinderter Kinder, dass die Zeit der Diagnose zu den „schlimmsten Erinnerungen ihres Lebens (gehöre)" (Kofahl und Lüdecke 2014; vgl. auch Teubert und Pinquart 2012). Dies zeigt die enorme psychosoziale Belastung, die Familien gerade zu Beginn des Lebens mit einem beeinträchtigten Kind zu bewältigen haben, wobei die meisten Familien auch lernen, die Krankheit in ihr Leben zu integrieren im Sinne eines „ongoing movement towards well-being" (Arestedt et al. 2014). Aus der schweren familiären Krise gibt es somit in der Regel einen Weg in die neue Normalität, wenngleich die Daten auch einen hohen Unterstützungsbedarf der Familien gerade in der ersten Phase der Konfrontation verdeutlichen. Zudem lassen sich Auswirkungen auf die Paarbeziehung der Eltern und die familiären Rollen feststellen. So bezeichnen sich 80,0 % der in der Kindernetzwerkstudie

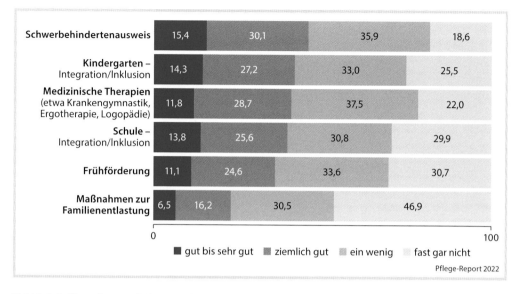

■ **Abb. 2.1** Kenntnisse zum Leistungsrecht, in % (Kofahl und Lüdecke 2014)

befragten Mütter als Hauptbezugsperson des erkrankten Kindes, wohingegen dies nur 3,0 % der Väter von sich behaupten (Kofahl und Lüdecke 2014; ebenso Jennessen et al. 2011). Nur 17,0 % der Mütter betrachten sich und den Partner als gleichberechtigte Bezugspersonen, was Rückschlüsse auf eine deutliche (Re-)Traditionalisierung der familiären Rollen zulässt (ebd.). Wiedebusch und Muthny (2009) stellen zudem fest, dass auch die Schwere einer Behinderung mit dem Belastungserleben der Eltern korreliert, wobei sich die Mütter in ihrer Lebensqualität beeinträchtigter fühlen als die Väter und insgesamt höher ausgeprägte Belastungen und zusätzliche Bedürfnisse formulieren.

Als eine besondere Herausforderung stellt sich auch der kaum zu durchdringende sozialrechtliche Dschungel der Zuständigkeiten für Familien mit einem pflegebedürftigen Kind dar (SGB VIII, SGB IX, SGB XI, SGB V), durch den sie sich ohne eine kontinuierlich begleitende Unterstützung zu kämpfen haben.

„Es wäre großartig, wenn man gerade am Anfang jemanden hätte, der einen an die Hand nimmt und erklärt, welche Hilfen man bekommen kann und wie das geht" – so die Mutter eines dreijährigen Mädchens mit Zellweger-Syndrom (Kofahl und Lüdecke 2014, S. 14). So kennen beispielsweise 75,0 % der befragten Familien Maßnahmen der Familienentlastung nicht oder wenig (s. ■ Abb. 2.1).

Sind Entlastungsangebote vorhanden und bekannt, werden sie von den Familien häufig als zeitlich unflexibel bzw. wenig passgenau in Bezug auf ihre individuellen Bedarfe bewertet (Morgenstern et al. 2017) und sind zudem vorrangig im städtischen Raum verfügbar (Büker und Pietsch 2019). Die von den Familien wahrgenommenen Belastungen bleiben nicht ohne Auswirkungen auf das subjektive Gesundheitsempfinden der Eltern. So bezeichnen 38,0 bis 40,0 % der Eltern ihren Gesundheitszustand als weniger gut bzw. schlecht, 29,0 % fühlen sich meist entmutigt und traurig (Kofahl und Lüdecke 2014; Ausserhofer et al. 2009; Meyer-Gräwe et al. 2014). Die zur Verfügung stehenden Studien zeigen übereinstimmend, dass nicht die Bewältigung der Erkrankung des Kindes als Hauptbelastung in den Familien wahrgenommen wird, sondern die wirtschaftliche und soziale Situation der Familie, zu der auch ein nur geringes Verständnis für die spezifische Situation im sozialen Umfeld der

Familien beitragen kann. Pinquart (2017) stellt folgerichtig auf Grundlage seiner Metaanalysen fest, dass die belasteten Familien vor allem Unterstützung im psychosozialen Bereich und bei der Entwicklung von Problemlösestrategien benötigen.

2.3.2 Personelle Herausforderungen

Unter personellen Herausforderungen werden die Aspekte beschrieben, bei denen fehlendes oder unzureichend qualifiziertes Personal belastende Konsequenzen für die Familien hat. Hier ist primär der Fachkräftemangel zu nennen, der eine permanent unsichere Versorgungssituation zu Hause bedingt. So kamen in der Fachkrankenpflege beispielsweise Mitte des Jahres 2021 bundesweit rein rechnerisch nur 23 passend qualifizierte Arbeitslose auf 100 offene Stellen (Hickmann und Malin 2021; Paquet 2020), wobei von einer weiteren Verschärfung dieses Engpasses in der Kinderkrankenpflege auszugehen ist. Hierfür wird auch die Generalisierung der Pflegeausbildung verantwortlich gemacht, bei der eine Spezialisierung erst im dritten Lehrjahr erfolgt. Für die häusliche Kinderkrankenpflege bedeutet der Mangel an qualifizierten Pflegekräften, dass Kinder länger stationär medizinisch-pflegerisch versorgt werden müssen, was nicht nur Kosten produziert, sondern belastend für das Kind und die Familie ist, da insbesondere bei hohem Unterstützungsbedarf eine 24-stündige Begleitung des Kindes bei Krankenhausaufenthalten erforderlich ist. Viele Familien müssen zudem zu Hause ganz ohne pflegerische Unterstützung oder mit einer für die Versorgung nur unzureichenden Anzahl an Fachstunden auskommen, da das entsprechende Personal fehlt. Diese Familien geraten häufig an ihre Belastungsgrenzen. Zudem kann der Rückgriff auf allgemeine Krankenpflege- oder Altenpflegedienste zu einer nicht sachgemäßen Versorgung der Kinder führen, wenn die Fachkräfte nicht über adäquate kinderspe-

zifische Kompetenzen (beispielsweise in der Schmerzbehandlung, in der Versorgung Frühgeborener oder von Kindern mit spezifischen Syndromen) verfügen. Dadurch erhöhen sich bei den Eltern Stress, Anspannung und das Gefühl, in Behandlungssituationen anwesend sein zu müssen, um eine fachgerechte Pflege abzusichern.

Eine weitere Problematik stellt die fehlende verlässliche Übernahme (behandlungs-)pflegerischer Maßnahmen in Kita und Schule dar, die auch den zeitweisen oder dauerhaften Ausschluss von Schulunterricht (MUGV Brandenburg 2013) zur Folge haben kann. Auch wenn i. d. R. in den Förderschulen mit den Förderschwerpunkten geistige und körperlich-motorische Entwicklung die Ressourcen vorhanden sind, um auch Kinder mit pflegerischem Unterstützungsbedarf begleiten und unterrichten zu können, ist auch an diesen Schulen ein Aussetzen der Schulpflicht respektive Hausunterricht durchaus gängige Praxis, wenn die Schule die pflegerischen Fachkräfte vor Ort nicht vorhalten kann und kein ambulanter Dienst für behandlungspflegerische Tätigkeiten gefunden wird. Noch dramatischer stellt sich die Situation in inklusiv arbeitenden Schulen dar. Hier mangelt es häufig an „Personal, Schulassistenz, an angemessenen Räumlichkeiten, Barrierefreiheit und vor allem an inklusiver Haltung" (Reimann 2021, S. 4), um auch Kinder mit hohem Unterstützungsbedarf angemessen zu unterrichten. Auch hier springen häufig die Eltern, z. T. mehrmals täglich ein, um die Pflege in der Schule zu gewährleisten. Nicht ausgeschlossen werden kann aber, dass auch Dynamiken auf ganz anderer Ebene Einfluss auf schulische Exklusionspraktiken haben: „Die Imperfektion von Kindern und Jugendlichen mit schwerster Behinderung und die real existierenden Grenzen des medizinisch Machbaren angesichts (…) nicht kurativ therapierbarer Erkrankungen haben auf dem Hintergrund der Idealisierung von Gesundheit, Fitness und scheinbar unlimitierter Optimierbarkeit menschlichen Seins nahezu provozierenden Charakter." (Jennessen 2015, S. 10 f) Vor diesem Hintergrund sind insbesondere in Bildungsinstitutionen, die Fragen menschlicher Diversität noch nicht hinreichend reflektiert und pädagogisch bearbeitet haben, Strategien zu beobachten, Kinder mit hohem Unterstützungsbedarf zu exkludieren – mit gravierenden Auswirkungen auf deren Teilhabe an Bildung sowie die Berufs- und Selbstverwirklichungsmöglichkeiten der Eltern.

2.3.3 Finanzielle Herausforderungen

Bei aller Unterschiedlichkeit in Bezug auf die finanzielle Situation von Familien, in denen Kinder und Jugendliche mit Pflegebedarf leben, ist festzustellen, dass diese im Vergleich zu anderen Familien deutlich erhöhte Kosten durch die pflegerische, medizinische und medikamentöse Versorgung ihres Kindes zu bewältigen haben (Landfeld et al. 2014). Hinzu kommen zudem finanzielle Aufwendungen durch Fahrtkosten zu den verschiedenen Therapien und Behandlungen, die sich dann zusätzlich erhöhen, wenn a) die Familien in eher ländlichen Regionen leben und/ oder b) das Kind an einer seltenen Erkrankung leidet, für deren Behandlung bundesweit nur wenige Spezialistinnen und Spezialisten zur Verfügung stehen. Durch diese Faktoren kommen insgesamt deutlich höhere monatliche Ausgaben auf betroffene Familien zu, die sich durch die Berufsaufgabe (bei 32,0 bis 50,0 % aller Familien) oder -reduktion mindestens eines Elternteils zusätzlich verschärfen (Nehring et al. 2014). Hier sind es in der Regel die Mütter, die ihre berufliche Tätigkeit dauerhaft oder zeitweise zurückstellen (Parish et al. 2004). Gerade für Frauen hat diese Situation zur Folge, dass sie finanziell von ihrem Partner abhängig sind und insgesamt niedrigere Rentenanwartschaften erwerben. Insgesamt stehen den Müttern aufgrund der häufig nur geringen Betreuungs- und Versorgungszeiten durch Professionelle nur kleine Zeitfenster für ihre Erwerbstätigkeit zur Verfügung, die ein vergleichsweise geringes Einkommen der Frauen

sowie ein insgesamt im Vergleich verringertes Familieneinkommen bedingen (Meyer-Gräwe et al. 2014). Diese deutlich erschwerten Möglichkeiten beruflicher Tätigkeit sind auch der Grund dafür, dass Alleinerziehende signifikant seltener berufstätig sind als pflegende Eltern, die in einer Partnerschaft leben (Eisenhardt und Heinrich 2016). Von Bedeutung ist in diesem Zusammenhang auch die in der Studie von Ausserhofer et al. (2009) analysierte Dualität der Gefühle, von der die Rede ist, wenn Eltern ihr Kind zur Betreuung abgeben bzw. einer Erwerbstätigkeit nachgehen. In diesen Situationen fühlen sie sich entlastet, aber gleichzeitig schuldig und unfähig, ihr Kind selbst zu betreuen bzw. zu pflegen. „Diese Schuldgefühle werden durch den finanziellen Druck, einer Erwerbstätigkeit nachgehen zu müssen, verstärkt" (ebd., S. 190).

2.4 Teilhabe ermöglichen

Angesichts der vielfältigen Herausforderungen und Belastungen, die ein Leben mit einem pflegebedürftigen Kind mit sich bringen kann, und der Feststellung, dass die familiären Belastungen vorwiegend nicht behinderungs- bzw. krankheitsspezifisch sind, sondern aus einer unzureichenden Versorgungs- und Entlastungssituation in den Bereichen Pflege, Pädagogik und psychosoziale Begleitung resultieren, bilden diese den Fokus der nachfolgend skizzierten Unterstützungsoptionen. Diese haben alle eine größtmögliche gesellschaftliche Teilhabe aller Familienmitglieder zum Ziel. Hierbei bietet die Erkenntnis die Basis, dass „für eine erfolgreiche familiäre Krankheitsbewältigung (…) Qualität der familiären Interaktion, Aufgabenverteilung innerhalb der Familie, Kommunikation und Werteorientierungen eine wesentliche Rolle (spielen). Bei vielen Familien konnte festgestellt werden, dass sie sich gut an die chronische Erkrankung eines Kindes anpassen und eine Elternschaft mit einem Beziehungs- und Erziehungsverhalten entwickeln können, welches in den meisten

Fällen dem in Familien mit gesunden Kindern ähnelt. Daraus resultierten Empfehlungen, Eltern gezielt darin zu unterstützen, ein gutes Gleichgewicht zwischen den Autonomiebedürfnissen des Kindes und den Bedürfnissen eines wirksamen Krankheitsmanagements zu finden." (Fricke 2020, S. 800)

Hierbei spielt die Frage einer grundlegenden Orientierung im Hilfesystem eine große, wenn nicht sogar entscheidende Rolle. Für diese bedarf es umfassender und gebündelter Information, Beratung und Begleitung für Eltern im Sinne eines spezifischen, äußerst komplexen Case- bzw. Caremanagements, das bedarfsorientiert die Funktionen Advocacy, Broker, Gatekeeper und Social Support (Klie 2020, S. 170) umfasst. Dieses sollte unmittelbar nach der Diagnose verfügbar sein, aber auch im weiteren Prozess im Sinn eines Lotsenmodells oder als Teil einer multidisziplinären Familiengesundheitspflege zur Verfügung stehen. Als ein Konzept, das diesem Anspruch gerecht zu werden versucht, kann auf das Berliner Modellprojekt „VK KiJu – Versorgungskoordination für versorgungsintensive Kinder und Jugendliche" verwiesen werden. Das Angebot kann in Anspruch genommen werden, „wenn ein gut aufeinander abgestimmtes Vorgehen notwendig ist, um Unter- oder Fehlversorgungen des Kindes sowie Belastungssituationen in der Familie zu mindern oder zu vermeiden." (Kinderversorgungsnetz Berlin 2021) Ein ähnlicher Ansatz wird auch mit der Reform des SGB VIII durch das Gesetz zur Stärkung von Kindern und Jugendlichen (KJSG) verfolgt. Hier sollen in der zweiten Stufe ab 2024 „Verfahrenslotsen" beim Jugendamt eingesetzt werden, die für junge Menschen mit Behinderung und ihre Eltern als verbindliche Ansprechpersonen fungieren und sie bei der Beantragung und Inanspruchnahme von Leistungen unterstützen. „Die Verfahrenslotsen erhalten quasi die Funktion der Behindertenbeauftragten des Jugendamtes. Die Ergänzenden unabhängigen Teilhabeberatungsstellen (EUTB) behalten weiterhin ihre Verantwortung für die Familien." (Müller-Fehling 2021, S. 38) Auch wenn die Umsetzung dieses neuen, deutlich inklusiver ausgerichteten Gesetzes abzuwarten bleibt, ist bereits jetzt zu bedenken, dass der Einsatz der Verfahrenslotsen zu Beginn der Begleitung mit einem flexibel-hohen Stellenanteil zu planen ist, aber auch im weiteren Prozess bedarfsorientierte Leistungen der Information, Beratung und Begleitung von den Familien abgerufen werden können sollten. Wichtige Inhalte der Beratung sind für die Familien Informationen zum Nachteilsausgleich (familiäre Hilfe und Servicestellen nach SGB IX). In diesem Zusammenhang wäre statt der Sektorisierung der Hilfsangebote, die die Kinder mal als pflegebedürftig, mal als chronisch krank oder aber als behindert mit je eigens zuständigen Sozialgesetzbüchern definieren, eine sektorenübergreifende Pool-Finanzierung für ihre Unterstützungsbedarfe sinnvoll. So wenig wie ein Kind teilbar ist, ist auch sein Unterstützungsbedarf teilbar. Für Familien, die über die erforderlichen Managementkompetenzen verfügen, kann das Persönliche Budget ein sinnvoller, da eigenständig verantworteter Weg der Organisation von Pflege und Assistenz sein, die inhaltlich passgenaue und/oder zeitlich flexible Lösungen für ihr Kind suchen.

Für Kinder stellen sich besondere Exklusionsrisiken in Bezug auf Kita und Schule vor allem dann, wenn diese kein, zu wenig oder nur unzureichend qualifiziertes Personal für die pflegerische Versorgung bereitstellen können. Hierfür lassen sich zwei optimalerweise miteinander verzahnte Strategien denken:

1. Ausstattung der pädagogischen Institutionen mit Kita- und Schulgesundheitsfachkräften (School Health Nurse) unter Berücksichtigung der für Pflege notwendigen räumlichen und materiellen Bedingungen. An vielen Förderschulen mit den Schwerpunkten geistige und körperlich-motorische Entwicklung sind diese bereits in die Versorgung und Pflege von Kindern und Jugendlichen eingebunden. Dass auch Kinder ohne dauerhafte Pflegebedarfe von Schulgesundheitsfachkräften profitieren, zeigt die Evaluation eines entsprechenden Modellprojekts in Brandenburg. Auch

für inklusiv arbeitende Schulen kann dies ein Weg sein, Schulausschlüsse zu verhindern, Kinder gut pflegerisch zu versorgen und somit auch ihre Eltern zu entlasten (Heinrichs et al. 2021). Bis zu einer Etablierung dieses in anderen Ländern schon gängigen Handlungsfeldes für Pflegefachkräfte könnten Kooperationsverträge zwischen Schulträgern und ambulanten Kinderkrankenpflegediensten die pflegerische Versorgung in den Bildungsinstitutionen sicherstellen.

2. Einen zweiten Weg der Ermöglichung verlässlicher Teilhabe an Bildung stellt die Qualifizierung pädagogischen Personals für grundpflegerische Tätigkeiten dar. Hierfür müsste Pflege als auch pädagogische Aufgabe und Teil des Kompetenzprofils von Erzieherinnen und Erziehern, Lehrkräften und Pädagoginnen und Pädagogen zumindest dann gedacht und strukturell verankert werden, wenn diese sich für heil- und sonderpädagogische Qualifizierungszweige entscheiden (Klauß 2007). Dies entspräche der Forderung nach einem „variablen Qualifikationsmix, der auch die fachlich differenzierte Delegation von Pflegeleistungen zulässt" (Paquet 2020, S. 19) und nicht nur der Kompensation des Fachkräftemangels dient, sondern auch der Aufwertung der Pflege als unverzichtbarem Bestandteil, Voraussetzung und Inhalt von Pädagogik.

Parallel zu den Strategien zur Teilhabeförderung der von Pflege betroffenen Kinder bedarf es umfassender, flexibler Lösungen, um deren Eltern zu ermöglichen, an verschiedenen gesellschaftlichen Bereichen teilzuhaben und somit auch gesundheitlich stabil zu bleiben. Hierbei ist vor allem darauf zu achten, dass die Angebote der unterstützenden Maßnahmen auch tatsächlich auf die individuellen Bedarfe passen. Da diese sich äußerst heterogen darstellen, benötigen die Familien individuell zugeschnittene Hilfen, für deren Ausgestaltung entsprechende Rahmenvorgaben zu installieren sind. So sind die bislang existierenden

Leistungen der Pflegezeit und Familienpflegezeit (BMFSFJ 2021) für Familien mit dauerhaft pflegebedürftigen Kindern wenig angemessen. Zehn Tage jährliche Auszeit mit Lohnersatzleistung sind für die meisten Familien in keinster Weise hinreichend, da die wenig verlässlichen Pflegeleistungen in der ambulanten Kinderkrankenpflege sowie in Kita und Schule dazu führen, dass die Pflege deutlich häufiger übernommen werden muss. Zudem erleben viele pflegebedürftige Kinder regelmäßig gesundheitliche Krisen, die z. T. mit Krankenhausaufenthalten einhergehen und die Präsenz zumindest eines Elternteils erfordern. Die ebenfalls gesetzliche mögliche Freistellung von der Arbeit im Umfang von sechs bzw. 24 Monaten ist aufgrund der langen Krankheitsdauer für die Familien allenfalls in Krisensituation oder in der ggfs. letzten Lebensphase des Kindes attraktiv. Auch die Tatsache, dass diese Modelle mit einem Rechtsanspruch auf zinslose Darlehen einhergehen, ist für die meisten Familien aufgrund der skizzierten angespannten Finanzsituation wenig passgenau. Statt dieser sollten Entgeldersatzleistungen zur Kompensation ökonomischer Benachteiligung entwickelt werden, z. B. im Sinne eines *ElternPflegegeldPlus* für pflegende Eltern. Auch die derzeit bestehende Diskrepanz zwischen der Höhe der Leistungen von Pflegegeld und Pflegesachleistungen sollten für pflegende Eltern überdacht und im Sinne individuell feststellbarer Sonderregelungen korrigiert werden.

Um eine berufliche Tätigkeit der Eltern gezielt zu unterstützen und somit auch ihrer Altersarmut entgegenzuwirken, scheint es sinnvoll, diese mit zusätzlichen finanziellen Mitteln zu unterstützen. Diese können sowohl Zuschüsse zur Betreuung des Kindes und zu haushaltsnahen Dienstleistungen beinhalten als auch gezielte Mentoringprogramme, um einen Verbleib im Beruf oder den Wiedereinstieg zu fördern (Meyer-Gräwe et al. 2014). Angesichts des derzeitigen Fachkräftemangels sollten auch Unternehmen ein Interesse daran haben, qualifizierte Frauen und Männer durch die Übernahme haushaltsnaher Dienstleistungen zu gewinnen (z. B. Dinner to go etc.).

Einen weiteren Baustein familiärer Unterstützung stellen quantitativ ausreichende und qualitativ fundierte Kurzzeit- und Dauerwohnangebote für Kinder, Jugendliche und junge Erwachsene mit Pflegebedarf dar. Diese müssen neben einer fachlich qualifizierten Pflege auch Ansprüchen an pädagogische Pflege und Teilhabe entsprechen und im Sinne eines „flexible boarding" sektorenübergreifend finanziert werden. Hierbei ist vor allem darauf zu achten, dass der seit Einführung der Pflegeversicherung festzustellende Trend eines Anstiegs von Menschen mit geistiger Behinderung in Pflegeeinrichtungen nicht auch im Kinder- und Jugendbereich mit dem Effekt der „Durchrationalisierung der Hilfe- und Versorgungsstrukturen, (…) (und) deren Reduzierung auf das elementar Notwendigste, sodass Bildungs- und Entwicklungspotenziale ungenutzt bleiben" einhergeht (Dederich 2017, S. 108). Vor allem nach akuten Krankenhausaufenthalten, aber auch bei gesundheitlichen oder familiären Krisen besteht in vielen Familien der Bedarf, situativ auf angemessene Möglichkeiten, d. h. pädagogisch und pflegerisch adäquat ausgestattete Einrichtungen der externen stationären Versorgung, zurückzugreifen. Sowohl für kurzzeitiges als auch für dauerhaftes Wohnen außerhalb des Familiensettings sind im Sinne einer „inklusiven Heimerziehung" nicht-diskriminierende und Teilhabe im Sinne der folgenden Dimensionen sichernde Wohnformen zu ermöglichen:

- „nicht-diskriminierend und barrierefrei,
- unter Anerkennung ggf. vielfältiger Bedarfs- und Lebenslagen,
- partizipativ,
- entwicklungsfördernd,
- Autonomie/Selbstbestimmung anerkennend und unterstützend,
- unter aktiver Einbeziehung der Eltern/Zugehörigen,
- die Wahlfreiheit berücksichtigend,
- vor Gefahren schützend,
- mit sozialräumlicher Perspektive."

(Schönecker et al. 2021, S. 10)

Dauerhafte Wohnangebote werden für junge pflegebedürftige Menschen vorrangig dann bedeutsam, wenn sie eine altersgemäße Ablösung vom Elternhaus ermöglichen sollen. In jüngeren Lebensjahren ist eine stationäre Wohnform häufig dann unumgänglich, wenn die ambulanten Strukturen keine adäquate Unterstützung der Familien auf Dauer oder zeitweilig gewährleisten können. Um eine dauerhafte häusliche Unterstützung der Familien vor allem in der Pflege ihrer Kinder sicherzustellen, sollten die Löhne in der ambulanten Kinderkrankenpflege an die der stationären Versorgungssettings angeglichen werden. Für die Begegnung des grundsätzlichen Fachkräftemangels in der Gesundheits- und Krankenpflege sei auf die diesbezüglichen, meist mehrdimensionalen Lösungsstrategien verwiesen (z. B. Paquet 2020). Für eine dauerhaft qualifizierte Kinderkrankenpflege scheint es aber nach derzeitigem Stand auch erforderlich, die erwartbaren Spezialisierungsdefizite der generalisierten Pflegeausbildung durch die Bereitstellung ausreichender Weiterbildungsangebote der Kinderkrankenpflege zu kompensieren.

2.5 Fazit

Familien, in denen Kinder mit dauerhaftem Pflegebedarf leben, sind äußerst heterogene soziale Systeme mit je eigenen Dynamiken, Kommunikationsstrukturen und sozialen, finanziellen und immateriellen Ressourcen. Entsprechend divers stellen sich auch ihre Bedarfe an Unterstützung und Begleitung dar, die sich zudem auf der Grundlage der gesundheitlichen Entwicklung der Kinder sowie anderer innerfamilialer Dynamiken meist wenig konstant, sondern *immer wieder anders* präsentieren. Bei der Betrachtung der Gestaltung familiärer Unterstützungsangebote ist somit als Leitidee ein hohes Maß an Flexibilität zu konstatieren, die im Einzelfall passgenaue Lösungen für das individuelle Familiensystem ermöglichen muss. Hierbei ist die Aufhebung der Sektoralisierung von (sozialrechtlichen und praktischen) Zuständigkeiten und die Zusammenführung von unterschiedlichen Versorgungssystemen im Sinne eines ganzheitlich konzipierten Begleitungs- und Versorgungsnetzes ein notwendiger und zukunftsweisender Weg. Die Entwicklung hin zur Komplexleistung Frühförderung und die Reform des SGB VII zeigen bereits Entwicklungen auf, Teilhabemöglichkeiten von Kindern und Jugendlichen mit Pflegebedarf inklusiver und transparenter zu gestalten. „Neben der gezielten Beratung von Angehörigen und den Möglichkeiten zur Verbesserung der Vereinbarkeit von Erwerbstätigkeit und Pflege bedarf es darüber hinaus der Entwicklung von Formen der verbesserten Zusammenarbeit von formeller und informeller Pflege." (Büscher 2020, S. 62) Hierbei sollte als Primat aller Entwicklungen stets die Familie als Ganzes im Fokus stehen, da sich die Teilhabebedürfnisse der Akteurinnen und Akteure in verschiedenen Kontexten nach Lebenssituation und gesundheitlicher Verfasstheit des erkrankten Kindes äußerst unterschiedlich darstellen können. Sämtliche Unterstützungsleistungen müssen demnach die Bedürfnisse einzelner Familienmitglieder in Bezug auf unterschiedliche Bereiche sozialer Teilhabe berücksichtigen (z. B. Schule, Arbeit, Wohnen, Freizeit). Hierzu liegen bislang nur unzureichende empirische Daten vor, die es mittels entsprechend komplexer Mixed-Methods-Studien zu ermitteln gilt.

Literatur

Arestedt L, Persson C, Benzein E (2014) Living as a family in the midst of chronic illness. Scand J Caring Sci 28:29–37

Ausserhofer D, Mantovan F, Pirhofer R, Huber M, Them C (2009) Die Belastungen pflegender Eltern von Kindern und Jugendlichen mit schweren Behinderungen in Südtirol. Pflege 22:184–192

BMFSFJ (2021) Die Familienpflegezeit. https://www.bmfsfj.de/bmfsfj/themen/aeltere-menschen/vereinbarkeit-von-pflege-und-beruf/familienpflegezeit. Zugegriffen: 8. Nov. 2021

Büker C, Pietsch S (2019) Gesundheitsbezogene Lebensqualität von Müttern mit einem pflegebedürftigen Kind (GesuLeM). Fachhochschule Bielefeld. Bielefeld.

Büscher A (2020) Bedarfslagen in der häuslichen Pflege. In: Jacobs K, Kuhlmey A, Greß S, Klauber J, Schwinger A (Hrsg) Pflegereport 2020. Neuausrichtung von Versorgung und Finanzierung. Springer, Berlin, S 55–64

Dederich M (2017) Heil- und Sonderpädagogik. In: Burghardt D, Dederich M, Dziabel N, Höhne T, Lohwasser D, Stöhr R, Zirfas J (Hrsg) Vulnerabilität. Kohlhammer, Stuttgart, S 97–114

Eisenhardt B, Heinrich M (2016) Was brauchen pflegebedürftige Kinder in Berlin? Erhebung zu Unterstützungs- und Entlastungsbedarfen von Familien mit pflegebedürftigen Kindern in Berlin. https://humanistisch.de/sites/humanistisch.de/files/menschenkind/docs/2017/09/bedarfserhebung_nov2016.pdf. Zugegriffen: 1. Nov. 2021

Fricke C (2020) Lebensbewältigung für Kinder mit chronischer Krankheit: notwendige Angebote im Gesundheitssystem. Bundesgesundheitsblatt 63:799–805. https://doi.org/10.1007/s00103-020-03161-4

Heinrichs K, Romberg A, Ewers M (2021) Schulgesundheitspflege in Brandenburg – SPLASH II. Ergebnisse einer Evaluationsstudie zu ausgewählten Gesundheitsindikatoren. Working Paper No. 21-01 der Unit Gesundheitswissenschaften und ihre Didaktik. Charité – Universitätsmedizin, Berlin

Hickmann H, Malin L (2021) Fachkräftereport September 2021 – Der Fachkräftemangel nimmt wieder zu. https://www.iwkoeln.de/studien/helen-hickmann-lydia-malin-der-fachkraeftemangel-nimmt-wieder-zu.html. Zugegriffen: 3. Nov. 2021

Hoell J, Weber H, Warfsmann J, Trocan L, Gagnon G, Danneberg M, Balzer S, Keller T, Janßen G, Kuhlen M (2019) Facing the large variety of life-limiting conditions in children. Eur J Pediatr 178:1893–1902. https://doi.org/10.1007/s00431-019-03467-9

Jennessen S (2015) Schulische Inklusion von Kindern und Jugendlichen mit lebensverkürzender Erkrankung. Die Hospiz-zeitschrift 4:9–13

Jennessen S, Hurth S (2021) Der Qualitätsindex für Kinder- und Jugendhospizarbeit, 2. Aufl. Hospiz-Verlag, Gütersloh

Jennessen S, Bungenstock A, Schwarzenberg E (2011) Kinderhospizarbeit. Konzepte, Erkenntnisse, Perspektiven. Kohlhammer, Stuttgart

Kinderversorgungsnetz Berlin (2021) VK KiJu – Versorgungskoordination für versorgungsintensive Kinder und Jugendliche. https://kinderversorgungsnetz-berlin.de/vk-kiju-versorgungskoordination-fuer-versorgungsintensive-kinder-und-jugendliche. Zugegriffen: 5. Nov. 2021

Klauß T (2007) Pflege für Menschen mit hohem Unterstützungsbedarf. Eine pädagogische Aufgabe? Behind Menschen 3:22–35

Klie T (2020) Care und Case Management – Steuerung im Kontext von Pflegebedürftigkeit. In: Jacobs K, Kuhlmey A, Greß S, Klauber J, Schwinger A (Hrsg) Pflege-Report 2020. Neuausrichtung von Versorgung und Finanzierung. Springer, Berlin, S 165–176

Kofahl C, Lüdecke D (2014) Familie im Fokus – Die Lebens- und Versorgungssituation von Familien mit chronisch kranken und behinderten Kindern in Deutschland. Ergebnisse der Kindernetzwerk-Studie. AOK-Bundesverband, Berlin

Landfeld E, Lindgren P, Bell CF, Schmitt C, Guglieri M, Straub V, Lochmüller H, Bushby K (2014) The burden of Duchenne muscular dystrophy: an international, cross-sectional study. Neurology 83(6):529–536. DOI: 10.1212/WNL.0000000000000669

Matzk S, Tsiasioti C, Behrendt S, Jürchott K, Schwinger A (2020) Pflegebedürftigkeit in Deutschland. In: Jacobs K, Kuhlmey A, Greß S, Klauber J, Schwinger A (Hrsg) Pflege-Report 2020. Neuausrichtung von Versorgung und Finanzierung. Springer, Berlin, S 239–278

Meyer-Gräwe U, Buck K, Kriege-Steffen A (2014) Wiedereinstieg mit besonderen Herausforderungen. bvkm, Düsseldorf

Morgenstern L, Wagner M, Denecke J, Grolle B, Johannsen J, Wegscheider K, Wiegand-Grefe S (2017) Psychosozialer Unterstützungsbedarf von Eltern mit schwer chronisch somatisch erkrankten Kindern. Prax Kinderpsychol Kinderpsychiat 66:687–701

MUGV (2013) Zur Situation chronisch kranker Kinder und Jugendlicher im Land Brandenburg. Ministerium für Umwelt, Gesundheit und Verbraucherschutz Brandenburg, Potsdam

Müller-Fehling N (2021) Die Kinder- und Jugendhilfe wird inklusiver. Bundestag und Bundesrat beraten über das Gesetz zur Stärkung von Kindern und Jugendlichen (KJSG). Das Band 1:37–39

Nehring I, Riedel C, Baghi L, Moshammer-Karb D, Schmid D, Kries R (2014) Psychosoziale Lage von Familien mit chronisch kranken Kindern. Eine Befragung betroffener Eltern in Selbsthilfegruppen. Gesundheitswesen 77:102–107. https://doi.org/10.1055/S-0034-1372573

Neuhäuser H, Poethko-Müller C (2014) Chronische Erkrankungen und impfpräventable Infektionserkrankungen bei Kindern und Jugendlichen in Deutschland. Ergebnisse der KiGGS-Studie – Erste Folgebefragung (KiGGS Welle 1). Deutschland. Bundesgesundheitsblatt 57:779–788. https://doi.org/10.1007/s00103-014-1976-6

Paquet R (2020) Struktureller Reformbedarf in der Pflegeversicherung – ein Vierteljahrhundert nach ihrer Einführung. In: Jacobs K, Kuhlmey A, Greß S, Klauber J, Schwinger A (Hrsg) Pflege-Report 2020. Neuausrichtung von Versorgung und Finanzierung. Springer, Berlin, S 3–22

Parish SL, Mailick Seltzer M, Greenberg JS, Floyd F (2004) Economic implications of caregiving at midlife: comparing parents with and without children who have developmental disabilities. Ment Retard 42(6):413–426. https://doi.org/10.1352/0047-6765(2004)42<413:EIOCAM>2.0.CO;2

Pinquart M (2017) Psychische Gesundheit von chronisch körperlich kranken Kindern und ihren Eltern – Ergebnisse von Metaanalysen. Prax Kinderpsychol Kinderpsychiat 66:656–671

Poethko-Müller C, Kuntz B, Lampert T, Neuhauser H (2018) Die allgemeine Gesundheit von Kindern und Jugendlichen in Deutschland – Querschnittergebnisse aus KiGGS Welle 2 und Trends. J Health Monit. https://doi.org/10.17886/RKI-GBE-2018-004

Reimann L (2021) „Bin ich schuld, dass Mama/Papa nicht arbeiten kann?" Kinder, die viel Zuwendung brauchen, als Gradmesser für Inklusion. Menschen 3(4):4–5

Scheidt-Nave C, Ellert U, Thyen U, Schlaud M (2007) Prävalenz und Charakteristika von Kindern und Jugendlichen mit speziellem Versorgungsbedarf im Kinder- und Jugendgesundheitssurvey (KiGGS). Deutschland. Bundesgesundheitsblatt 50:750–756. https://doi.org/10.1007/s00103-007-0237-3

Schönecker L, Seckinger M, Eisenhardt B, Kuhn A, van Driesten A, Hahne C, Horn J, Strüder H, Koch J (2021) Inklusive Weiterentwicklung außerfamiliärer Wohnformen für junge Menschen mit Behinderungen im Rahmen der Initiative „Zukunftsforum Heimerziehung". IGfH-Eigenverlag, Frankfurt am Main

Teubert D, Pinquart M (2012) Belastungen der Eltern chronisch körperlich kranker Kinder. In: Pinquart M (Hrsg) Wenn Kinder und Jugendliche körperlich chronisch krank sind. Springer, Berlin Heidelberg, S 83–100

Wiedebusch S, Muthny FA (2009) Eltern von chronisch kranken Kindern. Lebensqualität, psychosoziale Belastungen und Bedürfnisse. Monatsschrift Kinderheilkd 157:903–910

Versorgung von Pflegebedürftigen am Lebensende

Inhaltsverzeichnis

Infrastruktur der Palliativversorgung – Versorgungspfade von pflegebedürftigen Menschen in der palliativen Phase

Lukas Radbruch, Lisa Schmedding, Gülay Ateş, Birgit Jaspers, Heiner Melching, Steven Kranz und Claudia Bausewein

Inhaltsverzeichnis

© Der/die Autor(en) 2022
K. Jacobs et al. (Hrsg.), *Pflege-Report 2022*, https://doi.org/10.1007/978-3-662-65204-6_3

■ ■ **Zusammenfassung**
Palliativversorgung ist die aktive und umfassende Versorgung von Menschen jeden Alters mit erheblichem gesundheitsbezogenem Leiden als Folge unterschiedlichster schwerer und fortschreitender Erkrankungen und insbesondere am Lebensende. Die Einbindung der Palliativversorgung sollte dabei nicht als absoluter Wechsel von einer vorher auf Heilung gerichteten Zielsetzung zu einer ab jetzt nur noch symptomlindernden Behandlung verstanden werden, sondern vielmehr als gradueller Übergang von einer kurativen hin zu einer mehr und mehr palliativen Behandlung. Zur Identifikation von Patientinnen und Patienten mit palliativem Versorgungsbedarf ist bei potentiell lebenslimitierenden Erkrankungen ein Screening sinnvoll. Ebenso kann eine Einteilung in Palliativphasen (stabil, instabil, sich verschlechternd und sterbend) hilfreich sein.

Im internationalen Vergleich liegt Deutschland in der Entwicklung der Hospiz- und Palliativversorgung auf dem höchsten Niveau. Allerdings zeigt der Vergleich auch Lücken in der Versorgung auf: so liegt Deutschland in der Gesamtzahl der Hospiz- und Palliativdienste pro eine Million Einwohner im Ländervergleich nur im Mittelfeld.

Die Hospiz- und Palliativversorgung kann nach der Versorgungsebene (allgemein und spezialisiert), nach dem Sektor (ambulant oder stationär) und nach den Einrichtungen und Diensten (Palliativstationen, Palliativdienste im Krankenhaus, stationäre Hospize, spezialisierte ambulante Palliativversorgung und ambulante Hospizdienste) unterschieden werden. Die Versorgungspfade von Patientinnen und Patienten mit einer unheilbaren fortschreitenden Erkrankung sind dabei sehr unterschiedlich, und verlaufen im Wechsel von ambulanter, stationärer und häuslicher Versorgung, mit unterschiedlichen Bedarfen an Therapieformen und unterschiedlicher Intensität der Beschwerden. Für Kinder, Jugendliche und junge Erwachsene gibt es spezialisierte pädiatrische Leistungserbringende. Barrieren im Zugang zu einer angemessenen Palliativversorgung (bspw. bei nicht-tumorbedingt erkrankten Menschen mit voraussichtlich jahrelanger Behandlungsdauer) und die Ablehnung der palliativen Versorgung durch die Betroffenen selbst, ist insbesondere durch eine gesellschaftliche Diskussion über den Umgang mit schwerer Krankheit, Sterben und Tod zu begegnen. Eine Anleitung und Befähigung von Mitarbeitenden im Gesundheitswesen zur Verbesserung des Schnittstellenmanagements kann zur Versorgungskontinuität, Handlungssicherheit und Gewissheit über die Diagnose und den Krankheitsverlauf bei allen Beteiligten im Versorgungsnetz beitragen. Eine angemessene Palliativversorgung kann so langfristig bewusst von den Betroffenen wie von den Behandlern angenommen oder sogar eingefordert werden.

Palliative care is the active and comprehensive care of people of all ages with significant health-related suffering as a result of a wide variety of serious and progressive diseases, especially at the end of life. The integration of palliative care should not be understood as an absolute change from a previously cure-oriented care to a treatment that now only alleviates symptoms, but rather as a gradual transition from curative to more and more palliative care. In order to identify patients with palliative care needs, screening is useful for potentially life-limiting diseases. Likewise, a classification into palliative phases (stable, unstable, deteriorating and dying) can be helpful.

Compared with other countries, Germany is at the highest level in the development of hospice and palliative care. However, the comparison also shows gaps in care: for example, in terms of the total number of hospice and palliative services per million inhabitants, Germany is only average.

Hospice and palliative care can be differentiated according to the level of care (general and specialized), the sector (outpatient or inpatient) and the facilities and services (palliative care units, palliative services in hospitals, inpatient hospices, specialized outpatient palliative care and outpatient hospice services). The care paths of patients with an incurable progressive disease are very different and alternate between outpatient, inpatient and home care, with different needs for the form of therapy and different intensities of symptoms. There are specialized pediatric care providers for children, adolescents and young adults. Barriers to accessing appropriate palliative care (e.g., for people with non-tumor-related illnesses who are likely to require years of treatment) and the rejection of palliative care by those affected themselves must be countered in particular by a social discussion about how to deal with serious illness, dying and death. Guidance and empowerment of health care workers to improve interface management can contribute to continuity of care, certainty of action and certainty about the diagnosis and course of the disease for all those involved in the care network. Appropriate palliative care can thus be consciously accepted or even demanded in the long term by those affected and those treating them.

3.1 Definition

Nach der Definition der Weltgesundheitsorganisation ist die Palliativversorgung ein Ansatz zur Verbesserung der Lebensqualität von Patientinnen und Patienten mit lebenslimitierenden Erkrankungen und ihren Angehörigen mittels Prävention und Linderung von Leiden, einer frühen Identifikation sowie einwandfreier Erfassung und Behandlung von Schmerzen bzw. anderen Problemen körperlicher, psychosozialer oder spiritueller Art (Sepulveda et al. 2002). Der neuen konsensbasierten Definition der International Association for Hospice and Palliative Care (IAHPC) zufolge ist die Palliativversorgung „die aktive und umfassende Versorgung von Menschen jeden Alters mit schwerem gesundheitsbezogenem Leiden infolge schwerer Erkrankung und insbesonde-

re von Menschen nahe am Lebensende. Sie zielt auf eine Verbesserung der Lebensqualität von Patient*innen, deren Familien und pflegenden Zugehörigen" (IAHPC 2019). Wie in der Definition der WHO geschieht dies durch Vorbeugung und Linderung von Leiden mittels frühzeitiger Erkennung, hochqualifizierter Beurteilung und Behandlung von Schmerzen und anderen Problemen physischer, psychosozialer und spiritueller Natur. Palliativversorgung bejaht das Leben und sieht das Sterben als einen normalen Prozess an. Sie will den Tod weder beschleunigen noch hinauszögern.

In der Palliativversorgung gelten eine Reihe von Grundwerten und Haltungen (Gaertner et al. 2017; White et al. 2017) wie die Anerkennung von Würde sowie Autonomie der Patientinnen und Patienten und (pflegenden) Zugehörigen. Erreicht wird dies durch einen ganzheitlichen und ressourcenorientierten Ansatz, der die individuellen Bedürfnisse und Prioritäten der Betroffenen berücksichtigt. Dies gilt auch für kulturelle, religiöse und soziale Belange der Patienten.

Palliativversorgung verlangt in besonderem Maße kommunikative Fähigkeiten, da sie Menschen in existenziell bedrohlichen Situationen unterstützt. Sich Zeit nehmen sowohl für die Kommunikation mit Patienten und Zugehörigen als auch innerhalb von Teams und zwischen den unterschiedlichen an Therapie und Begleitung beteiligten Berufsgruppen sowie multiprofessionelle und interdisziplinäre Teamarbeit sind deshalb wesentliche Bestandteile in den Einrichtungen und Diensten der spezialisierten Palliativversorgung.

Palliativversorgung hat sich als Übersetzung für den englischen Begriff „Palliative Care" etabliert. Palliativmedizin wird oft synonym mit Palliativversorgung verwandt, stellt aber eigentlich den ärztlichen Anteil an der Palliativversorgung dar.

Hospizarbeit (Hospice Care) wird ebenfalls oft synonym mit Palliativversorgung benutzt. In Deutschland wird Hospizarbeit jedoch eher mit der Bedeutung einer Philosophie der Betreuung benutzt, vor allem für Betreuungsleistungen, die ihre Wurzeln in einer Bürgerbewegung haben und stark auf ehrenamtlichem Engagement basieren, wohingegen Palliativversorgung – und noch spezifischer Palliativmedizin – als medizinischer Fachbereich angesehen wird. Während Palliativversorgung vor allem von den Leistungserbringenden als Teil des Gesundheitssystems erbracht wird, ist Hospizarbeit auch eine gesellschaftliche Aufgabe, mit der ein offener Umgang mit dem Lebensende, mit Sterben und Tod in der Gesellschaft thematisiert wird.

3.2 Indikationen

Im Gegensatz zu anderen Bereichen in der Gesundheitsversorgung ist Palliativmedizin nicht auf bestimmte Erkrankungen oder ein Organsystem fokussiert, sondern auf ein breites Spektrum von schweren und fortschreitenden Erkrankungen und betroffenen Organen. Dies sind sowohl Tumorerkrankungen als auch weit fortgeschrittene Herz-, Lungen-, Nieren- oder neurologische Erkrankungen. Zudem richtet sich Palliativmedizin auch an multimorbide geriatrische Patientinnen und Patienten und an solche mit Demenz (Radbruch et al. 2009; van der Steen et al. 2014).

Bei Kindern, Jugendlichen und jungen Erwachsenen stellen Tumorerkrankungen einen eher kleinen Anteil an den Diagnosen, die zu einer Palliativversorgung führen; häufiger sind Stoffwechselerkrankungen (zum Beispiel Mukoviszidose), progressive Erkrankungen wie Muskeldystrophie oder irreversible, jedoch nicht progrediente Erkrankungen wie schwerwiegende Zerebralparese oder Mehrfachbehinderung nach Schädel-Hirn- oder Wirbelsäulentrauma (EAPC Task Force on Palliative Care for Children and Adolescents 2007; Himelstein et al. 2004). Gerade bei der spezialisierten ambulanten Palliativversorgung soll den besonderen Belangen von Kindern durch einen gesonderten Rahmenvertrag Rechnung getragen werden (DGP 2018a).

3.3 Frühe Integration

Die Einbindung der Palliativversorgung erfolgt in der Praxis oft zu spät und häufig erst kurz vor dem Versterben (◘ Abb. 3.1a) (Braun et al. 2007; Kaur und Mohanti 2011; Peppercorn et al. 2011). Palliativversorgung ist aber nicht nur auf das letzte Lebensstadium und auf sterbende Patientinnen und Patienten beschränkt, sondern kann bei lebenslimitierend Erkrankten bereits zu einem früheren Zeitpunkt eingesetzt werden, auch parallel zu kurativen Therapieansätzen (◘ Abb. 3.1b). Die Einbindung der Palliativversorgung sollte nicht als absoluter Wechsel von einer vorher auf Heilung gerichteten Zielsetzung zu einer ab jetzt nur noch symptomlindernden Behandlung verstanden werden, sondern vielmehr als gradueller Übergang von einer kurativen hin zu einer mehr und mehr palliativen Zielsetzung. Symptomlinderung ebenso wie psychosoziale und spirituelle Begleitung können bereits früh parallel mit gegen die Erkrankung gerichteten Behandlungsmaßnahmen (wie zum Beispiel Chemo- oder Strahlentherapie bei Tumorerkrankungen) eingesetzt werden. Des Weiteren bieten die Radiologie und Onkologie auch palliative strahlen- oder chemotherapeutische Ansätze, die der Symptomlinderung oder der Verzögerung des Krankheitsprogresses dienen (DGP 2018b).

Eine möglichst frühe Integration der Palliativversorgung im Krankheitsverlauf von Patienten mit fortschreitenden lebenslimitierenden Erkrankungen ist deshalb wünschenswert. In einer wegweisenden amerikanischen Studie wurde nachgewiesen, dass ein frühzeitiger Zugang zur Palliativversorgung nicht nur die Lebensqualität steigern, sondern auch die Behandlungskosten senken kann (Temel et al. 2010). In dieser randomisierten kontrollierten Studie war die Überlebenszeit der Patienten mit früher Integration der Palliativversorgung sogar signifikant länger als in der Vergleichsgruppe, vermutlich weil in dieser Gruppe weniger belastende Therapiemaßnah-

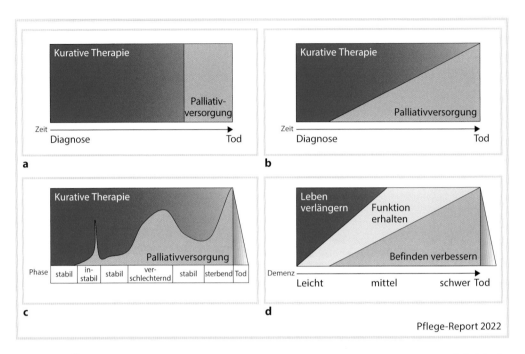

◘ Abb. 3.1 Übergänge von einer kurativen auf eine palliative Therapiezielsetzung. **a** historisches Modell; **b** frühe Integration der Palliativversorgung; **c** phasenorientiertes Modell mit hohem Bedarf an Palliativversorgung in Phasen bei instabilem, sich verschlechterndem Verlauf oder sterbenden Patienten; **d** Anpassung an Palliativversorgung bei Menschen mit Demenz (nach van der Steen et al. 2014)

men durchgeführt wurden. Die Vorteile der frühen Integration sind mittlerweile in einer Reihe von Studien belegt worden (Dalgaard et al. 2014; Gaertner et al. 2015, 2017; Haun et al. 2017; Hui et al. 2015; Hui und Bruera 2016; Levine et al. 2016; Tassinari et al. 2016).

In der S3-Leitlinie Palliativmedizin für Patientinnen und Patienten mit einer nicht heilbaren Krebserkrankung wird deshalb gefordert, dass alle an Krebs Erkrankten unabhängig vom Krankheitsstadium Zugang zu Informationen über Palliativversorgung (z. B. durch Auslage von Flyern) haben sollen (Empfehlung 5.1). Ebenso soll allen Patienten nach der Diagnose einer nicht-heilbaren Krebserkrankung Palliativversorgung angeboten werden, unabhängig davon, ob eine tumorspezifische Therapie durchgeführt wird (Empfehlung 5.2) (DGP 2018b). In vielen Tumorzentren ist die frühe Integration in den onkologischen Be-

handlungspfaden berücksichtigt worden (Gaertner et al. 2011, 2013).

Für Menschen mit Demenz wird eine Einbindung der Palliativversorgung oft gar nicht oder erst viel zu spät im Verlauf erwogen. Auch wenn die Patienten noch jahrelang mit einer Demenzerkrankung leben können, schreitet die Erkrankung doch unweigerlich voran, ist lebensverkürzend und führt letztendlich zum Tod (van der Steen et al. 2014). Eine Anerkennung von Demenz als unheilbare Erkrankung führt bereits zu einer besseren Patientenversorgung und kann das Wohlbefinden bei fortgeschrittener Demenzerkrankung verbessern. In der Versorgung von Menschen mit Demenz wurden mehrere Übergänge in der Therapiezielsetzung identifiziert, mit kontinuierlichen Übergängen von einer möglichst lebensverlängernden Behandlung zu funktionserhaltenden Therapiezielen und letztendlich zum Erhalt von Lebensqualität (◘ Abb. 3.1c).

3.4 Palliativphasen

Zur Identifikation von Patientinnen und Patienten mit palliativem Versorgungsbedarf sollte ein Screening in den Behandlungspfaden für potenziell lebenslimitierende Erkrankungen integriert werden (Van Beek et al. 2016). Dabei kann das Vorliegen von belastenden Symptomen geprüft werden, z. B. mit einer kurzen palliativmedizinischen Symptomcheckliste wie dem Minimalen Dokumentationssystem für Patienten (MIDOS) oder dem Integrated Palliative Outcome Score (IPOS) (Murtagh et al. 2019; Stiel et al. 2010).

Vor allem aber ist eine Einschätzung des Verlaufs der Erkrankung sinnvoll. Die australische Einteilung in vier Palliativphasen (stabil, instabil, sich verschlechternd und sterbend) hat sich dafür bewährt (Masso et al. 2015). Während einer instabilen Phase sind dringende Anpassungen des Versorgungsplans erforderlich und damit ist eine intensive Einbindung der Palliativversorgung sinnvoll (◉ Abb. 3.1d), ebenso wenn sich der Zustand kontinuierlich verschlechtert oder in der letzten Lebensphase bei Sterbenden. Die Aufgaben der Palliativversorgung enden nicht mit dem Tod der Patientin, sondern beinhalten auch die Begleitung der Zugehörigen in ihrer Trauer.

3.5 Palliativversorgung von Pflegebedürftigen in Deutschland

Seit Anfang der 1980er-Jahre entwickelte sich die Palliativversorgung in Deutschland, angestoßen durch die Arbeit von Cicely Saunders in England, die nach langjähriger Vorlaufzeit 1967 in der Gründung des St. Christopher's Hospice in London als erste moderne Einrichtung der Palliativversorgung mündete.

In Deutschland wurde die erste Palliativstation 1983 in Köln eröffnet, das erste stationäre Hospiz 1986 in Aachen und zeitgleich begann 1984 die ambulante Versorgung mit den ersten Sitzwachengruppen in Stuttgart. Seit den ersten Anfängen ist der Auf- und Ausbau der Palliativversorgung in Deutschland in den letzten 20 Jahren weit vorangekommen.

Erleichtert wurde die Entwicklung der Palliativversorgung in Deutschland durch eine Reihe von Änderungen in den gesetzlichen Rahmenbedingungen (Cremer-Schaeffer und Radbruch 2012a; Maetens et al. 2017). Mit dem Gesetz zur Stärkung des Wettbewerbs in der gesetzlichen Krankenversicherung wurde 2007 im Sozialgesetzbuch (SGB) V der gesetzliche Anspruch auf eine ambulante Palliativversorgung verankert, mit dem Hospiz- und Palliativgesetz wurde 2015 in § 27 im SGB V aufgenommen, dass allgemein zur Krankenversorgung auch die palliative Versorgung der Versicherten gehört. Palliativmedizin ist seit 2010 als Pflichtfach ins Medizinstudium aufgenommen worden, sodass mittlerweile alle neu approbierten Ärztinnen und Ärzte in Deutschland zumindest Grundkenntnisse in der Palliativversorgung haben sollte.

Im globalen Atlas der Palliativversorgung wird Deutschland auf dem höchsten Niveau (4b: vollständige Integration in das Gesundheitswesen) eingestuft (WHPCA 2020) Ein detaillierter Vergleich der Palliativversorgung in den europäischen Ländern zeigt dennoch Lücken in der Versorgung auf: So liegt Deutschland in der Gesamtzahl der Hospiz- und Palliativdienste pro eine Million Einwohner im Ländervergleich nur im Mittelfeld (Arias Casais et al. 2019).

Die Hospiz- und Palliativversorgung kann nach der Versorgungsebene (allgemein und spezialisiert), nach dem Sektor (ambulant oder stationär) und nach den Einrichtungen und Diensten unterschieden werden.

3.6 Ebenen der Palliativversorgung von Pflegebedürftigen

Die allgemeine Palliativversorgung integriert die Arbeitsweisen und die Methoden der Palliativversorgung in der Primärversorgung. Dies schließt nicht nur grundlegende Maßnahmen zur Symptomkontrolle ein, sondern auch die Kommunikation mit Patientinnen und Patienten, der Zugehörigen und mit anderen Versorgungsanbietenden sowie Entscheidungsfindungen und Zielsetzungen gemäß den Prinzipien der Palliativversorgung (Radbruch et al. 2009, 2010). Diese Ebene sollte von niedergelassenen Ärztinnen und Ärzten und dem Personal in Krankenhäusern der Allgemeinversorgung wie auch den ambulanten Pflegediensten und dem Personal in Pflegeheimen erbracht werden (◘ Tab. 3.1).

Niedergelassene Ärzte können seit 2017 für die allgemeine Palliativversorgung die Gebührenordnungsziffern 03370 (Ersterhebung), 03371 (Zuschlag für die palliativmedizinische Betreuung in der Arztpraxis), 03372 und 03373 (Zuschläge für die palliativmedizinische Betreuung in der Häuslichkeit) im Einheitlichen Bewertungsmaßstab (EBM) abrechnen, wenn sie schwerstkranke oder sterbende Patientinnen und Patienten behandeln, deren Lebenserwartung aufgrund einer fortschreitenden unheilbaren Erkrankung bei wenigen Tagen, Wochen oder Monaten liegt. Eine besondere Qualifikation ist für die Abrechnung dieser Ziffern nicht erforderlich.

Ebenfalls im Jahr 2017 wurde mit der Änderung der Häuslichen-Krankenpflege-Richtlinie die Leistung 24a neu aufgenommen, mit der die Symptomkontrolle bei Patientinnen und Patienten mit einem palliativem Versorgunsbedarf verordnet werden kann. Dies umfasst nach den Angaben des Gemeinsamen Bundesausschusses (G-BA) das Erkennen, Erfassen und Behandeln von Krankheitszeichen und Begleiterscheinungen bei Patienten mit unheilbaren, weit fortgeschrittenen und zum Tode führenden Erkrankungen. Wie bei den EBM-Ziffern ist für diese Leistungen keine besondere Qualifikation erforderlich.

Behandelnde, die häufiger in Palliativsituationen involviert sind, zum Beispiel in der Onkologie oder Geriatrie, deren Haupttätigkeitsfeld jedoch nicht die Palliativversorgung ist, können eine spezialisierte Weiterbildung in Palliativversorgung erwerben und dadurch zusätzliche Expertise in der allgemeinen Palliativversorgung anbieten.

Auf einer Ebene zwischen der allgemeinen und der spezialisierten Palliativversorgung können sich qualifizierte Ärztinnen und Ärzte mit anderen Leistungserbringenden vernetzen für die „besonders qualifizierte und komplexe ambulante palliativmedizinische Versorgung" (BQKPMV). Für die Qualifikation werden praktische Kenntnisse (mindestens zweiwöchige Hospitation in einer spezialisierten Palliativeinrichtung oder Betreuung von mindestens 15 Patientinnen und Patienten mit einem palliativem Versorgunsbedarf in den letzten drei Jahren), theoretische Kenntnisse (Kursweiterbildung Palliativmedizin oder Äquivalent) und jährliche Weiterbildungen gefordert. In der BQKPMV können die Ärztinnen und Ärzte die Palliativziffern 37300 (Ersterhebung), 37302, 37305, 37306, 37314 (Konsiliarische Beurteilung, nur für Ärztinnen und Ärzte mit Zusatzbezeichnung Palliativmedizin), 37317 (Bereitschaft), 37318 (telefonische Beratung) und 37320 (Fallkonferenz) abrechnen.[1] Die BQKPMV ist allerdings in Deutschland kaum umgesetzt worden. Im Bereich der Ärztekammer Nordrhein ist mit den Netzwerken der qualifizierten Palliativärzte (QPA) schon seit längerem ein ähnliches Modell als integrierter Versorgungsvertrag etabliert.

Patientinnen und Patienten mit komplexen Problemen und Bedürfnissen bedürfen einer spezialisierten Palliativversorgung. Sie benötigen ein breites Spektrum an therapeutischen Interventionen zur Symptomkontrolle und zur Bearbeitung von psychologischen,

---

1   Geregelt als Anlage 30 zum Bundesmanteltarifvertrag der Ärzte als Vereinbarung nach § 87 Abs 1b SGB V.

◻ Tab. 3.1 Strukturen der Palliativversorgung in Deutschland

	Allgemeine Palliativ-versorgung	Unterstützung der allgemeinen Palliativ-versorgung	Spezialisierte Palliativ-versorgung
Akute Versorgung	Krankenhaus	Palliativdienst	Palliativstation
Langzeitversorgung	Alten- und Pflegeeinrichtung	BQKPMV	Stationäres Hospiz
Häusliche Versorgung	Niedergelassene Haus- und Fachärztinnen und -ärzte		SAPV
	Pflegedienste	Tageshospiz	
Ehrenamt	Ambulante Hospizdienste		

Pflege-Report 2022

sozialen und spirituellen Problemen. Spezialisierte Angebote der Palliativversorgung erfordern einen Ansatz, der ein multiprofessionelles Team mit einer interdisziplinären Arbeitsweise kombiniert. Die Teammitglieder müssen entsprechend in der Palliativversorgung qualifiziert sein und sollten ihren Tätigkeitsschwerpunkt in der Palliativversorgung haben. Für die spezialisierte Palliativversorgung stehen in Deutschland Palliativstationen und Palliativdienste (zur konsiliarischen Mitbehandlung von Palliativpatienten auf anderen Stationen) in den Krankenhäusern, stationäre Hospize und die spezialisierte ambulante Palliativversorgung (SAPV) zur Verfügung.

3.7 Strukturen der Hospiz- und Palliativversorgung

Eine Übersicht über die Angebote der allgemeinen und der spezialisierten Palliativversorgung bietet der Wegweiser Hospiz- und Palliativversorgung Deutschland.[2] Zum Jahresende 2020 waren dort insgesamt 337 Palliativstationen mit 2.801 Betten und 245 stationäre Hospize mit 2.490 Betten in Deutschland gemeldet. Damit standen insgesamt 64 Hospiz- und Palliativbetten pro eine Million Einwoh-

nerin/Einwohner zur Verfügung, deutlich weniger als die von der European Association for Palliative Care (EAPC) geforderten 80 bis 100 Betten (Radbruch et al. 2010). Vor allem aber zeigen sich deutliche Unterschiede zwischen den Bundesländern, mit einer Spannbreite von 51 Betten in Bayern bis 101 Betten im Saarland (◻ Tab. 3.2). Nur das Saarland und Mecklenburg-Vorpommern erreichen die von der EAPC empfohlene Bettenzahl.

In den Palliativstationen, die als eigene Bereiche im Krankenhaus integriert sind, erfolgt in der Regel eine Krisenintervention bei akuten Problemen. Patientinnen und Patienten, die wieder entlassen werden können, werden zu Hause, in einer Pflegeeinrichtung oder in einem Hospiz weiterversorgt und begleitet. Die Finanzierung im Krankenhaus erfolgt über DRG mit einem Zusatzentgelt (ZE 145: palliativmedizinische Komplexbehandlung auf einer Palliativstation) oder als besondere Einrichtung nach einem Tagessatz (Cremer-Schaeffer und Radbruch 2012b; Radbruch et al. 2009).

Die Palliativdienste im Krankenhaus bieten eine multiprofessionelle konsiliarische Mitbehandlung von Patienten in anderen Krankenhausabteilungen an (Finanzierung über ZE 133: palliativmedizinische Komplexbehandlung durch einen Konsildienst, teilweise auch noch über ZE 60: palliativmedizinische Komplexbehandlung außerhalb einer Palliativstation).

---

2 ▶ www.wegweiser-hospiz-palliativmedizin.de.

3

◻ Tab. 3.2 Palliativstationen und stationäre Hospize in Deutschland (Angaben aus dem Wegweiser Hospiz- und Palliativversorgung, Stand 31.12.2020)

Bundesland	Einwohnerin/ Einwohner	Anzahl Palliativ- stationen	Stationsbetten pro Mio. Ew.	Anzahl Stationäre Hospize	Hospizbetten pro Mio. Ew.	Betten gesamt pro Mio. Ew.
Baden-Württemberg	11.103.043	44	39,81	27	20,54	60,35
Bayern	13.140.183	52	35,54	19	15,30	50,84
Berlin	3.664.088	11	24,84	13	50,77	75,61
Brandenburg	2.531.071	9	33,59	11	47,81	81,40
Bremen	680.130	2	32,35	2	23,53	55,88
Hamburg	1.852.478	6	31,85	5	36,71	68,56
Hessen	6.293.154	22	32,26	22	35,76	68,02
Mecklenburg-Vorpommern	1.610.774	9	44,08	7	44,70	88,78
Niedersachsen	8.003.421	35	30,74	27	31,87	62,61
Nordrhein-Westfalen	17.925.570	70	27,95	68	35,88	63,83
Rheinland-Pfalz	4.098.391	26	43,19	11	23,67	66,86
Saarland	983.991	5	51,83	4	48,79	100,62
Sachsen	4.056.941	19	39,69	8	24,41	64,10
Sachsen-Anhalt	2.180.684	10	32,56	7	33,02	65,58
Schleswig-Holstein	2.910.875	9	25,08	7	26,80	51,88
Thüringen	2.120.237	8	37,74	7	37,74	75,48
Deutschland	**83.155.031**	**337**	**33,68**	**245**	**29,94**	**63,62**

Pflege-Report 2022

In den *stationären Hospizen* für Erwachsene werden Patienten betreut, bei denen eine Versorgung in der häuslichen Umgebung oder in einer Pflegeeinrichtung nicht möglich oder nicht gewünscht ist – sei es wegen der Komplexität der Symptome oder wegen fehlender Ressourcen im häuslichen Bereich – und eine Krankenhausindikation nicht geboten ist. Die prognostizierte Lebenserwartung beträgt Tage, Wochen oder wenige Monate. Die Finanzierung erfolgt nach § 39a SGB V zu 95 % der anrechenbaren Kosten (Tagessätze) über die Kranken- und Pflegeversicherung. Den restlichen Anteil tragen die Hospize, insbesondere durch Spenden und Ehrenamt.

Schwerstkranke und Sterbende haben unabhängig von ihrem Aufenthaltsort (zu Hause, in einer Einrichtung der Eingliederungshilfe, in einer stationären Pflegeeinrichtung oder im Hospiz) einen gesetzlichen Anspruch (§ 37b SGB V) auf eine „*Spezialisierte Ambulante Palliativversorgung*" (SAPV), sofern sich die allgemeine palliativmedizinische Versorgung nicht mehr als ausreichend erweist. Die SAPV-

▣ **Tab. 3.3** Spezialisierte Ambulante Palliativversorgung in Deutschland (Angaben aus dem Wegweiser Hospiz- und Palliativversorgung, Stand 31.12.2020)

Bundesland	SAPV-Teams	SAPV-Teams pro Mio. Ew. 2020	SAPV-Teams pro Mio. Ew. 2016
Baden-Württemberg	35	3,16	2,67
Bayern	53	4,04	3,50
Berlin	10	2,73	4,83
Brandenburg	10	3,96	5,23
Bremen	3	4,42	4,47
Hamburg	8	4,32	5,04
Hessen	27	4,30	5,51
Mecklenburg-Vorpommern	12	7,45	6,20
Niedersachsen	50	6,25	8,33
Nordrhein-Westfalen	45	2,52	1,51
Rheinland-Pfalz	11	2,69	1,23
Saarland	4	4,07	9,04
Sachsen	12	2,96	2,94
Sachsen-Anhalt	8	3,67	4,01
Schleswig-Holstein	15	5,16	4,90
Thüringen	9	4,25	2,30
Deutschland	**312**	**2,57**	**3,74**

Pflege-Report 2022

Leistung umfasst neben dem pflegerischen und ärztlichen auch einen koordinativen Bereich. Sie wird ärztlich verordnet und muss beantragt werden. Die SAPV wird durch multiprofessionelle Teams erbracht, in denen Ärztinnen und Ärzte, Pflegekräfte mit weiteren Berufsgruppen und mit Ehrenamtlichen zusammenarbeiten. Im Wegweiser Hospiz- und Palliativversorgung waren zum Jahresende 2020 insgesamt 312 SAPV-Teams in Deutschland aufgelistet, allerdings in vielen Bundesländern mit einer rückläufigen Tendenz in den letzten fünf Jahren als Zeichen eines wachsenden Konkurrenzdrucks unter den Teams (▣ Tab. 3.3). Auch hier schwankt die Versorgungsdichte zwischen den Bundesländern. Die Regelungen zur SAPV unterscheiden sich teilweise deutlich zwischen den Bundesländern bzw. den Bereichen der Landesärztekammern. So sind in der Region Westfalen-Lippe unter einem anderen Vertragskonstrukt 13 Konsiliardienste mit vergleichbaren Aufgaben zu den SAPV-Teams tätig.

Ambulante Hospizdienste ermöglichen eine psychosoziale Begleitung von Patientinnen und Patienten mit einem palliativen Versorgungsbedarf in der häuslichen Umgebung, in Einrichtungen der Eingliederungshilfe, in Pflegeeinrichtungen und auch im Krankenhaus durch ehrenamtliche Begleitung. Die Ehrenamtlichen sind entsprechend qualifiziert und werden durch hauptamtliche Koordinierende angeleitet und supervidiert. Die Finanzierung erfolgt über einen Zuschuss der Krankenkassen (§ 39a SGB V). Im Wegweiser wurden insgesamt 1.449 ambulante Hospizdienste in Deutschland aufgeführt (◘ Tab. 3.4). In der Verteilung der Bundesländer zeigt sich ein deutliches West-Ost-Gefälle.

Für Kinder, Jugendliche und junge Erwachsene gibt es spezialisierte pädiatrische Leistungserbringende, die sich in ihren Versorgungskonzepten von denen für Erwachsene unterscheiden. Im Wegweiser Hospiz- und Palliativversorgung wurden zum Jahresende 2020 insgesamt 3 Palliativstationen, 18 stationäre Hospize, 43 SAPV-Teams und 153 ambulante Hospizdienste für Kinder und Jugendliche in Deutschland aufgeführt.[3]

3.8 Strukturelle und systemische Barrieren in der Versorgung

Strukturelle und systemische Barrieren können sowohl beim Zugang zu einer angemessenen Palliativversorgung wie auch in den Übergängen von allgemein zu spezialisiert und zwischen den Sektoren der Gesundheitsversorgung auftreten.

Der Zugang zu einer ausreichenden und den Bedürfnissen der Patientinnen und Patienten angemessenen Palliativversorgung ist zwar mit der wachsenden Zahl an spezialisierten Einrichtungen und Diensten in Deutschland mittlerweile insgesamt leichter geworden, jedoch immer noch für Patienten mit anderen unheilbaren Erkrankungen als Tumorerkrankungen, für Bewohnerinnen und Bewohner von Pflegeeinrichtungen oder Einrichtungen der Eingliederungshilfe oder in ländlichen Gebieten erschwert. Dies hat unterschiedliche Gründe.

Während für Tumorerkrankungen sowohl in der Onkologie wie allgemein in der Gesundheitsversorgung die Einbindung der Hospiz- und Palliativversorgung mit fortschreitendem Verlauf und ungünstiger Prognose zunehmend

etabliert wird, ist bei anderen Patientengruppen dieses Bewusstsein noch nicht entwickelt. Bei Lungenerkrankungen wie Lungenfibrose oder chronisch obstruktiver Lungenerkrankung, Herzerkrankungen (Herzinsuffizienz), terminalem Nierenversagen, neurologischen Erkrankungen wie amyotropher Lateralsklerose, multipler Sklerose oder Demenz wird von den Behandelnden wie auch von den Patientinnen und Patienten oder ihren Zugehörigen häufig nicht an die Einbindung der Palliativversorgung gedacht. Selbst Patienten mit Tumorerkrankung lehnen eine Einbindung der Palliativdienste und -einrichtungen manchmal ab, weil sie den damit einhergehenden Wechsel zu einem palliativen Therapieziel nicht akzeptieren wollen. Die Palliativversorgung wird dann als Stigma erlebt, die Palliativversorgenden als „Todesengel" empfunden.

Für die Patienten mit nicht-tumorbedingten Erkrankungen sind zum Teil andere Therapiekonzepte in der Palliativversorgung erforderlich, zum Beispiel wenn die Behandlungsdauer sich voraussichtlich über mehrere Jahre erstrecken wird. In diesen Fällen sind kurze Begleitungen durch die spezialisierten Dienste und Einrichtungen, in denen mit hohem Aufwand Krisen bewältigt werden und Patienten und Angehörige beraten und angeleitet werden können, erforderlich. Zwischen den intensiven Phasen ziehen sich die spezialisierten Dienste wieder zurück und überlassen die Behandlung und Begleitung den Primärversorgenden in der allgemeinen Palliativversorgung, um in der nächsten Krise wieder einzusteigen. Solche „On/Off"-Konzepte sind aber auch in der spezialisierten Palliativversorgung oft nicht ausreichend bekannt, vor allem wenn die Dienste und Einrichtungen ihren Auftrag vor allem in der Versorgung von Tumor-Erkrankten sehen, und werden in den Versorgungsverträgen der spezialisierten Palliativversorgung nicht ausreichend berücksichtigt.

In den ländlichen Gebieten ist eine flächendeckende Versorgung schwierig. Insbesondere eine multiprofessionelle Versorgung zum Beispiel in SAPV-Teams ist angesichts dünner

---

3   www.wegweiser-hospiz-palliativmedizin.de.

◻ **Tab. 3.4** Ambulante Hospizdienste in Deutschland (Angaben aus dem Wegweiser Hospiz- und Palliativversorgung, Stand 31.12.2020)

Bundesland	Hospizdienste Gesamt 2020	Hospizdienste pro Mio. Ew. 2020	Hospizdienste pro Mio. Ew. 2016
Baden-Württemberg	304	27,83	28,49
Bayern	165	12,56	12,54
Berlin	43	11,74	9,66
Brandenburg	27	10,67	9,26
Bremen	14	20,59	19,36
Hamburg	22	11,88	11,19
Hessen	109	17,33	16,84
Mecklenburg-Vorpommern	15	9,32	9,30
Niedersachsen	159	19,87	19,55
Nordrhein-Westfalen	325	18,14	18,08
Rheinland-Pfalz	56	13,67	13,82
Saarland	26	26,43	27,12
Sachsen	60	14,79	15,18
Sachsen-Anhalt	32	14,68	12,47
Schleswig-Holstein	55	18,90	20,64
Thüringen	37	17,46	14,74
Deutschland	**1.449**	**17,43**	**17,30**

Pflege-Report 2022

Bevölkerungsdichte und großer Fahrtstrecken kaum kostendeckend möglich.

In den bevölkerungsreicheren Gebieten ist die Versorgungslage demgegenüber mancherorts schon so gut, dass die Koordination der Versorgung durch Konkurrenz zwischen den Anbietenden der spezialisierten Hospiz- und Palliativversorgung geschwächt wird. Ebenso kann der parallele Ausbau der allgemeinen und spezialisierten Palliativversorgung zu Konkurrenz statt zu Vernetzung in der Versorgung führen.

Während Hausärzte in Deutschland Hausbesuche als wesentlichen Bestandteil ihrer Aufgaben ansehen und dadurch die häusliche Versorgung von schwerstkranken und sterbenden Patienten stützen und oft erst möglich machen, werden Hausbesuche durch niedergelassene Fachärzte in aller Regel nicht angeboten. Dadurch entstehen für viele Patienten, zum Beispiel mit Lungenerkrankungen oder neurologischen Erkrankungen, Versorgungsengpässe. Gerade dann, wenn sie die Expertise der bisher die Behandlung leitenden Fachärzte dringend benötigen, aber aufgrund des nachlassenden Funktionszustandes nicht mehr in der Lage sind, die Praxis aufzusuchen, steht diese Expertise für sie nicht mehr zur Verfügung.

Andere Berufsgruppen sind entweder nur mit sehr langen Wartezeiten oder gar nicht in der häuslichen Versorgung zu erreichen, zum

Beispiel Sozialarbeiter oder Psychotherapeuten.

Bruchstellen in der Versorgung entstehen besonders häufig an den Übergängen zwischen den Sektoren, insbesondere bei Aufnahme oder Entlassung aus dem Krankenhaus. Die Analyse der Patientenakten aus dem Jahr 2016 zweier universitärer Palliativstationen (Augsburg und Bonn) zeigt, dass 81 % (Augsburg) bzw. 70 % (Bonn) der Betroffenen mittlere oder starke Probleme mit der Organisation der Versorgung hatten. Eine sektorenübergreifende Überleitung wurde insbesondere bei jungen Erwachsenen, Familien mit jungen Kindern, Alleinlebenden, Personen mit Migrationshintergrund, spezifischen Krankheitssituationen (nicht-invasiv beatmete oder tracheotomierte Patienten, ALS, Adipositas), komplexer Wundversorgung oder auch Suchterkrankungen als herausfordernd beschrieben. Die befragten Mitarbeitenden im Gesundheitswesen schilderten den Zeitdruck im Krankenhausalltag, der eine ressourcen- und teilhabeorientierte Abstimmung mit den Bedarfen der Patientinnen und Patienten kaum möglich machte. Oft fehlte das Wissen um die vorhandenen Angebote und Versorgungssysteme in der Region.

Als weitere Barriere in der sektorenübergreifenden Versorgung wurden unvollständige Informationen oder fehlende Dokumente (Arztbriefe, Pflegeberichte, Medikationspläne, Rezepte, Verordnungen, Medikationspläne) benannt, die nach der Entlassung aus dem Krankenhaus nur schwer im ambulanten Bereich zu beschaffen sind.

3.9 Verbesserungspotenziale

Ein gelingendes Schnittstellenmanagement zwischen ambulanter und stationärer Versorgung trägt zu Versorgungskontinuität, Handlungssicherheit und Gewissheit über die Diagnose und den Krankheitsverlauf bei allen Beteiligten im Versorgungsnetz bei. Das Entlassmanagement nach einer stationären Behandlung wurde 2017 mit der Einführung des Rahmenvertrags Entlassmanagement grundlegend überarbeitet. Im Krankenhaus soll der individuelle Bedarf möglichst früh erfasst werden und ein Entlassplan erstellt werden. Dazu gehört zum Beispiel auch die Prüfung der Notwendigkeit einer SAPV. In dem BMBF-geförderten Projekt TransPaC (Transitions in Palliative Care – Übergänge in der stationären und ambulanten Palliativversorgung) wurden dazu Checklisten für die Versorgungsplanung entwickelt zur Erfassung einer palliativen, komplexen Versorgungssituation, Vorsorgeplanung sowie zur Planung, Organisation und Sicherung der weiteren Versorgung nach der Krankenhausentlassung nach Hause, in die Kurzzeitpflege oder Reha, in eine stationäre Pflegeeinrichtung oder in ein stationäres Hospiz (◘ Tab. 3.5).

Allerdings wird die Anleitung von Mitarbeitenden zur Verbesserung des Schnittstellenmanagements allein nicht ausreichend sein. Ergänzend ist eine Befähigung der betroffenen Patientinnen und Patienten und ihrer Angehörigen notwendig. In TransPaC wurden deshalb Versionen der Checklisten für Aufnahme und Entlassung im Krankenhaus für Patienten und Angehörige entwickelt, mit denen diese selbst ihre Weiterversorgung überprüfen und unterstützen können, indem sie zum Beispiel auf die Bereitstellung der notwendigen Informationen anhand von Arztbriefen oder Medikamentenplänen achten (◘ Abb. 3.2).

Die rechtzeitige Einbindung der Palliativdienste in den Krankenhäusern oder der SAPV in der häuslichen Versorgung kann die Organisation der Versorgung erleichtern und die Primärversorger entlasten, zum Beispiel durch Kommunikation mit Patienten und Angehörigen, die sich verzweifelt an kurative Behandlungsmaßnahmen klammern, auch wenn diese von den Behandelnden schon als erfolglos und nicht mehr indiziert eingestuft werden. Wichtig ist in dieser Kooperation, dass die spezialisierten Dienste nicht immer gleich die Behandlung übernehmen, sondern ihre Aufgabe vor allem in der Anleitung der primär behandelnden Abteilung sehen und deren Mitarbeitende befähigen, die Symptomkontrolle oder Kommunikation später selbst zu übernehmen. Sollten Patienten auf die Palliativstation aufgenommen werden, wurde es positiv bewertet, wenn die bisher behandelnden Fachärztinnen und -ärzte weiterhin zu Gesprächen auf die Palliativstation kommen konnten.

Die Identifikation von Patienten mit Bedarf an Palliativversorgung in den primär behandelnden Krankenhausabteilungen, auch in der Notfallaufnahme, kann durch Screening-Instrumente wie das auch für Deutschland validierte Supportive and Palliative Care Indica-

◻ Tab. 3.5 Auszug aus der Checkliste für die Versorgungsplanung nach einer Krankenhausbehandlung durch das Entlassmanagement oder den Sozialen Dienst: bei Entlassung ins häusliche Umfeld dringend erforderliche Dokumente Checklisten (Projekt: Transitions in Palliative Care (TransPaC) (http://www.palliativbonn.de/forschung/projekte/laufende-projekte-biographie-in-ehrenamt/transpac/))

	Datum	Ja	Nein	Weiß nicht	Nicht notwendig	In Bearbeitung	Verantwortliche
Aktuellen Medikamentenplan inkl. Begleitmedikation für Fachärztin/-arzt übermittelt/ausgehändigt?		◻	◻	◻	◻	◻	
Wenn ambulanter Dienst Medikation übernimmt: Kopie von aktuellem Medikamentenplan inkl. Belgleitmedikation übermittelt/ausgehändigt?		◻	◻	◻	◻	◻	
BtM-Rezepte erstellt und übermittelt/ausgehändigt?		◻	◻	◻	◻	◻	
Bei Apotheke BtM Medikamente übermittelt/vorbestellt?		◻	◻	◻	◻	◻	
Aktuellen Arztbrief ggf. inkl. Kopie übermittelt/ausgehändigt?		◻	◻	◻	◻	◻	
Pflegebericht inkl. Dokumentation d. Wundversorgung, Keimbelastung, Adipositas, Schmerzpumpe, laufende palliative Chemotherapie, Dialyse-, Tracheostomaversorgung etc.		◻	◻	◻	◻	◻	
Erforderliche Medikamente inkl. Bedarfsmedikation bis zur nächstmöglichen Ausstellung/Einlösung von Rezepten übermittelt/ausgehändigt?		◻	◻	◻	◻	◻	
Rezepte für Hilfs-/Heilmittel übermittelt/ausgehändigt?		◻	◻	◻	◻	◻	

3

☐ **Tab. 3.5** (Fortsetzung)

	Datum	Ja	Nein	Weiß nicht	Nicht notwendig	In Bearbeitung	Verantwortliche
Verordnungen für Behandlungspflege übermittelt/ausgehändigt?		☐	☐	☐	☐	☐	
Verordnungen für SAPV-Dienst übermittelt/ausgehändigt?		☐	☐	☐	☐	☐	
Verordnung für nachversorgende Therapien (z. B. Physio-/Logo-/Ergotherapie) ausgehändigt?		☐	☐	☐	☐	☐	
Verbrauchsmaterialien (Stomabeutel, Inkontinenzprodukte etc.) besprochen?		☐	☐	☐	☐	☐	
Krankschreibungen/Liegebescheinigung/Arbeitsunfähigkeitszeugnisse ausgehändigt?		☐	☐	☐	☐	☐	
Aktualisierte/neu erstellte Patientenverfügung/Vorsorgevollmacht ausgehändigt ggf. Ärztin/Arzt informiert?		☐	☐	☐	☐	☐	
Organisation des Transports und Druck des Transport-/Taxischeins		☐	☐	☐	☐	☐	
Organisation von Pflegegrad bei Kranken-/Pflegekasse, MDK und ggf. anderen Kostenträgern erledigt?		☐	☐	☐	☐	☐	
Sonstiges:							
z. B. Klärung von potenziellen Notfällen/Notfallnummern ausgehändigt?		☐	☐	☐	☐	☐	
		☐	☐	☐	☐	☐	

Pflege-Report 2022

tors Tool (SPICT) (Arias Casais et al. 2019; Gaertner et al. 2011; Maetens et al. 2017) erfolgen. Die Voraussetzung ist allerdings, dass die Ärzte vor allem bei Patienten mit nichttumorbedingten Erkrankungen besser in der Prognoseschätzung der verbleibenden Lebenszeit geschult werden (DGP 2018b). Hier hat sich eine Umkehrung der Fragerichtung bewährt, indem nicht nach der Überlebenszeit gefragt wird, sondern ob es überraschend wäre, wenn die Patientin oder der Patient in einem bestimmten Zeitraum versterben wird. Mit die-

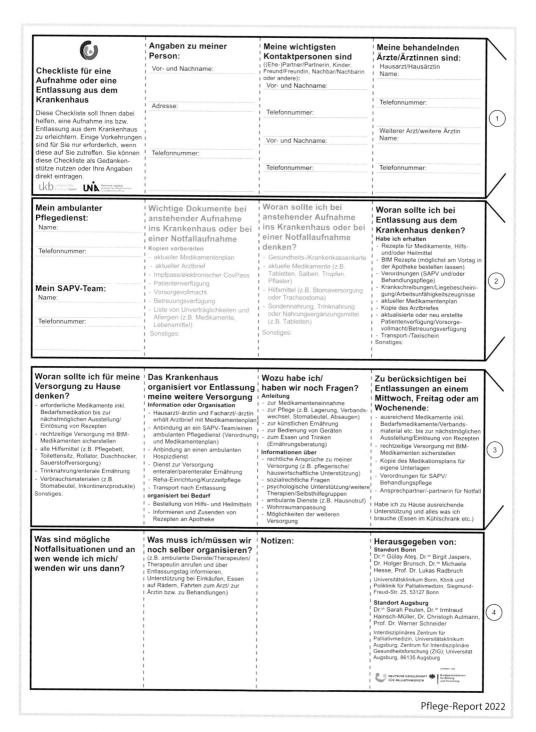

◘ Abb. 3.2 Checkliste für Aufnahme oder Entlassung aus Krankenhaus für Patienten und Zugehörige (Projekt: Transitions in Palliative Care (TransPaC) (http://www.palliativbonn.de/forschung/projekte/laufende-projekte-biographie-in-ehrenamt/transpac/.))

ser Überraschungsfrage ist die Einschätzung oft realistischer (Downar et al. 2017; White et al. 2017).

Die rechtzeitige Einbindung der Palliativversorgung braucht eine enge Verzahnung der Akteure, die an der Versorgung der individuellen Patienten beteiligt sind. Auf der lokalen und regionalen Ebene wird dies durch Netzwerke der Hospiz- und Palliativversorgung erleichtert. Dazu gehören nicht nur die spezialisierten Einrichtungen und Dienste, sondern auch die Primärversorger, die die allgemeine Palliativversorgung erbringen, ebenso wie Pflegeeinrichtungen und Einrichtungen der Eingliederungshilfe, Rettungsdienste, niedergelassener Ärzte und Krankenhausabteilungen. In diesen Netzwerken müssen zunächst gemeinsame Ziele vereinbart werden, da die Interessen der einzelnen Beteiligten nicht unbedingt auf die gleichen Ziele gerichtet sind. Gemeinsame Ziele können zum Beispiel Absprachen zum Schnittstellenmanagement oder gemeinsame Krisen- oder Vorsorgeinterventionen sein. Solche Netzwerke wurden bislang vor allem als Modellversuche initiiert, sollen aber in Zukunft durch die Krankenkassen unterstützt werden, wenn die Kommunen ebenfalls zu einer Förderung bereit sind.

Vor allem aber ist eine gesellschaftliche Diskussion über den Umgang mit schwerer Krankheit, Sterben und Tod notwendig, damit Barrieren abgebaut werden können und der Zugang zu einer angemessenen Palliativversorgung von den Betroffenen wie von den Behandelnden angenommen oder sogar eingefordert werden kann. Dazu ist ein offener Umgang mit der Endlichkeit des Lebens und der Notwendigkeit von Abschiednehmen und Verlusterleben nötig, sowohl bei den Patienten wie auch bei den Angehörigen und den Behandelnden. Beispielhaft sind Projekte wie Hospiz macht Schule[4], bei dem geschulte ehrenamtliche Hospizmitarbeitende bereits in Grundschulklassen Projektwochen zu Trauer und Verlust durchführen und damit nicht nur die Kinder, sondern auch immer die dazu gehörigen Familien und die Lehrer erreichen. Ähnlich nachhaltig wirken auch die Letzte-Hilfe-Kurse, in denen den Teilnehmenden analog zum Erste-Hilfe-Kurs, der für den Führerschein benötigt wird, in einem halbtägigen Kurs Grundlagen der Sterbebegleitung vermittelt werden.[5]

Mit der Charta für die Betreuung Schwerstkranker und Sterbender in Deutschland wurde von der Deutschen Gesellschaft für Palliativmedizin, dem Deutschen Hospiz- und Palliativverband und der Bundesärztekammer ein breites Bündnis gegründet, das mittlerweile von mehr als 2.500 Organisationen und Institutionen sowie mehr als 28.000 Einzelpersonen, darunter auch Entscheidungsträgern aus Politik und Gesundheitssystem, unterschrieben worden ist. In der Charta wurden Handlungsfelder zu fünf Leitsätzen (gesellschaftspolitische Herausforderungen, Bedürfnisse der Betroffenen, Anforderungen an Aus-, Fort- und Weiterbildung, Forschung und die internationale Dimension) identifiziert, in denen weitere Anstrengungen erforderlich sind, um für jeden Patienten mit Bedarf an einer Palliativversorgung eine angemessene Versorgung zu gewährleisten (DGP 2010).

Literatur

Arias Casais N, Garralda E, Rhee J, de Lima L, Pons J, Clark D et al (2019) EAPC atlas of palliative care in Europe 2019. EAPC Press, Vilvoorde

Braun UK, Beyth RJ, Ford ME, McCullough LB (2007) Defining limits in care of terminally ill patients. BMJ 334(7587):239–241

Cremer-Schaeffer P, Radbruch L (2012a) Palliative care in the light of legal and regulatory requirements in Germany. Bundesgesundheitsblatt Gesundheitsforschung Gesundheitsschutz 55(2):231–237

Cremer-Schaeffer P, Radbruch L (2012b) Palliativversorgung im Blickwinkel gesetzlicher und regulatorischer Vorgaben in Deutschland. Bundesgesundheitsblatt Gesundheitsforschung Gesundheitsschutz 55(2):231–237

Dalgaard KM, Bergenholtz H, Nielsen ME, Timm H (2014) Early integration of palliative care in hospi-

---

4 ▶ https://www.hospizmachtschule.de/.

5 ▶ https://www.letztehilfe.info/.

tals: a systematic review on methods, barriers, and outcome. Palliat Support Care 12(6):495–513

DGP – Deutsche Gesellschaft für Palliativmedizin (2018a) SAPV-Rahmenvereinbarung. https://www.dgpalliativmedizin.de/neuigkeiten/sapv-und-aapv.html. Zugegriffen: 2. Febr. 2022

DGP – Deutsche Gesellschaft für Palliativmedizin (2018b) Erweiterte S3-Leitlinie Palliativmedizin für Patienten mit einer nicht heilbaren Krebserkrankung In: Leitlinienprogramm Onkologie der Arbeitsgemeinschaft der Wissenschaftlichen Medizinischen Fachgesellschaften e V (AWMF), Deutschen Krebsgesellschaft e. V. (DKG) und Deutschen Krebshilfe (DKH). https://www.awmf.org/leitlinien/detail/ll/128-001OL.html. Zugegriffen: 04. Mai. 2022

DGP – Deutsche Gesellschaft für Palliativmedizin, Deutscher Hospiz- und Palliativverband, Bundesärztekammer (2010) Charta zur Betreuung schwerstkranker und sterbender Menschen in Deutschland. http://www.charta-zur-betreuung-sterbender.de/tl_files/dokumente/Charta-08-09-2010.pdf. Zugegriffen: 16. Okt. 2021

Downar J, Goldman R, Pinto R, Englesakis M, Adhikari NK (2017) The "surprise question" for predicting death in seriously ill patients: a systematic review and meta-analysis. CMAJ 189(13):E484–E493

EAPC Task Force on Palliative Care for Children and Adolescents (2007) IMPaCCT: standards for pediatric palliative care in Europe. Eur J Palliat Care 14(3):2–7

Gaertner J, Wolf J, Hallek M, Glossmann JP, Voltz R (2011) Standardizing integration of palliative care into comprehensive cancer therapy – a disease specific approach. Support Care Cancer 19(7):1037–1043

Gaertner J, Weingartner V, Wolf J, Voltz R (2013) Early palliative care for patients with advanced cancer: how to make it work? Curr Opin Oncol 25(4):342–352

Gaertner J, Maier BO, Radbruch L (2015) Resource allocation issues concerning early palliative care. Ann Palliat Med 4(3):156–161

Gaertner J, Siemens W, Meerpohl JJ, Antes G, Meffert C, Xander C et al (2017) Effect of specialist palliative care services on quality of life in adults with advanced incurable illness in hospital, hospice, or community settings: systematic review and meta-analysis. BMJ 357:j2925

Haun MW, Estel S, Rucker G, Friederich HC, Villalobos M, Thomas M et al (2017) Early palliative care for adults with advanced cancer. Cochrane Database Syst Rev. https://doi.org/10.1002/14651858.CD011129.pub2

Himelstein BP, Hilden JM, Boldt AM, Weissman D (2004) Pediatric palliative care. N Engl J Med 350(17):1752–1762

Hui D, Bruera E (2016) Integrating palliative care into the trajectory of cancer care. Nat Rev Clin Oncol 13(3):159–171

Hui D, Kim YJ, Park JC, Zhang Y, Strasser F, Cherny N et al (2015) Integration of oncology and palliative care: a systematic review. Oncologist 20(1):77–83

IAHPC – International Association for Hospice and Palliative Care (2019) Palliative care definition

Kaur J, Mohanti BK (2011) Transition from curative to palliative care in cancer. Indian J Palliat Care 17(1):1–5

Levine DR, Johnson LM, Snyder A, Wiser RK, Gibson D, Kane JR et al (2016) Integrating palliative care in pediatric oncology: evidence for an evolving paradigm for comprehensive cancer care. J Natl Compr Canc Netw 14(6):741–748

Maetens A, Beernaert K, Deliens L, Aubry R, Radbruch L, Cohen J (2017) Policy measures to support palliative care at home: a cross-country case comparison in three European countries. J Pain Symptom Manage 54(4):523

Masso M, Allingham SF, Banfield M, Johnson CE, Pidgeon T, Yates P et al (2015) Palliative care phase: inter-rater reliability and acceptability in a national study. Palliat Med 29(1):22–30

Murtagh FE, Ramsenthaler C, Firth A, Groeneveld EI, Lovell N, Simon ST et al (2019) A brief, patient- and proxy-reported outcome measure in advanced illness: Validity, reliability and responsiveness of the Integrated Palliative care Outcome Scale (IPOS). Palliat Med 33(8):1045–1057

Peppercorn JM, Smith TJ, Helft PR, Debono DJ, Berry SR, Wollins DS et al (2011) American society of clinical oncology statement: toward individualized care for patients with advanced cancer. J Clin Oncol 29(6):755–760

Radbruch L, Payne S, Bercovitch M, Caraceni A, De Vliege T, Firth P et al (2009) White paper on standards and norms for hospice and palliative care in Europe part 1 – recommendations from the European Association for Palliative Care. European. J Palliat Care 16:278–289

Radbruch L, Payne S, Bercovitch M, Caraceni A, De Vliege T, Firth P et al (2010) White paper on standards and norms for hospice and palliative care in Europe part 2 – recommendations from the European Association for Palliative Care. European. J Palliat Care 17:22–33

Radbruch L, Payne S, Bercovitch M, Caraceni A, De Vliege T, Firth P et al (2011) Standards und Richtlinien für Hospiz- und Palliativversorgung in Europa: Teil 1, Weißbuch zu Empfehlungen der Europäischen Gesellschaft für Palliative Care (EAPC). Palliativmedizin 12:216–227

Sepulveda C, Marlin A, Yoshida T, Ullrich A (2002) Palliative care: the world health organization's global perspective. J Pain Symptom Manage 24(2):91–96

Stiel S, Matthes ME, Bertram L, Ostgathe C, Elsner F, Radbruch L (2010) Validierung der neuen Fassung des Minimalen Dokumentationssystems (MIDOS(2)) fur Patienten in der Palliativmedizin. Deutsche Version der Edmonton Symptom Assessment Scale (ESAS). Schmerz 24(6):596–604

Tassinari D, Drudi F, Monterubbianesi MC, Stocchi L, Ferioli I, Marzaloni A et al (2016) Early palliative care in advanced oncologic and non-oncologic chronic diseases: a systematic review of literature. Rev Recent Clin Trials 11(1):63–71

Temel JS, Greer JA, Muzikansky A, Gallagher ER, Admane S, Jackson VA et al (2010) Early palliative care for patients with metastatic non-small-cell lung cancer. N Engl J Med 363(8):733–742

Van Beek K, Siouta N, Preston N, Hasselaar J, Hughes S, Payne S et al (2016) To what degree is palliative care integrated in guidelines and pathways for adult cancer patients in Europe: a systematic literature review. BMC Palliat Care 15:17

van der Steen JT, Radbruch L, Hertogh CM, de Boer ME, Hughes JC, Larkin P et al (2014) White paper defining optimal palliative care in older people with dementia: a Delphi study and recommendations from the European Association for Palliative Care. Palliat Med 28(3):197–209

White N, Kupeli N, Vickerstaff V, Stone P (2017) How accurate is the 'Surprise Question' at identifying patients at the end of life? A systematic review and meta-analysis. BMC Med 15(1):139

WHPCA (2020) Global atlas palliative care at the end of life. Worldwide palliative care alliance. Worldwide Palliative Care Alliance, London

Krankenhausaufenthalte von Pflegeheimbewohnenden am Lebensende: Eine empirische Bestandsaufnahme

*Antje Schwinger, Kathrin Jürchott, Susann Behrendt,
Felipe Argüello Guerra, Constance Stegbauer, Gerald Willms
und Jürgen Klauber*

Inhaltsverzeichnis

© Der/die Autor(en) 2022
K. Jacobs et al. (Hrsg.), *Pflege-Report 2022*, https://doi.org/10.1007/978-3-662-65204-6_4

4

▪▪ Zusammenfassung

Pflegeheime sind Orte des letzten Lebensabschnitts und des Sterbens. Ein Drittel der innerhalb eines Jahres verstorbenen AOK-Versicherten lebte in einem Pflegeheim. Obwohl sich die gesetzlichen Rahmenbedingungen für palliative Versorgungsansätze in den letzten 15 Jahren erheblich verändert haben, birgt die Versorgung Sterbender vielfältige Herausforderungen für das Setting Pflegeheim. Vor diesem Hintergrund beleuchtet der Beitrag Krankenhaus-Verlegungen von Pflegeheimbewohnenden unmittelbar vor dem Lebensende auf Basis von AOK-Routinedaten. Sichtbar wird, dass sich die Krankenhausaufenthalte vor dem Versterben verdichten und zudem auch potenziell vermeidbare Behandlungsanlässe als Ursache dokumentiert sind. Der vorgelegte Beitrag versteht sich in diesem Sinne als empirische Bestandsaufnahme. Er soll Anstoß sein für eine Diskussion der Frage, ob und wenn ja welcher Veränderung es bedarf, um eine rechtzeitige und konsequente Erfassung der Versorgungswünsche von Bewohnenden mit Blick auf ihr Lebensende zu sichern.

Nursing homes are important providers of end-of-life care: one out of three insurees of a German regional statutory health insurance fund (AOK) who died within one year lived in a nursing home. Although the legal framework for palliative care has changed considerably in the last 15 years, the challenges for nursing homes caring for the dying are immense. This paper presents the key findings of a claims data analysis of hospital transfers of nursing home residents at the end of their lives. It can be shown that hospitalisation increases near the end of life and is associated with ambulatory care sensitive conditions. The paper aims to highlight this issue of potentially unmet needs and to initiate a discussion of what changes are needed to ensure timely and consistent recording of the wishes of nursing home residents with regard to their end of life care.

4.1 Hintergrund und Fragestellung

Die Versorgung, Pflege und Begleitung von Menschen, die altersbedingt oder aufgrund von unheilbaren bzw. zum Tode führenden Erkrankungen absehbar versterben werden, ist ein wesentlicher Bestandteil des Alltags in deutschen Pflegeheimen. Von den rund 400.000 AOK-Versicherten, die jährlich in Deutschland versterben, lebte ein Drittel im Pflegeheim (2018–2020; 32 %). Sowohl die gesamtgesellschaftliche Wahrnehmung als auch die Rahmenbedingungen der Begleitung von Sterbenden und ihren Angehörigen haben sich in den letzten Jahrzehnten stark gewandelt. Vor rund 40 Jahren nahm der Palliativansatz in Deutschland seinen Anfang, 1997 erfolgte mit dem 2. GKV-Neuordnungsgesetz (2. GKV-NOG) durch den Anspruch auf Zuschüsse für stationäre und teilstationäre Hospize (§ 39a SGB V) erstmals die Aufnahme von hospizlicher und palliativmedizinischer Versorgung in das SGB V. Weitere Meilensteine waren der zum 1. April 2007 in Kraft getretene Anspruch auf eine spezialisierte ambulante Palliativversorgung (§ 37b SGB V) durch das GKV-Wettbewerbsstärkungsgesetz (GKV-WSG) sowie das Hospiz- und Palliativgesetz (HPG) des Jahres 2015. Mit dem HPG wurde erstmals expliziert, dass palliative Versorgung integraler Bestandteil der Krankenbehandlung ist (§ 27 Abs. 1 Satz 3 SGB V). Eine entsprechende leistungsrechtliche Klarstellung erfolgte auch im SGB XI durch die Aufnahme der Sterbebegleitung in die Rahmenverträge nach § 75 SGB XI. Das HPG verfolgte darüber hinaus den weiteren Ausbau der Hospiz- und ambulanten Palliativversorgung, die Förderung der Vernetzung und Kooperation der Akteure sowie die Stärkung der Beratung der Betroffenen (BT-Drs. 18/5170). Für das vollstationäre Pflegesetting wurde ferner die Möglichkeit geschaffen, Bewohnenden eine „Gesundheitliche Versorgungsplanung am

Lebensende" (§ 132g SGB V) zu ermöglichen. Hilfen und Angebote der Sterbebegleitung sollen hierbei aufgezeigt und im Rahmen einer Fallbesprechung auf die individuellen Bedürfnisse der Bewohnenden – insbesondere auf medizinische Abläufe in der letzten Lebensphase und während des Sterbeprozesses – eingegangen werden.

Auch durch die Weiterentwicklung der Qualitätssicherung der Pflege wurden die Anforderungen an die Pflegeheime weiter expliziert. Mit Neufassung der *Maßstäbe und Grundsätze für die Qualität, Qualitätssicherung und Qualitätsdarstellung in der vollstationären Pflege* (MuG) nach § 113 SGB XI sind vollstationäre Pflegeeinrichtung seit 2008 verpflichtet, Angebote zur Sterbebegleitung auf Basis eines Konzeptes durchzuführen. Im Rahmen der externen Qualitätsprüfungen werden dieser und vier weitere Qualitätsaspekte im Bereich „Begleitung sterbender Heimbewohnerinnen und Heimbewohner und ihrer Angehörigen" erfasst und die Ergebnisse öffentlich zugänglich gemacht (§ 115 SGB XI sowie QDVS Anlage 6). Die rechtlichen Rahmenbedingungen der Versorgung sind in den letzten Jahren folglich grundsätzlich näher an dem Leitsatz eines Sterbens unter würdevollen Bedingungen und einer die Wünsche des Betroffenen respektierenden Sterbebegleitung ausgerichtet worden. Gleichwohl werden insbesondere regionale Versorgungsunterschiede weiter kritisch diskutiert (siehe Radbruch et al., ▶ Kap. 3 im selben Band; Ateş et al. 2021). Ateş et al. (2021) heben zudem hervor, dass bei vielen geriatrischen Patientinnen und Patienten und an Demenz Erkrankten eine Palliativversorgung trotz Erfordernis zu selten veranlasst werde und in Pflegeeinrichtungen spezialisierte Leistungserbringende oft zu spät oder gar nicht hinzugezogen würden. Auch deuten Befragungsstudien auf Versorgungsdefizite bei der Sterbebegleitung in Pflegeheimen hin (Diehl et al. 2021; Strautmann et al. 2020; ZIG und IPP 2017). Vor allem die unzureichenden strukturellen Rahmenbe-

dingungen bezüglich Anzahl und Qualifikation des Personals werden seitens der befragten Pflegekräfte als defizitär wahrgenommen. Nicht zuletzt hat auch die Covid-19-Pandemie den Umgang mit Pflegeheimbewohnenden in der letzten Lebensphase ins gesellschaftliche Bewusstsein gerückt, denn auf einmal war ein Kontakt zu diesen nicht immer möglich (Gangnus et al. 2021; Räker et al. 2021).

Der folgende Beitrag wendet sich vor diesem Kontext der Frage zu, wie viele Pflegeheimbewohnende in den Wochen vor ihrem Tod eine Verlegung ins Krankenhaus erfahren bzw. im Krankenhaus versterben. Dem liegt die Hypothese zugrunde, dass Krankenhausfälle relativ kurz vor dem Tod auf „kurative Überversorgung" hindeuten (Radbruch et al. 2015) bzw. als Indikator zur Beurteilung der Versorgung von Pflegeheimbewohnenden am Lebensende herangezogen werden können (Mukamel et al. 2016). Ferner verdichtet der Beitrag mit dieser Betrachtung die Befunde zu potenziell vermeidbaren Krankenhausaufenthalten von Pflegeheimbewohnenden.

Die vorliegende Analyse ist als empirische Bestandsaufnahme für Deutschland zu verstehen. Wesentlicher Aspekt bei der Beurteilung der Angemessenheit der Versorgung von sterbenden Menschen ist, ob ihren Vorstellungen und Wünschen entsprochen wird (Charta zur Betreuung Sterbender). Inwiefern die Krankenhausbehandlung medizinisch indiziert war *und* dem Wunsch der Bewohnenden entsprach, lässt sich mittels Routinedatenanalysen nicht abschließend beantworten. Die Analysen liefern vielmehr wichtige Hinweise zur Versorgung von Pflegeheimbewohnenden am Lebensende. Untersucht werden mittels AOK-Routinedaten der Jahre 2018 bis 2020 Krankenhausaufenthalte von Pflegeheimbewohnenden in den letzten zwölf Wochen vor ihrem Tod. Auch die Auswirkungen der Covid-Pandemie auf die Krankenhauseinweisungen werden damit sichtbar, wenngleich im Fokus die Versorgungsproblematik am Lebensende unabhängig von der Pandemie steht.

4

4.2 Stand des Wissens

Krankenhausaufenthalte von Pflegeheimbewohnenden, d. h. ihre Verlegung in ein anderes Versorgungssetting und das Verlassen des gewohnten Umfelds, bergen für diese in der Regel betagten, häufig dementiell erkrankten und insgesamt sehr vulnerablen Menschen ein hohes Risiko für eine substanzielle Verschlechterung des Gesundheitszustandes. Neben psychischen Belastungen drohen kognitive Verschlechterungen, nosokomiale Infektionen, Delire, Stürze, Komplikationen durch Immobilisation (z. B. Dekubitus) und schließlich ein weiterer Verlust von Selbständigkeit und Selbstbestimmtheit (Collier 2012; Habbinga 2019; Kada et al. 2013). Bei der Versorgung von Menschen mit absehbarem Lebensende stehen der Erhalt der Lebensqualität und damit auch die Vermeidung derartiger Risiken im Zentrum; insbesondere zählen Einweisungen in ein Krankenhaus kurz vor dem Versterben zu den „burdensome transitions" (Aaltonen et al. 2014; Gozalo et al. 2011; Miller et al. 2016, 2017). Bei dementiell erkrankten Menschen am Lebensende, so auch die European Association for Palliative Care, sei Zurückhaltung bei der Entscheidung für einen Krankenhausaufenthalt geboten und Risiken, Nutzen, Versorgungsziele sowie Demenzstadium zu berücksichtigen (van der Steen et al. 2014).

Im vom Innovationsfonds geförderten Forschungsprojekt „Qualitätsmessung in der Pflege mit Routinedaten" (QMPR), durchgeführt vom Wissenschaftlichen Institut der AOK (WIdO) in Kooperation mit der aQua-Institut GmbH und der Ostfalia Hochschule für angewandte Wissenschaften, stand die Entwicklung von routinedatenbasierten Qualitätsindikatoren an den Schnittstellen der Versorgung von Pflegeheimbewohnenden im Zentrum (Behrendt et al. 2022b). Die Forschenden operationalisierten und testeten den Indikator „Krankenhausaufenthalte vor Versterben" als einen von drei Indikatoren an der Schnittstelle zur Hospitalisierung auf den Abrechnungsdaten der AOK-Kranken- und Pflegekassen und führten zudem eine umfangreiche strukturierte Literaturrecherche zu Relevanz, Epidemiologie, Evidenz und Beeinflussbarkeit in den Datenbanken Pubmed und CINAHL durch. Diese Befunde werden im Folgenden zusammengefasst referiert und finden sich ausführlicher im QMPR-Ergebnisbericht (Behrendt et al. 2022a).

Wie häufig in Deutschland Pflegeheimbewohnende am Lebensende hospitalisiert werden, ist primär den auf GKV-Routinedaten basierenden Arbeiten der Studiengruppe um Allers und Hoffmann der Universität Oldenburg zu entnehmen (Studien: Allers und Hoffmann 2018; Hoffmann und Allers 2020a, 2020b; systematische Reviews: Allers et al. 2019; Hoffmann et al. 2019): Etwa die Hälfte der Bewohnenden (49–52 %) erlebt mindestens einen Krankenhausaufenthalt im letzten Lebensmonat – Anteile, die in anderen Ländern wesentlich geringer ausfallen (◩ Tab. 4.3 im Anhang). In einer systematischen Übersichtsarbeit für Deutschland handelt es sich dabei um den zweitgrößten Anteil gegenüber den Vergleichsländern (primär USA, aber auch Japan, Kanada, Australien, Frankreich und Belgien) (Allers et al. 2019). Eine weitere aktuelle systematische Übersichtsarbeit zeigt überdies für Deutschland, dass die Hälfte (51 %) der verstorbenen Bewohnenden mit Demenz mindestens einmal in ihren letzten 30 Lebenstagen hospitalisiert wurde – in den genannten Vergleichsländern lediglich 8 bis 32 % (Hoffmann et al. 2019). Aber auch ganz unabhängig von der Länge des Zeitraums vor Versterben: In Deutschland werden offensichtlich Pflegeheimbewohnende am Lebensende häufiger in ein Krankenhaus eingewiesen als in den in ◩ Tab. 4.3 im Anhang betrachteten Ländern.

Bestimmte personenseitige Merkmale scheinen dabei mit einem erhöhten (↑) oder einem sinkenden (↓) Risiko für einen Krankenhausaufenthalt am Lebensende bzw. vor dem Versterben assoziiert zu sein (zusammengefasste Befunde in: Behrendt et al. 2022a). Hierzu zählen:

- Männliches Geschlecht ↑
- Zunehmendes Alter ↓
- Demenz/kognitive Beeinträchtigungen ↓
- Höhere Pflegebedürftigkeit ↓

Die Wahrscheinlichkeit variiert ferner regionale stark: So beträgt der Anteil Bewohnender mit Krankenhausaufenthalt in den letzten 28 Tagen vor dem Versterben an allen verstorbenen Bewohnenden in Bremen rund 46 %, in Mecklenburg-Vorpommern 59 %. Bezogen auf die letzten 365 Tage vor dem Versterben liegt diese Spannweite zwischen 70 % (Schleswig-Holstein) und 81 % (Thüringen). Alle neuen Bundesländer weisen hier überdurchschnittliche Anteile auf (Hoffmann und Allers 2020a).

Die Ergebnisse des Forschungsprojekts HOMERN (Hospitalisierung und Notaufnahmebesuche von Pflegeheimbewohnern) der Universitäten Bremen und Oldenburg legen zudem nahe, dass monetäre Anreize sowie rechtliche Gegebenheiten eine Einweisung von Pflegeheimbewohnenden in die Notaufnahme bzw. das Krankenhaus wahrscheinlicher machen (Schmiemann et al. 2021). Für die oftmals vom Pflegeheim aufgrund ärztlicher Nichterreichbarkeit gerufenen Rettungsdienste bestehen regional finanzielle Anreize für einen Transport ins Krankenhaus, da sonst die Vergütung der beteiligten Akteure entfällt. Zudem dürfen Rettungskräfte weder diagnostizieren noch Therapieentscheidungen treffen. Sofern eine Rücksprache mit einem Arzt oder einer Ärztin nicht möglich ist, werden die Betroffenen tendenziell eher ins Krankenhaus transportiert (Schmiemann et al. 2021; vgl. für USA und die Niederlande: Hoffmann und Allers 2020a).

Zur Senkung der Hospitalisierungsrate kurz vor dem absehbaren Lebensende lassen sich der Literatur diverse Ansätze bzw. Maßnahmen entnehmen. Dem Vorliegen einer Patientenverfügung kommt dabei eine wichtige Rolle zu – diese markiert eines der zentralen Optimierungsfelder: die rechtzeitige Auseinandersetzung mit den und das Festhalten der eigenen Versorgungswünsche von Bewohnenden mit Blick auf ihr Lebensende. Ziel ist, alle am Versorgungsprozess Beteiligten inklusive der Angehörigen über diese Vorstellungen in Kenntnis zu setzen (Leitlinienprogramm Onkologie 2020). Eine Befragung von 486 deutschen Pflegeheim- bzw. Pflegedienstleitungen stellte eine derartige Verfügung nur für knapp die Hälfte der Bewohnenden (46 %) fest; bei 28 % von ihnen zudem ohne Aussage zu Krankenhausaufenthalten (Strautmann et al. 2020; siehe auch Biola et al. 2010; Hickman et al. 2011 für US-amerikanische Pflegeheime). Eine systematische Übersichtsarbeit zeigt studienabhängig eine Reduktionsrate von Krankenhausaufenthalten zwischen 9 und 26 %, wenn Maßnahmen des sogenannten Advance Care Planning erfolgen (Martin et al. 2016). Zum Konzept sowie zu aktuellen Herausforderungen und Kontroversen um Advance Care Planning in Deutschland siehe in der Schmitten et al., ► Kap. 6 im selben Band.

Zwei US-amerikanische Studien verglichen in 46 Pflegeeinrichtungen verstorbene Bewohnende (Miller et al. 2016) und verstorbene Bewohnende mit Demenz (Miller et al. 2017) mit und ohne Konsultation eines externen Palliativdienstes. Beide zeigten eine signifikante Reduzierung der Krankenhausaufenthalte bei Kontakt mit einem Palliativdienst. Je eher der Palliativdienst einbezogen wurde, desto weniger Krankenhausaufenthalte erfolgten in den letzten 30 bzw. sieben Lebenstagen (Miller et al. 2016, 2017). Zum Einfluss von weiteren Interventionen im Kontext der Hospiz- und Palliativversorgung finden sich in der gesichteten Literatur heterogene und schwer vergleichbare Ergebnisse (zusammengefasste Befunde in: Behrendt et al. 2022a).

Mit dem Ziel, potenziell vermeidbare Hospitalisierungen von Pflegeheimbewohnenden im Allgemeinen zu umgehen, entwickelte das vom Innovationsfonds geförderte Projekt HOMERN u. a. eine Handreichung, um die Koordination und Kommunikation zwischen pflegerischen und ärztlichen Versorgenden zu verbessern. Das Pflegeheimpersonal sollte dabei primär die Hausärztinnen und -ärzte bzw. den kassenärztlichen Notdienst kontaktieren und nur in lebensbedrohlichen Situationen den

4

Rettungsdienst alarmieren (Fassmer und Pulst 2021). Die Wirksamkeit dieser Maßnahme ist noch nicht evaluiert.

Ganz grundsätzlich setzt auch ein verbessertes Bewusstsein über potenziell vermeidbare Krankenhausaufenthalte bei Pflegeheimbewohnenden wichtige Impulse auch für die Versorgung am Lebensende. Das nunmehr abgeschlossene Projekt PSK der Universität Witten-Herdecke (zusammen mit weiteren Kooperationspartnern) zielt genau auf diesen Aspekt: die Identifizierung eines sogenanntem PSK-Präventionspotenzials bei Krankenhausdiagnosen von Pflegeheimbewohnenden. Eine aktuelle Studie identifizierte in einem mehrstufigen Verfahren mittels eines Delphi-Prozesses 58 Diagnosen für sogenannte Pflegeheimsensitive Krankenhausfälle (PSK) und postuliert, dass etwas mehr als jede dritte Verlegung aus dem Pflegeheim durch geeignete Maßnahmen potenziell hätte vermieden werden können (Bohnet-Joschko et al. 2022, Tab. 7). Internationale Studien weisen ebenso darauf hin, dass bis zu 67 % der verstorbenen Heimbewohnenden einen Krankenhausaufenthalt hatten, dessen Anlass auch ambulant zu behandeln gewesen wäre (Cardona-Morrell et al. 2017).

4.3 Empirische Bestandsaufnahmen

4.3.1 Datengrundlage und Studienpopulation

Die empirische Bestandsaufnahme erfolgte anhand einer retrospektiven Sekundärdatenanalyse auf Basis von bundesweiten AOK-Abrechnungsdaten aus den Jahren 2018 und 2019. In ausgewählten Analysen wurden ergänzend die Abrechnungsdaten für 2020 hinzugezogen, um Veränderungen im ersten Jahr der Covid-19-Pandemie zu untersuchen. In diesen Fällen wird explizit auf den Einschluss des Jahres 2020 hingewiesen.

Jeder vierte Pflegeheimbewohnende (25,6 %) verstarb innerhalb eines laufenden Jahres. Mit Beginn der Covid-19-Pandemie im Jahr 2020 stieg dieser Anteil auf 28 %. ◘ Abb. 4.1 zeigt die durchschnittliche Alters-, Geschlechts- und Pflegegradverteilung sowie das Vorliegen einer Demenz in den Jahren 2018/2019 bezogen auf alle AOK-versicherten Pflegeheimbewohnenden und für die im Folgenden näher untersuchte Studienpopulation zwölf Wochen vor ihrem Lebensende. Diese Studienpopulation schließt alle Pflegeheimbewohnenden ein, für die durchgängig für die letzten zwölf Wochen vor ihrem Lebensende Leistungen für die stationäre Pflege nach § 43 SGB XI bewilligt sowie für mindestens eine Woche in diesem Zeitraum auch abgerechnet wurden. Sie umfasst für die Jahre 2018/2019 rund 192.000 Personen und damit rund 78 % der in diesen beiden Jahren verstorbenen AOK-versicherten Pflegeheimbewohnenden. Die Pflegeheimbewohnenden wurden mit ihrem höchsten Pflegegrad und dem Alter, das sie im Untersuchungsjahr rechnerisch erreichen konnten, den Gruppen zugeordnet. Der Jahresbezug der Studienpopulation zwölf Wochen vor Versterben richtete sich nach dem Sterbedatum. Wie zu erwarten zeigt sich für die Studienpopulation ein höheres Alter, ein höherer Pflegegrad wie auch ein höherer Anteil an Bewohnenden mit Demenz im Vergleich zu allen Pflegeheimbewohnenden.

Die Alters- und Geschlechtsstruktur der AOK-versicherten Pflegeheimbewohnenden weicht nur geringfügig von derjenigen aller GKV-versicherten Heimbewohnenden ab (GKV 2019[1]: unter 60 Jahre = 4 %; 60–69 Jahre = 7 %; 70–79 Jahre = 16 %; 80–89 Jahre = 44 %; 90 Jahre und älter = 27 %). Allein bei der Pflegegrad Verteilung haben AOK-Versicherte häufiger einen Grad 5 und seltener Grad 2 (GKV 2019: PG2 = 19 %; PG3 = 35 %; PG4 = 30 %;

---

[1] Die amtliche Statistik PG 2 (BMG 2022) differenziert erst ab 2019 zwischen Leistungsempfängern aus Einrichtungen der Behindertenhilfe und solchen aus der vollstationären Pflege. Vergleichsdaten liegen insofern erst ab 2019 vor.

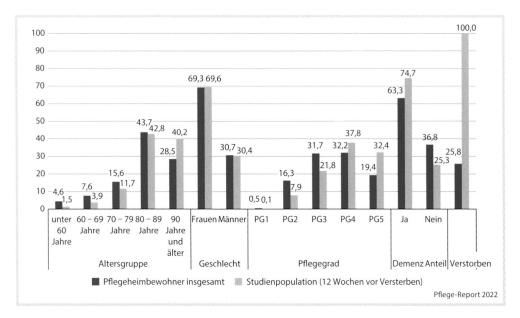

☐ Abb. 4.1 Deskription der Studienpopulation: Anteile in % (im Durchschnitt der Jahre 2018/2019) (Quelle: AOK-Routinedaten 2018/2019)

PG5 = 16 %). Inwiefern diese Unterschiede auch bezogen auf die Studienpopulation (12 Wochen vor Versterben) bestehen, ist nicht bekannt. Von einer Adjustierung der im folgenden präsentierten Ergebnisse wird insofern abgesehen.

4.3.2 Krankenhausaufenthalte vor Versterben im Überblick

Mehr als die Hälfte aller Pflegeheimbewohnenden hatte innerhalb der zwölf Wochen vor dem Lebensende mindestens einen Krankenhausaufenthalt. Waren es 2018 und 2019 rund 56 %, so zeigt ☐ Tab. 4.1, dass dieser Anteil im Jahr 2020 leicht auf 52 % gesunken ist, was im Zusammenhang mit der Covid-19-Pandemie interpretiert werden sollte (siehe Kohl et al. 2021). Im Schnitt wurden die Personen mit Krankenhausaufenthalt 1,5 mal am Lebensende hospitalisiert, dies häufig mit einer kurzen Verweildauer. Im Covid-Jahr 2020 sieht man nur eine leichte Reduktion der Fälle

je Heimbewohnender mit Krankenhausaufenthalt (1,4) und etwas seltener eintägige Aufenthalte (14,2 %) (☐ Tab. 4.1).

Rund die Hälfte der Personen, die in der letzten Lebensphase mindestens einmal ins Krankenhaus aufgenommen wurden, verstarb auch dort (2018: 48,8 %; 2019: 48,4 %; 2020: 48,9 %). Insgesamt verstarb folglich mehr als jeder vierte Heimbewohner aus der Studienpopulation (2018: 27,5 %; 2019: 27,3 %; 2020: 25,6 %) im Krankenhaus.

Bei der Analyse der Verweildauern (VD) innerhalb des Zwölf-Wochen-Zeitraums vor dem Versterben wurden ca. 5 % der Krankenhausfälle ausgeschlossen, da sie bereits vor der zwölften Woche vor dem Tod begannen. Auffällig ist ein großer Anteil von Krankenhausaufenthalten mit kurzer Verweildauer. So weist jeder siebte Krankenhausfall (14,8 %) eine Verweildauer von einem Tag auf, insgesamt ca. 30 % der Krankenhausfälle haben eine Verweildauer von maximal drei Tagen.

Differenzierte Analysen nach Alter, Geschlecht und Pflegegrade zeigen deutliche Unterschiede (☐ Abb. 4.2). Bezogen auf die Jah-

◻ Tab. 4.1 Krankenhausaufenthalte von Pflegeheimbewohnenden zwölf Wochen vor dem Lebensende; Anteil in % (2018–2020) (Quelle: AOK-Routinedaten 2018/2019)

	2018	2019	2020
Anteil mit mindestens einem Krankenhausfall	56,3	56,4	52,3
Anteil im Krankenhaus verstorben	27,5	27,3	25,6
Von denen mit Krankenhausaufenthalt:			
Anteil im Krankenhaus verstorben	48,8	48,4	48,9
Durchschnittliche Anzahl der Krankenhausfälle	1,5	1,5	1,4
Anteil Krankenhausfälle mit 1 Tag VD	14,8	14,7	14,2
Anteil Krankenhausfälle mit 2 Tag VD	8,7	8,9	9,3
Anteil Krankenhausfälle mit 3 Tag VD	7,8	8,1	8,1
Anteil Krankenhausfälle mit 4 Tag VD	7,7	7,8	7,9
Anteil Krankenhausfälle mit 5 Tag VD	7,4	7,4	7,8

VD = Verweildauer
Pflege-Report 2022

4

re 2018/2019 hatten ältere Pflegeheimbewohnende über 90 Jahre eine deutlich geringere Wahrscheinlichkeit, zwölf Wochen vor ihrem Versterben im Krankenhaus behandelt zu werden, als z. B. Pflegeheimbewohnende zwischen 60 und 70 Jahren. War in der ersten Gruppe nur knapp jeder Zweite (48,0 %) im Krankenhaus, so waren es bei der jüngeren Gruppe deutlich mehr (69,1 %). Eine klar erkennbare Graduierung ist auch nach Pflegeschwere zu beobachten: Während 73 % der Bewohnenden mit Pflegegrad 2 zwölf Wochen vor dem Lebensende mindestens einmal im Krankenhaus waren, waren es bei Pflegegrad 5 nur 43 %. Ebenso waren dementiell Erkrankte seltener im Krankenhaus. Auffällig sind die Unterschiede zwischen Frauen und Männern, die sich nur zum Teil durch höheren Alters- und Pflegegraddurchschnitt der Frauen erklären (◻ Tab. 4.4 im Anhang). Die Ergebnisse decken sich mit den in der Literatur beschriebenen Hospitalisierungsraten (siehe ▶ Abschn. 4.2). Die Wahrscheinlichkeit, im Krankenhaus zu versterben, zeigt ein analoges Bild. Insbesondere Menschen über 90 Jah-

re (20,9 %) sowie solche mit Pflegegrad 5 (16,5 %) sterben verglichen mit Pflegeheimbewohnenden mit niedrigeren Pflegegraden und bzw. oder jüngerem Alter überproportional häufig *nicht* im Krankenhaus, sondern im Pflegeheim.

Auch regional sieht man z. T. deutliche Unterschiede. ◻ Abb. 4.3 zeigt die standardisierten Hospitalisierungsraten sowie die standardisierten Versterben-im-Krankenhaus-Raten für die einzelnen Bundesländer bezogen auf die gesamte Studienpopulation. Zur Standardisierung wurden die Informationen zu Alter, Geschlecht, Pflegegrad und Demenz verwendet. Die standardisierten Raten geben das Verhältnis zwischen der beobachteten Anzahl der Ereignisse (Krankenhausaufenthalt in den letzten zwölf Lebenswochen bzw. Versterben im Krankenhaus) zu der erwarteten Anzahl dieser Ereignisse basierend auf der gesamten Studienpopulation an. Ein Wert von 1 für das Bundesland gibt dabei an, dass sich die Anzahl der beobachteten Ereignisse nicht von der Anzahl der erwarteten Ereignisse unterscheidet. Bei einem Wert < 1 werden weniger Ereignisse be-

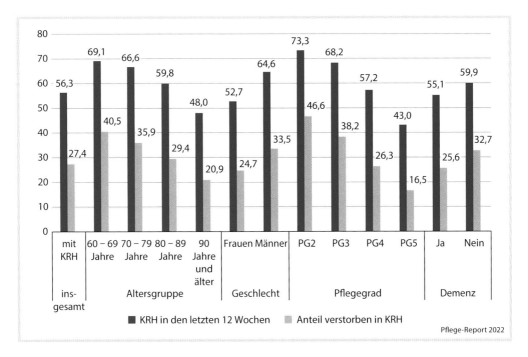

■ **Abb. 4.2** Anteil Pflegeheimbewohnende mit mindestens einem Krankenhausaufenthalt zwölf Wochen vor dem Lebensende sowie mit Versterben im Krankenhaus, differenziert nach Alter, Geschlecht, Pflegeschwere und Demenz; Anteil in % (2018/2019) (Quelle: AOK-Routinedaten 2018/2019)

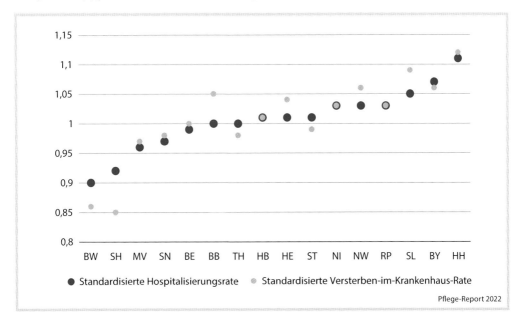

■ **Abb. 4.3** Standardisierte Hospitalisierungsrate und Versterben-im-Krankenhausrate für die einzelnen Bundesländer, bezogen auf die untersuchte Studienpopulation (2018/2019). *Indirekte Standardisierung nach Alter, Geschlecht, Pflegegrad und Demenz für die einzelnen Bundesländer, bezogen auf die gesamte Studienpopulation (Quelle: AOK-Routinedaten 2018/2019)

4

obachtet, als aufgrund der bundeslandspezifischen Struktur (Alter, Geschlecht, Pflegegrad, Demenz) zu erwarten wären. Bei einem Wert > 1 ist die Anzahl der beobachteten Ereignisse größer als die Anzahl der erwarteten. Während Bundesländer wie Baden-Württemberg und Schleswig-Holstein deutlich unterproportionale (d. h. < 1) Hospitalisierungsraten wie auch Versterberaten im Krankenhaus haben, zeigen sich Länder wie Hamburg, Bayern und das Saarland mit deutlich überproportionalen Raten (d. h. > 1) im Vergleich zur gesamten Studienpopulation (◻ Abb. 4.3). Die Varianz der Ergebnisse deckt sich mit den Befunden aus der in ▶ Abschn. 4.2 dargestellten Literatur, weist gleichwohl für einige Bundesländer (z. B. Mecklenburg-Vorpommern) in eine ganz andere Richtung. Weiterer Forschungsbedarf ist insofern gegeben.

4.3.3 Krankenhausaufenthalte vor Versterben im zeitlichen Verlauf

Um den zeitlichen Verlauf der Krankenhausaufenthalte zu analysieren, wurde auf Wochenebene untersucht, wieviel Prozent der Studienpopulation jeweils in den einzelnen zwölf Wochen vor dem Lebensende mindestens einen Tag im Krankenhaus behandelt wurden. Dabei bezieht sich W11 auf zwölf Wochen vor dem Versterben und W0 auf die Woche des Versterbens. Diese Woche schließt den Zeitraum sechs Tage vor dem Versterben bis zum Tag des Versterbens ein.

Die Krankenhausaufenthalte, dies zeigt eindrucksvoll ◻ Abb. 4.4, verdichten sich hierbei kurz vor dem Tod. Mehr als ein Fünftel der Pflegeheimbewohnenden (2018: 22,5 %; 2019: 22,3 %; 2020: 20,5 %) befand sich im Zeitraum der vorletzten Lebenswoche (W1: 7 Tage bis 13 Tage vor dem Versterben) für mindestens einen Tag im Krankenhaus. In der letzten Lebenswoche betrifft dies sogar ein Drittel der Pflegeheimbewohnenden (2018: 33,6 %; 2019: 33,4 %; 2020: 31,0 %).

Differenzierte Analysen nach Alter, Pflegegrad und Demenz (◻ Tab. 4.5 im Anhang) zeigen auch hier, dass Pflegeheimbewohnende über 90 Jahre und älter, solche mit Pflegegrad 5 sowie Personen mit einer demenziellen Erkrankung deutlich unterproportional viele Krankenhausfälle aufweisen. Die Anteile mit Krankenhausaufenthalt sind zwar – differenziert nach Alter, Pflegegrad und Demenz – unterschiedlich, die zeitlichen Verläufe haben aber immer dasselbe Muster – eine starke Zunahme der Krankenhausaufenthalte in den letzten Wochen vor dem Versterben mit den maximalen Anteilen in der letzten Lebenswoche.

4.3.4 Behandlungsanlässe bei Krankenhausaufenthalten vor dem Versterben

Um sich den Behandlungsanlässen für Krankenhausaufenthalte zwölf Wochen vor dem Versterben zu nähern, wurden die häufigsten Hauptdiagnosen auf ICD3-Ebene analysiert (◻ Tab. 4.2). Rund jeder sechste Fall (17,2 %) dieser Gruppe stand im Zusammenhang mit einer Infektion. So entfielen 7 % der Fälle auf eine Pneumonie durch unbekannte Erreger, weitere 4 % auf eine solche durch feste oder flüssige Substanzen und 2 % durch Bakterien. Darüber hinaus waren 4 % der Fälle mit einer sonstigen Sepsis assoziiert. Fast jede zehnte Behandlung (9,6 %) erfolgte aufgrund einer Herzinsuffizienz. Weitere häufige Behandlungsanlässe waren Hüftgelenksfrakturen (4,3 %) und Dehydration (4,0 %).

Unter den 20 häufigsten Krankenhaushauptdiagnosen finden sich auch solche, die als potenziell vermeidbar eingestuft werden. Zur Identifizierung dieser Krankenhausfälle wurden zum einen die ambulant-sensitiven (ASK) Krankenhausfälle herangezogen. Unter diesen Krankenhausfällen werden Hospitalisierungen zusammengefasst, die – so die zugrunde liegende These – durch „Vorsorge oder rechtzeitige Intervention im ambulanten Sektor" in vielen Fällen vermeidbar wären (Sundma-

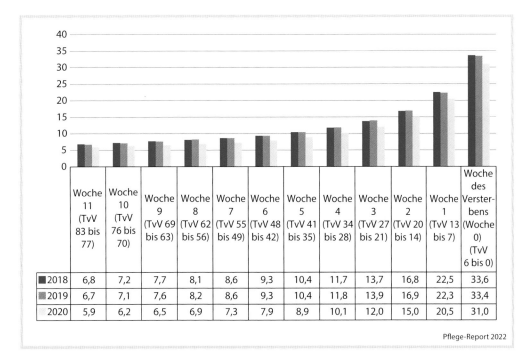

	Woche 11 (TvV 83 bis 77)	Woche 10 (TvV 76 bis 70)	Woche 9 (TvV 69 bis 63)	Woche 8 (TvV 62 bis 56)	Woche 7 (TvV 55 bis 49)	Woche 6 (TvV 48 bis 42)	Woche 5 (TvV 41 bis 35)	Woche 4 (TvV 34 bis 28)	Woche 3 (TvV 27 bis 21)	Woche 2 (TvV 20 bis 14)	Woche 1 (TvV 13 bis 7)	Woche des Versterbens (Woche 0) (TvV 6 bis 0)
■ 2018	6,8	7,2	7,7	8,1	8,6	9,3	10,4	11,7	13,7	16,8	22,5	33,6
■ 2019	6,7	7,1	7,6	8,2	8,6	9,3	10,4	11,8	13,9	16,9	22,3	33,4
2020	5,9	6,2	6,5	6,9	7,3	7,9	8,9	10,1	12,0	15,0	20,5	31,0

Pflege-Report 2022

■ Abb. 4.4 Anteil Pflegeheimbewohnende mit Krankenhausaufenthalt in den zwölf Wochen vor dem Versterben; Anteil in % (2018/2019) (Quelle: AOK-Routinedaten 2018/2019)

cher und Schüttig 2015). Nach US-amerikanischem Vorbild existiert seit einigen Jahren ein spezifischer deutscher Katalog ambulant-sensitiver Behandlungsanlässe im Krankenhaus, basierend auf einer Kernindikationsgruppe (22 Krankheitsgruppen) und einer Gesamtindikationsliste (40 Krankheitsgruppen) (Sundmacher und Schüttig 2015). Zum anderen wurde auch eine Liste mit Pflegeheimsensitiven Krankenhausfällen (PSK) verwendet (Bohnet-Joschko et al. 2022). Hierbei wurde der ASK-Ansatz auf das Setting Pflegeheim übertragen und unter Einbindung von über 100 Fachleuten ein Katalog von 58 Diagnosen konsentiert, die – so die Studienleitung – unter guten Bedingungen ohne Krankenhauseinweisung im Pflegeheim behandelt werden könnten.[2]

Der Abgleich der 20 häufigsten Diagnosestellungen bei Krankenhausaufenthalten zwölf

Wochen vor dem Versterben identifiziert fünf ICD3-Diagnosen als ambulant-sensitive Krankenhausfälle (ASK) sowie neun Diagnosen als Pflegeheim-sensitive Krankenhausfälle (PSK) (■ Tab. 4.2). Basierend auf der Zuordnung dieser neun ICD3-Diagnosen zu Pflegeheim-sensitiven Krankenhausfällen können neben dem häufigsten Behandlungsanlass „Herzinsuffizienz" auch Volumenmangel, COPD, Diabetes mellitus Typ 2, Atherosklerose, Epilepsie und Akute Bronchitis und damit rund jeder vierte Krankenhausfall (in den letzten Wochen vor Versterben (26,2 %)) in diesem Sinne als potenziell vermeidbar klassifiziert werden.

Die Analyse der Verweildauern zeigte einen großen Anteil von Krankenhausfällen mit kurzer Verweildauer (■ Tab. 4.1). Besonders auffällig war hierbei, dass jeder siebte Krankenhausfall (2018 = 14,8 %; 2019 = 14,7) eine Verweildauer von maximal einem Tag hatte. Deshalb wurde speziell diese Gruppe von Krankenhausfällen untersucht – auch in Hinblick darauf, ob die Pflegeheimbewohnen-

2 ▶ https://www.pflegeheim-sensitive-krankenhausfaelle.de/kopie-von-meldung-2.

◻ Tab. 4.2 Die 20 häufigsten Diagnosestellungen bei Krankenhausaufenthalten von Pflegeheimbewohnenden zwölf Wochen vor dem Versterben; Anteil in % (2018/2019) (Quelle: AOK-Routinedaten 2018/2019)

ICD	Bezeichnung	Anteil Fälle	ASK	PSK
I50	Herzinsuffizienz	9,6	x	x
J18	Pneumonie, Erreger nicht näher bezeichnet	7,0		
A41	Sonstige Sepsis	4,4		
S72	Fraktur des Femurs	4,3		
E86	Volumenmangel	4,0		x
J69	Pneumonie durch feste und flüssige Substanzen	3,9		
I63	Hirninfarkt	3,5		
N39	Sonstige Krankheiten des Harnsystems	3,3		x
J44	Sonstige chronische obstruktive Lungenkrankheit	2,5	x	x
N17	Akutes Nierenversagen	2,4		
S06	Intrakranielle Verletzung	2,3		
J15	Pneumonie durch Bakterien, anderenorts nicht klassifiziert	2,0		
E11	Diabetes mellitus, Typ 2	1,8	x	x
I70	Atherosklerose	1,8	x	x
K56	Paralytischer Ileus und intestinale Obstruktion ohne Hernie	1,5		
K92	Sonstige Krankheiten des Verdauungssystems	1,5		
I21	Akuter Myokardinfarkt	1,4		
G40	Epilepsie	1,2		x
J20	Akute Bronchitis	1,1	x	x
L89	Dekubitalgeschwür und Druckzone	0,9		x

Pflege-Report 2022

den wieder ins Pflegeheim entlassen wurden (41,8 % dieser Fälle) oder im Krankenhaus verstarben (58,2 %). In der Gesamtschau erfolgte damit bei 7 % aller Krankenhausfälle am Todestag oder am Tag davor ein Transfer ins Krankenhaus.

◻ Abb. 4.5 zeigt die fünf häufigsten Hauptdiagnosen für diese eintägigen Aufenthalte, jeweils für die Gruppe der Pflegeheimbewohnenden, die an diesem Tag verstarben und für die Gruppe der Pflegeheimbewohnenden, die wieder ins Pflegeheim entlassen wurden. Dabei zeigen sich zwischen diesen beiden Gruppen deutliche Unterschiede. Bei eintägigen Krankenhausaufenthalten, bei denen die Pflegeheimbewohner verstarben, verdichteten sich die Behandlungsanlässe im Kontext von Infektionen. Mit einer solchen standen 26 % der Fälle im Zusammenhang (8,9 % Sonstige Sepsis; 8,8 % Pneumonie, Erreger nicht näher bezeichnet; 6,2 % Pneumonie durch feste und flüssige Substanzen, 1,7 % Pneumonie durch Bakterien, anderenorts nicht klassifiziert). Bei Fällen, bei denen die Pflegeheimbewohnenden das Krankenhaus nach dem eintägigen Aufenthalt wieder verlassen konnten, sind Verlet-

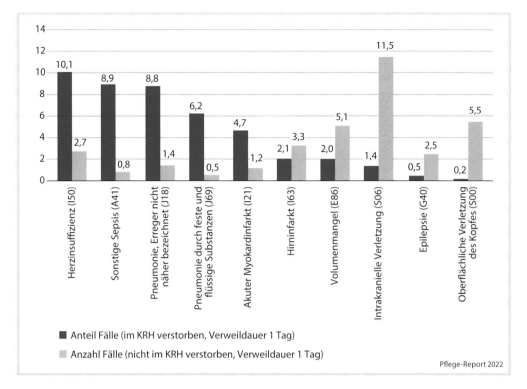

◨ **Abb. 4.5** Häufigste Hauptdiagnosen bei eintägigen Krankenhausfällen von Pflegeheimbewohnenden der Studienpopulation; Anteil in % (2018/2019) (Quelle: AOK-Routinedaten 2018/2019)

zungsanlässe als häufigste Hauptdiagnosen dokumentiert (11,5 % Intrakranielle Verletzung; 5,5 % Oberflächliche Verletzung des Kopfes).

In der Gesamtschau finden sich auch bei den Hauptdiagnosen für eintägige Krankenhausaufenthalte eine Reihe von Erkrankungsspektren, die als potenziell vermeidbar klassifiziert sind. Neben der Herzinsuffizienz (ASK/PSK) ist hier der Volumenmangel (PSK) und die Epilepsie (PSK) zu nennen (◨ Abb. 4.5).

4.4 Zusammenfassung und Ausblick

Pflegeheime sind Orte des letzten Lebensabschnitts und des Sterbens. Jede dritte innerhalb eines Jahres verstorbene AOK-versicherte Person lebte in einem Pflegeheim. Ein Viertel

der Pflegeheimbewohnenden verstirbt innerhalb eines Jahres. Sind Pflegeheime für diese vielfältige und herausfordernde Aufgabe ausreichend vorbereitet? Ein Indikator hierfür sind die – u. a. im internationalen Vergleich hohen – Krankenhaus-Verlegungsraten von Pflegeheimbewohnenden unmittelbar vor dem Lebensende (Behrendt et al. 2022a). Der vorliegende Beitrag analysierte diese auf Basis von AOK-Routinedaten. Sichtbar wird, dass deutlich mehr als die Hälfte aller Pflegeheimbewohnenden in den letzten zwölf Wochen ihres Lebens in ein Krankenhaus verlegt werden, rund ein Drittel dieser Menschen innerhalb der letzten Woche ihres Lebens. 27 % der untersuchten Studienpopulation verstarben im Krankenhaus. Die Situation ist dabei regional recht unterschiedlich: Baden-Württemberg und Schleswig-Holstein haben deutlich unterproportionale Raten. Besonders auffällig bei den Analysen war zudem, dass jeder siebte Krankenhausfall zwölf Wochen vor dem Versterben eine Verweildauer von maximal einem Tag aufwies. In über der Hälfte dieser Fälle versterben die Pflegeheimpatientinnen und -patienten im Krankenhaus. In der Gesamtschau erfolgte damit in 7 % aller Krankenhausfälle der hier untersuchten Studienpopulation zwölf Wochen vor dem Versterben eine Verlegung ins Krankenhaus an ihrem Todestag selbst oder dem Tag zuvor. Neun der 20 häufigsten dokumentierten Erkrankungsanlässe für die Krankenhauseinweisungen zwölf Wochen – und damit jeder vierte Fall – vor dem Versterben könnten laut Experten durch geeignete Maßnahmen potenziell vermieden werden. Hier ist anzufügen: Der hier erfolgte Abgleich mit den etablierten ASK- und PSK-Listen liefert Anhaltspunkte, dahingehend inwiefern a) eine den Krankenhausaufenthalt bedingte Verschlechterung der chronischen Erkrankung durch eine sekundärpräventive, leitliniengerechte ambulante Versorgung gar nicht erst aufgetreten wäre oder b) die Behandlung auch im ambulanten bzw. Pflegeheimsetting möglich gewesen wäre. Sprich: Beide Klassifikationen bringen zur Sprache, was medizinisch indiziert ist; nicht was nach dem Willen der Betroffenen für sie oder ihn in der letzten Lebensphase angemessen ist. Weder sind die Klassifikationen auf palliative Versorgungsaspekte ausgerichtet noch kann über Routinedaten der Therapiewunsch erfasst werden. In diesem Zusammenhang steht, dass beispielsweise jede vierte Verlegung am Todestag oder dem Tag zuvor im Zusammenhang mit einer Pneumonie oder Sepsis steht. Inwiefern hier die kurativ adäquate Behandlung eingeleitet wurde, Symptomkontrolle im palliativen Sinne nur im Krankenhaus möglich war oder eben eine kurative Überversorgung vorlag, bleibt offen und verweist auf weiteren Forschungsbedarf. Dies auch, da Instrumente zur Senkung von Krankenhausaufenthalten am Lebensende als gut untersucht gelten: Die rechtzeitige und konsequente Erfassung der Versorgungswünsche von Bewohnenden mit Blick auf ihr Lebensende durch z. B. Patientenverfügung oder Advance Care Planning. Die Zentrale Ethikkommission bei der Bundesärztekammer weist auf die Bedeutung der vorsorglichen Willensbekundung und der Möglichkeit, hierbei Unterstützung zu bekommen, hin, gleichzeitig aber auch darauf, dass dies auch ausreichende Palliativstrukturen impliziere (ZEKO 2019). Mit Blick auf das Setting Pflegeheim sind diesbezüglich folglich eine Reihe an Fragen unbeantwortet: Wie hat sich die gesundheitliche Versorgungsplanung am Lebensende nach § 132g SGB V in den Heimen etabliert? Welche Erfahrungen bestehen und wie hat sich die Versorgung verändert? In welchem Umfang erhalten Pflegeheimbewohnende eine AAPV- und SAPV-Versorgung. Was hat sich durch die Beschreibung von Palliativversorgung in den Verträgen zwischen Kassen und Pflegeheimen und auch in der gesetzlichen Qualitätssicherung verändert? Sind die neuen Strukturen ausreichend finanziert und mit Blick auf eine bessere Ausrichtung an den Versorgungswünschen der Bewohnenden und der Vermeidung von Überversorgung wirksam? Der vorgelegte Beitrag versteht sich in diesem Sinne als empirische Bestandsaufnahme und als Anstoß für eine Diskussion dieser Fragen. Coors, ▶ Kap. 5 im selben Band, verweist in diesem Zusammenhang darauf, dass – auch wenn normative Bewertungen aufgrund der individualisierten Bewertungen des Einzelnen im Kontext des Versterbens eingeschränkt seien – eine breite fachliche Diskussion über „normale Sterbeverläufe" im Pflegeheim dringend erforderlich erscheint. Auch Policypaper der WHO oder der Lancet Commission werfen entsprechende Fragen auf, u. a. auch mit Blick auf die Ressourcenpriorisierung zwischen kurativen und symptomlindernden, psychosozialen und das Umfeld einbeziehenden Ansätzen am Lebensende (Normand et al. 2021; Sallnow et al. 2022).

Anhang

■ **Tab. 4.3** Krankenhausaufenthalte von Pflegeheimbewohnenden vor dem Versterben – (inter-)nationale Befunde nach Tagen vor Versterben (TvV) (Quelle: Behrendt et al. 2022a)

Quelle	Land	Zeitraum des Versterbens	Stichprobe		PHBew mit ≥ 1 Krankenhausaufenthalt
			Verstorbene PHBew (n)	Spezifizierung	(% der Stichprobe)
Letztes Lebensjahr					
Hoffmann und Allers (2020b)	DE	2010–2014	67.328 PHBew	AOK-Versicherte mit Beginn der stationären LZP 2010–2014	74,3
Xing et al. (2013)	US	2007	274.774	–	53,0
Feng et al. (2014)	US	2000–2008	635	*Mit* Demenz	65,0
			635	*Ohne* Demenz	73,8
Unroe et al. (2016)	US	1999–2008	2.510	–	76,3
90 TvV					
Hoffmann und Allers (2020b)	DE	2010–2014	67.328 PHBew mit	AOK-Versicherte mit Beginn der stationären LZP 2010–2014	63,9
Frahm et al. (2015)	US	2007	88.416	Mit Hospizversorgung	13,3
De Gendt et al. (2013)	BE	09–10/2006	1.240	–	43,1
McGregor et al. (2010)	CA	2001–2007	369	–	26,0
56 bzw. 60 TvV					
Miller et al. (2016)	US	2006–2010	130	Zusätzlich palliativ versorgt in 61–180 TvV	26,9
			289	*Nicht* zusätzlich palliativ versorgt in 61–180 TvV	40,1
Hockley et al. (2010)	GB	2007	133	Mit palliativer Intervention	24,0
			95	*Ohne* palliativer Intervention	31,0

▣ Tab. 4.3 (Fortsetzung)

Quelle	Land	Zeitraum des Versterbens	Stichprobe		PHBew mit ≥ 1 Kranken-hausaufenthalt
			Verstorbene PHBew (n)	Spezifizierung	(% der Stich-probe)
30 TvV					
Hoffmann und Allers (2020b)	DE	2010–2014	67.328 PHBew mit	AOK-Versicherte mit Beginn der stationären LZP 2010–2014	51,5
Hoffmann und Allers (2020a)	DE	2006–2015	10.781	Versichert bei AOK Bremen/Bremerhaven	48,6
		2014–2015	2.087		48,5
Cai et al. (2016)	US	07/2007–09/2010	394.948	–	33,0
Zheng et al. (2015)	US	2005–2007	747.641	–	33,0
Miller et al. (2016)	US	2006–2010	130	Zusätzlich palliativ versorgt in 61–180 TvV	15,4
			289	*Nicht* zusätzlich palliativ versorgt in 61–180 TvV	30,6
			84	Zusätzlich palliativ versorgt in 31–60 TvV	22,6
			212	*Nicht* zusätzlich palliativ versorgt in 31–60 TvV	32,9
Miller et al. (2017)	US	2006–2010	91	Mit Demenz und zusätzlich palliativ versorgt in 31–180 TvV	7,7
			1.170	Mit Demenz und *nicht* zusätzlich palliativ versorgt in 31–180 TvV	24,5
Miller et al. (2015)	US	07/2009–06/2010	40.596	–	30,9
Houttekier et al. (2014)	BE	02–10/2010	198	Mit Demenz	19,5
Hendriks et al. (2017)	NL	2007–2010	330	Mit Demenz	8,0
7 TvV					
Hoffmann und Allers (2020b)	DE	2010–2014	67.328 PHBew mit	AOK-Versicherte mit Beginn der stationären LZP 2010–2014	37,2
Hoffmann und Allers (2020a)	DE	2006–2015	10.781	Versichert bei AOK Bremen/Bremerhaven	35,7
		2014–2015	2.087		35,4

4

◘ Tab. 4.3 (Fortsetzung)

Quelle	Land	Zeitraum des Versterbens	Stichprobe		PHBew mit ≥ 1 Kranken- hausaufenthalt
			Verstorbene PHBew (n)	Spezifizierung	(% der Stich- probe)
Miller et al. (2016)	US	2006–2010	130	Zusätzlich palliativ ver- sorgt in 61–180 TvV	6,9
			289	*Nicht* zusätzlich palliativ versorgt in 61–180 TvV	22,9
			84	Zusätzlich palliativ ver- sorgt in 31–60 TvV	13,1
			212	*Nicht* zusätzlich palliativ versorgt in 31–60 TvV	21,4
			162	Zusätzlich palliativ ver- sorgt in 8–30 TvV	11,1
			410	*Nicht* zusätzlich palliativ versorgt in 8–30 TvV	22,0
			101	Zusätzlich palliativ ver- sorgt 7 TvV	20,8
			263	*Nicht* zusätzlich palliativ versorgt 7 TvV	36,0
Miller et al. (2017)	US	2006–2010	91	Mit Demenz und zusätz- lich palliativ versorgt in 31–180 TvV	0,0
			1.170	Mit Demenz und *nicht* zusätzlich palliativ ver- sorgt in 31–180 TvV	18,3
			112	Mit Demenz und zusätz- lich palliativ versorgt in 1–30 TvV	11,6
			1.586	Mit Demenz und *nicht* zusätzlich palliativ ver- sorgt in 1–30 TvV	20,5
Teno et al. (2011)	US	2007	8.583 PH; jeweils ≥ 25 PHBew	–	14,8
Hendriks et al. (2017)	NL	2007–2010	330	Mit Demenz	1,5
Gozalo et al. (2011)	US	2000–2007	474.829	Kognitiv beeinträchtigt	5,8

Pflege-Report 2022

4

■ **Tab. 4.4** Anteil Pflegeheimbewohnende mit mindestens einem Krankenhausaufenthalt zwölf Wochen vor dem Lebensende sowie mit Versterben im Krankenhaus, differenziert nach Geschlecht und Pflegeschwere; Anteil in % (2018/2019) (Quelle: AOK-Routinedaten 2018/2019)

Frauen	PG1	PG2	PG3	PG4	PG5
Unter 60 Jahre	–	55,6	65,4	61,8	60,5
60–69 Jahre	80,0	68,7	73,8	68,1	57,5
70–79 Jahre	82,4	74,7	75,0	65,4	50,6
80–89 Jahre	88,2	76,3	71,3	59,6	42,4
90 Jahre und älter	74,5	69,1	60,4	46,7	31,3
Männer	**PG1**	**PG2**	**PG3**	**PG4**	**PG5**
Unter 60 Jahre	71,4	65,5	67,9	65,9	68,9
60–69 Jahre	74,4	71,9	71,9	71,1	69,3
70–79 Jahre	78,8	76,4	75,6	71,5	62,3
80–89 Jahre	78,9	78	73,5	66,3	52,9
90 Jahre und älter	80	72,1	65,6	55,7	43,5

Pflege-Report 2022

□ Tab. 4.5 Verteilung der Krankenhausfälle auf die zwölf Wochen vor dem Versterben der Pflegeheimbewohnenden nach Wochen, differenziert nach Alter und Pflegegrad; Anteil in % (2018/2019) (Quelle: AOK-Routinedaten 2018/2019)

	Insgesamt	Alter					Pflegegrad					Demenz	
		Unter 60 Jahre	60 bis 69 Jahre	70 bis 79 Jahre	80 bis 89 Jahre	90 Jahre und älter	1	2	3	4	5	Ja	Nein
W11	6,8	11,6	11,2	9,6	7,3	4,8	6,5	7,7	7,9	6,9	5,8	8,3	6,1
W10	7,1	12,1	11,9	10,1	7,8	5,0	7,2	8,3	8,4	7,2	5,9	8,9	6,4
W9	7,6	12,4	12,7	10,9	8,2	5,4	8,0	9,4	8,8	7,8	6,3	9,4	6,9
W8	8,1	13,1	13,3	11,7	8,7	5,8	7,6	10,0	9,5	8,3	6,6	10,1	7,3
W7	8,6	14,3	13,6	12,4	9,2	6,1	10,3	10,9	10,2	8,6	6,9	10,6	7,7
W6	9,3	14,6	15,4	13,2	10,1	6,7	12,2	11,9	11,1	9,3	7,5	11,5	8,4
W5	10,4	16,0	16,7	14,5	11,2	7,5	15,2	13,2	12,7	10,4	8,1	12,8	9,3
W4	11,8	17,5	18,1	16,3	12,8	8,6	17,9	15,7	14,8	11,7	8,8	14,5	10,6
W3	13,8	20,4	20,8	19,0	14,9	10,1	20,5	18,9	17,5	13,6	10,1	17,0	12,4
W2	16,8	23,0	24,5	22,6	18,3	12,6	31,2	24,1	21,6	16,6	12,1	21,0	15,0
W1	22,4	29,8	31,0	29,7	24,2	17,2	41,8	33,6	29,4	22,1	15,2	27,9	20,0
W0	33,5	45,5	46,4	42,8	35,9	26,5	65,0	53,6	45,4	32,7	21,4	40,7	30,4

Pflege-Report 2022

Literatur

Aaltonen M, Raitanen J, Forma L, Pulkki J, Rissanen P, Jylhä M (2014) Burdensome transitions at the end of life among long-term care residents with dementia. J Am Med Dir Assoc 15:643–648. https://doi.org/10.1016/j.jamda.2014.04.018

Allers K, Hoffmann F (2018) Mortality and hospitalization at the end of life in newly admitted nursing home residents with and without dementia. Soc Psychiatry Psychiatr Epidemiol 53:833–839. https://doi.org/10.1007/s00127-018-1523-0

Allers K, Hoffmann F, Schnakenberg R (2019) Hospitalizations of nursing home residents at the end of life: A systematic review. Palliat Med 33:1282–1298. https://doi.org/10.1177/0269216319866648

Ateş G, Jaspers B, Peuten S, Schneider W, Radbruch L (2021) Palliativversorgung. In: Klauber J, Wasem J, Beivers A, Mostert C (Hrsg) Krankenhaus-Report 2021. Springer, Berlin Heidelberg

Behrendt S et al (2022a) Qualitätsmessung in der Pflege mit Routinedaten (QMPR): Indikatoren. Schnittstelle Hospitalisierung bei Pflegeheimbewohner:innen. Abschlussbericht Bd. 2. Wissenschaftliches Institut der AOK (WIdO), Berlin https://doi.org/10.4126/FRL01-006432928

Behrendt S et al (2022b) Qualitätsmessung in der Pflege mit Routinedaten (QMPR): Konzept und Methodik. Abschlussbericht Bd. 1. Wissenschaftliches Institut der AOK (WIdO), Berlin https://doi.org/10.4126/FRL01-006432927

Biola H, Sloane PD, Williams CS, Daaleman TP, Zimmernan S (2010) Preferences versus practice: life-sustaining treatments in last months of life in long-term care. J Am Med Dir Assoc 11:42–51. https://doi.org/10.1016/j.jamda.2009.07.005

BMG – Bundesministerium für Gesundheit (2022) Zahlen und Fakten zur Pflegeversicherung. https://www.bundesgesundheitsministerium.de/fileadmin/Dateien/3_Downloads/Statistiken/Pflegeversicherung/Zahlen_und_Fakten/Zahlen_und_Fakten_Stand_April_2022_bf.pdf. Zugegriffen: 5. Mai 2022

Bohnet-Joschko S, Valk-Draad M, Schulte T, Groene O (2022) Nursing home-sensitive conditions: analysis of routine health insurance data and modified Delphi analysis of potentially avoidable hospitalizations [version 2; peer review: 2 approved. F1000Res. https://doi.org/10.12688/f1000research.73875.2

Cai S, Miller SC, Mukamel DB (2016) Racial differences in hospitalizations of dying medicare-medicaid dually eligible nursing home residents. J Am Geriatr Soc 64:1798–1805. https://doi.org/10.1111/jgs.14284

Cardona-Morrell M, Kim JCH, Brabrand M, Gallego-Luxan B, Hillman K (2017) What is inappropriate hospital use for elderly people near the end of life? A systematic review. Eur J Intern Med 42:39–50. https://doi.org/10.1016/j.ejim.2017.04.014

Collier R (2012) Hospital-induced delirium hits hard. CMAJ 184:23–24. https://doi.org/10.1503/cmaj.109-4069

Diehl E, Rieger S, Letzet S, Schablon A, Nienhaus A, Escobar Pinzon LC, Dietzl P (2021) Arbeitsbedingungen von Pflegekräften in der allgemeinen Palliativversorgung in Deutschland. Pflege 34:80–91. https://doi.org/10.1024/1012-5302/a000791

Fassmer AM, Pulst A (2021) Hospitalisierung und Notaufnahmebesuche von Pflegeheimbewohnern: Häufigkeit, Ursachen und Entwickeln einer Intervention zur Verbesserung der Versorgung. Ergebnisbericht. https://innovationsfonds.g-ba.de/downloads/beschluss-dokumente/83/2021-07-01_Homern_Ergebnisbericht.pdf. Zugegriffen: 7. Apr. 2022

Feng Z, Coots LA, Kaganova Y, Wiener JM (2014) Hospital and ED use among Medicare beneficiaries with dementia varies by setting and proximity to death. Health Aff 33:683–690. https://doi.org/10.1377/hlthaff.2013.1179

Frahm KA, Brown LM, Hyer K (2015) Racial disparities in receipt of hospice services among nursing home residents. Am J Hospice Palliat Care 32:233–237. https://doi.org/10.1177/1049909113511144

Gangnus A et al (2021) Covid-19-Schutzmaßnahmen und Einschränkungen des sozialen Lebens in Pflegeheimen Analyse von Verordnungen und Surveydaten. Pflege. https://doi.org/10.1024/1012-5302/a000854

De Gendt C, Bilsen J, Stichele RV, Deliens L (2013) Advance care planning and dying in nursing homes in Flanders, Belgium: a nationwide survey. J Pain Symptom Manage 45:223–234. https://doi.org/10.1016/j.jpainsymman.2012.02.011

Gozalo P, Teno JM, Mitchell SL, Skinner J, Bynum J, Tyler D, Mor V (2011) End-of-life transitions among nursing home residents with cognitive issues. N Engl J Med 365:1212–1221. https://doi.org/10.1056/NEJMsa1100347

Habbinga K (2019) Notaufnahmebesuche von Pflegeheimbewohnern. Dissertation. https://oops.uni-oldenburg.de/id/eprint/4062. Zugegriffen: 10. Nov. 2021

Hendriks SA, Smalbrugge M, Deliens L, Koopmans RTCM, Onwuteaka-Philipsen BD, Hertogh CMPM, Steen JT (2017) End-of-life treatment decisions in nursing home residents dying with dementia in the Netherlands. Int J Geriatr Psychiatry 32:e43–e49. https://doi.org/10.1002/gps.4650

Hickman SE, Nelson CA, Moss AH, Tolle SW, Perrin NA, Hammes BJ (2011) The consistency between treatments provided to nursing facility residents and orders on the physician orders for life-sustaining treatment form. J Am Geriatr Soc 59:2091–2099. https://doi.org/10.1111/j.1532-5415.2011.03656.x

Hockley J, Watson J, Oxenham D, Murray SA (2010) The integrated implementation of two end-of-life care tools in nursing care homes in the UK: an in-depth evaluation. Palliat Med 24:828–838. https://doi.org/10.1177/0269216310373162

Hoffmann F, Allers K (2020a) Krankenhausaufenthalte von Pflegeheimbewohnern in der letzten Lebensphase: eine Analyse von Krankenkassenroutinedaten. Z Gerontol Geriat 54:247–254. https://doi.org/10.1007/s00391-020-01716-3

Hoffmann F, Allers K (2020b) Ten-year trends in end-of-life hospitalizations of nursing home residents in Germany, 2006–2015. Maturitas 134:47–53. https://doi.org/10.1016/j.maturitas.2020.02.006

Hoffmann F, Strautmann A, Allers K (2019) Hospitalization at the end of life among nursing home residents with dementia: a systematic review. BMC Palliat Care 18:77. https://doi.org/10.1186/s12904-019-0462-1

Houttekier D, Vandervoort A, Van den Block L, van der Steen JT, Vander Stichele R, Deliens L (2014) Hospitalizations of nursing home residents with dementia in the last month of life: results from a nationwide survey. Palliat Med 28:1110–1117. https://doi.org/10.1177/0269216314535962

Kada O, Janig H, Likar R, Pinter G, Cernic K (2013) Versorgung optimieren, vermeidbare Krankenhaustransporte reduzieren. eine Interventionsstudie in Kärnter Pflegeheimen. In: Pinter G, Likar R, Schippinger W, Janig H, Kada O, Cernic K (Hrsg) Geriatrische Notfallversorgung: Strategien und Konzepte. Springer, Wien, S 229–249

Kohl R, Jürchott K, Hering C, Gangnus A, Kuhlmey A, Schwinger A (2021) COVID-19-Betroffenheit in der vollstationären Langzeitpflege. In: Jacobs K, Greß S, Kuhlmey A, Klauber J, Schwinger A (Hrsg) Pflege-Report 2021. Sicherstellung der Pflege: Bedarfslagen und Angebotsstrukturen. Springer, Berlin Heidelberg, S 3–20

Leitlinienprogramm Onkologie (2020) Erweiterte S3-Leitlinie Palliativmedizin für Patienten mit einer nicht-heilbaren Krebserkrankung. https://www.awmf.org/uploads/tx_szleitlinien/128-001OLk_S3_Palliativmedizin_2021-03.pdf. Zugegriffen: 22. April 2022

Martin RS, Hayes B, Gregorevic K, Lim WK (2016) The effects of advance care planning interventions on nursing home residents: A systematic review. J Am Med Dir Assoc 17:284–293. https://doi.org/10.1016/j.jamda.2015.12.017

McGregor M, Pare D, Wong A, Cox MB, Brasher P (2010) Correlates of a "do not hospitalize" designation: in a sample of frail nursing home residents in Vancouver. Can Fam Physician 56:1158–1164

Miller SC, Lima JC, Thompson SA (2015) End-of-life care in nursing homes with greater versus less palliative care knowledge and practice. J Palliat Med 18:527–534. https://doi.org/10.1089/jpm.2014.0393

Miller SC, Lima JC, Intrator O, Martin E, Bull J, Hanson LC (2016) Palliative care consultations in nursing homes and reductions in acute care use and potentially burdensome end-of-life transitions. J Am Geriatr Soc 64:2280–2287. https://doi.org/10.1111/jgs.14469

Miller SC, Lima JC, Intrator O, Martin E, Bull J, Hanson LC (2017) Specialty palliative care consultations for nursing home residents with dementia. J Pain Symptom Manage 54:9–16.e15. https://doi.org/10.1016/j.jpainsymman.2017.03.005

Mukamel DB, Ladd H, Caprio T, Temkin-Greener H (2016) Prototype end-of-life quality measures based on MDS 3 data. Med Care 54:1024–1032. https://doi.org/10.1097/mlr.0000000000000576

Normand C, May P, Johnston B, Cylus J (2021) Health and social care near the end of life – Can policies reduce costs and improve outcomes? https://apps.who.int/iris/bitstream/handle/10665/349803/Policy-brief-1997-8073-2021-1-eng.pdf?sequence=1&isAllowed=y. Zugegriffen: 25. Apr. 2022

Radbruch L, Andersohn F, Walker W (2015) Überversorgung kurativ – Unterversorgung palliativ? Analyse ausgewählter Behandlungen am Lebensende. https://faktencheck-gesundheit.de/de/publikationen/publikation/did/faktencheck-palliativversorgung-modul-3/index.html. Zugegriffen: 25. Apr. 2022

Räker M, Klauber J, Schwinger A (2021) Pflegerische Versorgung in der ersten Welle der COVID-19-Pandemie. In: Jacobs K, Greß S, Kuhlmey A, Klauber J, Schwinger A (Hrsg) Pflege-Report 2021. Sicherstellung der Pflege: Bedarfslagen und Angebotsstrukturen. Springer, Berlin Heidelberg, S 33–58

Sallnow L et al (2022) Report of the Lancet Commission on the Value of Death: bringing death back into life. Lancet 399:837–884. https://doi.org/10.1016/s0140-6736(21)02314-x

Schmiemann G, Fassmer A, Pulst A, Hoffmann F (2021) Ansatzpunkte zur Verbesserung der medizinischen Versorgung Pflegebedürftiger. HOMERN – Teil 2: Perspektiven der Beteiligten. Universität Oldenburg; Universität Bremen, Bremen Oldenburg

van der Steen JT et al (2014) White paper defining optimal palliative care in older people with dementia: a Delphi study and recommendations from the European Association for Palliative Care. Palliat Med 28:197–209. https://doi.org/10.1177/0269216313493685

Strautmann A, Allers K, Fassmer AM, Hoffmann F (2020) Nursing home staff's perspective on end-of-life care of German nursing home residents: a cross-sectional survey. BMC Palliat Care 19:2. https://doi.org/10.1186/s12904-019-0512-8

Sundmacher L, Schüttig W (2015) Which hospitalisations are ambulatory care-sensitive, to what degree, and how could the rates be reduced? Results of a group consensus study in Germany. Health Policy 11:1415–1423

Teno JM, Gozalo P, Mitchell SL, Bynum JP, Dosa D, Mor V (2011) Terminal hospitalizations of nursing home residents: does facility increasing the rate of do not resuscitate orders reduce them? J Pain Symptom Manage 41:1040–1047. https://doi.org/10.1016/j.jpainsymman.2010.07.014

Unroe KT, Sachs GA, Dennis ME, Hickman SE, Stump TE, Tu W, Callahan CM (2016) Impact of Hospice Use on Costs of Care for Long-Stay Nursing Home Decedents. J Am Geriatr Soc 64:723–730. https://doi.org/10.1111/jgs.14070

Xing J, Mukamel DB, Temkin-Greener H (2013) Hospitalizations of nursing home residents in the last year of life: nursing home characteristics and variation in potentially avoidable hospitalizations. J Am Geriatr Soc 61:1900–1908. https://doi.org/10.1111/jgs.12517

ZEKO (2019) Stellungnahme der Zentralen Kommission zur Wahrung ethischer Grundsätze in der Medizin und ihren Grenzgebieten (Zentrale Ethikkommission bei der Bundesärztekammer): Advance Care Planning (ACP). Dtsch Arztebl. https://doi.org/10.3238/arztebl.2019.zeko_sn_acp_01

Zheng NT, Mukamel DB, Friedman B, Caprio TV, Temkin-Greener H (2015) The effect of hospice on hospitalizations of nursing home residents. J Am Med Dir Assoc 16:155–159. https://doi.org/10.1016/j.jamda.2014.08.010

ZIG, IPP (2017) Sterben zuhause im Heim (SiH) – Hospizkultur und Palliativkompetenz in der stationären Langzeitpflege. https://www.bundesgesundheitsministerium.de/fileadmin/Dateien/5_Publikationen/Pflege/Berichte/_SiH_Sachbericht_413u415_FINAL_2018-05-22.pdf. Zugegriffen: 3. Mai 2022

Palliativversorgung: Gerechtigkeit, Solidarität und Versorgungsbedarf – Sozialethische Perspektiven

Michael Coors

Inhaltsverzeichnis

© Der/die Autor(en) 2022
K. Jacobs et al. (Hrsg.), *Pflege-Report 2022*, https://doi.org/10.1007/978-3-662-65204-6_5

▪▪ Zusammenfassung

*Der Beitrag diskutiert ausgehend vom Hospiz-
und Palliativgesetz (2015) Fragen der Gerechtigkeit in der Gesundheits- und insbesondere in der Palliativversorgung. Die Logik einer gerechten Verteilung nach Bedarf in solidarischen Gemeinschaften wird zunächst ge-
rechtigkeitstheoretisch rekonstruiert. Die Frage der nachvollziehbaren Feststellung des Versorgungsbedarfs erweist sich so als zentrale
Gerechtigkeitsfrage. Um aber palliative Versorgungsbedarfe festzustellen, braucht es Vorstellungen eines Normalverlaufs des Sterbens.
Auf dieser Grundlage sich etablierende Vorstellungen des „guten Sterbens" stehen dann
in der Gefahr, die Selbstbestimmung von Patientinnen und Patienten zu gefährden. Als
besonders schwierig erweist sich die Festle-
gung eines nachvollziehbaren Versorgungsbedarfs in stark von individuellen Vorstellungen
geprägten Lebensbereichen, z. B. wenn es um
psycho-soziale und spirituelle Versorgungsbedarfe geht. Das darf aber nicht dazu führen, dass in diesen Bereichen keine Angebote
der palliativen Versorgung vorgehalten werden, wie es derzeit im Bereich der allgemeinen
Palliativversorgung weitgehend der Fall ist.*

*The paper discusses questions of justice in
health care and especially in palliative care in
the light of the German law on hospice and palliative care (2015). It theoretically reconstructs
the logic of just distribution according to needs
in solidaristic communities. It turns out that
the crucial question of justice in healthcare is
how to comprehensively identify the needs of
patients. To identify palliative needs, a normative standard of the process of dying has to
be defined. Such conceptions of "good dying",
though, can lead to undermining the autonomy
of patients. It is particularly difficult to comprehensively identify patients' needs with regard
to areas of life that are highly individualised,
e.g. when it comes to psycho-social and spiritual needs. Yet this should not result in not
providing palliative care for patients with these
needs as is currently the case in the context of
general palliative care.*

5.1 Einleitung

Im Jahr 2015 verabschiedete der Deutsche
Bundestag mit dem „Gesetz zur Verbesserung der Hospiz- und Palliativversorgung in
Deutschland", kurz „Hospiz- und Palliativgesetz" (HPG), eine weitreichende Reform,
die unter anderem darauf zielt, die palliative Versorgung von Menschen in der stationären Langzeitpflege zu verbessern. Kritik
an diesem Gesetz gab es in erster Linie mit
Blick darauf, dass hier nicht genug Ressourcen
zur Verfügung gestellt werden: Zwar eröff-
ne das Gesetz eine Reihe von Möglichkeiten
für eine breiter aufgestellte palliative Versorgung, aber es schaffe keine Möglichkeiten,
um z. B. zusätzliches Personal und insbesondere interdisziplinäre Behandlungsteams im
Bereich der allgemeinen Palliativversorgung
zu finanzieren (z. B. Rieser 2015; Blank et al.
2018). Dass der Bereich der palliativen Versorgung eine stärkere finanzielle Unterstützung
braucht, scheint dabei weitreichender Konsens
zu sein.

Während bisher insbesondere der Bereich
der spezialisierten Palliativversorgung ausgebaut wurde, die vor allem den Patientinnen
und Patienten zugutekommt, die unter einer
besonders schweren Symptomatik leiden, ziel-
te das HPG wesentlich auf eine Verbesserung der allgemeinen Palliativversorgung, die
allen sterbenden Patientinnen und Patienten
zugutekommen soll. Damit stellt sich aber eine doppelte Verteilungsfrage, nämlich erstens
mit Blick auf die Verteilung der Ressourcen zwischen kurativer und palliativer Versorgung und zweitens mit Blick auf die Verteilung der Ressourcen zwischen allgemeiner
und spezialisierter palliativer Versorgung. In
normativer Perspektive sind Verteilungsfragen
immer auch Gerechtigkeitsfragen: Was sind
also ethisch begründbare Kriterien der Verteilung von Ressourcen im Gesundheitswesen
und in der Palliativversorgung im Besonderen?

5.2 Gerechtigkeit in solidarischen Gemeinschaften

Die politische Förderung palliativmedizinischer Versorgung folgt der offensichtlich weitgehend anerkannten moralischen Intuition, dass die Gesellschaft gegenüber sterbenden Menschen in einer besonderen moralischen Beistandsverpflichtung steht. Grundlegend dafür ist die moralische Überzeugung, dass diejenigen Menschen, die einen besonders hohen Bedarf an gesundheitlicher Versorgung haben, auch besonders viel Unterstützung erhalten sollen. Nach dem Sozialphilosophen David Miller ist diese Verteilung nach Bedarf charakteristisch für die gerechte Verteilung von Ressourcen in solidarischen Gemeinschaften (Miller 2008, S. 67 f., 254–282). Miller geht davon aus, dass es nicht ein für alle Kontexte gültiges Gerechtigkeitsprinzip gibt, sondern dass Gerechtigkeitsprinzipien von der Art der Beziehung innerhalb der Gruppe abhängig sind, auf die das Gerechtigkeitsprinzip angewendet werden soll (Miller 2008, S. 66 f.). So gilt mit Blick auf Grund- und Bürgerrechte eine egalitäre Verteilung (alle haben die gleichen Rechte) als gerecht (Miller 2008, S. 71 f.), während im Kontext der Erwerbswirtschaft die Verteilung nach Verdienst (wer mehr arbeitet, verdient auch mehr) als Gerechtigkeitsprinzip anerkannt wird (Miller 2008, S. 68–71). Das Gerechtigkeitsprinzip der Verteilung nach Bedarf gilt in Beziehungssystemen, die Miller als solidarische Gemeinschaften bezeichnet und die dadurch charakterisiert sind, dass sie von einem gemeinsamen Ethos bestimmt werden. Dazu zählen z. B. Familien, religiöse Gruppierungen, Gewerkschaften, aber auch die Zugehörigkeit zu einem Land kann eine solche Bezugsgruppe konstituieren (Miller 2008, S. 68). Dass das deutsche Gesundheitswesen in diesem Sinne als Ausdruck einer solidarischen Gemeinschaft zu verstehen ist, muss hier nicht weiter begründet werden, denn es zeigt sich unmittelbar in den gesetzlichen Grundlagen des Krankenversicherungssystems, wenn in § 1 SGB V von der „Kran-

kenversicherung als Solidargemeinschaft" die Rede ist.

Die Begriffe Solidarität und Gemeinschaft verweisen dabei schon von ihrer Begriffsgeschichte her aufeinander. Der lateinische Begriff „solidus" bezeichnet u. a. das Ganze, verweist also auf die Idee der Zugehörigkeit zum Ganzen einer Gruppe oder der Gesellschaft (Wildt 2017). Solidarität verweist darum, wie Rahel Jaeggi im Anschluss an Emile Durkheim formuliert, auf das soziale Band, das eine Gesellschaft zusammenhält (Jaeggi 2001, S. 88) und das sich im moralischen Streben nach der Realisierung gemeinsamer Güter vollzieht, die die sozialen Beziehungen der Einzelnen mitbestimmen (Jaeggi 2001, S. 290 f.). Es geht bei Solidarität also nicht darum, dass Menschen wechselseitig in instrumenteller Weise aufeinander angewiesen sind, weil bestimmte individuelle Ziele nur mit Hilfe anderer realisiert werden können. Es geht vielmehr um gemeinsam erstrebte Güter, mit Blick auf deren Realisierung man solidarisch handelt bzw. auch solidarisches Handeln einfordert.

In demokratischen Gesellschaften ist eine wesentliche Voraussetzung der verantwortlichen Rede von Solidarität, dass über das, was als das Gute solidarisch erstrebt wird, nur in Prozessen entschieden werden darf, in denen Bürgerinnen und Bürger als freie Individuen mitbestimmen können. Gleichwohl kann Solidarität unter dieser Voraussetzung eines freien demokratischen Verfahrens auch bedeuten, von Bürgerinnen und Bürgern zu verlangen, dass sie einzelne Freiheiten zugunsten anderer einschränken, indem sie auf solidarisches Handeln – auch rechtlich – verpflichtet werden, wie es z. B. in der Finanzierung eines solidarischen Gesundheitswesens geschieht. Das Ziel bleibt dabei aber immer, dass für alle die gleichen Freiheitsrechte gelten müssen (Rawls 1971).

Im Wissen darum, dass Freiheit nicht von Natur aus gegeben, sondern das Resultat eines gemeinsamen Handelns von Individuen ist, zielt solidarisches Handeln darauf, dass Bürgerinnen und Bürger sich gegenseitig schützen und unterstützen, wenn ihre Fähigkeit zur freien Gestaltung des Lebens in der Gesellschaft gefährdet ist. In diesem Sinne kann man eine Solidargemeinschaft mit Wildt definieren als eine „Gemeinschaft, in der Lasten und Schäden eines jeden in gleichem Maße, aber von jedem gemäß seiner unterschiedlichen Leistungsfähigkeit getragen werden" (Wildt 2017). Das Ziel des gemeinsamen Tragens dieser Lasten ist in einer liberalen demokratischen Gesellschaft eine möglichst egalitäre Verteilung von Freiheit als dem gemeinsamen, solidarisch erstrebten Gut. Eine Gefährdung dieses Gutes kann auf vielfältige Art und Weise zustande kommen. Insbesondere aber kann die Fähigkeit einer Person zur freien Lebensführung durch Krankheit oder Pflegebedürftigkeit gefährdet sein. Hier greift dann das System der solidarischen Krankenversicherung.

In dieser Definition von Solidarität ist dabei immer schon eine Verteilungslogik und damit eine Vorstellung von Gerechtigkeit mitgesetzt, nämlich eben die von Miller (2008) beschriebene Verteilung nach Bedarf. Sie ist charakteristisch für die Ressourcenverteilung im deutschen Gesundheitswesen.

5.3 Gerechte Ressourcenverteilung im solidarischen Gesundheitswesen in Deutschland

In der gesetzlichen solidarischen Krankenversicherung gibt es dementsprechend eine doppelte solidarische Umverteilung von Ressourcen:

(1) von den Wohlhabenderen zu den weniger Wohlhabenden durch die Kopplung der Höhe der Krankenversicherungsbeiträge an die Höhe des Einkommens,

(2) von Personen mit geringer zu Personen mit hoher Krankheitslast.

Beide Umverteilungsmechanismen gelten nicht uneingeschränkt, sondern unterliegen politisch gesetzten Grenzen, wie z. B. der Bemessungsgrenze für Krankenversicherungsbeiträge oder der Möglichkeit des Wechsels in eine private Versicherung für lediglich einen kleinen Personenkreis. Diese Grenzen sind unter dem Gesichtspunkt der Gerechtigkeit kritisch zu diskutieren. Gleichwohl scheint das Grundprinzip einer solidarischen Verteilung nach Bedarf grundsätzlich in Kraft und zeigt, dass das Prinzip der Solidarität ein spezifisches Verständnis von Verteilungsgerechtigkeit hervorbringt, nach dem diejenigen, die am meisten Hilfe brauchen, auch die meiste Hilfe bekommen. Werden im Gesundheitswesen aber die Ressourcen nach Bedarf verteilt, so stellt sich notwendigerweise die Frage danach, wer in welchem Maße der Hilfe bedarf bzw. wer diejenigen Personen sind, die einen besonders hohen Bedarf an medizinischer und pflegerischer Versorgung haben.

Den Bedarf einer Person an medizinischer oder pflegerischer Versorgung ausschließlich am subjektiven *Bedürfnis* einer Person festzumachen, liefe darauf hinaus, die Gerechtigkeitsfrage faktisch zugunsten eines Systems der Befriedigung individueller Bedürfnisse aufzugeben, das weniger mit Solidarität und mehr mit Dienstleistung zu tun hätte. Es braucht vielmehr einen für alle nachvollziehbaren und in diesem Sinne objektiven Maßstab, an dem sich bemessen lässt, inwieweit die Möglichkeiten einer Person, ihr Leben frei zu führen, durch Krankheit oder Pflegebedürftigkeit eingeschränkt sind und welcher Bedarf an Unterstützung durch die Solidargemeinschaft daraus entsteht.

Diese Nachvollziehbarkeit wird durch den Rückgriff auf wissenschaftlich erhobene Daten der medizinischen Forschung und der Pflegeforschung hergestellt. Die Einschätzung des individuellen Hilfebedarfs obliegt dann am Ende denjenigen, die professionell dazu ausgebildet wurden, wissenschaftlich zu beurteilen, was es braucht, um eine spezifische Krankheit medizinisch und pflegerisch angemessen zu behandeln: Es sind Ärztinnen und Ärzte, die diese Beurteilung mit Blick auf medizinische Therapien und auf der Grundlage fachwissenschaftlicher Expertise vornehmen.

Darum kommt der medizinischen Indikation (Dörries und Lipp 2015; Dörries 2019) eine Schlüsselfunktion für die gerechte Verteilung von Ressourcen in der ärztlichen Versorgung zu. Denn mit der Feststellung, dass eine Behandlung medizinisch indiziert ist, wird zugleich festgestellt, dass ein medizinischer Versorgungsbedarf besteht, der es rechtfertigt, die vorhandenen und notwendigen Ressourcen (Personal, medizinische Mittel und Medizintechnik, Infrastruktur etc.) für die betroffene Person zur Verfügung zu stellen. Eine medizinische Indikation setzt die Klärung des erstrebten Ziels der medizinischen Behandlung voraus. Erst vom Ziel her lässt sich klar formulieren, welche medizinischen Mittel angemessen eingesetzt werden können, um dieses Ziel zu erreichen (Raspe 2015, S. 190). Grob umrissen gibt es dabei, wie Andrea Dörries (2019, S. 585 f.) festhält, zwei mögliche Ziele des medizinischen Handelns: Heilung und Leidenslinderung. Diese beiden Ziele verweisen auf die beiden moralischen Güter, die im Gesundheitswesen realisiert werden sollen und für deren Realisierung alle im Rahmen der gesetzlichen Krankenversicherung Versicherten solidarisch die Ressourcen zur Verfügung stellen.

Im Grundsatz gilt Analoges für die Pflege: Auch hier braucht es eine nachvollziehbare Feststellung des Pflegebedarfs einer Person, die ein pflegewissenschaftlich fundiertes Urteil voraussetzt. Dass dieses im deutschen Gesundheitswesen nicht durch die Pflege selbst vorgenommen wird, dürfte an der fehlenden Etablierung der Pflege als eigenständiger Profession liegen. Infolgedessen wird die Einstufung des Pflegebedarfs durch vom Medizinischen Dienst der Krankenkassen (MDK) beauftragte Pflegegutachterinnen und -gutachter vorgenommen, die wiederum auf pflegewissenschaftlicher Grundlage die Situation einer pflegebedürftigen Person fachlich beurteilen. Dem Urteil über die Pflegebedürftigkeit kommt für die gerechte Verteilung von Ressourcen in der Pflege eine der ärztlichen Indikation analoge Funktion zu. Die moralischen Güter, die durch das pflegerische Handeln realisiert werden sol-

len, lassen sich dabei am Pflegebedürftigkeitsbegriff ablesen, wie er 2013 formuliert wurde und seit 2017 durch das dritte Pflegestärkungsgesetz zur Anwendung kommt (Bundesministerium für Gesundheit 2013, S. 11): Pflege zielt im Grundsatz darauf, betroffenen Personen eine möglichst selbstbestimmte Teilhabe am Leben zu ermöglichen (Coors 2021, S. 7).

5.4 Palliativversorgung: Wie viel Ressourcen für das gute Sterben?

Geht man von diesen Beobachtungen aus, dann erschließt sich recht unmittelbar, warum ein Großteil der finanziellen Ressourcen im deutschen Gesundheitswesen in die medizinische und pflegerische Versorgung besonders schwer erkrankter Patientinnen und Patienten fließt. Zugleich wird deutlich, dass eine wesentliche Frage darin besteht, wie die Ressourcen auf die unterschiedlichen genannten Ziele medizinischen und pflegerischen Handelns verteilt werden: Wieviel Ressourcen werden eingesetzt, um die Gesundheit von Menschen wiederherzustellen, wieviel, um Leiden zu lindern und wieviel, um eine selbstbestimmte Teilhabe am gemeinsamen Leben zu ermöglichen? Diese Ziele lassen sich dabei nicht sauber auf unterschiedliche Versorgungsbereiche im Gesundheitswesen aufteilen. Vielmehr tragen in unterschiedlicher Weise alle Versorgungsbereiche zur Realisierung dieser Ziele bei. Aber es stehen doch in bestimmten Bereichen jeweils unterschiedliche Ziele im Vordergrund. In der Palliativversorgung steht offensichtlich die Linderung von Leiden am Lebensende im Vordergrund und nicht mehr das kurative Ziel. Die Realisierung des Ziels einer selbstbestimmten Teilhabe am Leben nimmt hier die Form der Ermöglichung einer Förderung der selbstbestimmten Gestaltung des Lebensendes an, das für das Selbstverständnis palliativer Medizin und Pflege konstitutiv ist (z. B. Radbruch et al. 2009, S. 283 f.; DHPV 2007, 2. Leitsatz). Die Palliativversorgung im

Gegenüber zur kurativen Medizin grundsätzlich zu stärken bedeutet also, das moralische Ziel der Leidenslinderung als eigenständiges moralisches Ziel gegenüber den Zielen der kurativen Medizin hervorzuheben. In der Verteilung von Ressourcen zwischen kurativer und palliativer Medizin geht es letztlich um die Frage, inwieweit Medizin und Pflege es als ihre Aufgabe ansehen, Leiden zu lindern und eine Teilhabe am Leben auch dann noch zu ermöglichen, wenn eine Heilung nicht mehr zu erwarten ist. Die Stärkung der Palliativmedizin ist darum im Wesentlichen auch Ausdruck eines sich verändernden Verständnisses der Ziele der Medizin.

Die Indikation einer palliativen Behandlung setzt wie auch andere medizinische Indikationen eine Vorstellung von dem Ziel voraus, das durch die medizinische Behandlung erreicht werden soll. Dafür muss eine Art Normalzustand im Verhältnis zu den Abweichungen als Hinweis auf ein Bedürfnis an Unterstützung definiert werden. Diese Vorstellung eines Normalzustandes hat immer auch eine normative Komponente. Die kurative Medizin orientiert sich hier m. E. in der Regel faktisch an der Vorstellung einer integrativen funktionalen Ganzheit des Körpers, die wiederherzustellen zumindest als eine Art regulatives Ideal fungiert. Nun ist die palliative Situation aber dadurch gekennzeichnet, dass dieser Zustand gerade nicht mehr hergestellt werden kann, sondern der Prozess des Sterbens lässt sich unter anderem als ein Prozess der kontinuierlichen Desintegration des Körpers verstehen. Insofern es darum geht, diesen Prozess des Sterbens zu begleiten und in diesem Prozess Leiden zu lindern, braucht es darum eine Normalvorstellung des Sterbeprozesses, anhand derer sich der Bedarf an palliativer Versorgung feststellen lässt. Weil Sterbeverläufe aber hochindividuell sind und es gerade darum geht, ein selbstbestimmtes und damit auch individuelles Sterben zu ermöglichen, gerät die Palliativversorgung hier in eine charakteristische Spannung zwischen einer häufig eher impliziten Setzung bezüglich dessen, was als das normale oder gute

Sterben gilt, an dem sich der Bedarf grundsätzlich bemisst, und der Orientierung an der individuellen Entscheidung Einzelner bezüglich dessen, wie sie sich ihren Sterbeverlauf vorstellen (Proulx und Jacelon 2004). Die Formulierung von guten Sterbeverläufen ist einerseits notwendig, weil sich erst auf dieser Grundlage definieren lässt, welches die Ressourcen sind, die den Patientinnen und Patienten zumindest angeboten werden müssen. Insofern aber andererseits das selbstbestimmte Entscheiden über den Sterbeverlauf wesentlicher Bestandteil der Definition des guten Sterbens in der Palliativversorgung ist, können die Unterstützungsressourcen immer nur ein Angebot darstellen, das von den Patientinnen und Patienten auch abgelehnt werden kann. Dennoch bringt die Definition von normalen Sterbeverläufen, die faktisch als normatives Ideal der medizinischen und pflegerischen Versorgung fungieren, die Gefahr mit sich, dass diese Vorstellungen des guten Sterbens sich verselbständigen und zu Erwartungshaltungen werden, an denen Sterbeverläufe zumindest implizit moralisch bemessen werden und die so dazu führen, dass die Selbstbestimmung der Patientinnen und Patienten unterlaufen wird (vgl. dazu z. B. Dreßke 2005; Streeck 2016, 2020; Coors 2018).

Dieses Problem wird in der Palliativversorgung nun noch dadurch verschärft, dass hier – aus guten Gründen – davon ausgegangen wird, dass Leiden ein komplexes Phänomen ist, das nicht allein physisch zu behandeln ist, sondern einen komplexen integrierten Behandlungsansatz verlangt, in dem auch die psychischen, sozialen und spirituellen Bedürfnisse der Patientinnen und Patienten berücksichtigt werden. Dafür steht Cicely Saunders' Konzept des Total Pain (Saunders 1964). So wichtig und richtig diese Einsicht in die Komplexität des Leidens und des Schmerzerlebens ist, so schwierig macht sie es allerdings, objektive Kriterien für die Feststellung von Behandlungsbedarfen zu formulieren (Bozzaro 2015).

Das wird besonders deutlich mit Blick auf die spirituelle und die soziale Dimension des Leidens, denn was hier jeweils als der Normalzustand gelten kann, von dem ausgehend der Bedarf an spiritueller oder sozialer Unterstützung festgestellt wird, bleibt notwendigerweise in hohem Maße abhängig vom subjektiven Erleben der betroffenen Personen. Das aber führt dazu, dass die Verteilung von Ressourcen in der Palliativversorgung einseitig zu Gunsten der „klassischen" Versorgungsbereiche der Medizin und der Pflege ausfällt, während für die psychosozialen und spirituellen Unterstützungsangebote zwar in der spezialisierten Palliativversorgung anders als in anderen Bereichen der Medizin auch Ressourcen zur Verfügung stehen, aber doch deutlich weniger. In der allgemeinen Palliativversorgung, wie sie durch das HPG gefördert wird, liegt der Fokus dann fast ausschließlich auf den medizinischen und pflegerischen Versorgungsangeboten. Darüber hinausgehende Unterstützungsangebote tauchen nur in Form von Beratungsleistungen auf.

5.5 Fazit

Dass sich die gerechte Verteilung der Ressourcen in einer solidarischen Gemeinschaft am Bedarf orientiert, lässt es ethisch also als plausibel erscheinen, dass die Förderung der Palliativversorgung sich zunächst und in besonderer Weise auf diejenigen Personen konzentriert, die einen besonders hohen Versorgungsbedarf haben, indem die spezialisierte Palliativversorgung ausgebaut wurde. Es ist dann aber auch konsequent, diese Versorgung in einem zweiten Schritt auszuweiten auf all diejenigen, die einen geringeren Bedarf an Unterstützung und Versorgung haben.

Zugleich muss man aber feststellen, dass die Zielvorstellung der Versorgung, die für die Bemessung des Behandlungsbedarfs notwendig ist, in der Palliativversorgung noch offensichtlicher als in anderen Bereichen des Gesundheitswesens von normativen Wertungen abhängig ist, die einer ethischen Diskussi-

on bedürfen. Notwendig ist die Formulierung dieser Zielvorstellungen eines guten Sterbens, um ein am Bedarf orientiertes Verständnis von Gerechtigkeit für das Setting der palliativen Versorgung zu konkretisieren und zu operationalisieren. Diese Operationalisierung der Gerechtigkeit gerät aber an ihre Grenzen, wenn sich die Unterstützungsleistung auf Lebensbereiche richtet, die in hohem Maße individuell geprägt sind und wenig objektive Anhaltspunkte für die Feststellung eines Unterstützungsbedarfs jenseits des subjektiven Bedürfnisses der betroffenen Personen bieten, wie es z. B. mit Blick auf spirituelle oder soziale Bedürfnisse der Fall ist. Jeder Versuch, für diese Bereiche objektive Bedarfe zu formulieren, führt notwendig unmittelbar zu normativ kontroversen Diskussionen. Gleichzeitig ist die Berücksichtigung gerade auch dieser hochgradig individuellen Bedürfnisse konstitutiv für das Selbstverständnis der Palliativversorgung.

Diese Problematik darf darum auf der anderen Seite nicht dazu führen, dass diese Dimensionen der palliativen Versorgung ausfallen, wie es im Bereich der allgemeinen Palliativversorgung derzeit noch überwiegend der Fall ist, weil hier keine interdisziplinären Behandlungsteams vorgesehen sind. Gerade in diesen Bereichen wäre es wichtig, für eine solide Grundversorgung zu sorgen, die sich nicht an einem schwer festzustellenden Bedarf orientiert. Eine Alternative könnte darin bestehen, die Bedarfsparameter hier erst im Laufe der Zeit auf der Grundlage empirischer Daten zu entwickeln, indem zunächst ein Versorgungsangebot geschaffen und seine Inanspruchnahme dann empirisch validiert wird. Dafür aber bedarf es zunächst einmal refinanzierter personeller Ressourcen, die entsprechende Angebote z. B. sozial-psychologischer und spiritueller Begleitung vorhalten, wie es sie im Bereich der spezialisierten Palliativversorgung bereits gibt. Erst dann lässt sich empirisch überprüfen, in welchem Ausmaß diese Angebote im Rahmen der Palliativversorgung auch auf einen Bedarf treffen.

Literatur

Blank WA, Levin C, Beck A (2018) Auswirkungen des Hospiz- und Palliativgesetzes auf die hausärztliche Tätigkeit – eine kritische Bewertung aus hausärztlicher Sicht. Palliativmedizin 19:234–238

Bozzaro C (2015) Der Leidensbegriff im medizinischen Kontext: Ein Problemaufriss am Beispiel der tiefen palliativen Sedierung. Ethik Medizin 27:93–106

Bundesministerium für Gesundheit (2013) Bericht des Expertenbeirats zur konkreten Ausgestaltung des neuen Pflegebedürftigkeitsbegriffs. https://www.bundesgesundheitsministerium.de/fileadmin/Dateien/5_Publikationen/Pflege/Berichte/Bericht_Pflegebegriff_RZ_Ansicht.pdf. Zugegriffen: 27. Febr. 2022

Coors M (2018) Narrative des guten Sterbens. Zur Normativität narrativer Schemata in der ethischen Diskussion über das Lebensende. In: Peng-Keller S, Mauz A (Hrsg) Sterbenarrative. Hermeneutische Erkundungen des Erzählens am und vom Lebensende. De Gruyter, Berlin New York, S 197–216

Coors M (2021) Sozialethische Perspektiven auf das Pflege- und Gesundheitswesen. In: Riedel A, Lehmeyer S (Hrsg) Ethik im Gesundheitswesen. Springer Reference Pflege – Therapie – Gesundheit. Springer, Berlin Heidelberg https://doi.org/10.1007/978-3-662-58685-3_15-1

DHPV Deutscher Hospiz- und Palliativverband (2007) Leitsätze. https://www.dhpv.de/files/public/ueber-uns/Leits%C3%A4tze.pdf. Zugegriffen: 28. Febr. 2022

Dörries A (2019) Indikationsqualität. Konzeption und professionsethische Implikationen. Gesundheitswesen 81:584–589

Dörries A, Lipp V (Hrsg) (2015) Medizinische Indikation. Ärztliche, ethische und rechtliche Perspektiven – Grundlagen und Praxis. Kohlhammer, Stuttgart

Dreßke S (2005) Sterben im Hospiz. Der Alltag in einer alternativen Pflegeeinrichtung. Campus, Frankfurt a.M.

Jaeggi R (2001) Solidarity and indifference. In: ter Meulen R et al (Hrsg) Solidarity in health and social care in Europe. Kluwer, Dordrecht, S 287–307

Miller D (2008) Grundsätze sozialer Gerechtigkeit. Campus, Frankfurt a.M.

Proulx K, Jacelon C (2004) Dying with dignity: the good patient versus the good death. Am J Hospice Palliat Med 21:116–120

Radbruch L, Payne S, Board of Directors of the European Association of Palliative Care (2009) White Paper on standards and norms for hospice and palliative care in Europe: Part 1. Eur J Palliat Care 16:278–289

Raspe H (2015) Die medizinische Indikation und ihre Regulierung in Zeiten der evidenzbasierten Medizin. In: Dörries A, Lipp V (Hrsg) Medizinische Indikation. Ärztliche, ethische und rechtliche Perspektiven – Grundlagen und Praxis. Kohlhammer, Stuttgart, S 94–112

Rawls J (1971) A Theory of Justice. Belknap HUP, Cambridge (Revised Edition)

Rieser S (2015) Hospiz- und Palliativgesetz: Es ginge noch besser als geplant. Dtsch Arztebl 112(40):A-1611

Saunders C (1964) The symptomatic heatment of incurable malignant disease. Prescr J 4(4):68–73

Streeck N (2016) „Leben machen, sterben lassen": Palliative Care und Biomacht. Ethik Medizin 28:135–148

Streeck N (2020) Jedem seinen eigenen Tod. Authentizität als ethisches Ideal am Lebensende. Campus, Frankfurt a.M.

Wildt A (2017) Solidarität. In: Historisches Wörterbuch der Philosophie Online https://doi.org/10.24894/HWPh.3928

Advance Care Planning: ein Konzept zur Stärkung der Autonomie pflegebedürftiger Menschen (nicht nur) am Lebensende

Jürgen in der Schmitten, Stephan Rixen und Georg Marckmann

Inhaltsverzeichnis

© Der/die Autor(en) 2022
K. Jacobs et al. (Hrsg.), *Pflege-Report 2022*, https://doi.org/10.1007/978-3-662-65204-6_6

■ ■ **Zusammenfassung**

*Eine große Sorge vieler Menschen im Zusam-
menhang mit chronischer Pflegebedürftigkeit
gilt dem drohenden Verlust der Autonomie,
nicht zuletzt im Kontext medizinischer Maßnahmen in lebensbedrohlichen Situationen,
die mit Einwilligungsunfähigkeit einhergehen.
Der bislang etablierte Einsatz von Patientenverfügungen lässt deren Potenzial, Autonomie
zu stärken, bisher weitgehend ungenutzt. Advance Care Planning/Behandlung im Voraus
Planen ist ein bisher wenig etabliertes Konzept, das die Vorausplanung für künftige,
mit Einwilligungsunfähigkeit einhergehende
gesundheitliche Krisen als einen anspruchsvollen Prozess gemeinsamer Entscheidungsfindung versteht. Kern des Konzepts ist die Befähigung der vorausplanenden Person zu autonomen Entscheidungen durch eine qualifizierte
Gesprächsbegleitung. Fürsorge wird hier als
umfassende Stärkung der Fähigkeit zu autonomen Entscheidungen verstanden. Die dabei
ermittelten individuellen Behandlungspräferenzen können in inhaltlich aussagekräftige
Patientenverfügungen im Sinne wohlinformier-
ter Festlegungen münden. Damit die so dokumentierten Behandlungswünsche zuverlässig
Beachtung finden, sind eine institutionelle
Implementierung und eine regionale Vernetzung der beteiligten Akteure erforderlich. Mit
dem § 132g SGB V haben pflegebedürftige
Menschen in Einrichtungen der stationären
Pflege und der Eingliederungshilfe Anspruch
auf kassenfinanzierte Gesprächsbegleitungen
erhalten. Der Beitrag thematisiert aktuelle
Herausforderungen und Kontroversen und
formuliert Anregungen für eine Weiterentwicklung der Rahmenbedingungen des Advance
Care Planning in Deutschland.*

*A major concern of many people regarding
chronic need of nursing care is the impend-
ing loss of autonomy, not least in the context
of medical interventions in life-threatening situations with decisional incapacity. So far, the
prevalent use of advance directives leaves their
potential to strengthen autonomy largely un-
used. The approach of advance care planning
(ACP) conceptionalises planning for future
health crises associated with decisional incapacity as an elaborated process of shared
decision-making, with qualified facilitators
enabling the planning person to make au-
tonomous choices for the care they want to
receive in possible future health crises. Preferences can be documented in relevant advance
directives. Institutional implementation and
regional networking of all players involved in
the care of the target population warrant that
these treatment wishes are known and hon-
oured where necessary. § 132g of the German
Social Code Book V (SGB V) entitles residents
in long-term care facilities and facilities for
persons with disabilities to take part in facilitated ACP conversations covered by the health
insurance funds. The article discusses current
challenges and controversies and makes sug-
gestions for improving the implementation of
advance care planning in Germany.*

6.1 Chronisch-progrediente Pflegebedürftigkeit und Autonomie

Dauerhafte, perspektivisch zunehmende Pflegebedürftigkeit, wie sie für altersassoziierte
Gebrechlichkeit und/oder chronische Multimorbidität typisch ist, ist ein komplexes, de-
mographisch bedingt hoch relevantes Phänomen mit zahlreichen gesellschaftlichen Implikationen. In einer marktwirtschaftlich ausgerichteten Leistungsgesellschaft ist sie nicht
zuletzt eine Provokation, weil pflegebedürftige Menschen nicht nur in einem enggeführten
ökonomischen Sinne weitgehend „unproduk-
tiv", sondern auch noch zunehmend passiv
sind und die Kapazitäten eines solidarisch
finanzierten Gesundheitssystems in erheblichem Umfang in Anspruch nehmen.

Mit Blick auf diese Provokation ist zu
betonen, dass Pflegebedürftigkeit als betroffene Person zu erleben sowie sich ehrenamtlich oder beruflich in ihren Dienst zu stellen eine tiefgreifende, prägende, mitunter be-

glückende und entwicklungsfördernde (zwischen)menschliche Erfahrung von liebevoller Zuwendung und Solidarität sein kann. Diese Facette von Pflegebedürftigkeit zu unterschätzen hieße, einem durch den Leistungsgedanken verzerrten, eindimensionalen Menschenbild sowie einer Stigmatisierung pflegebedürftiger Menschen Vorschub zu leisten. Und gleichzeitig ist chronisch-progrediente Pflegebedürftigkeit für viele betroffene Menschen nicht zuletzt oder sogar vor allem dies: eine schmerzliche Erfahrung des Verlusts ihrer Autonomie, den sie nur schwer verwinden können. Und neben dem Verlust der Voraussetzungen für viele Formen der Aktivität und Produktivität ist es vor allem dieser Autonomieverlust, dessentwegen viele (noch) nicht betroffene Menschen diesen Zustand in besonderer Weise fürchten (Büscher und Dorin 2014, S. 47 ff).

Daher ist es kein Zufall, dass im gesellschaftlichen Diskurs über pflegebedürftige Menschen die Frage, wie ihre prekäre Autonomie gewahrt und geschützt werden kann, eine überragende Rolle spielt. Dem fragilen Selbstbestimmungsrecht pflegebedürftiger Menschen Geltung zu verschaffen ist eine Aufgabe, die allen an der alltäglichen, pflegerischen und medizinischen Versorgung dieser Personen beteiligten Menschen ein hohes Maß an Achtsamkeit, Sorgfalt und Bemühung abverlangt. Der systemimmanenten Tendenz zu standardisiertem Vorgehen ist eine konsequente, kontinuierliche Orientierung an Wunsch und Willen der einzelnen Person entgegenzustellen, die zu gewährleisten einen gesellschaftlichen Willen und gesellschaftliche Ressourcen erfordert – und eine individuelle Haltung, die Selbstbestimmung im Allgemeinen und für diese vulnerable Personengruppe im Besonderen als ein schützenswertes und förderwürdiges Recht respektiert.

6.2 Akutmedizinische Behandlung pflegebedürftiger Menschen in Unkenntnis des individuellen Patientenwillens als Beispiel einer systematischen Autonomieverletzung

Für chronisch pflegebedürftige Personen gilt, dass das Auftreten lebensbedrohlicher, mit Einwilligungsunfähigkeit einhergehender Erkrankungen im Vergleich zu einer gesunden Vergleichsgruppe relativ häufig, die zu gewinnende Lebenszeit dagegen relativ gering ist. Auch die Wahrscheinlichkeit, dass eine Wiederherstellung des – ohnehin funktional schon eingeschränkten – Status quo ante gelingt, ist im Mittel vergleichsweise gering. Chronische Pflegebedürftigkeit korreliert mit Gebrechlichkeit (Frailty),[1] die mit einer statistisch deutlich geringeren Chance einhergeht, von akut- und intensivmedizinischen Maßnahmen zu profitieren (Günther et al. 2020; Jung et al. 2021; Muscedere et al. 2017).

Diese schlechtere prognostische Ausgangslage korrespondiert erwartungsgemäß mit dem Wunsch vieler Menschen im Zustand fortgeschrittener Frailty, Belastungen und Risiken medizinischer Maßnahmen mit dem Ziel der Lebenserhaltung in diesem Fall nicht in dem Umfang hinzunehmen, der sich durch „das medizinisch Machbare", also die medizinische Indikation ergibt (Garden et al. 2022; Hickman et al. 2004; Klemmt et al. 2021). Vielmehr möchte eine Mehrheit dieser Menschen Belastungen und Risiken lebenserhaltender Maßnahmen in einem solchen Fall nach den eigenem Vorstellungen diesseits des medizinisch Machbaren begrenzen – sei es, dass ihnen der Tod auf natürlichem Wege aus den unterschiedlichsten Gründen schlicht willkommen geworden ist oder sei es, dass sie

---

1   Für eine deutsche Version vgl. ▶ https://www. dggeriatrie.de/ueber-uns/aktuelle-meldungen/1682-covid-19-dgg-veröffentlicht-poster-zur-klinischen-frailty-skala-cfs. Zugegriffen 30. April 2022.

ihn einem Weiterleben mit den gegebenen und künftig womöglich zunehmenden Einschränkungen, Belastungen und Beschwernissen auf körperlicher, sozialer und seelischer Ebene vorziehen. Das Wissen um die vergleichsweise geringe Effektivität lebenserhaltender Maßnahmen bei pflegebedürftigen Menschen und um ihre diesbezüglich häufig restriktiven individuellen Behandlungspräferenzen begründet eine imperative ethische und auch rechtliche Verpflichtung, dieser Personengruppe aktiv und gezielt zu ermöglichen, ihre Behandlungspräferenzen auf geeignete Weise im Voraus zu entwickeln und kundzutun. Das dafür geeignete Instrument, die Vorausverfügung, ist seit gut 50 Jahren bekannt, doch ihr Potenzial bleibt bisher weitgehend ungenutzt.

6.3 Die bisherige Herangehensweise an Patientenverfügungen: Systemversagen infolge fortgesetzter impliziter Reichweitenbeschränkung und fehlender Befähigung

Patientenverfügungen, obwohl formal seit den 1970er Jahren in Deutschland etabliert, erfüllen bis heute nicht zuverlässig die Funktion, die ihnen öffentlich zugeschrieben wird, nämlich typische medizinische Behandlungsentscheidungen in lebensbedrohlichen, mit Einwilligungsunfähigkeit einhergehenden Situationen zu leiten. Nur eine Minderheit der Seniorinnen und Senioren hat eine Patientenverfügung erstellt (Klemmt et al. 2021; Sommer et al. 2012), die im Bedarfsfall nicht immer zur Hand ist bzw. an den Schnittstellen nicht zuverlässig übergeben wird (de Heer et al. 2017). Vor allem aber sind Patientenverfügungen von ungenügender Aussagekraft und fragwürdiger Validität (Sommer et al. 2012; in der Schmitten et al. 2014). Entsprechend bleiben sie nicht selten unbeachtet (Sommer et al. 2012) bis hin zur auch heute noch anzutreffenden kontra-

faktischen Vorstellung, Patientenverfügungen seien für nicht-ärztliche Mitarbeiter und Mitarbeiterinnen des Rettungsdienstes (rechtlich) nicht bindend (Wiese et al. 2011).

Eine Patientenverfügung ist eine vorweggenommene Einwilligung oder vielmehr in der Regel eine Ablehnung, unter bestimmten Umständen lebenserhaltende Maßnahmen anzuwenden. Damit eine Einwilligung in medizinische Maßnahmen oder deren Ablehnung wirksam ist, muss sie nach deutschem Recht wohlinformiert sein (Informed Consent/Refusal, vgl. § 630d, § 630e BGB). Gemeinsame Entscheidungsfindung, die einer wohlinformierten Einwilligung idealtypisch vorausgeht, lässt sich als Prozess der Kommunikation und Kollaboration beschreiben, der zum Ziel hat, die Patientin oder den Patienten zu befähigen, die für ihn richtige Entscheidung zu treffen, also sein Selbstbestimmungsrecht auszuüben (Elwyn 2021).

Es ist inkonsequent, dass ausgerechnet die Patientenverfügung als eine der Sache nach vorweggenommene Informed Refusal von Anfang an außerhalb dieses Regelwerks einer wohlinformierten Einwilligung bzw. Ablehnung geblieben ist. Die Szenarien, über die es dafür nachzudenken gilt, und die zu treffenden Entscheidungen sind den meisten Menschen fremd und zudem für viele durch das ausdrückliche Ansprechen der eigenen Sterblichkeit tabuisiert, angstbesetzt oder gar Trigger für unbewusste Emotionen. Es bedarf deshalb einer sorgsamen Urteilsbildung auf der Basis meist neuer Informationen und möglichst unbeeinflusst von den Ängsten, die eine solche gedankliche Konfrontation auslösen kann. Eine solche Urteilsbildung gilt dann als tragfähig, wenn sie entweder im individuellen sozialen Netzwerk der Betroffenen entsteht oder aber wenn sie ersatzweise zumindest im ärztlichen Gespräch an einem wohlwollend-kritischen ärztlichen Gegenüber erprobt und erhärtet worden ist (relationale Autonomie) (Ach und Schöne-Seiffert 2013).

Nichts von alldem ist bisher für das Zustandekommen von Patientenverfügungen realisiert worden. Vor diesem Hintergrund ist die

Sorge gegenüber dem darin liegenden fehlgeleiteten Autonomieverständnis nachvollziehbar, die der sog. Reichweitenbeschränkung von Patientenverfügungen – das geltende Recht kennt sie nicht (Patientenverfügungen sind „unabhängig von Art und Stadium einer Erkrankung" zulässig, § 1901a Abs. 3 BGB (zur Debatte vgl. Enquete-Kommission Ethik und Recht der modernen Medizin 2004)) – zugrundeliegen mag. Was infolgedessen mittels der reichweitenbeschränkten und damit für den klinischen Entscheidungsalltag wenig relevanten, bis heute unverändert gebräuchlichen Formulare wie z. B. des Bundesministeriums für Justiz und Verbraucherschutz (BMJV)[2] übrigblieb, war die rechtswirksame Verfügung von in der Praxis in der Regel wirkungslosen, aber damit auch unschädlichen Festlegungen – eine moderne Variante von „Des Kaisers neue Kleider", weil das interessierte Volk bis heute ernstnimmt und mit einem gewissen Eifer verfolgt, was nach besserem Wissen in seiner zugeschriebenen Wirkung gar nicht existiert (in der Schmitten und Marckmann 2013).

6.4 Advance Care Planning (Behandlung im Voraus Planen): Shared Decision Making (gemeinsame Entscheidungsfindung) für mögliche künftige Szenarien

Die vorstehende Analyse hat deutlich werden lassen, dass gerade pflegebedürftige Menschen zur Wahrung ihrer Autonomie gegenüber den etablierten akutmedizinischen Standards Gelegenheit erhalten müssen, für den Fall künftiger schwerer, mit Einwilligungsunfähigkeit einhergehender Erkrankungen ihre Behandlungspräferenzen wirksam zum Ausdruck zu bringen, und was in erster Linie geschehen muss,

damit das Instrument der Patientenverfügung hierfür genutzt werden kann: nämlich eine umfassende qualifizierte Gesprächsbegleitung nach den Standards von Shared Decision Making und Informed Consent. Genau dies ist das Potenzial des in den 1990er Jahren als Alternative zur bisherigen Herangehensweise an Patientenverfügungen entwickelten Konzepts des Advance Care Planning (ACP), das wir mit Behandlung im Voraus Planen (BVP) übersetzen.

Advance Care Planning ist gemeinsame Entscheidungsfindung und wohlinformierte Einwilligung bzw. (in der Regel) Ablehnung für den Fall künftiger möglicher gesundheitlicher Krisensituationen, die mit Einwilligungsunfähigkeit einhergehen. Diese *Vorausplanung* ist durch den hypothetischen Charakter der zu planenden Situation prinzipiell unterschieden, im Übergangsbereich aber nur unscharf abgegrenzt von der *Behandlungsplanung,* die sich auf absehbares, konkret zur Entscheidung anstehendes medizinisches Handeln bezieht.

Zu Advance Care Planning gehört jedoch nicht nur, dass Behandlungspräferenzen im Rahmen eines hierfür erforderlichen Gesprächsprozesses valide eruiert und aussagekräftig dokumentiert, sondern auch, dass sie zuverlässig beachtet werden. Dabei wird es als Verantwortung nicht mehr der einzelnen Person, sondern des (Gesundheits-)Systems verstanden, definierten Zielgruppen regelmäßig qua aktiver Einladung Gelegenheit zu einer qualifiziert begleiteten Vorausplanung zu geben, darauf zu achten, dass diese regelmäßig und nach Bedarf aktualisiert wird, und zu gewährleisten, dass die so entstandenen aussagekräftigen und validen Vorausplanungen bei Bedarf zur Stelle sind, von den handelnden Akteuren – gleich an welcher Schnittstelle oder in welchem Versorgungssektor bzw. welchem Setting – verstanden und schließlich auch befolgt werden. Hierfür ist es erforderlich, Advance Care Planning als ein Geschehen auf drei Ebenen zu verstehen:

1. auf der individuellen Ebene der Gesprächsbegleitung durch eine ACP-spezifisch qualifizierte Person (in Kooperation mit dem/

---

2   ▶ https://www.bmj.de/SharedDocs/Publikationen/DE/Patientenverfuegung.html. Zugegriffen: 03. Mai 2022.

der ebenfalls ACP-spezifisch qualifizierten behandelnden Arzt/Ärztin),
2. auf der Ebene der Implementierung in allen für die Versorgung der definierten Zielgruppe relevanten Institutionen und Diensten, namentlich der Rettungsdienste und der Einzugskrankenhäuser sowie
3. auf der Ebene der regionalen Vernetzung der beteiligten Akteure, welche die Entwicklungen auf Ebene der Individuen, Institutionen und Dienste koordinieren und auf einheitliche, nachhaltig verankerte Qualitäts- und Dokumentationsstandards hinwirken sowie Maßnahmen der Qualitätssicherung planen und durchführen.

Für die Wirksamkeit einer Vorausplanung sind ihre Inhalte von entscheidender Bedeutung. Nur wenn häufige medizinische Entscheidungssituationen, die mit Verlust der Einwilligungsfähigkeit einhergehen, im Gespräch und in der anschließenden Dokumentation abgedeckt werden, kann bei Eintritt der beschriebenen Situationen verlässlich der vorausverfügte Wille der Betroffenen umgesetzt werden. Die Vorausplanung sollte mehrere separate Abschnitte umfassen (in der Schmitten et al. 2016):
1. Allgemeine Einstellungen zum Leben, Sterben und zum Einsatz medizinischer Maßnahmen bei schweren Erkrankungen (Therapiezielklärung).
2. Behandlungspräferenzen für mögliche zukünftige Entscheidungssituationen: Dabei sollten drei typische klinische Szenarien besprochen werden, die sich durch *die jeweils verfügbare Information über den weiteren Verlauf* unterscheiden:
   a. Akute gesundheitliche Krisen mit einem plötzlichen Verlust der Entscheidungsfähigkeit (bspw. in einem von ärztlicher Seite mit verantworteten Notfallbogen (Kretschmer 2002; in der Schmitten et al. 2015b)).
   b. Akute schwere Erkrankung mit Entscheidungsunfähigkeit unklarer Dauer
   c. Chronische Erkrankung mit dauerhafter Entscheidungsunfähigkeit

3. Ermittlung und Benennung einer Vertrauensperson (bevollmächtigte Person).

Studien zu Advance Care Planning weisen darauf hin, dass ACP die Anzahl von Vorausplanungsgesprächen und erstellten Patientenverfügungen steigert (Hammes et al. 2010; in der Schmitten et al. 2014), die Übereinstimmung der durchgeführten Behandlung mit den Wünschen der Betroffenen fördert (Detering et al. 2010; Hammes et al. 2010) sowie mit einem vermehrten Einsatz von palliativer und hospizlicher Versorgung verbunden ist (Brinkman-Stoppelenburg et al. 2014). Zudem kann ACP Belastungen, Entscheidungskonflikte und Stress für die Angehörigen und das Personal reduzieren (Detering et al. 2010). Dabei zeigt sich, dass komplexe ACP-Programme, die verschiedene Interventionskomponenten verbinden, die Übereinstimmung der Behandlung mit den Patientenwünschen effektiver fördern (Brinkman-Stoppelenburg et al. 2014). Auch in stationären Pflegeeinrichtungen wurden ACP-Programme evaluiert (Flo et al. 2016). In einer Studie in deutschen Senioreneinrichtungen erhöhte ACP nicht nur die Anzahl, sondern auch die Qualität von Patientenverfügungen (in der Schmitten et al. 2014). In der Folge können die Übereinstimmung der Behandlung mit den Wünschen der Bewohner sowie der Ressourceneinsatz insbesondere durch den Verzicht auf ungewünschte Krankenhauseinweisungen optimiert werden (Klingler et al. 2016; Molloy et al. 2000; Morrison et al. 2005).

In jüngster Zeit wird die Wirksamkeit von ACP kontrovers diskutiert (Morrison et al. 2021). Eine ACP-Studie in niederländischen Pflegeeinrichtungen konnte zwar eine vermehrte Anzahl von Patientenverfügungen und benannten Stellvertretern feststellen, aber keine signifikanten Effekte auf die Aktivierung und die Lebensqualität der Bewohner (Overbeek et al. 2018). Eine große multizentrische europäische Studie zeigte bei Patientinnen und Patienten mit fortgeschrittenen Krebserkrankungen keinen positiven Effekt von ACP auf

Lebensqualität, Symptomlast und Patientenzufriedenheit (Korfage et al. 2020).

Bei der Interpretation dieser Studienergebnisse ist zu berücksichtigen, dass dabei Outcomes gewählt wurden, die nicht eine primäre Zielsetzung von ACP darstellen, wie beispielsweise Lebensqualität oder die Aktivierung von Patientinnen und Patienten. Zudem beschränkte sich in vielen Studien die Intervention auf einzelne ACP-Elemente wie Vorausplanungsgespräche oder -dokumente. Angesichts der Bedeutung von institutioneller Implementierung und Vernetzung im regionalen Versorgungssystem für die verlässliche Umsetzung der ermittelten Behandlungspräferenzen überrascht es wenig, dass die Studien keine signifikanten Effekte von ACP zeigen konnten. Nicht zuletzt dürfte der Effekt von ACP auch von der Auswahl der Zielgruppe abhängen. Personen mit einer fortgeschrittenen Krebserkrankung bleiben beispielsweise meist bis zuletzt entscheidungsfähig und können selbst aktuell über mögliche Grenzen lebenserhaltender Therapien entscheiden, sodass eine Vorausplanung gar nicht zum Einsatz kommen kann. Die Studienergebnisse und die aktuelle Diskussion belegen aber, wie wichtig es ist, weitere qualitativ hochwertige Studien durchzuführen, welche die Effektivität komplexer ACP-Interventionen hinsichtlich der Förderung des primären Ziels von ACP untersuchen: die Übereinstimmung der durchgeführten Behandlung mit den zuvor ermittelten Wünschen einwilligungsunfähiger Patientinnen und Patienten (McMahan et al. 2021). Aktuell (09/2019 bis 02/2023) läuft in Deutschland eine vom Innovationsfonds geförderte cluster-randomisierte kontrollierte Studie zur Auswirkung einer komplexen Advance-Care-Planning-Intervention in Senioreneinrichtungen (BEVOR, Fkz. 01VSF18004).

6.5 Der neue § 132g SGB V: Advance Care Planning als mögliche Leistung der Krankenkassen für pflegebedürftige Menschen in Einrichtungen der stationären Seniorenpflege und der Eingliederungshilfe

Im Hospiz- und Palliativgesetz wurde im Dezember 2015 mit dem § 132g Sozialgesetzbuch V erstmals in Deutschland eine Finanzierungsmöglichkeit für die von spezifisch hierfür qualifizierten Gesprächsbegleitenden (entsprechend den ACP facilitators des US-amerikanischen Konzepts) moderierte Vorausplanung von Behandlungsentscheidungen geschaffen (Rixen et al. 2016; Rixen 2019). Das Angebot der „Gesundheitlichen Versorgungsplanung für die letzte Lebensphase" orientiert sich dabei ausdrücklich an dem internationalen ACP-Konzept[3] und bietet stationären Pflegeeinrichtungen und Einrichtungen der Eingliederungshilfe für Menschen mit Behinderung die Möglichkeit, ACP-Gesprächsleistungen zulasten der Krankenkassen abzurechnen. Dabei wird es den Einrichtungen freigestellt, ob sie ihren Bewohnern die neue Gesprächsleistung anbieten wollen und wenn ja, ob diese durch Personal der Einrichtungen oder ihrer Träger oder in Kooperation mit anderen regionalen Anbietern erbracht wird.

Die Details der Umsetzung regelt eine Vereinbarung zwischen dem GKV-Spitzenverband und den Trägerverbänden der Einrichtungen vom 13.12.2017. Für jede Einrichtung wird bei Nachweis der vorgeschriebenen Qua-

---

3   Vgl. die Vereinbarung des Vereinbarung zwischen dem GKV-Spitzenverband und den Trägerverbänden der Einrichtungen vom 13.12.2017, S. 3. ► https://www.gkv-spitzenverband.de/media/dokumente/krankenversicherung_1/hospiz_palliativversorgung/versorgungsplanung/Vereinbarung_nach_132g_Abs_3_SGBV_ueber_Inhalte_und_Anforderungen_der_gesundheitlichen_Versorgungsplanung.pdf. Zugegriffen: 30. April 2022.

lifikation das Äquivalent einer Vollzeitkraft auf 400 Bewohner finanziert, die solche ACP-Gesprächsbegleitungen anbieten kann. Zusätzlich zur Beratung der Bewohner obliegt den ACP-Gesprächsbegleitenden bzw. Einrichtungen die sogenannte interne und externe Vernetzung (§§ 11 und 12 der Vereinbarung), also die nachhaltige Implementierung des neuen Konzepts innerhalb der teilnehmenden Einrichtungen und die erforderliche Koordination mit allen anderen beteiligten Institutionen und Akteuren, vor allem den Hausärztinnen und -ärzten und Palliativnetzen sowie dem Personal von Rettungsdienst und Krankenhäusern.

Aufgrund der unterschiedlichen Rechtssystematiken von Sozialgesetzbuch und Betreuungsrecht ist bisher wenig beachtet worden, welchen weitreichenden inhaltlichen Umbruch der § 132g SGB V in Bezug auf die Entstehung einer Patientenverfügung bedeutet. Im „Patientenverfügungsgesetz" (Drittes Gesetz zur Änderung des Betreuungsgesetzes, §§ 1901a ff BGB) war nach langem parlamentarischem Ringen von einer fachlich qualifizierten „Beratungspflicht" abgesehen worden, um die formalen Hürden für die Erstellung einer Patientenverfügung möglichst gering zu halten. So verständlich und bedenkenswert diese Motivation auch war, so problematisch ist die Folge, dass – wie oben näher ausgeführt – Patientenverfügungen regelmäßig erstellt werden, ohne dass zuvor eine individuelle Befähigung im Sinne einer „Informed Refusal" stattgefunden hat. Der § 132g SGB V setzt dem den Anspruch einer definierten kleinen Zielgruppe auf eine kassenfinanzierte ACP-Gesprächsleistung entgegen, die genau diesen Zweck – die Befähigung zu einer individuellen Vorausplanung – zum Ziel hat. Damit hat der Gedanke, dass die Erstellung einer Patientenverfügung einer spezifischen Qualifizierung bedarf, Einzug in die Gesetzgebung gehalten. Der dafür gewählte Weg, die vorangegangene qualifizierte Unterstützung bei der Vorausplanung nicht zu einer Voraussetzung für deren – auch rechtliche – Verbindlichkeit zu machen, sondern der Zielgruppe diese qualifizierte ACP-Gesprächsbegleitung vielmehr regelhaft anzubieten, stellt einen Kompromiss zwischen der angestrebten niedrigschwelligen Gültigkeit von Patientenverfügungen einerseits und dem faktisch dringlichen Beratungserfordernis mit dem Ziel eines Informed-Refusal-Standards andererseits dar.

6.6 Aktuelle Herausforderungen und Kontroversen bei der Umsetzung des § 132g SGB V

Bei der Umsetzung des § 132g SGB V entstanden inhaltliche Kontroversen in der Frage der Interpretation und Umsetzung von Advance Care Planning, die der unterschiedlichen Herkunft, Perspektive und Interessenslage der Akteure bzw. ihrer Verbände, aber auch unterschiedlicher Vertrautheit mit dem wissenschaftlichen Diskurs zu Advance Care Planning geschuldet sein mögen. Hinzu kommen Herausforderungen, die aus den seit Inkrafttreten des Gesetzes gemachten Erfahrungen in der Sache resultieren.

Diese im Folgenden skizzierten Kontroversen und Herausforderungen zu verstehen und zu einer konstruktiven Entwicklung beizutragen ist von größter Bedeutung. Denn der § 132g SGB V kann als ein gesundheitspolitischer Versuchsballon verstanden werden kann, insofern die ausgewählte Zielgruppe ja nicht substanziell von anderen Personen unterschieden ist, die einen vergleichbaren Bedarf an einer ACP-Gesprächsbegleitung haben, aber im ambulanten Sektor versorgt werden. Fortbestehen, Weiterentwicklung oder auch Beendigung dieser neuen Kassenleistung werden wesentlich davon abhängen, ob es den beteiligten Akteuren gelingt, Kontroversen zu überbrücken, die vorhandenen Möglichkeiten in überzeugender Weise zu nutzen und der gemeinsamen Sache bei der Gesundheitspolitik Gehör zu verschaffen.

6

▪▪ Fragwürdige Fokussierung von Advance Care Planning auf das „Lebensende" sowie auf eine Beratung zur Hospiz- und Palliativversorgung

Advance Care Planning ist gemäß internationaler Definition (Rietjens et al. 2017) darauf ausgelegt, Menschen zu befähigen, Ziel und Umfang medizinischer Maßnahmen in lebensbedrohlichen, mit Einwilligungsunfähigkeit einhergehenden Situationen nach ihren individuellen Wünschen, Präferenzen und Wertvorstellungen zu gestalten. Advance Care Planning dient folglich der Autonomie der Betroffenen und kann insofern nur ergebnisoffen sein; es demgegenüber – wie der Gesetzgeber in der Überschrift des § 132g SGB V – wertend als Planung „für die letzte Lebensphase" zu bezeichnen, kann daher vielleicht am ehesten als ein Fehlverständnis vor dem Hintergrund der bis heute vielfach nicht überwundenen historischen, nämlich von der Reichweitenbegrenzung diktierten Rezeption von Patientenverfügungen verstanden werden.

Advance Care Planning ist aber in keiner Weise reichweitenbeschränkt: Weder sind alle mit dem § 132g SGB V angesprochenen Bewohner terminal erkrankt; viele haben vielmehr eine Lebenserwartung von Jahren oder Jahrzehnten. Noch bedeutet eine Vorausplanung stets nur eine Begrenzung oder Verneinung von Therapie mit dem Ziel der Lebenserhaltung: Nicht wenige dieser Menschen entscheiden sich im Rahmen des Vorausplanungsprozesses dafür, den akutmedizinischen Standard der Lebenserhaltung uneingeschränkt oder mit nur wenigen Einschränkungen zu bestätigen. Eine solche Planung ist dann aber schlechterdings in keiner Weise „für das Lebensende", sondern vielmehr „für den Fall einer lebensbedrohlichen Erkrankung". Daher präferiert die 2017 gegründete deutsche Fachgesellschaft für Advance Care Planning (▸ www.advancecareplanning. de) die neutrale, ergebnisoffene Übersetzung „Behandlung im Voraus Planen" gegenüber der für den § 132g SGB V gewählten Überschrift.

Unbeschadet dieser begrifflichen Klärung ist es ebenso richtig, dass Advance Care Planning eine breite Schnittstelle zur Palliativversorgung bietet. Denn viele Menschen in den gesetzlich spezifizierten Settings präferieren wiederum als Ergebnis einer ACP-Gesprächsbegleitung, dass in lebensbedrohlichen gesundheitlichen Krisen – ungeachtet einer etwaigen medizinischen Indikation! – Maßnahmen mit dem Ziel der Lebenserhaltung nur in stark begrenztem Umfang oder gar nicht zum Einsatz kommen sollen. Die Beachtung dieser Präferenzen in solchen Fällen durch eine auch akut abrufbare palliative Versorgung zu ermöglichen ist für die entsprechenden Einrichtungen eine Herausforderung, die palliativpflegerisches Know-how in der Einrichtung sowie eine enge Vernetzung mit palliativmedizinisch kompetenten (Haus-)Ärztinnen und Ärzten bzw. multiprofessionellen Palliativdiensten voraussetzt.

Im selben Zusammenhang gibt es unterschiedliche Einschätzungen zu der Frage, ob Beratung zur Hospiz- und Palliativversorgung ein Teil von Advance Care Planning ist. Der Gesetzestext versucht, zwei Aufträge miteinander zu verbinden, die bei genauer Betrachtung wenig miteinander zu tun haben: die Beratung über „Hilfen und Angebote der Sterbebegleitung", die jedenfalls der Hospiz- und Palliativversorgung zuzuordnen ist, und die Vorausplanung insbesondere für „mögliche Notfallsituationen" lebensbedrohlicher gesundheitlicher Krisen, wie sie der internationalen Definition von Advance Care Planning entspricht. Dabei ist bisher nicht gezeigt worden (und auch nicht erkennbar), dass eine anlasslose Aufklärung der in Einrichtungen der Seniorenpflege und der Eingliederungshilfe lebenden Menschen über „Hilfen und Angebote der Sterbebegleitung" gewünscht und von Nutzen ist. Zumindest bedürfte es für eine solche Beratung keiner gesonderten ACP-Qualifizierung der Gesprächsbegleitenden, wie sie in der Umsetzungsvereinbarung vom 17.12.2017 zu § 132g SGB V dann an anderer Stelle (§ 12) definiert wird, sondern einer palliativmedizinischen Qualifizierung, wie es sie etwa für

Pflegekräfte schon gibt, sofern nicht geeignete Printmaterialien schon genügen würden. Wichtiger für die diesbezüglich aktuell bedürftigen Bewohner der genannten Einrichtungen erschiene es vielmehr, dass Palliativkonzept, palliative Haltung, palliative Ressourcen und palliative Vernetzung verlässlich vor Ort verfügbar sind und sich im Bedarfsfall als kurzfristig abrufbar und tragfähig erweisen.

Aus wissenschaftlicher Sicht erscheint es mehr als unglücklich, dass seitens des Gesetzgebers beim Auftrag des § 132g SGB V eine begriffliche Vermischung ohne erkennbare sachliche Grundlage stattgefunden hat, denn die im Gesetz verankerte Vorstellung, das (laut Umsetzungsvereinbarung „an Advance Care Planning angelehnte") Beratungsangebot des § 132g SGB V solle neben der Vorausplanung für medizinische Behandlung in gesundheitlichen Krisen eine Beratung über „Hilfen und Angebote der Sterbebegleitung" beinhalten, muss als eine wesentliche Grundlage für den seither ausgetragenen, im folgenden Abschnitt vorgestellten konzeptionellen Konflikt angesehen werden.

▪▪ Konkurrierende konzeptionelle Schwerpunkte und uneinheitliche Standards bei der Qualifizierung von Advance-Care-Planning-Gesprächsbegleitenden

Ein Überblick über die verschiedenen Anbieter von Qualifizierungen für die Rolle der Gesprächsbegleitenden nach § 132g SGB V ist den Autoren nicht bekannt. Die von zwei der Autoren (GM und JidS) mitverantwortete Version dieser Qualifizierung wird von Schulungszentren angeboten, deren Trainer nach dem Standard von Advance Care Planning Deutschland (www.advancecareplanning.de) zertifiziert sind. Anders konzeptionierte oder akzentuierte Qualifizierungen werden von den zahlreichen regionalen (Palliativ-)Akademien zum Beispiel der Wohlfahrtsverbände angeboten, von privaten Einrichtungsträgern und von einzelnen diesbezüglich wissenschaftlich oder praktisch engagierten Akteuren.

Die Umsetzungsvereinbarung zum § 132g SGB V benennt in § 12 zwar die Themenfelder, die in der Qualifizierung zur Gesprächsbegleitung verbindlich abgedeckt worden sein müssen. Doch es werden nicht die ACP-spezifischen Kompetenzen formuliert, die für einen erfolgreichen Abschluss demonstriert werden müssen. Zudem ist keine ACP-spezifische Qualifizierung für Trainer vorgegeben, was bedeutet, dass jede von einem Schulungszentrum ausgewählte Lehrperson die Qualifizierung für den § 132g SGB V unterrichten darf, ohne dafür formal ACP-spezifische Qualifikationen mitbringen zu müssen. Den Autoren ist bisher nur von dem von ihnen mitverantworteten Konzept von Advance Care Planning Deutschland bekannt, dass – in Anlehnung an das US-amerikanische Vorbild Respecting Choices – eine aufwendige ACP-spezifische Trainer-Qualifizierung mit nahezu 200 UE absolviert werden muss, deren erfolgreicher Abschluss zur Zertifizierung als ACP-Gesprächsbegleiter-Trainer führt. Offenbar bestehen unter den Anbietern der § 132g-Qualifizierung weit auseinanderliegende Vorstellungen darüber, als wie spezifisch diese Qualifizierung zu gelten hat, und es existieren diesbezüglich in der Umsetzungsvereinbarung keine Vorgaben (und somit auch keine Kontrollen).

Eher anekdotisch lässt sich Gesprächen mit verschiedenen anderen Schulungsanbietern sowie Personen, die deren Schulungen absolviert haben, entnehmen, dass deren Fokus vergleichsweise stärker auf Palliative-Care-Themen als auf Advance Care Planning liegt. Solche Unterschiede lassen sich durch die Formulierung des § 132g SGB V erklären, die zumindest Raum für einen solchen Palliative-Care-Schwerpunkt lässt. Auch werden unterschiedliche Formulare für die Dokumentation von Vorausplanungsgesprächen (also für die Erstellung entsprechender Patientenverfügungen) verwendet bzw. empfohlen, darunter auch gar keine sowie nicht selten die bis dato verbreiteten, oben ausführlich kritisch diskutierten Formulare des BMJV. Letzteres korrespondiert mit der an dieser Stelle für die

Autoren unverständlichen Umsetzungsvereinbarung zum § 132g SGB V, die in einer Fußnote ausdrücklich dazu einlädt, u. a. diese bisher verbreiteten, in ihrer Reichweite beschränkten und daher für den klinischen Entscheidungsalltag weitgehend unwirksamen Formulare zu verwenden.

Nach Einschätzung und Erfahrung der wissenschaftlichen Fachgesellschaft Advance Care Planning Deutschland ist die spezifische Qualifizierung zur ACP-Gesprächsbegleitung äußerst ernstzunehmen, da mit dieser Tätigkeit Verantwortung dafür übernommen wird, dass etwaige Festlegungen hinsichtlich der Durchführung oder Unterlassung lebenserhaltender Therapie – nicht nur, aber insbesondere auch für den Notfall – verlässlich dem Willen der vorausplanenden Person entsprechen. Daher besteht seitens der Fachgesellschaft der Anspruch, dass nur zertifizierte ACP-Gesprächsbegleiter-Trainer zum Einsatz kommen dürfen und dass im Rahmen der Qualifizierungsmaßnahme seitens der ACP-Gesprächsbegleiter-Trainees für eine erfolgreiche Zertifizierung die erforderlichen Kompetenzen entwickelt und demonstriert werden müssen. Die für die Qualifizierung von Advance Care Planning Deutschland entwickelten Standards umfassen daher eine gegenüber der Vorgabe in § 12 der Umsetzungsvereinbarung deutlich erhöhte Zahl von Unterrichtsstunden (Umfang des Workshops), von der rund ein Drittel durch Kleingruppen-Training mit Simulationspatientinnen und -patienten gekennzeichnet ist, sowie zusätzlich zur Vorgabe der Umsetzungsvereinbarung weitere Supervisions-Stunden der ersten realen Übungsgespräche zwischen den hierfür auseinandergezogenen drei Workshop-Blöcken. Zudem ist aus Sicht von Advance Care Planning Deutschland mit Blick auf die Hürden der Implementierung des Konzepts in Rettungsdiensten und Krankenhäusern und auf die erforderliche Validität eine möglichst bundesweit einheitliche Dokumentation (besonders hinsichtlich der Planung für den akutmedizinischen Notfall) dringend wünschenswert, die mit einem anerkannten Qualitätsstandard für die Qualifizierung von ACP-Gesprächsbegleiterinnen und -begleitern hinterlegt ist (Nauck et al. 2018).

■ ■ **Advance Care Planning mit der Vertretung dauerhaft einwilligungsunfähiger Personen**

Viele Personen der im § 132g SGB V benannten Zielgruppen sind nicht mehr (oder waren noch nie) selbst einwilligungsfähig, sondern werden durch einen Bevollmächtigten oder Betreuer vertreten. Auch und gerade für diese Personen ist das Angebot einer qualifiziert begleiteten, entsprechend mit der vertretenden Person durchgeführten Vorausplanung und ihre Dokumentation dringend erforderlich, gerade für den Notfall, wo z. B. der rechtliche Betreuende zur Unzeit noch schlechter erreichbar ist als bevollmächtigte Angehörige und wo auch bei Erreichbarkeit einer Vertretung der Notfall unter Umständen keine Zeit mehr lässt, den mutmaßlichen Willen der Betroffenen gründlich zu rekonstruieren und dabei womöglich auch noch eigene emotionale Befindlichkeiten der vertretenden Person angemessen zu bearbeiten.

Im Zuge der Umsetzung des § 132g SGB V wurden Unsicherheit und Sorgen geäußert, inwieweit eine Dokumentation der mit der Vertretung durchgeführten Vorausplanung, die ja per definitionem keine Patientenverfügung gemäß § 1901a BGB ist, rechtlich tragfähig sein kann, da eine schriftliche Vorausplanung durch die Vertretung im Betreuungsrecht bisher nicht ausdrücklich gesetzlich geregelt ist. Dieser Befürchtung ist empirisch entgegenzusetzen, dass von Vertretungen verantwortete schriftliche Begrenzungen lebenserhaltender Therapie im Krisenfall seit vielen Jahren in deutschen Einrichtungen der stationären Seniorenpflege regelmäßig gelebte Praxis sind (in der Schmitten et al. 2014; Sommer et al. 2012), sodass die Frage nicht lauten kann, ob solche Vorausplanungen toleriert werden sollten, sondern wie sie so gestaltet werden können, dass sie ethischen, medizinischen und rechtlichen Standards genügen (in der Schmitten et al. 2021). Es ist auch ohne eine ausdrückliche gesetzliche Regelung nicht nur das Recht, sondern die Pflicht der Bevollmächtigten bzw. Betreuenden, für den Fall lebensbedrohlicher Situationen im Voraus zu planen und den mutmaßlichen Willen der Betroffenen bestmöglich zu rekonstruieren, wenn dadurch am ehesten im Sinne der Betroffenen gehandelt werden kann (Lipp 2020; Petri und Prütting 2021a, 2021b; in der Schmitten et al. 2015a). In vielen Fällen lässt sich der mutmaßliche Wille des betroffenen Individuums für einschlägige gesundheitliche Krisensituationen zuverlässig in Erfahrung bringen oder zumindest mit guter Annäherung rekonstruieren. Je weniger in diesem Prozess über den mutmaßlichen Willen der betroffenen Person in Erfahrung gebracht werden kann, desto zurückhaltender muss aus verfassungsrechtlicher Sicht eine etwaige Begrenzung von lebenserhaltenden Maßnahmen im Sinne der Betroffenen erfolgen (Höfling 2019).

■ ■ Advance Care Planning als Mittel der Kostensenkung im Gesundheitswesen? Risiken und Nebenwirkungen von Advance Care Planning

Die Etablierung eines kassenfinanzierten Angebots von Advance Care Planning für die vulnerable Gruppe der in Einrichtungen der stationären Seniorenpflege und der Eingliederungshilfe lebenden Menschen gibt Anlass zur Sorge, dass es sich bei diesem aus den USA stammenden Konzept um ein verdecktes Instrument zur Senkung des stetig wachsenden Ressourcenbedarfs für das Gesundheitssystem handeln könnte, von dem ein nicht geringer Teil bekanntlich in den letzten Lebensjahren eines Menschen entsteht. Insbesondere steht in Frage, ob bei einem Angebot an alle Bewohner der den § 132g SGB V umsetzenden Einrichtungen noch die Freiwilligkeit gewährleistet werden kann, dieses Angebot anzunehmen oder auch nicht. Eine weitere Sorge lautet, ob der Beratungsprozess selbst mit der gebotenen Achtsamkeit und Sensibilität erfolgt (oder überhaupt erfolgen kann), ohne dass sich selbst bei guten Absichten der Systemdruck suggestiv oder gar manipulativ auswirkt und die Entscheidungen der Betroffenen systema-

tisch verfälscht, etwa im Sinne eines vermeintlich kostensparenden Verzichts auf Maßnahmen mit dem Ziel der Lebenserhaltung (Coors 2019; Neitzke 2015).

Diese Sorgen und Mahnungen sind jedenfalls insoweit berechtigt, als Advance Care Planning ein außerordentlich anspruchsvoller Gesprächsprozess ist, bei dem seitens der ACP-Gesprächsbegleiterinnen und -begleiter in hohem Maße ein Potenzial für Suggestion und Manipulation sowie nach Erfahrung der Autoren noch mehr für Verfälschung und Irreführung durch mangelndes Verständnis bzw. nicht überwundene fehlerhafte Vorverständnisse im Bereich der Vorausplanung für lebensbedrohliche gesundheitliche Krisen gegeben ist. Dies rechtfertigt, an die Qualifizierung zur ACP-Gesprächsbegleitung höchste Maßstäbe anzulegen und auch im weiteren Verlauf eine Qualitätssicherung dieser Gesprächsführung zu gewährleisten (Riedel et al. 2019). Die Autoren teilen die geäußerten Sorgen mit Blick darauf, dass die gegenwärtige Konstruktion des § 132g SGB V wie oben dargelegt weder bei den Anbietern der ACP-Gesprächsbegleiter-Qualifizierung eine ACP-spezifische Trainer-Qualifizierung voraussetzt, noch dass für die Qualifizierung für die ACP-Gesprächsbegleitung der erfolgreiche Nachweis erworbener Kompetenzen, also ein Bestehen vorausgesetzt wird, geschweige dass Rezertifizierungen und Qualitätskontrollen von ACP-Gesprächsbegleiterinnen und -begleitern vorgesehen sind. Hier besteht ein dringlicher Handlungsbedarf.

Was die Freiwilligkeit der Inanspruchnahme eines institutions-weiten Advance-Care-Planning-Angebots angeht, so ist diese Forderung selbstverständlich berechtigt und die Erfahrung bestätigt, dass ein Teil der angesprochenen Personen dieses Angebot nicht oder nicht zum aktuellen Zeitpunkt in Anspruch nehmen möchte. Eine darüber hinaus gehende Kritik in dem Sinne, dass ein proaktiv aufsuchendes Angebot im Grunde abzulehnen ist, da es eine Art unvermeidlichen Gruppenzwang entfalte, dem sich kaum zu entziehen sei, schüttet dagegen das Kind mit dem Bade aus. Denn es ist umgekehrt der akutmedizinische Standard der Lebenserhaltung mit allen medizinisch möglichen, hoch invasiven Mitteln, der seit vielen Jahren für alle Bewohner unausgesprochen gilt und auch bei Einwilligungsunfähigkeit zur Anwendung kommt, ob sie dies wollen oder nicht.

Es muss verwundern, dass über der Sorge vor einer Suggestion durch Advance Care Planning mit dem unterstellten Ziel der Kostenreduktion der äußerst reale Systemdruck des medizinisch-industriellen Komplexes ganz in Vergessenheit zu geraten scheint, der von der maximalen Therapie mit dem Ziel der Lebenserhaltung auch in dieser Patientengruppe bisher fraglos wirtschaftlich profitiert. So gesehen ist die Alternative gar nicht, ob eine Vorausplanung erfolgt oder nicht, sondern ob die systemimmanente, implizite und vielen Betroffenen in ihrer Konsequenz daher keineswegs bewusste „Vorausplanung" für den Fall einer gesundheitlichen Krise im Sinne des akutmedizinischen Standards in dubio pro vita durch eine transparente und ergebnisoffene individuelle Vorausplanung ersetzt wird.

Eine weitere Kritik an Advance Care Planning postuliert einen Konflikt zwischen Fürsorge und Autonomie (Schuchter et al. 2018). Diese Antagonisierung übersieht, dass die Gleichsetzung von Fürsorge und medizinischer Lebenserhaltung paternalistische Züge hat und dass Fürsorge sich durchaus und vielleicht noch mehr darin äußern kann, Menschen mit großer Achtsamkeit und Sorgfalt zu befähigen, die für sie richtigen Abwägungen hinsichtlich des Einsatzes medizinischer Maßnahmen bei lebensbedrohlichen gesundheitlichen Krisen zu treffen (in der Schmitten und Marckmann 2019). Advance Care Planning ist Fürsorge durch Stärkung von Autonomie.

Was schließlich die vielen dieser Kritiken zugrundeliegende Sorge angeht, Advance Care Planning könne ein verdecktes Instrument zur Senkung der Kosten für das Gesundheitssystem sein, so ist es erstens richtig und zu begrüßen, dass die Vermeidung ungewollter Maßnahmen mit dem Ziel der Lebenserhaltung, insbesondere von Hospitalisierungen und intensivmedizinischen Behandlungen, Ressourcen freisetzt, die an anderer Stelle verwendet werden können (Klingler et al. 2016). Zweitens wird bisher unterschätzt, wie aufwendig und auch ressourcenintensiv eine richtig verstandene regionale Implementierung von Advance Care Planning sowie ein damit notwendig eng verschränktes Angebot palliativmedizinischer Betreuung ist. Bisherige Erkenntnisse sprechen dafür, dass die konsequente Implementierung von Advance Care Planning eher eine Kostenverlagerung mit dem Effekt einer erheblich verbesserten Versorgungsqualität zur Folge hat als eine Reduktion der Gesamtkosten. Die kritische Aufmerksamkeit sollte sich daher darauf richten, die regionale Implementierung von Advance Care Planning auch konsequent mit den dafür erforderlichen Ressourcen auszustatten.

■ ■ **Anstellung von ACP-Gesprächsbegleiterinnen und -begleitern bei den Einrichtungen/Trägern versus regionalen Kooperationspartnern**

Bislang ist die formale Realisierung von ACP-Gesprächsbegleitungen vor allem durch den Ansatz geprägt, ausgewählte Mitarbeitende der Einrichtungen für die ACP-Gesprächsbegleitung zu qualifizieren und auch mit den Aufgaben der Koordination zu betrauen, entsprechend § 7, Buchstabe (a) der Umsetzungsvereinbarung vom 13.12.2017 (vgl. Fußnote 3). Auf den ersten Blick erscheint dies einleuchtend, da die ACP-Kompetenz damit vor Ort in der Einrichtung verfügbar und eine Nähe zwischen Gesprächsbegleiterinnen und -begleitern, Bewohner und Pflegepersonal wahrscheinlich ist. Die bisherigen Erfahrungen mit dieser Lösung haben aber schwerwiegende Nachteile erkennen lassen: In den Einrichtungen ist es oft schwierig, Personen zu rekrutieren, die den kommunikativ anspruchsvollen Aufgaben der Gesprächsbegleitung gewachsen sind. Geeignetes Personal ist häufig schon mit anderen Aufgaben ausgelastet und der gut gemeinte Vorsatz, auch noch ACP zu gewährleisten, fällt im Alltag anderen Prioritäten zum Opfer. Zudem bringen die Einrichtungsmitarbeitenden in der Regel nicht die spezifischen Qualifikationen für das komplexe Anforderungsprofil für die Koordination im Bereich von Organisationsentwicklung und Change Management mit. Nicht zuletzt ist die aufwendige Qualifizierung in kleinen Teilzeitstellen (z. B. 20 % bei 80 Bewohnern) wenig wirtschaftlich, auch im Hinblick auf die oft hohe Personalfluktuation.

Demgegenüber erscheint eine Kooperationslösung für die Implementierung des § 132g SGB V gemäß § 7, Buchstabe (c) der Umsetzungsvereinbarung vom 13.12.2017 erfolgversprechender, und sie birgt zudem erhebliche Vorteile für die regionale Implementierung (Marckmann et al. 2018). Dabei wird ein Team professioneller ACP-Gesprächsbegleiterinnen und -begleiter mit möglichst hohen Stellenanteilen bei einem geeigneten regionalen Arbeitgeber angestellt, die dann jeweils für mehrere Einrichtungen zuständig sind, entsprechend einer vollen Stelle auf 400 Bewohnende. In einer offenen Ausschreibung können für die Stellen die am besten qualifizierten Personen gewonnen werden. Zudem kann eine Person für die Koordination ausgewählt werden, die über die notwendigen Qualifikationen verfügt und sich primär dieser Aufgabe widmet. Die Gesprächsbegleitenden bilden ein professionelles Team, das sich untereinander austauscht, in seinen Kompetenzen gemeinsam fortentwickeln und bei Abwesenheiten oder Ausfällen gegenseitig vertreten kann. Sie werden den Einrichtungen fest zugeordnet und in deren Routinen so weit einbezogen, dass eine tragfähige Vertrauensbasis zu Bewohner und Mitarbeitenden entstehen kann. Anders bei Anstellungen einzelner Teilzeitkräfte in Einrichtungen entsteht so eine nachhaltige, stabile regionale Struktur, die eine gewisse Fluktuation verkraften kann, ohne bei Ausscheiden von Mitarbeitenden gleich komplett zusammenzubrechen, was den aufwendigen Implementierungsprozess bei der Einrichtungs-Lösung unter Umständen jedes Mal auf null zurücksetzen würde. Die Qualifizierung und kontinuierliche Rezertifizierung der Gesprächsbegleiterinnen

und -begleiter ist aufgrund ihres im Mittel mindestens doppelt so hohen Stellenanteils entsprechend wirtschaftlicher.

Nicht zuletzt kann diese regionale Pool-Struktur jederzeit über die im § 132g SGB V definierten Sektorengrenzen hinaus erweitert werden, sei es im Rahmen einer Erweiterung des gesetzlichen Anspruchs oder der Hinzunahme anderer Modelle zur Refinanzierung, um ACP auch anderen, bisher von diesem Angebot ausgeschlossenen aber dessen nicht minder bedürftigen Bevölkerungsgruppen anzubieten, wie etwa privatversicherten Bewohner und Angehörigen in den Einrichtungen sowie im Betreuten Wohnen und im ambulanten häuslichen Umfeld lebenden pflegebedürftigen Personen. Insgesamt bedeutet diese Strategie der regionalen Implementierung des § 132g SGB V eine erhebliche Professionalisierung der ACP-Gesprächsbegleitung bei deutlich geringeren Qualifikationskosten. Nach den häufig ernüchternden Erfahrungen von Advance Care Planning Deutschland mit der einrichtungsbezogenen Implementierung in den zurückliegenden fünf Jahren könnte diese regionale Implementierung eine zentrale Voraussetzung für die nachhaltig erfolgreiche Umsetzung des § 132g SGB V sein – mit Perspektiven für die mittelfristig notwendige Ausweitung des ACP-Angebots auf andere Personengruppen.

▪ ▪ Mangelnde Ressourcen für die notwendige regionale Implementierung von Advance Care Planning

Der Gesetzgeber und in der Folge die Partner der Selbstverwaltung sind zwar der Empfehlung der Task Force Advance Care Planning der Deutschen Gesellschaft für Palliativmedizin gefolgt, die Aufgaben der regionalen Implementierung in Gesetz (Absatz 2 des § 132g) und Umsetzungsvereinbarung (§§ 10 und 11) zu berücksichtigen. Doch wurden dafür weder Mittel noch spezifische Qualifizierung eingeplant, und daran haben auch die deutlichen diesbezüglichen Empfehlungen mehrerer einschlägiger Fachgesellschaften im Rahmen des Stellungnahmeverfahrens gemäß

§ 132g SGB V, Absatz 3, Satz 2 nichts geändert.

Die Erfahrung mit der Implementierung von Advance Care Planning sowohl in Deutschland wie auch international zeigen aber, dass ein kultureller Wandel und damit verbunden ein „Systems Change" erforderlich sind, um dieses Konzept in der Praxiswirklichkeit ankommen zu lassen (Hammes und Harter 2015). Dazu braucht es zunächst *auf institutioneller Ebene* personelle Ressourcen mit ACP-Expertise und Change-Management-Kompetenzen, um die nötige Organisationsentwicklung bis hinunter in die Routinen und Standards des Qualitätsmanagements und die kontinuierlichen Fortbildungsprogramme für Mitarbeitende zu begleiten, ob in den Einrichtungen der Seniorenpflege und Eingliederungshilfe, den Krankenhäusern oder dem Rettungsdienst. Sodann ist es erforderlich, *auf regionaler Ebene* aus einer operativ tätigen Steuergruppe heraus ein Netzwerk aller beteiligten Akteure zu initiieren und kontinuierlich zu moderieren, um die für ein lebendiges, lernendes System erforderlichen Veränderungs-, Entwicklungs- und (längerfristig) Qualitätssicherungsprozesse zu begleiten.

6.7 Regionale Implementierung von Advance Care Planning als Angebot für alle pflegebedürftigen Personen: Anregungen für die Weiterentwicklung der gesetzlichen und regionalen Rahmenbedingungen

Die aktuelle wissenschaftliche Kontroverse um die Wirkungen von Advance Care Planning zeigt, dass das Konzept kein Selbstläufer ist. Zahlreiche Studien, in denen nur einzelne Elemente des komplexen Ganzen getestet wurden, haben die Erwartungen ihrer Autorinnen und Autoren enttäuscht. Auch in Deutschland besteht ein Risiko, dass der Fortbestand

des § 132g SGB V aufgrund der Schwächen, die in der Umsetzung schon heute erkennbar sind, prinzipiell in Frage gestellt werden wird. Dabei hat das Konzept so lange keine faire Chance sich zu beweisen, wie Konstruktionsfehler der Gesetzgebung, aber auch mangelnde Involvierung der regionalen Schlüsselakteure in diesem Pilotprojekt eine erfolgreiche regionale Implementierung verhindern. Aus Sicht der Autoren haben vor allem folgende drei Änderungen das Potenzial, die regionale ACP-Implementierung zu einem Erfolg werden zu lassen:

■ ■ **Tragfähige Ausgestaltung der Kooperationslösung (Gesprächsbegleiter-Pool) gemäß § 7 Buchstabe (c) der Umsetzungsvereinbarung zu § 132g SGB V vom 13.12.2017**

Zum Zeitpunkt der Gesetzgebung und Umsetzungsvereinbarung gab es noch kein praxisbewährtes Modell einer Kooperationslösung, und die Verbände der Einrichtungsträger haben überdies erkennen lassen, dass sie die einrichtungsinterne Anstellungslösung bevorzugen, was möglicherweise auch Interessenkonflikten geschuldet sein könnte. Mittlerweile sind in verschiedenen Regionen Bestrebungen im Gange (bzw. wie im oben erwähnten Rhein-Kreis Neuss erfolgreich), die Implementierung von Advance Care Planning als regionale Aufgabe und Entwicklungschance anzusehen und dementsprechend die sektorunabhängige Kooperationslösung zu favorisieren.

Dabei hat sich gezeigt, dass die Kooperationslösung in der gegenwärtigen Form handwerkliche Mängel aufweist, die eine Umsetzung ohne eine unterstützende Förderung von außen fast unmöglich machen. Zunächst ist der vorgesehene Overhead von 15 % nicht wirtschaftlich, da in der Regel nicht – wie im Fall der einrichtungszentrierten Lösung – auf eine schon bestehende und ungleich größere räumliche und administrative Struktur zurückgegriffen werden kann. Zum zweiten entstehen Doppelstrukturen und Reibungsverluste dadurch, dass die Mittel nur von den Einrichtungen abgerufen und von diesen an den Kooperationspartner weitergeleitet werden können, sodass diese ebenfalls (administrative) Overheadkosten haben und unklar bleibt, welcher der beiden Partner bei verzögerten Zahlungen in Vorleistung gehen muss; hier wäre eine Abtretungsoption eine einfache und wirksame Lösung. Zum dritten gibt es bisher keinen Stellenmarkt für ACP-Gesprächsbegleiterinnen und -begleiter, sodass zentrale Anstellungsträger vor der kaum lösbaren Aufgabe stehen, Personen zu finden, die sich bewerben und zunächst auf eigene Kosten beim alten Arbeitgeber die mehrmonatige Qualifizierung durchlaufen, bevor sie zertifiziert sind und erst dann bei den Kassen angemeldet (und somit refinanziert) werden können, und selbst dann ist aufgrund der Bearbeitungszeiten eine mehrmonatige Vorfinanzierung nötig, die viele nicht leisten können. Wünschenswert ist hier zumindest in einer Übergangsphase ein föderales Programm zur Förderung regionaler Kooperationspartner (Anstellungsträger), zum Beispiel in Kooperation mit ebenfalls förderbereiten Kommunen, bis ein regionaler Gesprächsbegleiter-Pool aufgebaut und die Zahlungsflüsse gesichert sind.

Entsprechende zeitnahe gesetzliche Nachbesserungen bzw. Förderprogramme des Bundes wären dringlich, damit es zu regionalen ACP-Implementierungen kommen kann, in denen das Potenzial von Advance Care Planning erst ausgeschöpft und eine Weiterentwicklung für andere Zielgruppen pilotiert werden kann.

■■ **Ressourcen für spezifisch qualifizierte regionale Advance-Care-Planning-Koordinatorinnen und -Koordinatoren**

Die im vorigen Abschnitt beschriebenen Aufgaben der regionalen Implementierung können von einer Person bewältigt werden, welche die regionale ACP-Koordination übernimmt und die dafür erforderliche Expertise mitbringt; diese Idee ist dem Grunde nach nicht neu, wie die Netzwerkkoordinatorinnen und -Koordinatoren im Hospiz- und Palliativbereich (§ 39d SGB V) beispielhaft belegen. In der BEVOR-Studie wird derzeit eine formale Qualifizierung für diese Rolle entwickelt. Für rund 150 Tsd. Einwohnerinnen und Einwohner (d. i. die mediane Bevölkerungszahl deutscher Kommunen) sind für die ACP-Koordination nach den Erfahrungen der letzten Jahre mindestens 25 % Stellenanteil einzuplanen. Für die Initialphase einer regionalen ACP-Implementierung, für die fünf bis zehn Jahre zu veranschlagen sind, ist es dringend wünschenswert, zusätzliche Ressourcen bereitzustellen, die als Brückenförderung etwa der Kommune oder auch einer Stiftung vorstellbar sind, wie dies exemplarisch im Rhein-Kreis Neuss geschehen ist.[4] Längerfristig erscheint es nach dieser Implementierungsphase bei Vorhandensein eines größeren zentralen ACP-Gesprächsbegleiter-Pools wie oben beschrieben vorstellbar, den erheblich geringeren Aufwand für die Aufrechterhaltung, Qualitätssicherung und Weiterentwicklung von ACP in der Region zumindest anteilig aus den Mitteln des § 132g SGB V zu finanzieren, sofern eine/r der kassenfinanzierten ACP-Gesprächsbegleiterinnen und -begleiter für die Koordinationsaufgabe qualifiziert und mit einem gewissen Gesprächsbegleitungs-Stellenumfang hierfür freigestellt ist.

■■ **Erweiterung des Anspruchs auf kassenfinanziertes Advance Care Planning auf alle pflegebedürftigen Personen**

Die ethische Verpflichtung, welcher der § 132g SGB V nachkommt, endet nicht an den in diesem Gesetz gezogenen sektoralen Grenzen. Sie bezieht sich vielmehr auf die Gesamtgruppe der pflegebedürftigen Personen, die in den dort genannten Settings, aber auch im ambulanten Sektor leben. Für diese Menschen bietet der geltende akutmedizinische Standard objektiv weniger Nutzen, geringere Chancen und höheren Schaden als für Gruppen mit einem geringeren Grad auf der Clinical Frailty Scale, und er stößt bei ihnen empirisch dement-

---

4   ▶ https://www.rhein-kreis-neuss.de/de/verwaltung-politik/nachrichten/2020/die-technologiezentrum-glehn/. Zugegriffen: 03. Mai 2022.

sprechend weniger selbstverständlich in seiner ganzen Breite auf Zustimmung der Betroffenen – wenn man ihnen denn Gelegenheit gibt, sich dazu zu äußern (Garden et al. 2022).

Der Gesetzgeber ist daher aufgerufen, den Anspruch des § 132g SGB V auf ein kassenfinanziertes Angebot der qualifizierten ACP-Gesprächsbegleitung auf alle (schwerer) pflegebedürftigen Menschen auszuweiten. In der Zwischenzeit steht es engagierten Kommunen und/oder anderen regionalen Akteuren (wie Ärztenetzen oder Palliativdiensten) offen, gemeinsam mit geeigneten Partnern Brückenfinanzierungen zur Förderung regionaler ACP-Gesprächsbegleiter-Pools und ACP-Koordinatoren in Verbindung mit kreativen Refinanzierungsmodellen für ACP-Gesprächsbegleitungen auch außerhalb des § 132g SGB V zu realisieren und mit den in wissenschaftlichen Evaluationen solcher Pilotprojekte gewonnenen Erkenntnissen wiederum an Krankenkassen und Gesundheitspolitik heranzutreten.

Literatur

Ach J, Schöne-Seiffert B (2013) Relationale Autonomie – eine kritische Analyse. In: Wiesemann C, Simon A (Hrsg) Patientenautonomie. Theoretische Grundlagen – Praktische Anwendungen. Mentis, Münster, S 42–60

Brinkman-Stoppelenburg A, Rietjens JA, van der Heide A (2014) The effects of advance care planning on end-of-life care: a systematic review. Palliat Med 28(8):1000–1025

Büscher AD, Dorin L (2014) Pflegebedürftigkeit im Alter. Praxiswissen Gerontologie und Geriatrie kompakt. De Gruyter, Berlin

Coors M (2019) Zur ethischen Bewertung von Advance Care Planning aus evangelisch-theologischer Perspektive. In: Höfling W, Otten T, in der Schmitten J (Hrsg) Advance Care Planning Behandlung im Voraus planen als Instrument einer patientenzentrierten Gesundheitsversorgung – juristische, theologische und medizinische Perspektiven. Nomos, Baden-Baden, S 153–169

Detering KM, Hancock AD, Reade MC, Silvester W (2010) The impact of advance care planning on end of life care in elderly patients: randomised controlled trial. BMJ 340:c1345

Elwyn G (2021) Shared decision making: what is the work? Patient Educ Couns 104(7):1591–1595

Enquete-Kommission Ethik und Recht der modernen Medizin (2004) Zwischenbericht Patientenverfügungen. Deutscher Bundestag Drucksache 15/3700 (13.09.2004). http://dip.bundestag.de/btd/15/037/1503700.pdf

Flo E, Husebo BS, Bruusgaard P, Gjerberg E, Thoresen L, Lillemoen L, Pedersen R (2016) A review of the implementation and research strategies of advance care planning in nursing homes. BMC Geriatr 16:24

Garden G, Usman A, Readman D, Storey L, Wilkinson L, Wilson G, Dening T, Gordon AL, Gladman JRF (2022) Advance care plans in UK care home residents: a service evaluation using a stepped wedge design. Age Ageing https://doi.org/10.1093/ageing/afac069

Günther A, Schildmann J, der Schmitten IJ, Schmid S, Weidlich-Wichmann U, Fischer M (2020) Opportunities and risks of resuscitation attempts in nursing homes. Dtsch Arztebl Int 117(45):757–763

Hammes B, Harter T (2015) Philosophisch-ethische Gründe für Advance Care Planning. In: Coors M, Jox R, in der Schmitten J (Hrsg) Advance Care Planning: Von der Patientenverfügung zur gesundheitlichen Vorausplanung. Kohlhammer, Stuttgart

Hammes BJ, Rooney BL, Gundrum JD (2010) A comparative, retrospective, observational study of the prevalence, availability, and specificity of advance care plans in a county that implemented an advance care planning microsystem. J Am Geriatr Soc 58(7):1249–1255

de Heer G, Saugel B, Sensen B, Rubsteck C, Pinnschmidt HO, Kluge S (2017) Advance directives and powers of attorney in intensive care patients. Dtsch Arztebl Int 114(21):363–370

Hickman SE, Tolle SW, Brummel-Smith K, Carley MM (2004) Use of the physician orders for life-sustaining treatment program in oregon nursing facilities: beyond resuscitation status. J Am Geriatr Soc 52(9):1424–1429

Höfling W (2019) Chancen, Risiken und Grenzen von Behandlung im Voraus Planen aus gesundheits(verfassungs)rechtlicher Sicht. In: Höfling W, Otten T, in der Schmitten J (Hrsg) Advance Care Planning/Behandlung im Voraus planen als Instrument einer patientenzentrierten Gesundheitsversorgung – juristische, theologische und medizinische Perspektiven. Nomos, Baden-Baden, S 11–22

Jung C, Flaatten H, Fjolner J, Bruno RR, Wernly B, Artigas A, Bollen PB, Schefold JC, Wolff G, Kelm M, Beil M, Sviri S, van Heerden PV, Szczeklik W, Czuczwar M, Elhadi M, Joannidis M, Oeyen S, Zafeiridis T, Marsh B, Andersen FH, Moreno R, Cecconi M, Leaver S, Boumendil A, De Lange DW, Guidet B, group Cs (2021) The impact of frailty on survival in elderly intensive care patients with COVID-19: the COVIP study. Crit Care 25(1):149

Klemmt M, Neuderth S, van Oorschot B, Henking T (2021) Patientenverfügungen von Bewohnenden in

Pflegeeinrichtungen – welche Behandlungssituationen und Behandlungsmassnahmen werden vorausverfügt? Dtsch Med Wochenschr 146(20):e81–e87

Klingler C, in der Schmitten J, Marckmann G (2016) Does facilitated Advance Care Planning reduce the costs of care near the end of life? Systematic review and ethical considerations. Palliat Med 30(5):423–433

Korfage IJ, Carreras G, Arnfeldt Christensen CM, Billekens P, Bramley L, Briggs L, Bulli F, Caswell G, Cerv B, van Delden JJM, Deliens L, Dunleavy L, Eecloo K, Gorini G, Groenvold M, Hammes B, Ingravallo F, Jabbarian LJ, Kars MC, Kodba-Ceh H, Lunder U, Miccinesi G, Mimic A, Ozbic P, Payne SA, Polinder S, Pollock K, Preston NJ, Seymour J, Simonic A, Thit Johnsen A, Toccafondi A, Verkissen MN, Wilcock A, Zwakman M, van der Heide A, Rietjens JAC (2020) Advance care planning in patients with advanced cancer: A 6-country, cluster-randomised clinical trial. PLoS Med 17(11):e1003422

Kretschmer B (2002) Der „rote Umschlag" für den Notarzt. Möglichkeiten und Chancen eines Notffallbogens als komprimierter Patientenverfügung im Rettungseinsatz. In: May AT, Geißendörfer SE, Simon A, Strätling M (Hrsg) Passive Sterbehilfe: Besteht gesetzlicher Regelungsbedarf? LIT, Münster, S 141–172

Lipp V (2020) Vorausplanung und Patientenvertreter. MedR 38:259–263

Marckmann G, der Schmitten IJ, Feddersen B, Götze K, Nauck F, Rixen S (2018) Plädoyer für eine regionale Implementierung. Behandlung im Voraus Planen für stationäre Einrichtungen gemäß § 132g SGB V. Dr Med Mabuse 236:25–28

McMahan RD, Tellez I, Sudore RL (2021) Deconstructing the complexities of advance care planning outcomes: what do we know and where do we go? A scoping review. J Am Geriatr Soc. 69(1):234–244

Molloy DW, Guyatt GH, Russo R, Goeree R, O'Brien BJ, Bedard M, Willan A, Watson J, Patterson C, Harrison C, Standish T, Strang D, Darzins PJ, Smith S, Dubois S (2000) Systematic implementation of an advance directive program in nursing homes: a randomized controlled trial. JAMA 283(11):1437–1444

Morrison RS, Chichin E, Carter J, Burack O, Lantz M, Meier DE (2005) The effect of a social work intervention to enhance advance care planning documentation in the nursing home. J Am Geriatr Soc 53(2):290–294

Morrison RS, Meier DE, Arnold RM (2021) What's wrong with advance care planning? JAMA 326(16):1575–1576

Muscedere J, Waters B, Varambally A, Bagshaw SM, Boyd JG, Maslove D, Sibley S, Rockwood K (2017) The impact of frailty on intensive care unit outcomes: a systematic review and meta-analysis. Intensive Care Med 43(8):1105–1122

Nauck F, Marckmann G, in der Schmitten J (2018) Behandlung im Voraus Planen: Bedeutung für die Intensiv- und Notfallmedizin. Anästhesiol Intensivmed Notfallmed Schmerzther 53:62–70

Neitzke G (2015) Gesellschaftliche und ethische Herausforderungen des Advance Care Plannings. In: Coors M, Jox R, in der Schmitten J (Hrsg) Advance Care Planning: Von der Patientenverfügung zur gesundheitlichen Vorausplanung. Kohlhammer, Stuttgart, S 152–163

Overbeek A, Korfage IJ, Jabbarian LJ, Billekens P, Hammes BJ, Polinder S, Severijnen J, Swart SJ, Witkamp FE, van der Heide A, Rietjens JAC (2018) Advance care planning in frail older adults: a cluster randomized controlled trial. J Am Geriatr Soc 66(6):1089–1095

Petri SP, Prütting J (2021a) Die rechtlichen Rahmenbedingungen der Vorausplanung für zukünftige Behandlungssituationen für nicht einwilligungsfähige Erwachsene – Teil 1: Die Erstellung. KrV 05:173–184

Petri SP, Prütting J (2021b) Die rechtlichen Rahmenbedingungen der Vorausplanung für zukünftige Behandlungssituationen für nicht einwilligungsfähige Erwachsene – Teil 2: Die praktische Umsetzung der Vorausplanung. KrV 06:226–229

Riedel A, Lehmeyer S, Linde A-C, Treff N (2019) Advance Care Planning – Ethische Implikationen und der damit verbundene professionelle Auftrag im Rahmen der gesundheitlichen Versorgungsplanung in der stationären Altenhilfe. In: Riedel A, Lehmeyer S (Hrsg) Ethik im Gesundheitswesen. Springer, Berlin, S 1–17

Rietjens JAC, Sudore RL, Connolly M, van Delden JJ, Drickamer MA, Droger M, van der Heide A, Heyland DK, Houttekier D, Janssen DJA, Orsi L, Payne S, Seymour J, Jox RJ, Korfage IJ, European Association for Palliative C (2017) Definition and recommendations for advance care planning: an international consensus supported by the European Association for Palliative Care. Lancet Oncol 18(9):e543–e551

Rixen S (2019) Umsetzung von Advance Care Planning im Rahmen der GKV: Kritische Analyse der Vereinbarung nach § 132g Abs. 3 SGB vom 13.12.2017. In: Höfling W, Otten T, in der Schmitten J (Hrsg) Advance Care Planning/Behandlung im Voraus planen als Instrument einer patientenzentrierten Gesundheitsversorgung – juristische, theologische und medizinische Perspektiven. Nomos, Baden-Baden, S 41–53

Rixen S, Marckmann G, in der Schmitten J (2016) Gesundheitliche Versorgungsplanung für die letzte Lebensphase – Das Hospiz- und Palliativgesetz. Neue Jurist Wochenschr 3:125–129

in der Schmitten J, Marckmann G (2013) Sackgasse Patientenverfügung. Neue Wege mit Advance Care Planning am Beispiel *beizeiten begleiten* Z Med Ethik 59:229–243

in der Schmitten J, Marckmann G (2019) Advance Care Planning: Ärztliche Fürsorge im Dienste der Patientenautonomie. In: Höfling W, Otten T, in der Schmitten J (Hrsg) Advance Care Planning/Behandlung im Voraus Planen: Konzept zur Förderung einer patientenzentrierten Gesundheitsversorgung. Nomos, Baden-Baden, S 227–245

in der Schmitten J, Lex K, Mellert C, Rotharmel S, Wegscheider K, Marckmann G (2014) Implementing an advance care planning program in German nursing homes: results of an inter-regionally controlled intervention trial. Dtsch Arztebl Int 111(4):50–57

in der Schmitten J, Jox R, Rixen S, Marckmann G (2015a) Vorausplanung für nicht-einwilligungsfähige Personen – Vertreterverfügungen. In: Coors M, Jox R, in der Schmitten J (Hrsg) Advance Care Planning – von der Patientenverfügung zur gesundheitlichen Vorausplanung. Kohlhammer, Stuttgart, S 119–140

in der Schmitten J, Rixen S, Marckmann G (2015b) Vorausplanung in der Nofall- und Intensivmedizin. In: Coors M, Jox RJ, in der Schmitten J (Hrsg) Advance Care Planning. Von der Patientenverfügung zur gesundheitlichen Vorausplanung. Kohlhammer, Stuttgart, S 288–301

in der Schmitten J, Nauck F, Marckmann G (2016) Behandlung im Voraus planen (Advance Care Planning): ein neues Konzept zur Realisierung wirksamer Patientenverfügungen. Z Palliativmed 17:177–195

in der Schmitten J, Jox RJ, Pentzek M, Marckmann G (2021) Advance care planning by proxy in German nursing homes: descriptive analysis and policy implications. J Am Geriatr Soc 69(8):2122–2131

Schuchter P, Brandenburg H, Heller A (2018) Advance Care Planning (ACP) – Wider die ethischen Reduktionismen am Lebensende. Z Med Ethik 64:213–232

Sommer S, Marckmann G, Pentzek M, Wegscheider K, Abholz HH, in der Schmitten J (2012) Advance directives in nursing homes: prevalence, validity, significance, and nursing staff adherence. Dtsch Arztebl Int 109(37):577–583

Wiese CHR, Ittner KP, Graf BM, Lassen CL (2011) Palliative Notfälle – Definition, Besonderheiten und therapeutische Entscheidungen. Notarzt 27:223–226

Weitere spezielle Versorgungslagen

Inhaltsverzeichnis

Lebensqualität im Mittelpunkt der Langzeitpflege von Menschen mit Körperbehinderungen

Roman Helbig und Änne-Dörte Latteck

Inhaltsverzeichnis

© Der/die Autor(en) 2022
K. Jacobs et al. (Hrsg.), *Pflege-Report 2022*, https://doi.org/10.1007/978-3-662-65204-6_7

■■ **Zusammenfassung**

Die Pflege von Menschen mit Körperbehinderungen wird in pflegewissenschaftlichen Diskursen bislang nur randständig betrachtet. Erkenntnisse zur Pflege dieser Zielgruppe sind notwendig, da die körperlichen Besonderheiten zu einer Inanspruchnahme pflegerischer Hilfestellungen führen können. Im Rahmen unserer qualitativen Grounded-Theory-Studie konnte gezeigt werden, dass Lebensqualität im Mittelpunkt der Pflege von Menschen mit Körperbehinderungen steht. Demnach werden pflegerische Handlungen maßgeblich durch das Wohn- und Hilfsumfeld, z. B. stationäres oder ambulantes Wohnen, sowie intervenierende Bedingungen, z. B. das Ausmaß der Akzeptanz einer vorhandenen Körperbehinderung, beeinflusst. Pflegerische Maßnahmen können dann die Veränderung der Wohnform oder die positive Beeinflussung von Verarbeitungsprozessen sein, jedoch immer mit dem Ziel, dass Menschen mit Körperbehinderung selbst über die eigene Lebensqualität entscheiden.

The care of people with physical disabilities has so far only marginally been considered in nursing science discourses. Insights into the care of this target group are necessary, as their physical characteristics can make it necessary to seek nursing assistance. Within the framework of our qualitative grounded theory study, we were able to show that the care of people with physical disabilities is focused on quality of life. Accordingly, nursing actions are significantly influenced by the living and support arrangements, e.g. whether the people in need of care live at home, in a nursing home or in special forms of housing, as well as intervening conditions, e.g. the extent to which they accept their physical disability. Nursing measures can then mean a change of the form of living or a positive influence on their assimilation process, but always with the aim of enabling people with physical disabilities to decide for themselves about their own quality of life.

7.1 Einleitung und Zielsetzung

Zum Ende des Jahres 2019 lebten in Deutschland 7,9 Mio. Menschen mit einer Schwerbehinderung. Ca. 58 % von ihnen weisen eine Körperbehinderung auf (Destatis Statistisches Bundesamt 2020). Körperbehinderungen sind die häufigste Form einer Behinderung. Bei ca. 25 % der Menschen mit Körperbehinderungen sind die inneren Organe bzw. Organsysteme betroffen, bei rund 11 % sind Arme und/oder Beine in ihrer Funktion eingeschränkt. Etwa 10 % weisen eine Funktionseinschränkung der Wirbelsäule und des Rumpfes auf (Destatis Statistisches Bundesamt 2021). Mit 89,4 % sind Krankheiten ursächlich für eine Behinderung, bei 3,3 % ist die Behinderung angeboren und bei 1,4 % wurde die Behinderung durch einen Unfall verursacht. Die Zahl der schwerbehinderten Menschen steigt sowohl in Deutschland als auch weltweit an (Destatis Statistisches Bundesamt 2021; World Health Organization 2020). Infolge einer Körperbehinderung können Betroffene auf Hilfestellungen angewiesen sein. Die Lebens- und Versorgungssituation von Menschen mit Körperbehinderung wird unter anderem durch Leistungen der Eingliederungshilfe und durch Pflegeleistungen geprägt. Latteck und Weber (2018) weisen darauf hin, dass sich Pflege und Eingliederungshilfe unabhängig voneinander entwickelt haben, was sich an der rechtlichen Verortung in unterschiedlichen Sozialgesetzbüchern zeige. Die Autorinnen führen aus, dass sich Zielsetzungen und theoretische Bezüge der Eingliederungshilfe und der Pflege voneinander unterscheiden. Eingliederungshilfeleistungen verstehen sich als Hilfeleistungen, in denen Teilhabe und Selbstbestimmung als Maxime eines Normalisierungsprinzips an oberster Stelle stehen, während pflegerische Hilfestellungen unterstützend, anleitend und begleitend sind (Latteck und Weber 2018). Sowohl Eingliederungshilfe als auch Pflegeleistungen prägen die Versorgungslandschaft von Menschen mit Körperbehinderungen.

Durch das Bundesteilhabegesetz (BTHG) wird Behinderung, angelehnt an die Grundgedanken der Internationalen Klassifikation von Funktionsfähigkeit, Behinderung und Gesundheit, in Wechselwirkung mit gesellschaftlicher Teilhabe betrachtet:

» Menschen mit Behinderungen sind Menschen, die körperliche, seelische, geistige oder Sinnesbeeinträchtigungen haben, die sie in Wechselwirkung mit einstellungs- und umweltbedingten Barrieren an der gleichberechtigten Teilhabe an der Gesellschaft mit hoher Wahrscheinlichkeit länger als sechs Monate hindern können (§ 2 Abs. 1 SGB IX).

In der Folge können pädagogische und pflegerische Hilfestellungen notwendig sein. Pflege umfasst gemäß der Definition des International Council of Nurses die eigenverantwortliche Versorgung und Betreuung von Menschen aller Altersgruppen in allen Lebenssituationen. Die Pflege von Menschen mit Behinderungen wird eindeutig mit aufgeführt (ICN – International Council of Nurses 2022). Angelehnt an den neuen Pflegebedürftigkeitsbegriff wird das Ausmaß eines gegebenen Pflegebedarfs ausgehend vom vorhandenen Grad der Selbstständigkeit innerhalb der Gestaltung von Lebensbereichen festgestellt (Büscher und Wingenfeld 2018).

Hedderich (2006, S. 24) beschreibt Körperbehinderung aus Sicht der Pädagogik als ursächlich für eine eingeschränkte gesellschaftliche Teilhabe:

» Köperbehinderung ist ein Beschreibungsmerkmal für einen Menschen, der infolge einer Schädigung des Stütz- und Bewegungsapparates, einer anderen organischen Schädigung oder einer chronischen Erkrankung in seiner Bewegungsfähigkeit und der Durchführung von Aktivitäten dauerhaft oder unüberwindbar beeinträchtigt ist, so dass die Teilhabe an Lebensbereichen bzw. -situationen als erschwert erlebt wird.

Wechselwirkungen aus Körperbehinderung und Teilhabe finden sich auf einer theoretischen Ebene in der Internationalen Klassifikation der Funktionsfähigkeit, Behinderung und Gesundheit (ICF) wieder (World Health Organization 2005). Die ICF bildet eine Synthese aus medizinischem und sozialem Behinderungsmodell: den biopsychosozialen Ansatz. Behinderung ist damit ein Prozess aus Wechselwirkungen, an denen die körperlichen Funktionen und Strukturen, Aktivitäten sowie die Teilhabe an der Gesellschaft beteiligt sind (Forstner 2019). Das medizinische Modell sieht Behinderung als Resultat körperlicher Voraussetzungen, d. h. als individuelles Schicksal in einem Ursache-Wirkungs-Verhältnis. Das medizinische Modell ist kein festgeschriebenes und explizit definiertes Modell; vielmehr ist es eine Sichtweise auf Behinderung, die aufgrund gemachter Erfahrungen von Menschen mit Behinderungen selbst in der zweiten Hälfte des 20. Jahrhunderts entstanden ist (Egen 2020). Als Antwort darauf wurde das soziale Modell von Behinderung (vgl. u. a. Hughes und Paterson 1997) formuliert. Dieser Ansatz sieht die Ursachen von Behinderung nicht im Einzelnen, sondern in der Konsequenz einer ungenügenden gesellschaftlichen Umwelt, z. B. durch künstlich erschaffene Barrieren wie Treppen oder Randsteine, die Menschen behindern (Kastl 2016).

Die praktische Pflege von Menschen mit Körperbehinderungen ist komplex: Unterschiedliche Bedürfnisse und Bedarfe führen zu unterschiedlichen Wohn- und Hilfsformen. Diese sind in unterschiedlichen Sozialgesetzbüchern verortet. Als mögliche Versorgungsformen kommen bei Menschen mit Körperbehinderungen stationäres Wohnen (stationäre Altenpflege oder besondere Wohnformen der Eingliederungshilfe), ambulante Pflege- und/oder Assistenzdienste (Einzelwohnung oder WG bzw. mit oder ohne Angehörige) oder auch das persönliche Budget als Arbeitgebermodell in Betracht. Grundgedanken wie Autonomie und Selbstbestimmung und der Wunsch von Menschen mit Körperbehinderungen, Entscheidungen selbst zu treffen, können dem

Angewiesensein auf Hilfe gegenüberstehen, Spannungsfelder können sich bilden. Pflegerische Hilfestellungen stehen im Zusammenhang mit der Qualität eines guten Lebens. Bartholomeyczik (2022) spricht in diesem Zusammenhang davon, trotz Abhängigkeit von Pflege eine gute Lebensqualität zu haben. Lebensqualität wird in verschiedenen Disziplinen und unterschiedlichen wissenstheoretischen Kontexten diskutiert (Weidekamp-Maicher 2018). Vielmehr kann Lebensqualität als Metathema betrachtet werden, das vielschichtig, interpretationsoffen und historisch aufgeladen ist. Der Begriff beinhaltet unterschiedliche Konzepte wie Wohlbefinden, Lebenszufriedenheit sowie Glück und trägt gleichermaßen eine ressourcenorientierte Sicht, einen qualitativen Status sowie eine prospektive Entwicklung in sich (Staats 2022). Innerhalb von Pflege wird Lebensqualität gemeinsam mit den Menschen entwickelt, die auf pflegerische Hilfestellungen angewiesen sind. Gleichzeitig sind qualitativ hochwertige pflegerische Hilfestellungen nicht die einzige Einflussgröße auf die Lebensqualität (Bartholomeyczik 2022).

Konzepte und Theorien von Lebensqualität sind für Pflegefachpersonen als Leitperspektive pflegerischen Handelns unerlässlich, um die Qualität erbrachter Hilfestellungen zu beurteilen und ggf. zu verbessern. Durch gezielte pflegerische Hilfestellungen sowie das Wissen um beeinflussende Faktoren kann die Lebensqualität bei Pflegebedürftigen gesteigert werden (McDonald 2016). Im Rahmen einer von den Verfassenden durchgeführten Grounded-Theory-Studie zeigte sich, dass Lebensqualität bei Menschen mit Körperbehinderung eine zentrale Bedeutung hat. Die Grounded Theory ist eine Methode der qualitativen Sozialforschung, die die Theoriebildung verfolgt und hierzu Daten zeitgleich erhebt und auswertet. Somit entsteht die Theorie „gegenstandsorientiert". Gleichzeitig wird die Zielgruppe im Rahmen der pflegewissenschaftlichen Diskussion bisher kaum berücksichtigt (Behrens et al. 2012)

Dieser Beitrag verfolgt das Ziel, die Bedeutung von Lebensqualität für Menschen mit Körperbehinderungen und einem damit einhergehenden Bedarf an pflegerischen Hilfestellungen aufzuzeigen. Auftretende Spannungsfelder werden dargestellt und Lösungsansätze diskutiert. Im nächsten Abschnitt wird der Status quo der Versorgungssituation betrachtet.

7.2 Status quo der Versorgungssituation von Menschen mit Körperbehinderungen

Die Versorgung von Menschen mit Körperbehinderungen kann individualisiert durch Leistungen der Eingliederungshilfe und Leistungen der Pflegeversicherung erfolgen. Die Menschen selbst sehen ihren Hilfebedarf als originär körperlich, d. h. als Ersatz für fehlende Funktionsfähigkeit von Händen und/oder Beinen. Sprachliche Fähigkeiten sowie das benötigte sprachliche Ausdrucksvermögen sind vorhanden, sodass Wünsche und Anforderungen an pflegerische Hilfestellungen verbal oder mittels Technikunterstützung kommuniziert werden können.

Leistungen der Eingliederungshilfe erhalten Menschen, wenn sie aufgrund einer Behinderung wesentlich eingeschränkt oder von Behinderung bedroht sind (siehe hierzu § 2 SGB IX). Die Eingliederungshilfe übernimmt nach individuellem Bedarf therapeutische, pädagogische oder sonstige Fachleistungen. Leistungen der Eingliederungshilfe sind vielfältig. Es existieren Leistungen zur sozialen Teilhabe, Leistungen zur Teilhabe an Bildung, Leistungen zur Teilhabe am Arbeitsleben sowie Leistungen zur medizinischen Rehabilitation (siehe hierzu § 102 SGB IX). Aufgabe der Eingliederungshilfe ist, eine individuelle Lebensführung zu ermöglichen und die volle, wirksame und gleichberechtigte Teilhabe am Leben in der Gesellschaft zu fördern. Im Vordergrund stehen die selbstbestimmte und eigenverantwortliche Lebensplanung und -führung (siehe hierzu § 90 SGB IX).

Pflegeleistungen resultieren aus einer gesundheitlich bedingten Beeinträchtigung der Selbstständigkeit. Körperliche, kognitive oder psychische Beeinträchtigungen können dazu führen, dass ein Hilfebedarf entsteht, dem durch pflegerische Hilfestellungen begegnet werden kann (siehe hierzu § 14 SGB XI). Beide Leistungen können nebeneinander in Anspruch genommen werden. Pflegeleistungen verfolgen das Ziel, dass Menschen mit Körperbehinderung ihre körperlichen, geistigen und seelischen Fähigkeiten wiedergewinnen oder diese erhalten werden. Die Eingliederungshilfe hingegen ermöglicht eine individuelle Lebensführung und soll eine volle, wirksame und gleichberechtigte Teilhabe am Leben der Gesellschaft fördern (Fix 2017).

In Anbetracht des weltweit wachsenden Anteils von Menschen mit Behinderungen steigt die Bedeutung der Pflege (Büker 2014) sowie die Bedeutung des pflegerischen Einflusses auf die Steigerung der Lebensqualität. Unterschiedliche Wohn-, Hilfs-, und Versorgungformen geben Menschen mit Körperbehinderungen die Möglichkeit zur individuellen Entfaltung sowie zur Kompensation vorhandener Bedarfe. Das Wunsch- und Wahlrecht (§ 104 SGB IX) stellt sicher, dass die Vorstellungen der betroffenen Personen berücksichtigt werden. Zur Unterstützung der selbstständigen Lebensführung gehört das Recht, jederzeit den Aufenthaltsort frei zu wählen. Der Wohnraum muss den Bedürfnissen des behinderten Menschen entsprechen, etwa durch die Ausgestaltung von Dienstleistungen, zudem muss er barrierefrei sein (Maetzel et al. 2021).

Durch das Bundesteilhabegesetz (BTHG) wurden aus den ehemals stationären Einrichtungen der Eingliederungshilfe sog. besondere Wohnformen. Stationäre Einrichtungen wurden bis Ende 2019 pauschal finanziert, d. h. Miete für den Wohnraum, Kosten für Verpflegung (existenzsichernde Leistungen) und Kosten für Pflege und Pädagogik (Fachleistung) wurden gemeinsam abgegolten. Durch das BTHG und die Aufhebung der formalen Trennung existenzsichernder und Fachleistun-

gen werden Hilfen personenzentriert und damit unabhängig von strukturellen Begebenheiten erbracht (Lebenshilfe 2021; Umsetzungsbegleitung Bundesteilhabegesetz 2021). In den besonderen Wohnformen werden Leistungen der Pflegeversicherung mit 15 % der pauschal vereinbarten Vergütung, jedoch mit max. 266 €/Monat abgegolten (vgl. hierzu § 43a SGB XI). Begründet wird diese pauschale Finanzierung der Pflege i. d. R. mit dem Auftrag der Einrichtung, da der Schwerpunkt auf der Eingliederungshilfe liegt und damit auf die Teilhabe gerichtet wird. Die benötigten Leistungen werden von einem Pool an Mitarbeitenden erbracht.

Neben besonderen Wohnformen existieren klassische Altenpflegeheime im Sinne des § 43 SGB XI, in denen Menschen mit einer Körperbehinderung leben und pflegerisch versorgt werden. Der Begriff der Altenpflege legt nahe, dass in diesem Setting vorwiegend ältere Menschen mit einem Pflegebedarf versorgt werden. Unter dem Slogan wie z. B. „Junge Pflege" leben auch Menschen unter 60 Jahren dort, unter anderem Personen mit Körperbehinderungen. Bedürfnisse und Tagesabläufe dieser jungen Menschen mit Hilfebedarf unterscheiden sich von denen der älteren Zielgruppe und führen zu Herausforderungen in der Versorgung. Schmitt und Homfeldt (2020) beschäftigen sich in ihrer Publikation mit den Bedürfnissen junger Pflegebedürftiger und konstatieren, dass sich junge Menschen mit Behinderungen unter anderem in die strukturellen Besonderheiten der pflegerischen Versorgung einbringen wollen, hierdurch Teilhabe an der Gesellschaft erfahren und sich eingebunden fühlen. Besonders die Zielgruppe der jungen Menschen unter 60 Jahren mit einer Pflegebedürftigkeit wird im pflegerischen Diskurs oft vernachlässigt.

Eine weitere Wohn- und Hilfsmöglichkeit ist die ambulante Versorgung nach § 71 SGB XI. Die Betroffenen wohnen einer angemieteten Wohnung oder Wohngemeinschaft; die benötigten Leistungen werden bei Pflege- und/oder Assistenzdiensten gebucht und individuell erbracht. Grundlegendes Ziel ambu-

7

lanter Pflege besteht darin, Menschen trotz Pflegebedürftigkeit den Verbleib in der eigenen Wohnung zu ermöglichen. Die grundsätzlichen gesetzlichen Rahmenbedingungen führen zu festgelegten Abrechnungsmodalitäten mit den Pflegekassen. Voraussetzung für die Zulassung als Pflegedienst ist ein Versorgungsvertrag (Büscher und Krebs 2018). Eine weitere Möglichkeit – ohne Einbindung von Versorgungsverträgen und Pflegediensten – sind Arbeitgebermodelle für Menschen mit Körperbehinderungen. Auch hier bewegt sich die Versorgungsform unter ambulanten Rahmenbedingungen, d. h. in der eigenen Häuslichkeit. Durch das persönliche Budget ist es möglich, als Arbeitgeber oder Arbeitgeberin tätig zu werden und nach individuellem Bedarf selbst Personen sozialversicherungspflichtig einzustellen, die aufkommende Bedarfe kompensieren. Je nach Qualifikation werden die Mitarbeitenden als Assistenten bzw. Assistentinnen bezeichnet. Abhängig von Art und Schwere des Hilfebedarfs kann bis zu 24 h am Tag eine Assistenz anwesend sein. Die Assistenz übernimmt hauswirtschaftliche Tätigkeiten, Freizeitbegleitung, Studiums- oder Arbeitsassistenz und pflegerische Hilfestellungen. Die Finanzierung erfolgt durch verschiedene Träger (z. B. Eingliederungshilfe und Pflegeversicherung), jedoch mit dem Unterschied, dass der Mensch mit Behinderung als Arbeitgeber oder Arbeitgeberin die Gelder verwaltet, Mitarbeitende eigenverantwortlich anstellt und die Löhne überweist (Millich 2016).

Ältere und neuere Publikationen weisen darauf hin, dass pflegewissenschaftliche Annäherungen an Menschen mit Behinderung rar sind. Bereits 2003 formulierte Tiesmeyer, dass aufgrund stark pädagogisch orientierter Ansätze in der Behindertenhilfe den pflegerischen Aufgaben und Arbeitsinhalte wenig Aufmerksamkeit gewidmet wird (Tiesmeyer 2003). Menschen mit Behinderungen haben einen spezifischen Bedarf an pflegerischer Unterstützung (Latteck und Weber 2018). Die Agenda Pflegeforschung möchte durch das Aufgreifen relevanter Aspekte für Pflegeforschung und Lehre eine qualitativ hochwerti-

ge Pflege erreichen. Es werden Zielgruppen vorgestellt und spezifische Aspekte innerhalb der Pflegeforschung beschrieben, die aufgrund fehlender wissenschaftlicher Grundlagen zu Versorgungsproblemen führen. In der Agenda wird als prioritäres Thema die Pflege von Menschen mit Behinderungen aufgerufen; die Pflege dieser Zielgruppe wird als bedeutsame gesellschaftliche Aufgabe beschrieben. Dabei wird betont, dass Behinderung keine Krankheit ist und damit weder der Pflege chronisch kranker Menschen noch der Altenpflege zugeordnet werden kann. Selbstbestimmung und Partizipation sind zentrale Ziele der Pflege bei vorhandenen Behinderungen (Behrens et al. 2012) Auch Büker (2014) weist darauf hin, dass dem Thema Behinderung in der Pflegewissenschaft eine höhere Priorität einzuräumen sei.

Die Pflege in der Häuslichkeit unterscheidet sich von der Pflege im Krankenhaus dahingehend, dass sie sich an der Lebenswelt der Betroffenen orientiert. Der Pflegebedarf ist individuell; die Förderung der Selbstständigkeit, die Stärkung der Unabhängigkeit sowie die Steigerung des Wohlbefindens stehen dabei im Vordergrund pflegerischer Interaktionen. Ein Scoping Review ergab, dass sich die nationale und internationale Literatur vorwiegend mit Übergängen zwischen Versorgungssettings, pflegenden Angehörigen sowie der Verbesserung von Selbstständigkeit befasst (Helbig et al. 2022). Eine Annäherung aus der Perspektive von Menschen mit Körperbehinderung selbst sowie der Pflegefachpersonen, die in die Pflege eingebunden sind, blieb bisher aus. Die Beteiligung der betreffenden Menschen selbst ist jedoch nicht nur in der Diskussion um mehr Teilhabe und Selbstbestimmung unerlässlich.

7.3 Methodik

Um darzustellen, wie Menschen mit Körperbehinderungen pflegerische Hilfestellungen erleben, führten wir ein qualitatives Forschungsprojekt durch. Da die Zielgruppe im Rahmen der Pflegewissenschaft weitestgehend unbeachtet ist, eignete sich der explorative und interpretative Ansatz der Grounded Theory (Strauss und Corbin 2010). Die Ethik-Kommission der Universität Witten/Herdecke erteilte die Erlaubnis, die Studie durchzuführen (Antrag Nr. 22/2019).

Zur Beantwortung der übergeordneten Forschungsfrage im Projekt *„Wie wird die Pflege von Menschen mit Körperbehinderung von Pflegefachkräften gestaltet?"* wurden 27 Menschen mit einer Körperbehinderung mittels problemzentrierter Interviews (Witzel 2000) befragt. Aufgrund der Vielfalt von Körperbehinderungen und der Wohnmöglichkeiten wählten wir Personen aus, die in besonderen Wohnformen (n = 5), ambulanten Wohnformen (n = 22), davon in Wohngemeinschaften (n = 1) oder im Rahmen eines Arbeitgebermodells (n = 4) versorgt wurden. Außerdem haben wir sowohl Menschen mit erworbenen (n = 10) als auch solche mit angeborenen (n = 17) Körperbehinderungen befragt. Weiter wurden die Erfahrungen mit den in Anspruch genommenen professionellen pflegerischen Hilfestellungen berücksichtigt. So wählten wir bewusst sowohl Menschen aus, die zum ersten Mal professionelle Hilfestellungen erhielten, als auch Personen, die bereits über Jahrzehnte derlei Hilfe in Anspruch genommen hatten. Das Alter der Befragten reichte von 21 bis 60 Jahre (Mittelwert 42). 15 Teilnehmende bezeichneten sich als männlich, 12 als weiblich. Der Behinderungsgrad betrug im Mittel 99,6 (Modalwert 100). Der mittlere Pflegegrad betrug 4,04 (Modalwert 5).

7.4 Ergebnisse

Ziel einer jeder Grounded-Theory-Studie ist die Identifikation eines Kernphänomens. Dieses Phänomen steht in Mittelpunkt der Datenauswertung und hat Bezüge zu allen weiteren identifizierten Phänomenen. Das Kernphänomen der Studie lautet „Lebensqualität mit Hil-

festellungen selbst beeinflussen". Lebensqualität steht damit aus der Perspektive der Betroffenen im Mittelpunkt der Pflege von Menschen mit Körperbehinderungen. Diese kann auf einem hohen oder auch niedrigen Niveau ausgestaltet sein. Die Einordnung ist abhängig davon, wie die Betroffenen die erhaltenen pflegerischen Hilfestellungen im Abgleich mit ihren Wünschen und Anforderungen an die benötigten Hilfestellungen subjektiv bewerten. Diese Bewertung ist wiederum die Grundlage für die Einordnung von Lebensqualität. Als positive Konsequenz wahrgenommener Lebensqualität kann sich ein Zustand des Wohlfühlens bzw. Unwohlfühlens entwickeln (Helbig et al. 2022). In diesem Beitrag wird der Schwerpunkt auf Kontext, Hauptphänomen sowie damit einhergehende pflegerische Interventionsmöglichkeit gelegt.

7.4.1 Kontext: Art der Wohn- und Hilfsform

Jedes Phänomen tritt in einem spezifischen Set an Bedingungen auf. Diese sind Zeit, Ort, Dauer, soziales oder kulturelles Umfeld. Dieses Set an Bedingungen wird in der Grounded Theory Kontext genannt. Die Phänomene sind damit nicht isoliert zu betrachten, sondern stehen in einem direkten Zusammenhang zum Kontext und erlangen hierdurch eine spezifische Bedeutung. Eine Voraussetzung für ein Leben nach eigenen Vorstellungen und damit die Ermöglichung von Lebensqualität ist die richtige Wohn- und Hilfsform, die zu den gegebenen Bedürfnissen und Bedarfen passt. Jede Möglichkeit des Wohnens hat spezifische Vor- und Nachteile. Die Wahl des Wohnortes erfolgt unter Abwägung von individuell gesetzten Mindestanforderungen, Erwartungen und Wünschen. Nicht zuletzt hat die Verfügbarkeit einen großen Einfluss.

Die Verfügbarkeit von Wohnmöglichkeiten variiert stark. Stationäre Wohnplätze sind im Vergleich zu ambulanten Wohnformen schneller verfügbar, da der Genehmigungsprozess aufgrund geringerer Kosten unkomplizierter ist. Diese Wohnform zeichnet sich durch eine hohe Versorgungssicherheit bis zu 24 h am Tag aus. Es besteht ein Komplettpaket aus barrierefreiem Wohnraum und pflegerischen Hilfestellungen, die durch einen Pool an Mitarbeitenden im Drei-Schicht-System erbracht werden.

Für ambulante Hilfestellungen wird barrierefreier Wohnraum benötigt, der zumeist in älteren Wohnungen nicht vorhanden ist und erst allmählich in Neubauten standardisiert wird. Außerdem müssen bei den verschiedenen Kostenträgern (z. B. Eingliederungshilfeträger, Pflegeversicherung) Bewilligungen eingeholt werden. Bei einer notwendigen Eins-zu-Eins-Betreuung im ambulanten Umfeld ist zudem die Sicherheit der Leistungserbringung durch mögliche Ausfälle der Mitarbeitenden ein fragiles Konstrukt. In dieser Wohnform besteht jedoch mehr Flexibilität durch höhere individuelle Zeitkontingente.

» Vor dem Leben außerhalb dieser Anstalten stehen jedoch hohe Hürden: Man braucht eine barrierefreie Wohnung, in der auch Assistenten eine Rückzugsmöglichkeit haben. Man braucht ein Assistenzteam. Man braucht eine Kostenübernahmezusage eines Kostenträgers. Und das alles punktgenau zum selben Zeitpunkt. Klappt auch nur ein Parameter nicht, fällt das gesamte Kartenhaus in sich zusammen (IP 17).

Die pflegerischen Hilfestellungen können von grundpflegerischen Tätigkeiten, hauswirtschaftlicher Unterstützung, Behandlungspflege bis hin zur Freizeitbegleitung und Alltagsunterstützungen variieren. Die Durchführung von Hilfestellungen lebt von der Qualität der Beziehung zwischen den Menschen mit einer Körperbehinderung und den Helfenden; Interaktionen gelingen besser, wenn jede Seite ihre Persönlichkeit einbringen kann. Die Beziehung sollte sich keineswegs einseitig gestalten im Sinne eines Roboters, der ausschließlich Befehle ausführt. Sympathie und gemeinsam

Spaß zu haben lockert die Atmosphäre auf und trägt zu mehr wahrgenommener Lebensqualität bei. Bei hoher Sympathie und häufigen gemeinsamen Interaktionen entsteht ein Vertrauensverhältnis, das die Beziehungsqualität stärkt. Fehlt die Sympathie, wird lediglich das Notwendigste besprochen, unpersönliche und distanzierte Beziehungen mit Helfenden und ein damit verbundenes hierarchisches Gefälle können entstehen. Die gewünschte Augenhöhe geht verloren.

» Wenn du die Personen irgendwann öfter siehst, baust du tatsächlich auch eine persönliche Beziehung zu denen auf. Das ist so. Also sie sind mir dann in dem Sinne nicht egal, sie sind nicht anonym und dadurch entwickle ich natürlich auch ein Interesse an den Personen und die durchaus – denke ich – auch an mir, wie es mir geht (IP 6).

7.4.2 Kernphänomen: Lebensqualität mit Hilfestellungen selbst beeinflussen

Die Studie zeigt, dass das Kernphänomen „Lebensqualität mit Hilfestellungen selbst beeinflussen" für Menschen mit Körperbehinderung als Betroffene im Mittelpunkt steht. Lebensqualität und sich Wohlfühlen haben für Menschen mit Körperbehinderungen die höchste Bedeutung. Lebensqualität steht für eine hohe Zufriedenheit mit den einhergehenden und notwendigen Hilfestellungen sowie für eine entspannte atmosphärische Grundstimmung, während die Hilfestellungen gegeben werden. Entspannung und ein Gefühl von Sicherheit entstehen. Lebensqualität ist subjektiv gestaltbar. Wünsche an das eigene Leben sowie Wünsche und Anforderungen an zu erbringende Hilfestellungen prägen Erwartungen an pflegerische Hilfestellungen und gleichsam einen Standard, der innerhalb der Versorgung

erreicht werden soll. Hierzu gehört beispielsweise, dass Wünsche im Rahmen der Körperpflege von den Pflegepersonen umgesetzt
werden. Werden Vorlieben berücksichtigt, hat
das wiederum einen direkten Einfluss auf das
Wohlfühlen.

» Da geht es um eine Harmonie, um eine Zufriedenheit, um, ja, eine Geborgenheit vielleicht auch. Zu Hause möchte ich mich ja
   geborgen und zufrieden fühlen und möchte
   nicht gegen irgendetwas kämpfen. Ich über-
   spitze das immer so ein bisschen. Und, ja,
   da ist Harmonie und Runterkommen und
   Entspannen vom Alltag und so weiter; sind
   da, glaube ich, ganz, ganz wichtige Punkte
   (IP 15).

Erhaltene Hilfestellungen werden mit den vorhandenen Wünschen und Anforderungen abgeglichen. Liegen Anforderungen an und Erhalt von Hilfestellungen nah beieinander, entsteht ein Wohlgefühl und die Lebensqualität
wird als hoch beschrieben. Bei Unstimmig-
keiten entsteht ein Unwohlsein. Drei Interven-
tionsmöglichkeiten konnten innerhalb unserer
Studie identifiziert werden:
   Die erste Möglichkeit ist die Veränderung
des Kontextes der Wohn- und Hilfsform; er
kann die individuelle Entfaltung durch strukturelle Gegebenheiten (Wohnraum, vorhande-
ne Zeit für Hilfe) einschränken. Infolgedessen
kann ein Umzug oder ein Wechsel der Hilfsform angestrebt werden.

» Immer wieder dreht sich das im Kopf. So
   und so will ich das haben. So und so wird
   das dann sein. Das ist schwer. Da dreht man
   sich ewig im Kreis. Und das wollte ich irgendwann. Da wird man unzufrieden. Da
   staut sich etwas in einem auf. Und das ist
   dann schwer. Und das kommt dann meistens in den ungünstigen Situationen zum
   Ausbruch. (...). Und das wollte ich einfach
   nicht mehr und deshalb habe ich gesagt:
   „Ich muss raus" (IP 29).

Die zweite Möglichkeit beschreibt die Reflexion und ggf. Anpassung intervenierender
Bedingungen. Durch Reflexion der eigenen
Wünsche an die Hilfestellungen, Auseinandersetzung mit und Akzeptanz der Körperbehinderung bzw. bewusste Reflexion von Erfahrungen sowie aktive Einflussnahme auf die
Durchführung von pflegerischen Hilfestellungen kann deren Durchführung direkt sowie in
der Konsequenz auch die Lebensqualität angepasst werden.

» Also ich kann ja selbst sagen, also wie ich
   gerne was hätte, wie man mich waschen
   soll. Oder, dass ich selbst in den Rollstuhl
   klettere und nicht geliftet werden möchte.
   Das kann ich ja alles frei selbst entscheiden. Ob ich überhaupt duschen möchte oder
   nicht. Ob ich auf Toilette muss oder nicht
   (IP 12).

Die dritte Interventionsmöglichkeit ist passiv. Menschen mit Körperbehinderung können
im Beeinflussen von Lebensqualität scheitern
und dann keine hohe Lebensqualität erreichen.
Sie verharren im „Sich-Unwohlfühlen", ohne Handlungsabsichten zu verspüren. Auf die
Frage an einen Interviewteilnehmer aus dem
stationären Kontext, was ihm zum Wohlfühlen
fehlt, antwortet er:

» Vertrauen zu den Pflegekräften vielleicht.
   Einfach mal rausgehen können und nicht
   immer sagen, „nein, ich kann gerade nicht".
   Weil, ich war vorher jeden Tag draußen. Ich
   habe jeden Tag was Neues erlebt. Und das
   fehlt mir hier (IP 33).

Obwohl er seine Bedürfnisse klar wahr-
nimmt und es potenzielle Lösungsmöglich-
keiten gibt, verspürt der Interviewteilnehmer
keinen Wunsch umzuziehen und die Wohn-
und Hilfsform zu wechseln. Infolgedessen ver-
harrt er im Unwohlsein.

7.4.3 Zusammenarbeit verschiedener Berufsgruppen innerhalb der Pflege

Im Rahmen der durchgeführten Grounded-Theory-Studie fiel auf, dass viele Berufsgruppen sich auf unterschiedliche Weise mit Menschen mit einer Körperbehinderung und den damit einhergehenden Bedarfen befassen.

Der Einbezug verschiedener Berufsgruppen kann verschiedene Funktion erfüllen: Sich abzusichern, Probleme zu klären sowie sich im Team gegenseitig zu unterstützen. Die Zusammenarbeit hat einen hohen Einfluss darauf, Klarheit zu gewinnen. Verschiedene Situationen werden kommunikativ und kollegial reflektiert. Dies kann einerseits im eigenen Team erfolgen, beispielsweise unter allen Mitarbeitenden einer Wohneinrichtung oder auch im erweiterten Team unter Einbezug des Hausarztes und der Therapeutinnen und Therapeuten. Eine erfolgreiche multiprofessionelle Zusammenarbeit zeichnet sich dadurch aus, dass die Sicht jeder einzelnen Berufsgruppe durch eine gemeinsame Betrachtungsweise unterschiedlicher Berufsgruppen ergänzt wird.

> Ja, ich glaube schon, dass man da auch vielmehr zusammenarbeiten sollte, weil manchmal die Einseitigkeit einer Berufsgruppe und die Einzigartigkeit der anderen Berufsgruppe, wenn man die in einen Topf wirft, doch so wundervolle Dinge hervorbringt (IP 7).

Da Körperbehinderungen individuell sind, sind auch die gegebenen Herausforderungen breit gefächert. Ein Austausch mit den Teamkollegen hilft, Individualität der pflegerischen Versorgung sowie Sicherheit für das eigene Handeln herzustellen:

> Und wenn man die Lösung selbst nicht findet, dann fragt man bei seinen Teamkollegen nach, wie machst du das denn eigentlich? Und ja, das macht den Beruf ja

auch ein Stück weit aus, dass man halt nicht die Schulbuch-Patienten hat, bei denen man Schema F durchführt, sondern dass man halt seine eigenen Lösungsstrategien auch ein Stück weit finden muss (IP 09).

Nicht zuletzt ist es von hoher Bedeutung, das erweiterte Team zu kennen, d. h. auch mit Namen. Durch den persönlichen Kontakt und kurze Gespräche über die Therapieinhalte können die unterschiedlichen Arbeitsschwerpunkte miteinander abgestimmt, reflektiert und kontinuierlich verbessert werden. Dadurch kann sich eine erfolgreiche Zusammenarbeit ergeben:

> Es kann nur Vorteile haben mit den Therapeuten zusammenzuarbeiten, denn nur ein Zusammenarbeiten erbringt Erfolg. (…) Unser Job ist es halt dann auch zu fragen was haben Sie gemacht? Was können wir als Pflegepersonal verbessern? Wie können wir besser zusammenarbeiten? Was können wir noch übernehmen? (IP 10)

7.5 Diskussion der Ergebnisse und Lösungsansätze

Lebensqualität trotz der Notwendigkeit pflegerischer Hilfestellungen selbst zu beeinflussen steht im Mittelpunkt der pflegerischen Versorgung von Menschen mit Körperbehinderungen. Wir konnten zeigen, dass Lebensqualität aus der Bewertung in Anspruch genommener pflegerischer Hilfestellung im Abgleich mit den Vorstellungen des pflegebedürftigen Menschen resultiert. Wenn die Lebensqualität als gering beschrieben wird, kann der Kontext des Wohnens verändert oder an intervenierenden Bedingungen wie z. B. der Reflexion gegebener Wünsche gearbeitet werden.

Die erste dargestellte Interventionsmöglichkeit zeigt, dass der Kontext der Wohnform und damit einhergehende strukturelle Bedingungen die Lebensqualität beeinflussen können. Die vorhandenen Sozialgesetze und unterschiedlichen Wege der Finanzierung und Antragstellung sind komplex; ohne ausreichendes Fachwissen sind solche Hürden schwer zu überwinden. Außerdem erscheinen die Grenzen zwischen stationärem und ambulantem Wohnen zu hart – es gibt kaum Möglichkeiten des Ausprobierens. Auch ist bezahlbarer, barrierefreier Wohnraum rar. Hier sind politische Reformen notwendig, die bezahlbare Wohnformen sowie innovative Versorgungsformen möglich machen.

Um die Lebensqualität durch die Veränderung des Kontextes zu erhöhen, sollte die multiprofessionelle Zusammenarbeit verstärkt werden. Multiprofessionell bzw. multidisziplinär bedeutet, dass mehrere Berufsgruppen unabhängig voneinander tätig sind und sich jede Profession auf ihre eigenen Aufgaben fokussiert (Jakobsen 2011). Die Zusammenarbeit verschiedener Berufsgruppen im Sozial- und Gesundheitswesen wird immer wichtiger und ist en vogue (Oppermann und Schröder 2020). Das Ziel liegt in einer qualitativ hochwertigen, patientenorientierten und reibungslosen Patientenversorgung (Mahler et al. 2014). Menschen mit einer Körperbehinderung profitieren unter anderem von Pflege, Therapie, sozialer Arbeit und Medizin. Dabei hat jede Berufsgruppe bestimmte Aufgaben und Ziele, die wiederum einzelne Teile innerhalb der Gesamtversorgung widerspiegeln. Jakobsen (2011) führt aus, dass innerhalb der Zusammenarbeit verschiedener Berufsgruppen jeweils eigene berufliche Kernkompetenzen entstehen. Ausgebildete Pflegefachkräfte sind beratend und durchführend tätig. Sie erheben den Pflegebedarf, schreiben Pflegeplanungen, überwachen den Pflegeprozess, führen Schulungen und Anleitungen von Mitarbeitenden ohne pflegerische Ausbildung durch. Nicht zuletzt beraten sie Menschen mit Behinderungen in pflegefachlichen und gesundheitlichen Fragestellungen oder entwickeln und implementieren pflegefachliche Konzepte (Uhl 2017). Unter persönlicher Assistenz wird eine umsetzende Hilfsform für Menschen mit Behinderungen verstanden, mit der sie ein selbstbestimmtes Leben im Alltag führen können. Die Hilfen können über pfle-

gerische, hauswirtschaftliche oder begleitende Tätigkeiten verschiedene Inhalte aufweisen (Mohr 2006). Auch die soziale Arbeit sieht Menschen mit Behinderungen als Zielgruppe des Handelns (Rohrmann 2018). Die Hauptaufgabe liegt gemäß Röh (2011) darin, die Zusammenhänge zwischen Person und Umwelt mittels spezifischer Methoden und Einsatzgebieten zu ergründen. Unter anderem durch Einzelfallhilfen, Beratung, Kompetenzförderung soll personenzentrierte Unterstützung angeboten werden. Pflegefachpersonen sollten die Veränderungen von Kontexten begleiten und durch gezieltes Empowerment unterstützen. Durch ein vertieftes Wissen ist es ihnen möglich, die multiprofessionelle Zusammenarbeit beteiligter Berufsgruppen zu unterstützen. In der Praxis kann die Zusammenarbeit im Rahmen übergreifender Fallkonferenzen erfolgen, immer in Anwesenheit der betreffenden Menschen. Eine einheitliche und gemeinsame Dokumentation erleichtert die Transparenz über abgesprochene Ziele und Hilfestellungen.

Die bewusste Reflexion von intervenierenden Bedingungen und damit einhergehenden Denkhaltungen hat ebenfalls einen Einfluss auf die Lebensqualität. Das Identifizieren von Wünschen, Klären von Prioritäten und notwendige Anpassungen sowie das Arbeiten an der Akzeptanz gegebener Funktionseinschränkungen können Aufgaben einer erweiterten Pflegepraxis sein. Pflegewissenschaftliche Konzepte wie Advanced Nursing Practice (ANP) können die Versorgungsqualität von Menschen mit Körperbehinderung verbessern. Unter ANP wird eine erweiterte und wirksame Pflege auf Masterebene verstanden. Spezialisierung und Praxiserfahrungen sind damit einhergehend notwendig (Spirig und De Geest 2004). Die Arbeit an intervenierenden Bedingungen zur Verbesserung von Lebensqualität kann das pflegerische Aufgabenfeld erweitern. Advanced Nursing Practice innerhalb der Pflege von Menschen mit Körperbehinderungen sollte über Pilotprojekte ausprobiert und wissenschaftlich ausgewertet werden.

Wenn Menschen mit einer Körperbehinderung sich entscheiden, in einem Unwohlsein zu verbleiben, sollten Erkrankungen wie z. B. eine Depression zwingend ausgeschlossen werden. Auch wenn diese Entscheidungen akzeptiert werden müssen, sollten die Pflegenden regelmäßige Gespräche und Hilfe anbieten. Ohne Druck können Angebote aufgezeigt und Unterstützungsmöglichkeiten offeriert werden. Instrumente wie die motivierende Gesprächsführung können nützlich sein. Unterstützt durch Assessmentinstrumente kann auch hier die Versorgungsqualität gesteigert werden.

Durch unser Forschungsprojekt konnten der blinde Fleck der Pflege von Menschen mit Körperbehinderungen erhellt und neue Bedarfslagen identifiziert werden. Menschen mit Körperbehinderungen sind eine gering beachtete Zielgruppe im pflegewissenschaftlichen Diskurs, obwohl spezifische Versorgungsbedarfe gegeben sind: Variierende Altersspannen von jung bis älter, Unterschiede der Körperbehinderung aufgrund erworbener oder angeborener Behinderungen und eines veränderten Körpers, unterschiedliche Wohn-, Hilfs- und Versorgungsformen. Dringend geboten sind Forschungs- und Entwicklungsprojekte zur Evidenzlage der Versorgungsqualität. Auch moderne Konzepte für die Praxis, in denen Teilhabe und Pflege einander näher gebracht werden, sind notwendig. So können Lücken zwischen Autonomiebestrebungen der Menschen mit Körperbehinderungen und professionellem Verantwortungsbewusstsein aufgrund einer Fürsorgepflicht der Pflegefachpersonen geschlossen werden.

Literatur

Bartholomeyczik S (2022) Das Konzept Lebensqualität in der Pflege und der Pflegewissenschaft. In: Staats M (Hrsg) Lebensqualität. Ein Metathema, 1. Aufl. Beltz Juventa, Weinheim Basel, S 263–280

Behrens J, Görres S, Schaeffer D, Bartholomeyczik S, Stemmer R (2012) Agenda Pflegeforschung für Deutschland. https://www.printfriendly.com/p/g/PT9KV3. Zugegriffen: 27. Jan. 2022

Büker C (2014) Pflege von Menschen mit Behinderungen. In: Schaeffer D, Wingenfeld K (Hrsg) Handbuch Pflegewissenschaft. Studienausgabe, 1. Aufl. Beltz Juventa, Weinheim Basel, S 385–404

Büscher A, Krebs M (2018) Qualität in der ambulanten Pflege. In: Jacobs K, Kuhlmey A, Greß S, Klauber J, Schwinger A (Hrsg) Pflege-Report 2018. Springer, Berlin Heidelberg, S 127–134 https://doi.org/10.1007/978-3-662-56822-4_11

Büscher A, Wingenfeld K (2018) Die Entwicklung des neuen Begriffs der Pflegebedürftigkeit und des Begutachtungsinstruments. In: Meißner A (Hrsg) Begutachtung von Pflegebedürftigkeit. Praxishandbuch zur Pflegeeinschätzung bei Erwachsenen, 1. Aufl. Hogrefe, Bern, S 71–90

Statistisches Bundesamt (2020) Pressemitteilung Nr. 230 vom 24. Juni 2020. https://www.destatis.de/DE/Presse/Pressemitteilungen/2020/06/PD20_230_227.html. Zugegriffen: 28. Jan. 2022

Statistisches Bundesamt (2021) Sozialleistungen. Schwerbehinderte Menschen 2019. Fachserie 13, Reihe 5.1. https://www.destatis.de/DE/Service/Bibliothek/_publikationen-fachserienliste-13.html. Zugegriffen: 28. Jan. 2022

Egen C (2020) Was ist Behinderung? Abwertung und Ausgrenzung von Menschen mit Funktionseinschränkungen vom Mittelalter bis zur Postmoderne Bd. 7. transcript, Bielefeld

Fix E (2017) Die Schnittstelle Eingliederungshilfe – Pflege im Lichte der gesetzlichen Regelungen des Bundesteilhabegesetzes und des Pflegestärkungsgesetzes III. https://www.reha-recht.de/fileadmin/user_upload/RehaRecht/Diskussionsforen/Forum_D/2017/D11-2017_Schnittstelle_Eingliederungshilfe_Pflege_im_Lichte_von_BTHG_und_PSG_III.pdf. Zugegriffen: 28. Jan. 2022

Forstner M (2019) ICF – Internationale Klassifikation der Funktionsfähigkeit, Behinderung und Gesundheit. DISTA Disability Studies Austria/Forschung zu Behinderung, Österreich. https://dista.uniability.org/glossar/icf-internationalen-klassifikation-der-funktionsfaehigkeit-behinderung-und-gesundheit/. Zugegriffen: 28. Jan. 2022

Hedderich I (2006) Einführung in die Körperbehindertenpädagogik, 2. Aufl. Reinhardt, München Basel

Helbig R, Metzing S, Latteck ÄD (2022) Shaping quality of life with nursing assistance. A grounded theory approach to nursing care for people with physical disabilities and interactions with carers in long-term care. J Long Term Care. https://doi.org/10.31389/jltc.114

Hughes B, Paterson K (1997) The social model of disability and the disappearing body: towards a sociology of impairment. Disabil Soc 12:325–340. https://doi.org/10.1080/09687599727209

ICN – International Council of Nurses (2022) Nursing definitions. https://www.icn.ch/nursing-policy/nursing-definitions. Zugegriffen: 28. Jan. 2022

Jakobsen F (2011) Learning with, from and about each other: Outcomes from an interprofessional training unit. PhD dissertation, Aarhus University. https://www.fysio.dk/globalassets/documents/fafo/afhandlinger/phd/2011/ph.d._flemming_jakobsen_2011.pdf. Zugegriffen: 28. Jan. 2022

Kastl JM (2016) Einführung in die Soziologie der Behinderung, 2. Aufl. Springer VS, Wiesbaden

Latteck ÄD, Weber P (2018) Die Einschätzung des pflegerischen Unterstützungsbedarfs bei Menschen mit geistiger Behinderung. In: Meißner A (Hrsg) Begutachtung von Pflegebedürftigkeit. Praxishandbuch zur Pflegeeinschätzung bei Erwachsenen, 1. Aufl. Hogrefe, Bern, S 143–162

Lebenshilfe (2021) Recht der Eingliederungshilfe – Änderungen durch das Bundesteilhabegesetz. https://www.lebenshilfe.de/eingliederungshilfe-und-das-bundesteilhabegesetz. Zugegriffen: 28. Jan. 2022

Maetzel J, Heimer A, Braukmann J, Frankenbach P, Ludwig L, Schmutz S (2021) Dritter Teilhabebericht der Bundesregierung über die Lebenslagen von Menschen mit Beeinträchtigungen. https://www.bmas.de/SharedDocs/Downloads/DE/Publikationen/a125-21-teilhabebericht.pdf;jsessionid=E5C645339441648721A3D76F68B40453.delivery1-replication?__blob=publicationFile&v=5. Zugegriffen: 18. Dez. 2021

Mahler C, Gutmann T, Karstens S, Joos S (2014) Begrifflichkeiten für die Zusammenarbeit in den Gesundheitsberufen. Definition und gängige Praxis. GMS Z Med Ausbild 3:1–10

McDonald T (2016) Supporting the pillars of life quality in long-term care. J Religion Spiritual Aging 28:167–183. https://doi.org/10.1080/15528030.2016.1143906

Millich N (2016) Arbeitgebermodell. „So kann ich trotz Handicap Selbstbestimmung leben". https://www.bibliomed-pflege.de/news/29344-so-kann-ich-trotz-handicap-selbstbestimmt-leben. Zugegriffen: 16. Dez. 2021

Mohr L (2006) Was bedeutet „Assistenz"? Schweizerische Z Heilpädagogik 11:18–23

Oppermann C, Schröder J (2020) „Nicht ohne uns": Soziale Arbeit und Adressat_innen im multiprofessionellen Feld der Altenpflege. Soz Extra 44:126–130. https://doi.org/10.1007/s12054-020-00275-6

Röh D (2011) Soziale Arbeit mit behinderten Menschen. In: Bieker R, Floerecke P (Hrsg) Träger, Arbeitsfelder und Zielgruppen der Sozialen Arbeit. Kohlhammer, Stuttgart, S 317–332

Rohrmann A (2018) Behinderung. In: Graßhoff G, Renker A, Schröer W (Hrsg) Soziale Arbeit. Eine elementare Einführung. Springer VS, Wiesbaden, S 55–68

Schmitt C, Homfeldt HG (2020) Das hier ist wirklich am Abstellgleis. Toter als tot. Neue Prax 50:231–249

Spirig R, De Geest S (2004) „Advanced Nursing Practice" lohnt sich! Pflege 17:233–236. https://doi.org/10.1024/1012-5302.17.4.233

Staats M (2022) Lebensqualität. Ein Metathema. In: Staats M (Hrsg) Ein Metathema, 1. Aufl. Beltz Juventa, Weinheim Basel, S 13–28

Strauss AL, Corbin JM (2010) Grounded Theory: Grundlagen Qualitativer Sozialforschung. Psychologie Verlags Union, Weinheim

Tiesmeyer K (2003) Selbstverständnis und Stellenwert der Pflege in der Lebensbegleitung von Menschen mit schwerer Behinderung (Nr. P03-123; Veröffentlichungsreihe des Instituts für Pflegewissenschaft an der Universität Bielefeld). https://uni-bielefeld.de/fakultaeten/gesundheitswissenschaften/ag/ipw/downloads/ipw-123.pdf. Zugegriffen: 28. Jan. 2022

Uhl A (2017) Multiprofessionelle Teams gefragt. Pflegefachkräfte zur Betreuung und Unterstützung in der Behindertenhilfe. Blätter der Wohlfahrtspflege, Bd. 3, S 116–117

Umsetzungsbegleitung Bundesteilhabegesetz (2021) Änderungen im Einzelnen. Was ändert sich durch das BTHG? https://umsetzungsbegleitung-bthg.de/gesetz/aenderungen-im-einzelnen/?hlres=besondere+wohnform. Zugegriffen: 18. Dez. 2021

Weidekamp-Maicher (2018) Messung von Lebensqualität im Kontext stationärer Pflege. In: Jacobs K, Kuhlmey A, Greß S, Klauber J, Schwinger A (Hrsg) Pflege-Report 2018. Springer, Berlin Heidelberg, S 71–83 https://doi.org/10.1007/978-3-662-56822-4_8

Witzel A (2000) Das problemzentrierte Interview. Forum Qual Sozialforsch Forum Qual Soc Res 1:1–13

World Health Organization (2005) Internationale Klassifikation der Funktionsfähigkeit, Behinderung und Gesundheit (ICF). https://www.dimdi.de/dynamic/de/klassifikationen/icf/. Zugegriffen: 28. Jan. 2022

World Health Organization (2020) Disability and health. https://www.who.int/news-room/fact-sheets/detail/disability-and-health. Zugegriffen: 18.2021

7

Außerklinische Intensivpflege nach dem IPReG – eine Standortbestimmung anhand von AOK-Abrechnungsdaten

Miriam Räker, Sören Matzk, Andreas Büscher, Gerald Willms, Abdel Hakim Bayarassou, Nahne-Alina Knizia, Constance Stegbauer, Markus Hopp und Antje Schwinger

Inhaltsverzeichnis

© Der/die Autor(en) 2022
K. Jacobs et al. (Hrsg.), *Pflege-Report 2022*, https://doi.org/10.1007/978-3-662-65204-6_8

■ ■ **Zusammenfassung**

Der Versorgungssektor der außerklinischen Intensivpflege und Beatmung hat in den vergangenen Jahren eine dynamische Entwicklung erfahren. Gleichzeitig werden neben fehlender Transparenz mit Blick auf epidemiologische Kennzahlen und Versorgungsstrukturen unterschiedliche Versorgungsdefizite konstatiert, besonders im Bereich der außerklinischen Beatmung. Mit dem Gesetz zur Stärkung von intensivpflegerischer Versorgung und medizinischer Rehabilitation in der gesetzlichen Krankenversicherung (Intensivpflege- und Rehabilitationsstärkungsgesetz – GKV-IPReG) werden die bisherigen Regelungen zur Erbringung medizinischer Behandlungspflege für Versicherte mit intensivpflegerischem Versorgungsbedarf in einen neuen Leistungsanspruch für außerklinische Intensivpflege überführt und die sozialrechtlichen Rahmenbedingungen hinsichtlich des Leistungsanspruches, des Leistungsortes sowie der Leistungserbringung definiert. Um bedarfsorientierte Versorgungsstrukturen nachhaltig zu gestalten, ist es jedoch notwendig, die bestehenden Bedarfslagen sowie die Versorgungs- und Lebenssituation von betroffenen Menschen systematisch zu erfassen. Die Systematisierung von potentiellen Erkrankungen, die einen Intensivpflegebedarf bedingen, und die darauf aufbauende Analyse von AOK-Abrechnungsdaten für das Jahr 2019 verdeutlicht die Heterogenität von Menschen mit außerklinischer Intensivpflege sowohl mit Blick auf das Alter, das Geschlecht, das Versorgungssetting als auch auf bestehende Grunderkrankungen. Eine große Bedeutung muss dabei der Subgruppe beatmeter und hier insbesondere trachealkanülierter Patientinnen und Patienten zugeschrieben werden. Die Untersuchung bestätigt überdies den bestehenden erheblichen Forschungsbedarf für den gesamten Versorgungsbereich.

The sector of out-of-hospital intensive care and ventilation has experienced dynamic development in recent years. At the same time, in addition to a lack of transparency with regard to epidemiological key figures and care structures, there are various care deficits, especially in out-of-hospital ventilation. With the Intensive Care and Rehabilitation Strengthening Act (GKV-IPReG), the previous regulations for the provision of medical treatment care for insurees with intensive care needs are transferred into a new entitlement to benefits for out-of-hospital intensive care. The sociolegal framework conditions are also defined with regard to the entitlement to benefits, the place of benefits and the provision of benefits. However, in order to sustainably design needs-oriented care structures, it is necessary to systematically record the existing needs as well as the care and living situation of affected patients. The systematisation of potential diseases that require intensive care and the analysis of AOK billing data for 2019 illustrates the heterogeneity of people with out-of-hospital intensive care in terms of age, gender, care setting as well as their underlying diseases. Great importance must be attributed to the subgroup of ventilated and, in particular, tracheal-cannulated patients. The study confirms that there is considerable need for research in the entire field of care.

8.1 Einleitung

Bei der außerklinischen Intensivpflege handelt es sich um einen noch jungen Bereich der gesundheitlichen und pflegerischen Versorgung. Er ist seit Beginn der 2000er Jahre, u. a. durch die Aufnahme in das Leistungsverzeichnis der Häuslichen Krankenpflegerichtlinie (G-BA 2022a, HKP-RL), durch sehr dynamische Entwicklungen und eine stetige Zunahme der Anzahl der in diesem Rahmen versorgten Personen gekennzeichnet. Wenngleich ein Großteil dieser Personen beatmungspflichtig ist – sowohl invasiv als auch nicht-invasiv –, ist die außerklinische Intensivpflege nicht mit Beatmungspflege gleichzusetzen. Der Anspruch auf außerklinische Intensivpflege besteht für Menschen mit einem besonders hohen Bedarf an medizinischer Behandlungspflege, bei denen die ständige Anwesenheit einer geeigneten Pflegekraft zur individuellen Kontrolle und Einsatzbereitschaft erforderlich ist, weil lebensbedrohliche Situationen mit hoher Wahrscheinlichkeit täglich unvorhersehbar eintreten können (G-BA 2022b, AKI-RL vom 19.11.2021, § 4, Abs. 1). In der außerklinischen Intensivpflege treffen u. a. zwei Versorgungsbereiche zusammen, die vor noch nicht allzu langer Zeit wenig Berührungspunkte hatten: die häusliche pflegerische Versorgung einerseits, die Intensivmedizin und -pflege andererseits. Veränderungen bei Krankheitsverläufen von akuten zu chronischen Erkrankungen sowie technische, medizinische und pflegerische Fortschritte haben dazu geführt, dass nunmehr Versorgungsarrangements erforderlich und möglich sind, in denen Menschen mit einem Bedarf an einer technik- und personalintensiven Versorgung in die eigene häusliche Umgebung zurückkehren und dort verbleiben können. Die Möglichkeit zu einer häuslichen Versorgung bedeutet allerdings nicht, dass auch ein entsprechendes Angebot verfügbar ist oder die bestehenden Probleme und Herausforderungen in diesem Zusammenhang einfach zu lösen sind. Die Intensivstation lässt sich nicht ohne Weiteres in das Wohn- oder Schlafzimmer eines Haushalts verlegen. Dennoch sind entsprechende Versorgungsangebote entstanden und das Feld der außerklinischen Intensivpflege hat sich mit hoher Geschwindigkeit entwickelt. Mittlerweile gehört neben der Versorgung im häuslichen Umfeld oder in stationären Pflegeeinrichtungen auch die Versorgung in Wohngruppen oder anderen Versorgungsarrangements dazu, sodass nicht mehr allein von der häuslichen, sondern der außerklinischen Intensivpflege gesprochen wird. Lehmann et al. (2019) kritisieren, dass über diesen wachsenden Versorgungssektor nur wenige wissenschaftlich fundierte Erkenntnisse vorliegen. Insgesamt besteht wenig Transparenz über tatsächliche Versorgungsverläufe, über Prävalenzen und die mit der außerklinischen Intensivpflege verbundenen Probleme und Erkrankungen. Der folgende Beitrag will zunächst Erkenntnisse zur außerklinischen Intensivpflege auf der Basis von Abrechnungsdaten liefern und den dem Intensivpflege- und Rehabilitationsstärkungsgesetz (IPReG) zugrunde liegenden Handlungsdruck zur Versorgungssteuerung sowie hieraus resultierende Evaluationsfragen beschreiben.

8.2 Gesetzlicher Rahmen der außerklinischen Intensivpflege

Außerklinische Intensivpflege nach SGB V wurde seit 2010 im Rahmen der Behandlungssicherungspflege als Leistung der häuslichen Krankenpflege (HKP) nach § 37 SGB V ärztlich verordnet und als „Spezielle Krankenbeobachtung" bezeichnet (G-BA HKP-RL vom 09.02.2010; ebd., vom 15.08.2019). Die außerklinische Intensivpflege war somit als Teil der HKP nach § 37 Abs. 2 SGB V untergesetzlich geregelt; dies galt auch für die stationäre Pflege. Mit dem im Herbst 2020 verabschiedeten IPReG hat der Gesetzgeber die bislang untergesetzlichen Regelungen zur häuslichen Intensivpflege mit dem neu eingeführten § 37c SGB V „Außerklinische Intensivpflege" neu geregelt. Der G-BA hat den Auftrag erhalten, die Gestaltung des Leistungsanspruchs und der Leistungserbringung bei der außerklinischen Intensivpflege in einer neuen Richtlinie zur außerklinischen Intensivpflege (AKI-RL) zu regeln (§ 37c Abs. 1 Satz 8 SGB V). Diese wurde im November 2021 vom G-BA beschlossen und ist am 18.03.2022 in Kraft getreten, Verordnungen nach AKI-RL erfolgen jedoch erst ab dem 1. Januar 2023 (G-BA 2022b). Leistungsinhalt und Verordnungsvoraussetzungen für die AKI entsprechen gleichwohl der „Speziellen Krankenbeobachtung" der HKP-RL. Anspruch haben gesetzlich Krankenversicherte mit einem besonders hohen Bedarf an medizinischer Behandlungspflege (§ 37c Abs. 1 SGB V), der dann besteht, wenn die ständige Anwesenheit einer geeigneten Pflegefachkraft erforderlich ist, weil eine sofortige ärztliche oder pflegerische Intervention bei lebensbedrohlichen Situationen, die mit hoher Wahrscheinlichkeit täglich unvorhersehbar eintreten können, notwendig ist (G-BA 2022b, AKI-RL § 4 Abs. 1). Dies bedarf nach der neuen Gesetzgebung der Verordnung durch „besonders qualifizierte" Ärztinnen und Ärzte (§ 37c Abs. 1 Satz 4 SGB V). Bei beatmeten oder trachealkanülierten Versicherten ist vor jeder Verordnung überdies eine Potenzialerhebung zur Entwöhnung durchzuführen. Die AKI-RL konkretisiert ferner die künftige Verordnungspraxis der AKI, sodass entsprechend § 6 der AKI-RL ab dem 2. Quartal 2023 Gebührenordnungspositionen vorliegen, die u. a. Rückschlüsse auf verordnungsrelevante Diagnosen, Beatmungs- und Tracheostomastatus sowie Weaning- und Dekanülierungs-Potenzial zulassen. Dies schafft zusammen mit der Tatsache, dass die Landesverbände der Krankenkassen und die Ersatzkassen durch das IPReG nun gemeinsam und einheitlich Verträge mit zuverlässigen Leistungserbringern über die außerklinische Intensivpflege und deren Vergütung und Abrechnung schließen (§ 132l Abs. 5 SGB V) mehr Transparenz über die Versorgungspraxis.

Außerklinische Intensivpflege wird gemäß der AKI-RL am Wohnort erbracht, der neben der Häuslichkeit auch eine vollstationäre Pflegeeinrichtung (mit Leistungen nach § 43 SGB XI oder Einrichtung der Behindertenhilfe[1]), eine spezialisierte Wohngruppe (im Sinne des § 132l Abs. 5 Nr. 1 SGB V) oder ein sonst geeigneter Ort sein kann (G-BA AKI-RL)[2].

---

1   Einrichtungen der Behindertenhilfe nach § 43a SGB XI im Sinne des § 43a Satz 1 in Verbindung mit § 71 Abs. 4 Nummer 1 SGB XI oder Räumlichkeiten im Sinne des § 43a Satz 3 in Verbindung mit § 71 Abs. 4 Nr. 3 SGB XI.

2   Die Richtlinien des GKV-Spitzenverbandes zur Kostenabgrenzung zwischen Kranken- und Pflegeversicherung bei Pflegebedürftigen, die einen besonders hohen Bedarf an behandlungspflegerischen Leistungen haben (Kostenabgrenzungs-Richtlinien) nach § 17 Abs. 1b SGB XI vom 16.12.2016, hat auch Bestand für die Gruppe von Versicherten, die mit der Neueinführung von § 37c SGB V „Außerklinische Intensivpflege" eingeschlossen sind.

Stärkere Reglementierungen des Leistungsortes waren das Ziel des ersten Gesetzesentwurfs, der noch als Reha- und Intensivpflege-Stärkungsgesetz (RISG) eingebracht worden war. Unter dem RISG sollte die außerklinische Intensivpflege nur noch in Ausnahmefällen am Wohnort des bzw. der Versicherten erbracht werden. Dieses Ziel wurde jedoch nach einer kontroversen Diskussion verworfen und der ursprüngliche Entwurf wurde durch einen neuen Gesetzesentwurf zum IPReG ersetzt (Deutscher Bundestag 2020, S. 2). Der neue Koalitionsvertrag (SPD et al. 2021) bestätigt in diesem Zusammenhang nochmals, dass die freie Wahl des Wohnorts bei intensivpflegerischer Versorgung erhalten bleiben müsse und dass das „IPReG daraufhin evaluiert und nötigenfalls nachgesteuert werden" solle (S. 81). Mit dem IPReG wurde eingeführt, dass berechtigten Wünschen der Versicherten zu entsprechen ist. Gleichwohl haben die Krankenkassen den Auftrag erhalten, durch den Medizinischen Dienst jährlich zu begutachten, ob und wie die außerklinische intensivpflegerische Versorgung vor Ort sichergestellt ist oder durch entsprechende Nachbesserungsmaßnahmen in angemessener Zeit sichergestellt werden kann. Ist dies nicht der Fall, kann eine Leistung am entsprechenden Ort versagt werden (§ 37c Abs. 2 SGB V). Neu eingeführt wurden außerdem finanzielle Entlastungen für intensivpflegebedürftige Menschen bei der Wahl in einer stationären Einrichtung zu leben. Anders als für alle übrigen Pflegeheimbewohnenden – hier greift das Teilleistungssystem der Pflegeversicherung – werden bei AKI-Patientinnen und -Patienten nun die gesamten Kosten der Pflegeheimunterbringung getragen (§ 37c, Abs. 3 SGB V). Eine stärkere Verlagerung der außerklinischen Intensivpflege von der Häuslichkeit in stationäre Pflegeeinrichtungen soll vermeintlichen „Optimierungsbedarf in der Versorgungsqualität [...] in der Häuslichkeit oder in organisierten Wohneinheiten", u. a. mit Blick auf den Einsatz nicht ausreichend qualifizierten Personals ausgleichen (Deutscher Bundestag 2020, S. 22) sowie einem Mangel an Pflegefachkräften entgegenwirken (ebd., S. 2).

In der Gesamtschau zielt der Gesetzgeber durch das IPReG auf die Behebung unterschiedlicher Fehlversorgungen in der außerklinischen Intensivpflege. Die neuen Vorgaben umfassen neben der sozialrechtlichen Definition von außerklinischer Intensivpflege und den veränderten Rahmenbedingungen hinsichtlich des Leistungsorts Maßnahmen zur Verbesserung der Versorgungsqualität. Einen besonderen Versorgungsbedarf, aber auch Versorgungsdefizite sieht der Gesetzgeber bei der Versorgung von beatmeten und/oder trachealkanülierten Menschen (Deutscher Bundestag 2020, S. 27), die nun mit § 37c Abs. 1 Satz 6 SGB V erstmals konkret sozialrechtlich benannt werden. Im Rahmen dessen soll die stationäre Beatmungsentwöhnung verbessert werden, um eine Überführung von Beatmungspatientinnen und -patienten in die außerklinische Intensivpflege ohne vorherige Ausschöpfung von Entwöhnungspotenzialen zu vermeiden (ebd., S. 21). Finanzielle Ausgleiche respektive Verpflichtungen der Krankenhäuser und Ärztinnen und Ärzte sollen dazu beitragen, dass Patientinnen und Patienten mit Entwöhnungspotenzial nicht mehr ohne den vorherigen Versuch der Beatmungsentwöhnung verlegt werden. Ferner soll die Ausschöpfung von vorhandenem Entwöhnungspotenzial (Weaning) primär mit oder in spezialisierten Entwöhnungszentren (Weaning-Zentren) erfolgen (ebd.). Zusätzlich soll sichergestellt werden, dass die Leistungen der außerklinischen Intensivpflege künftig nur noch von Pflegediensten durchgeführt werden, die bestimmte Anforderungen erfüllen (ebd., S. 23).

8.3 Epidemiologie, Angebotsstrukturen und Erkrankungsspektren der außerklinischen Intensivpflege

8.3.1 Stand des Wissens zur Epidemiologie und den Angebotsstrukturen

Rund 2,2 Mrd. € wurden im Jahr 2020 für außerklinische intensivpflegerische Leistungen in der GKV ausgegeben; im Jahr 2018 waren es noch rund 1,9 Mrd. €. Der Anteil intensivpflegerischer Leistungen an allen Ausgaben für Behandlungspflege und Häusliche Krankenpflege ist dabei mit rund 30 % konstant geblieben (BMG 2020a). Laut der amtlichen GKV-Statistik wurden im Jahr 2020 insgesamt 20.590 Leistungsfälle verzeichnet, davon entfielen rund 2.600 Leistungsfälle auf die stationäre und 18.000 auf die ambulante Intensivpflege. Im Jahr 2018 waren es insgesamt rund 22.000 Leistungsfälle (3.400 stationär und 18.700 ambulant) (BMG 2020b). Die Anzahl an Leistungsfällen gibt allerdings keinen Aufschluss darüber, wie viele Versicherte solche Leistungen erhalten haben, da hier „Fälle" und nicht Versicherte gezählt werden. Die außerklinische Intensivpflege wird erst seit 2017 in den amtlichen Statistiken abgegrenzt, sodass Angaben über Zahlen vor diesem Zeitpunkt nicht möglich sind. Des Weiteren sind Versicherte, die über Selektivverträge[3] versorgt werden, nicht in der Gruppe der Versicherten mit AKI erfasst, da sie einer anderen Gruppe zugeordnet werden. Die Daten geben ferner keinen Aufschluss über die Zusammensetzung der AKI-Versichertengruppe – so ist vor allem die Unterscheidung zwischen beatmet (invasiv und nicht invasiv) und nicht-beatmet mit Hilfe

---

3   Neben der Abrechnung und Gestaltung der Versorgung über die Regelversorgung im Sinne des § 37c SGB V, kann AKI auch über sogenannte Selektivverträge geregelt werden.

der amtlichen Statistiken oder GKV-Abrechnungsdaten derzeit nicht möglich.

Da zudem Register fehlen, stehen bislang keine systematischen Informationen zu Prävalenzen und Inzidenzen oder spezifischen Versorgungsfragen zur Verfügung (Rosseau 2017). Gleichwohl existieren einzelne Studien über die Versorgung von Menschen mit invasiver und nicht-invasiver außerklinischer Beatmung. Diese Studien weisen jedoch eine große Spannbreite an Prävalenzen auf und basieren zudem auf unterschiedlichen Datengrundlagen und Methoden. Sie geben auch keine verlässlichen Informationen zu weiteren epidemiologischen Faktoren wie Alter, Geschlecht und Grunderkrankungen. Die bislang bekannteste, 2005 durchgeführte Eurovent-Studie zeigte für Deutschland ungefähr 5.000 (invasiv und nicht-invasiv) beatmete Menschen auf (Lloyd-Owen et al. 2005). Nach Hochrechnungen der Kassenärztlichen Bundesvereinigung (KBV) basierend auf Abrechnungsdaten kann für das Jahr 2018 von 15.000 invasiv-beatmeten Personen ausgegangen werden. Die Anzahl der nicht-invasiv beatmeten Personen soll noch deutlich höher liegen (KBV 2018). Aufgrund des medizinisch-technischen Fortschritts wird von einem kontinuierlichen Wachstum der Anzahl außerklinisch beatmeter Patientinnen und Patienten ausgegangen (Karagiannidis et al. 2019). Eine aktuelle Studie analysiert anhand von OPS-Kennziffern die Entwicklung der stationären Ersteinleitungen (OPS-Schlüssel 8-716.0) und Kontrollen oder Optimierungen früher eingeleiteter häuslicher Beatmungen (OPS-Schlüssel 8-716.1) zur invasiven und nicht-invasiven außerklinischen Beatmung (Schwarz et al. 2021). Auf dieser Grundlage wurde für den Zeitraum von 2008 bis 2019 in Deutschland eine Verdoppelung der stationären Fallzahlen zur Einleitung und Kontrolle einer außerklinischen Beatmung verzeichnet und jährlich wurden mehr als 1.000 invasive außerklinische Beatmungen neu eingeleitet (ebd.). Über die Gruppe von Menschen, die zwar nicht maschinell beatmet werden müssen, aber ein Tracheostoma benötigen, ist wenig bekannt.

Laut Rosseau (2017) ist eine Zunahme an Patientinnen und Patienten zu beobachten, die nach Langzeitbeatmung auf Intensivstationen vermehrt mit Tracheostoma ohne Beatmung in eine 24-stündige ambulante Intensivpflege entlassen werden. Ein Tracheostoma erhöht die Gefahr vermehrter Atemwegsinfektionen. Es ist davon auszugehen, dass die Dekanülierung (Entfernung der Trachealkanüle sowie Verschluss des Tracheostomas) in vielen Fällen die Prognose der Betroffenen begünstigen würde (ebd.).

Auch die Betrachtung der pflegerischen Anbieterseite bestätigt eine steigende Bedeutung des Versorgungsangebots. So ist die Anzahl an Intensivpflegediensten von 2014 bis 2019 um rund 34 % gestiegen (Meißner 2016/2020; Windisch et al. 2019), die Zahl der Pflege- und Betreuungsdienste insgesamt stieg lediglich um 15 % (2013 bis 2019; Destatis 2020). Die Zunahme an außerklinisch beatmeten Menschen führt zu einem Wandel der pflegerischen Versorgungslandschaft und stellt das Gesundheitssystem vor entsprechende Herausforderungen, u. a. mit Blick auf finanzielle und personelle Ressourcen (Klingshirn et al. 2021). Unterstrichen wird dies durch die wachsende Anzahl an Intensivpflege-WGs, Intensivpflegediensten (Meißner 2016/2020) und Weaning-Zentren (Schönhofer 2019). Weaning-Zentren sind Fachabteilungen von Krankenhäusern mit spezieller Ausrichtung auf Patientinnen und Patienten mit prolongiertem Weaning (Karagiannidis et al. 2019).

Bislang unterlag der Bereich der außerklinischen Beatmung nur einer wenig ausgeprägten Regulierung. Dies spiegelt sich in der Intransparenz des Anbietermarktes wider (Ewers und Lehmann 2018). Auffällig erscheint dabei, dass regional deutliche Unterschiede in den Versorgungsstrukturen bestehen, die sich u. a. in regional sehr heterogenen Fallzahlen niederschlagen (Schwarz et al. 2021). Es ist davon auszugehen, dass medizinisch-therapeutische Über-, Unter- und Fehlversorgungen nicht nur, aber vor allem hinsichtlich nicht ausgeschöpfter Weaning-Potenziale bestehen (Bornitz et al. 2020; Fricke und Schönhofer 2020; Köhler

2019). In der Folge zeigen sich Hinweise auf Qualitätsmängel (Klingshirn et al. 2020) sowie nicht leitliniengerechte Indikationsstellungen (Rosseau 2017) und eine fachliche Überforderung von Hausärztinnen und -ärzten (Schäfer 2020). Neben unzureichenden therapeutischen Rehabilitationsangeboten (DIGAB 2019) besteht ein Mangel an qualifizierten Fachpflegekräften (Klingshirn et al. 2020) in regional unterschiedlichem Ausmaß (Stark et al. 2016). Trotz einzelner vorhandener Untersuchungen fehlt es an Studien zur Bedarfsgerechtigkeit von Versorgungsleistungen und den notwendigen Versorgungsstrukturen sowie zur Selbstbestimmung und Teilhabe intensivpflegerisch versorgter Personen in Abhängigkeit von ihrer Wohnform (Klingshirn et al. 2020).

8.3.2 Erkrankungsspektren der außerklinischen Intensivpflege

Versicherte mit Anspruch auf außerklinische Intensivpflege benötigen häufig eine dauerhafte oder intermittierende Beatmung, sind trachealkanüliert und haben einen hohen Pflege- und Überwachungsbedarf (Siefarth und Kübler 2021). Die Ursachen, die zu einem ständigen Bedarf an Intensiv- bzw. Interventionsbereitschaft führen, sind heterogen, häufig multikausal und multifaktoriell bedingt (Karagiannidis et al. 2019). Für ein besseres Verständnis der Ätiologie muss berücksichtigt werden, dass ein akuter Interventionsbedarf aufgrund der Gefährdung von Vitalparametern besonders häufig durch eine Störung bzw. ein Versagen des respiratorischen Systems – einer respiratorischen Insuffizienz – begründet wird. Das respiratorische System, das für die Aufnahme von Sauerstoff (O_2) und die Abgabe von Kohlendioxid (CO_2) verantwortlich ist, besteht aus zwei Kompartimenten, der Lunge – dem gasaustauschenden System – und der Atempumpe – dem ventilierenden System. Ursächlich für die Störung des respiratorischen Systems ist entweder eine **pulmonale bzw. eine hypoxä-** **me Insuffizienz (Typ I)** (d. h. Lungenversagen bzw. eine Störung des Gasaustauschs) oder eine **ventilatorische bzw. eine hyperkapnische Insuffizienz (Typ II)** (d. h. eine Beeinträchtigung der Atempumpfunktion). Bei einer respiratorischen Insuffizienz nach Typ I ist die Sauerstoffaufnahme klinisch relevant gestört. Bei einer respiratorischen Insuffizienz nach Typ II besteht eine klinisch relevante Störung sowohl der Sauerstoffaufnahme als auch der Kohlendioxidabgabe (DGP 2017; Laier-Groeneveld und Criée 2021; Schäfer 2020). Da eine hypoxäme bzw. pulmonale Insuffizienz zu einem Sauerstoffmangel bzw. einer Hypoxämie führt, ist die primäre Therapieform neben der Behandlung der Grunderkrankung die Sauerstofftherapie, zumindest bei einer respiratorischen Insuffizienz leichteren Grades. Eine ventilatorische Insuffizienz (Typ II) ist die Ursache für Hyperkapnie und Luftnot und bedarf zumeist einer Beatmungstherapie.

Erkrankungen, die zu einer invasiven oder nicht-invasiven Beatmung im AKI-Kontext führen können, sind in ◻ Abb. 8.1 dargestellt. Die Ätiologie der ventilatorischen Insuffizienz lässt sich dabei den vier Bereichen Atemantriebsstörungen, Schwächung der Atemmuskulatur, Störungen der Atemmechanik und Atemwegsobstruktionen zuordnen (Laier-Groeneveld und Criée 2021).

Atemantriebsstörungen, also Beeinträchtigungen der autonomen Atmungskontrolle, treten im Atemzentrum auf. Sekundär ursächlich für Atemantriebsstörungen sind z. B. Traumata, Hirnschädigungen wie Hirnstamminfarkte oder Hirnstammtumore, metabolische Störungen, zentrale Schlafapnoe oder Myxödem sowie unterschiedliche Medikamente, bspw. Narkotika oder Sedativa. Primär ursächlich ist bspw. das kongenitale zentrale Hypoventilationssyndrom (kurz CCHS, auch Udine-Syndrom genannt) (Lang 2017, 2020).

Eine **Schwächung der Atemmuskulatur** kann die Atemarbeit verhindern oder zumindest vermindern, diese kann **muskulär, neural oder neuromuskulär** bedingt sein. Erkrankungen, die das Nervensystem betreffen, sind

---

Patientinnen und Patienten mit Bedarf an außerklinischer Intensivpflege (nach § 37c SGB V, erstmals explizit definiert durch das IPReG 2020)

Ständige Anwesenheit einer geeigneten Pflegekraft zur individuellen Kontrolle und Einsatzbereitschaft ist erforderlich, weil lebensbedrohliche Situationen mit hoher Wahrscheinlichkeit täglich unvorhersehbar eintreten können.

Beatmet
invasiv (trachealkanüliert)
und nicht-invasiv (Maske)

Weitere medizinische Ursachen, die einen besonderen Versorgungsbedarf begründen

Ventilatorische Insuffizienz (Typ II), z. B. durch:
- Atemantriebsstörungen (u. a. Udine-Syndrom, Hirnstamminfarkt)
- Schwächung der Atemmuskulatur muskulär, neural oder neuromuskulär (u. a. progressive Muskeldystrophie; Amyotrophe Lateralsklerose)
- Störungen der Atemmechanik (u. a. Kyphoskoliose, Thorakoplastik)
- Atemwegsobstruktionen (u. a. COPD, Asthma bronchiale)
(nach Laier-Groeneveld und Criée 2021)

- Bösartige Neubildungen der Atmungsorgane und sonstiger intrathorakaler Organe
- Krankheiten der Atemwege nach medizinischen Maßnahmen

- Trachealkanüliert (nicht beatmet) (u. a. Tumorerkrankungen)
- Hypoxäme Insuffizienz (Typ I), d. h. Sauerstofftherapie in Verbindung mit schwerer Grunderkrankung (u. a. parenchymatöse Lungenerkrankungen wie Lungenfibrose)

Darüber hinaus bei Kindern/Jugendlichen
- Epilepsie und episodische und paroxysmale Krankheiten des Nervensystems
- Entgleisender Diabetes mellitus Typ 1

Pflege-Report 2022

 Abb. 8.1 Erkrankungsspektren der außerklinischen Intensivpflege

---

u. a. die Amyotrophe Lateralsklerose (ALS), die Spinale Muskelatrophie, die Multiple Sklerose oder das Guillain-Barré-Syndrom. Muskuläre Erkrankungen wie Muskeldystrophien, Muskelentzündungen (Myosititiden), Myopathien ebenso wie dauerhafte Unterernährung und Inaktivität oder sogar die Hyperthyreose können die Muskelkraft verringern. Eine Schwächung der Atemmuskulatur, die neuromuskulär bedingt ist, kann z. B. durch eine Myasthenia gravis verursacht werden (Laier-Groeneveld und Criée 2021; Lang 2017). **Störungen der Atemmechanik** werden u. a. durch Deformitäten des Rumpfes und/oder des Thorax verursacht, sodass die Erzeugung eines ausreichenden alveolären Unterdrucks für die Einatmung behindert werden kann. Ursächlich sind thorakal-restriktive Erkrankungen wie z. B. schwere Skoliosen, Kyphoskoliosen,

post-traumatische Thoraxdeformitäten, Lungengerüsterkrankungen, die Lungenüberblähung, Rippenserienfrakturen sowie der Morbus Bechterew. Auch das Obesitas-Hypoventilations-Syndrom (OHS) führt zu einer relevanten Störung der Atemmechanik[4] (Laier-Groeneveld und Criée 2021; Lang 2017). Bei einer **Atemwegsobstruktion**, also einer Verengung der Atemwege, wird der Atemfluss derart behindert, dass vor allem die Ausatmung deutlich erschwert wird. Dies ist bspw. bei der chronisch obstruktiven Lungenerkrankung (COPD), beim Asthma bronchiale, einer

---

4 Menschen mit Obesitas-Hypoventilations-Syndrom (OHS) haben in der Regel eine verringerte Muskelmasse, sodass die Kraft zur Erzeugung von alveolären Unterdruck fehlt (Lang 2017). Gleichzeitig kann durch die Adipositas auch eine Atemwegsobstruktion verursacht werden.

Trachealstenose, einer Stimmbandparese oder einer Atmung durch einen Endotrachealtubus der Fall (Laier-Groeneveld und Criée 2021; Lang 2017).

Nicht nur eine invasive oder nicht-invasive Beatmung kann AKI begründen (siehe ☐ Abb. 8.1). Eine 24-stündige pflegerische Interventionsbereitschaft kann außerdem bei Personen bestehen, die nach einer erfolgreichen Entwöhnung von der invasiven Beatmung weiterhin von einem **Tracheostoma** abhängig sind. Eine Dekanülierung ist oftmals dann nicht möglich, wenn schwere neuropsychologische Defizite z. B. nach Hirnschädigung, bei Demenz oder Morbus Parkinson bestehen. Eine Dysphagie mit Aspirationsneigung und einer begleitenden Husteninsuffizienz verhindern ebenfalls oftmals die Dekanülierung. Auch bei einer Obstruktion der oberen Atemwege, der Glottis oder der Trachea kann eine Trachealkanüle notwendig sein (Schönhofer et al. 2020). Entsprechend stellen **bösartige Neubildungen der Mundhöhle, des Pharynx, des Ösophagus sowie der Atmungsorgane** oder sonstiger intrathorakaler Organe eine weitere Erkrankungskategorie dar. Bei Patientinnen und Patienten mit entsprechenden Erkrankungen ist oftmals die selbständige Versorgung nicht möglich; Absaugen, Trachealkanülenwechsel oder die Tracheostomapflege sind durch spezialisierte Pflegefachkräfte zu leisten (ebd.).

Die ständige Anwesenheit einer qualifizierten Pflegefachkraft zur individuellen Kontrolle und Einsatzbereitschaft kann in Einzelfällen auch in anderen Bereichen indiziert sein, so z. B. bei Epilepsie respektive **episodischen und paroxysmalen Krankheiten des Nervensystems** sowie bei entgleisendem **Diabetes mellitus Typ 1**, insbesondere bei Kindern und Jugendlichen, wenn mit hoher Wahrscheinlichkeit täglich unvorhersehbare lebensbedrohliche Situationen eintreten können.

8.4 Beschreibung von Versicherten mit außerklinischer Intensivpflege

8.4.1 Datengrundlage, methodisches Vorgehen und Deskription der Analysepopulation

Vor dem Hintergrund der nur eingeschränkt vorliegenden epidemiologischen Informationen wurden für diesen Beitrag bundesweite AOK-Abrechnungsdaten (Routinedaten) zur Analyse der die außerklinische Intensivpflege auslösenden Problemlagen herangezogen. Alle Ergebnisse sind so standardisiert, dass alters- und geschlechtsbedingte Verzerrungen zur GKV-Gesamtpopulation bereinigt sind. Einbezogen wurden Versicherte, für die im Jahr 2019 mindestens eine Gebührenordnungsposition abgerechnet wurde, die der AKI-Kontierung der gesetzlichen Krankenkassen der KV45[5] entsprechend zuzuordnen ist. Rund 9.000 Versicherte mit Inanspruchnahme von Leistungen der außerklinischen Intensivpflege wurden identifiziert (☐ Abb. 8.2). Knapp jede fünfte dieser Personen (19,9 %) ist innerhalb des Jahres 2019 verstorben, über die Hälfte (57,4 %) war männlich. Im Vergleich zu Pflegebedürftigen oder allen Versicherten mit HKP insgesamt ist dieser Anteil deutlich überproportional (☐ Abb. 8.3). 79 % wurden ambulant und 16 % stationär versorgt, für den Rest liegen keine Informationen vor, da diese Versicherten keinen Pflegegrad aufweisen.

Versicherte mit AKI sind mehrheitlich (53,8 %) unter 65 Jahre alt (☐ Abb. 8.4). Auffällig ist besonders die große Gruppe der Kinder und Jugendlichen (0–19 Jahre) mit insgesamt 16 %, die im Jahr 2019 AKI-Leistungen

---

5   Zu den verwendeten Konten gehören die Konten 5633 „Intensivpflege in stationären Pflegeeinrichtungen", 5636 „Intensivpflege ambulant" sowie die Konten 5090–5092 „Persönliche Budgets nach § 29 SGB IX", um Personen, die AKI im Rahmen persönlicher Budgets nutzen, ebenfalls zu erfassen.

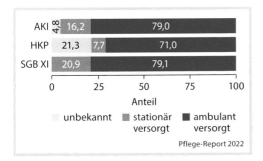

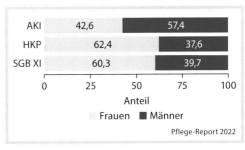

◘ **Abb. 8.2** Anteil der Versicherten mit AKI-Inanspruchnahme oder mit HKP-Inanspruchnahme und der Pflegebedürftigen im Sinne des SGB XI nach Versorgungsort, in % (2019). (Quelle: AOK-Daten, standardisiert auf die gesetzlich Versicherten (Amtliche Statistik KM 6 2019))

◘ **Abb. 8.3** Anteil der Versicherten mit AKI-Inanspruchnahme oder mit HKP-Inanspruchnahme und der Pflegebedürftigen im Sinne des SGB XI nach Geschlecht, in % (2019). (Quelle: AOK-Daten, standardisiert auf die gesetzlich Versicherten (Amtliche Statistik KM 6 2019))

in Anspruch genommen haben. Mehr als ein Drittel davon (39 %) ist zwischen 0 und 4 Jahre alt, dies sind 6 % aller Versicherten mit AKI. Lediglich 14 % der Empfängerinnen und Empfänger von AKI sind über 80 Jahre alt. Damit grenzen sie sich deutlich auch in ihrer Altersverteilung von den allgemein Pflegebedürftigen wie auch von den sonstigen HKP-Empfängerinnen und Empfängern ab; bei Ersteren sind 49 % 80 Jahre und älter, bei Letzteren 53 %. Jünger als 20 Jahre hingegen sind nur 0,6 % respektive bei allen Pflegebedürftigen 4 %.

Aufgrund der vermeintlich hohen Morbidität von Menschen mit intensivpflegerischem

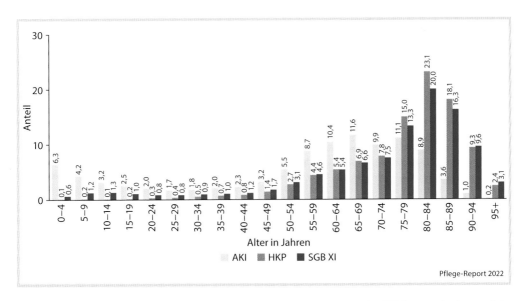

◘ **Abb. 8.4** Altersverteilung der Versicherten mit AKI-Inanspruchnahme oder mit HKP-Inanspruchnahme und der Pflegebedürftigen im Sinne des SGB XI, in % (2019). (Quelle: AOK-Daten, standardisiert auf die gesetzlich Versicherten (Amtliche Statistik KM 6 2019))

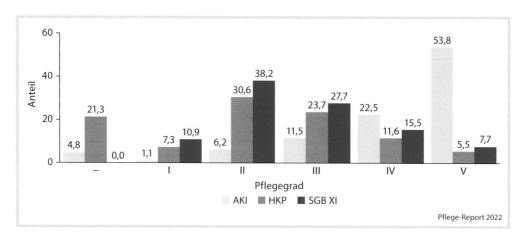

○ Abb. 8.5 Anteil der Versicherten mit AKI-Inanspruchnahme (AKI) oder mit HKP-Inanspruchnahme (HKP) und der Pflegebedürftigen im Sinne des SGB XI (SGB XI) nach Schwere der Pflegebedürftigkeit, in % (2019). (Quelle: AOK-Daten, standardisiert auf die gesetzlich Versicherten (Amtliche Statistik KM 6 2019))

8

Versorgungsbedarf verwundert es nicht, dass mehr als die Hälfte (53,8 %) der identifizierten Versicherten mit AKI den Pflegegrad 5 aufweisen (○ Abb. 8.5). In der Gruppe aller Pflegebedürftigen ist diese Gruppe mit 8 % deutlich kleiner, ebenso im Vergleich zu der Gruppe aller Versicherten mit HKP (5,5 %)[6]. Auffällig ist, dass nicht alle Betroffenen einen Anspruch auf Leistungen der Pflegeversicherung aufweisen: 5 % mit Leistungsinanspruchnahme im AKI-Bereich haben keinen Pflegegrad.

8.4.2 Erkrankungsspektren und Versorgungsmerkmale von Versicherten mit außerklinischer Intensivpflege

Für die Beschreibung der der AKI-Versorgung zugrunde liegenden Erkrankungsspektren wurden ambulant-ärztlich dokumentierte Diagnosen des Betrachtungsjahres 2019 herangezogen. Aufbauend auf der obigen Darstellung der

Ätiologie (► Abschn. 8.3.2) wurden nach der in ○ Tab. 8.1 gewählten Zuordnung Versicherte mit mindestens einer Diagnosestellung dem jeweiligen Erkrankungsspektrum zugeordnet.

Für rund zwei Drittel (61,2 %) aller Versicherten mit AKI wurde eine Erkrankung diagnostiziert, die mit einer Schwächung der Atemmuskulatur einhergeht und somit zu einer respiratorischen Insuffizienz Typ II führen kann. Diagnosen aus diesem Bereich bilden damit die größte Kategorie (○ Tab. 8.2). Mit 53 % ebenfalls sehr häufig weisen Versicherte eine Diagnose aus dem Bereich der Atemantriebsstörungen auf, primär und sekundär, also eine Beeinträchtigung der autonomen Atmungskontrolle im Atemzentrum. Eine Diagnose aus der Kategorie Atemwegsobstruktionen wurde für 41 % der erfassten Versicherten dokumentiert. Für 28 % wurde eine Erkrankung aus der Kategorie episodische und paroxysmale Krankheiten des Nervensystems diagnostiziert, weitere 9 % weisen Störungen der Atemmechanik auf, z. B. durch thorakal restriktive Erkrankungen. Bösartige Neubildungen der Atmungsorgane und sonstiger intrathorakaler Organe wurden bei 5 % der erfassten Versicherten dokumentiert (○ Tab. 8.2).

Die Mehrzahl der Versicherten weist dabei Diagnosen aus mehreren Erkrankungs-

---

6   In ○ Abb. 8.4 sind nur Personen aufgeführt, die pflegebedürftig im Sinne des SGB XI sind und einen Pflegegrad 1–5 aufweisen.

◼ **Tab. 8.1** Erkrankungsgruppen mit ICD-10 Code, Version 2022

Erkrankungsspektrum	ICD-10 Codes
Atemantriebsstörungen (primär und sekundär)	C70.0–C72.9; C79.3; C79.4; G00.0–G09; G20.0–G20.91; G35.0–G35.9; G47.30; G47.32; G91.0–G94.8; I60.0–I69.8
Schwächung der Atemmuskulatur (muskulär, neural oder neuromuskulär)	G12.0–G12.9; G14; G61.0–G62.9; G70.0–G73.7; G80.0–G83.9; S14.11–S14.13; S24.11; S24.12; S34.10; S34.11
Atemwegsobstruktionen	E84.0–E84.9; G4731–G47.39; J44.0–J44.99; J45.0–J45.9; J46; J47; J60; J61; J80.0–J86.9; J90.0–J94.9; J98.0–J99.8; Q31.0–Q34.9; Q39.0–Q39.9
Episodische und paroxysmale Krankheiten des Nervensystems	G40.0–G41.9
Störungen der Atemmechanik durch thorakal restriktive Erkrankungen	E66.2–E6629; M41.0–M41.99; M45.0–M45.09
Bösartige Neubildungen der Atmungsorgane und sonstiger intrathorakaler Organe	C00.0–C1.48; C15.0–C15.9; C32.0–C38.8; C78.0–C78.3
Krankheiten der Atemwege nach medizinischen Maßnahmen	J95.0–J95.9
Versorgungsmerkmal	
Respiratorische Insuffizienz Typ I	J96.00; J96.10; J96.90
Respiratorische Insuffizienz Typ II	J96.01; J96.11; J96.91
Respiratorische Insuffizienz Typ nicht näher bezeichnet oder klassifiziert	J96.0; J96.09; J96.1; J96.19; J96.9; J96.99
Versorgungsmerkmal Tracheostoma	J95.0; Z43.0; Z93.0
Dysphagie (Versorgungsmerkmal)	R13.0–R13.9
Versorgungsmerkmale Geräteabhängigkeit zur Beatmung	Z99.0; Z99.1
Palliativbehandlung	Z5.15

Pflege-Report 2022

gruppen auf (◼ Tab. 8.2). Welche Erkrankung ursächlich für den Bedarf an außerklinischer Intensivpflege ist oder zu einer respiratorischen Insuffizienz führte, kann aus den Daten nicht abgeleitet werden. ◼ Tab. 8.3 im Anhang führt auf, welche Ko-Morbiditäten und Versorgungsmerkmale für die Versicherten diagnostiziert und dokumentiert wurden. Beispielsweise weisen AKI-Patientinnen und -Patienten, deren Atmungskontrolle beeinträchtigt ist, zu

drei Vierteln (74,7 %) ebenfalls Erkrankungen auf, die zu einer Schwächung der Atemmuskulatur und somit einer respiratorischen Insuffizienz Typ II führen können. Mit jeweils fast 40 % weisen sie außerdem eine Diagnose aus der Kategorie Atemwegsobstruktionen (38,2 %) und/oder aus der Kategorie episodische und paroxysmale Krankheiten des Nervensystems (39,4 %) auf. Bei Patientinnen und Patienten mit Diagnosen aus der Gruppe „Bös-

◻ Tab. 8.2 Anteil Versicherte mit AKI-Inanspruchnahme mit mind. einer Diagnose aus den Erkrankungsspektren sowie dokumentierte Versorgungsmerkmale nach ICD-10 (2019). (Quelle: AOK-Daten, standardisiert auf die gesetzlich Versicherten (Amtliche Statistik KM 6 2019))

	Anteil Versicherte [in %]	Respiratorische Insuffizienz Typ I [in %]	Respiratorische Insuffizienz Typ II [in %]	Respiratorische Insuffizienz Typ nicht näher bezeichnet oder klassifiziert [in %]	Mit mind. einer dokumentierten respiratorischen Insuffizienz [in %]	Versorgungsmerkmale Tracheostoma [in %]	Versorgungsmerkmal Dysphagie [in %]	Versorgungsmerkmale Geräteabhängigkeit zur Beatmung [in %]	Palliativversorgung [in %]
Schwächung der Atemmuskulatur (muskulär, neural oder neuromuskulär)	61,2	13,0	12,7	32,1	46,5	69,5	60,2	22,8	17,2
Atemantriebsstörungen (primär und sekundär)	53,3	12,4	10,4	28,2	41,2	73,1	60,6	19,9	17,7
Atemwegsobstruktionen	41,1	16,1	18,1	36,8	54,7	67,1	49,7	28,5	16,7
Episodische und paroxysmale Krankheiten des Nervensystems	28,4	11,6	8,4	26,6	39,1	66,0	59,0	17,4	15,3
Störungen der Atemmechanik	8,6	16,3	18,0	37,1	53,6	47,4	39,8	24,9	12,3
Bösartige Neubildungen der Atmungsorgane und sonstiger intrathorakaler Organe	5,4	8,2	9,1	18,9	29,2	74,0	44,9	13,6	28,1
Krankheiten der Atemwege nach medizinischen Maßnahmen	1,3	17,8	21,2	41,1	56,4	86,9	59,2	39,8	28,6
Anteil Versicherte mit AKI, …									
ohne Diagnosen aus einem der Erkrankungsspektren	9,6								
die Diagnosen aus einem Erkrankungsspektrum aufweisen	24,8								
die Diagnosen aus zwei Erkrankungsspektren aufweisen	31,8								
die Diagnosen aus drei oder mehr der Erkrankungsspektren aufweisen	33,8								

Pflege-Report 2022

8

artige Neubildungen der Atmungsorgane und sonstiger intrathorakaler Organe" verwundert es nicht, dass die Hälfte dieser Versicherten (50,6 %) gleichzeitig auch eine Atemwegsobstruktionen aufweist (□ Tab. 8.3). Hinzuweisen ist auch auf die Kategorie „episodische und paroxysmale Krankheiten des Nervensystems". Es ist davon auszugehen, dass diese Erkrankungen nicht initial zu einer respiratorischen Insuffizienz geführt haben, im Verlauf jedoch andere Gründe einen besonderen Bedarf an außerklinischer Intensivpflege bedingen. Gleichzeitig können diese Versicherten an weiteren Erkrankungen aus anderen Kategorien leiden; so wurden für diese Versicherten im hohen Maße Erkrankungen aus den Kategorien Atemantriebsstörungen (74,0 %) und Schwächung der Atemmuskulatur (76,3 %) erfasst (□ Tab. 8.3).

Neben den Erkrankungen wurden dokumentierte Diagnosen zu Versorgungsmerkmalen im Kontext einer außerklinischen Beatmung analysiert (siehe □ Tab. 8.2). Für fast alle Erkrankungsgruppen, außer für die Kategorie Störungen der Atemmechanik, weist deutlich mehr als die Hälfte der Versicherten ärztlich dokumentierte Diagnosen im Zusammenhang mit einem Tracheostoma auf (□ Tab. 8.3 im Anhang). Hierbei ist jedoch darauf hinzuweisen, dass Versicherte mehreren Erkrankungsgruppen zugeordnet sein können und somit aufgrund einer anderen Erkrankung auf ein Tracheostoma angewiesen sind. So gehen bspw. Erkrankungen aus der Kategorie episodische und paroxysmale Krankheiten des Nervensystems nicht üblicherweise mit einer dauerhaft bleibenden Beatmung einher. Dem hohen Anteil an Versicherten mit dem Versorgungsmerkmal Tracheostoma steht eine deutlich geringere Anzahl an Versicherten mit einer respiratorischen Insuffizienz (nach Typ I, Typ II und oder nicht näher klassifiziert) gegenüber. Mit 55 % weisen am häufigsten Versicherte mit einer dokumentierten Erkrankung aus der Kategorie Atemwegsobstruktionen irgendeine Form der respiratorischen Insuffizienz auf. Besonders die differenzierten Diagnosen nach Typ I und/oder Typ II wurden je nur für einen geringen Anteil der

Versicherten dokumentiert; auch hier können Versicherte beide Diagnosen aufweisen. Gerade bei Erkrankungen mit Atemantriebsstörungen, mit einer Schwächung der Atemmuskulatur, einer Störung der Atemmechanik oder Atemwegsobstruktion wären höhere Anteile zu vermuten gewesen. Die Ergebnisse weisen insofern auf die Limitationen ärztlich dokumentierter Merkmale, wie sie in Routinedaten vorliegen, hin. Eine Validierung mit Hilfsmittelabrechnungsdaten, über die u. a. Trachealkanülen abgerechnet werden, stellt hier den nächsten Analyseschritt dar. Perspektivisch ist auch durch die Spezifizierung der Verordnungspraxis von AKI inklusive verordnungsrelevanter Diagnosen (§ 6 AKI-RL) eine Verbesserung der Versorgungstransparenz zu erhoffen.

Für rund 10 % der Versicherten mit einer AKI-Inanspruchnahme wurde keine Diagnose dokumentiert, die einem der in □ Tab. 8.1 definierten Erkrankungsspektren zuzuordnen ist. Bei dieser Gruppe fällt besonders auf, dass fast ein Viertel keinen Pflegegrad aufweist und auch der Pflegegrad 5 deutlich seltener vertreten ist als in der restlichen Gruppe der Versicherten mit AKI. Zum anderen fällt auf, dass diese Versicherten besonders jung sind: Mit 39 % stellen die 0- bis 14-Jährigen die größte Gruppe dar. Diagnosen, die auf Entwicklungsstörungen (motorisch, physiologisch und kombiniert) hinweisen sowie Diagnosen aus der Kategorie Diabetes mellitus Typ 1 wurden für diese Versichertengruppe am häufigsten dokumentiert.

8.5 Zusammenfassung und Ausblick

Die außerklinische Intensivpflege hat sich in den letzten Jahrzehnten dynamisch entwickelt. Als größtes Versorgungsdefizit im Kontext der außerklinischen Beatmung wird das wissenschaftlich belegte, nicht ausgeschöpfte Weaning-Potenzial bezeichnet. Trotz der komplexen Versorgungsbedarfe und der hohen Kosten der Versorgung sind nur wenige Studien verfügbar. Der Beitrag ist als erster Aufschlag zu verstehen, um das Bild der durch außerklinische Intensivpflege versorgten Personen empirisch zu schärfen. Dies ist eine wesentliche Voraussetzung für die weitere Ausgestaltung des Versorgungsbereichs. In Anlehnung an Laier-Groeneveld und Criée (2021) wurde eine Systematisierung von AKI-Erkrankungen entwickelt und auf Routinedaten operationalisiert. Es bestätigte sich das in der Literatur beschriebene heterogene Bild in Bezug auf Morbidität und Versorgungsmerkmale, aber auch in Bezug auf die Alters- und Geschlechtsverteilung. Gleichzeitig wurde die hohe Bedeutung z. B. von Versicherten mit Tracheostoma, aber auch von Kindern und Jugendlichen mit anderen Erkrankungen abseits einer respiratorischen Insuffizienz herausgearbeitet. Unbefriedigend ist die Abbildung von Menschen mit Beatmung allein über ärztlich dokumentierte Diagnosen. Perspektivisch sind hier ergänzend Hilfsmitteldaten für die Operationalisierung zu evaluieren. Mit den zukünftig einheitlichen Gebührenordnungspositionen sowie der künftig veränderten Verordnungspraxis nach der AKI-RL, die auch die AKI-begründende Diagnose berücksichtigen soll, verbessern sich die Voraussetzungen über Routinedaten Transparenz zu schaffen. Neben einer allgemeinen Versorgungstransparenz fehlt es aber vor allem an verlässlichen Informationen zu tatsächlichen Versorgungsverläufen. Das Innovationsfonds-Projekt ATME widmet sich ab Mitte des Jahres 2022 genau diesem Themenbereich. Mit Hilfe von Routinedatenanalysen und Befragungen sollen der Krankheits- und Therapieverlauf sowie die Bedarfslagen und Bedürfnisse der Population bezogen auf ihre Erkrankungen eruiert werden. Auf Basis der dabei gewonnenen Erkenntnisse sollten Anforderungen an die Qualität der außerklinischen Intensivpflege formuliert werden. Das Projekt wird helfen, die durch das IPReG angestoßenen Veränderungen zu beobachten und die neuen Regulierungen insbesondere hinsichtlich ihrer Wirkung auf die Entwicklung der Leistungsfälle, das Ausschöpfen des Weaning-Potenzials sowie die Wahl des Leistungsorts zu bewerten.

Anhang

☐ **Tab. 8.3** Zuordnung der Versicherten mit AKI zu den Erkrankungsspektren sowie unterschiedlichen Versorgungsmerkmalen

Prozentualer Anteil (Zeilenweise)	Schwächung der Atemmuskulatur (muskulär, neural oder neuromuskulär)	Atemantriebsstörungen (primär und sekundär)	Atemwegsobstruktionen	Episodische und paroxysmale Krankheiten des Nervensystems	Störungen der Atemmechanik	Bösartige Neubildungen der Mundhöhle, Pharynx, Ösophagus, der Atmungsorgane und sonstiger intrathorakaler Organe	Krankheiten der Atemwege nach medizinischen Maßnahmen	Respiratorische Insuffizienz Typ I	Respiratorische Insuffizienz Typ II	Respiratorische Insuffizienz Typ nicht näher bezeichnet oder klassifiziert	Mit Respiratorischer Insuffizienz	Versorgungsmerkmale Tracheostoma	Versorgungsmerkmal Dysphagie	Versorgungsmerkmale Geräteabhängigkeit zur Beatmung	Palliativversorgung
Schwächung der Atemmuskulatur (muskulär, neural oder neuromuskulär)	100	65	39	35	10	3	1	13	13	32	47	70	60	23	17
Atemantriebsstörungen (primär und sekundär)	75	100	38	39	6	4	1	12	10	28	41	73	61	20	18
Atemwegsobstruktionen	57	50	100	23	10	7	2	16	18	37	55	67	50	29	17
Episodische und paroxysmale Krankheiten des Nervensystems	76	74	34	100	10	2	1	12	8	27	39	66	59	17	15
Störungen der Atemmechanik	70	40	49	33	100	2	1	16	18	37	54	47	40	25	12
Bösartige Neubildungen der Mundhöhle, Pharynx, Ösophagus, der Atmungsorgane und sonstiger intrathorakaler Organe	34	36	51	12	3	100	2	8	9	19	29	74	45	14	28
Krankheiten der Atemwege nach medizinischen Maßnahmen	68	47	63	21	8	9	100	18	21	41	56	87	59	40	29
Respiratorische Insuffizienz Typ I	68	56	56	28	12	4	2	100	22	37	100	76	60	38	19
Respiratorische Insuffizienz Typ II	66	47	63	20	13	4	2	22	100	37	100	77	57	45	19
Respiratorische Insuffizienz Typ nicht näher bezeichnet oder klassifiziert	72	55	55	28	12	4	2	16	16	100	100	75	59	34	19
Mit respiratorischer Insuffizienz	70	54	55	27	11	4	2	29	29	67	100	75	57	35	19
Versorgungsmerkmale Tracheostoma	71	65	46	31	7	7	2	15	15	34	51	100	64	28	19
Versorgungsmerkmal Dysphagie	78	68	43	35	7	5	2	15	14	34	49	80	100	26	19
Versorgungsmerkmale Geräteabhängigkeit zur Beatmung	68	52	58	24	10	4	3	22	26	46	69	81	60	100	21
Palliativversorgung	70	63	45	29	7	10	2	15	15	35	50	74	60	28	100

Spaltengruppen: „Erkankungsspektren, die zu AKI und/oder einer respiratorischen Insuffizienz führen können" (Spalten 1–7); „Versorgungsmerkmal AKI und/oder Beatmung" (Spalten 8–15).

Literatur

BMG – Bundesministerium für Gesundheit (2020a) Gesetzliche Krankenversicherung Leistungsfälle und -tage 2018 (Ergebnisse der GKV-Statistik KG2/ 2018). Stand: 21. Oktober 2020

BMG – Bundesministerium für Gesundheit (2020b) Gesetzliche Krankenversicherung Endgültige Rechnungsergebnisse 2019 (Ergebnisse der GKV-Statistik KJ1/ 2018). Stand: 22. Juli 2020

Bornitz F, Ewert R, Knaak C, Magnet FS, Windisch W, Herth F (2020) Beatmungsentwöhnung in Weaning-Zentren nach primärem Weaning-Versagen. Dtsch Ärzteblatt Int 117:205–2010. https://doi.org/10.3238/arztebl.2020.0205

Destatis – Statistisches Bundesamt (2020) Pflegeheime und ambulante Pflegedienste. Statistisches Bundesamt, Wiesbaden. https://www.destatis.de/DE/Themen/Gesellschaft-Umwelt/Gesundheit/Pflege/Tabellen/pflegeeinrichtungen-deutschland.html. Zugegriffen: 1. Febr. 2022

Deutscher Bundestag (2020) Gesetzentwurf der Bundesregierung, Entwurf eines Gesetzes zur Stärkung von intensivpflegerischer Versorgung und medizinischer Rehabilitation in der gesetzlichen Krankenversicherung (Intensivpflege- und Rehabilitationsstärkungsgesetz – GKV-IPReG). Drucksache 19/19368 vom 20. Mai 2020. https://dserver.bundestag.de/btd/19/193/1919368.pdf. Zugegriffen: 26. März 2022

DGP – Deutsche Gesellschaft für Pneumologie und Beatmungsmedizin e V (2017) S2k-Leitlinie. Nichtinvasive und invasive Beatmung als Therapie der chronischen respiratorischen Insuffizienz. Revision 2017. https://www.awmf.org/uploads/tx_szleitlinien/020-008l_S2k_NIV_Nichtinvasive_invasive_Beatmung_Insuffizienz_2017-10-verlaengert.pdf. Zugegriffen: 26. Febr. 2022

DIGAB – Deutsche Interdisziplinäre Gesellschaft für Außerklinische Beatmung (2019) Pressemitteilung der Deutschen Interdisziplinären Gesellschaft für Außerklinische Beatmung zum vorliegenden Referentenentwurf der Bundesregierung vom 16.08.2019. Deutsche Interdisziplinäre Gesellschaft für Außerklinische Beatmung, Freiburg

Ewers M, Lehmann Y (2018) Technikabhängige Pflegebedürftige in der Langzeitpflege. Versorgungspfade, Versorgungsqualität und Patientensicherheit. In: Szepan N-M, Wagner FE (Hrsg) Agenda Pflege 2021. Grundlagen für den fachpolitischen Diskurs. KomPart, Berlin, S 140–149

Fricke K, Schönhofer B (2020) Außerklinische Beatmung nach prolongiertem Weaning. Pneumologe. https://doi.org/10.1007/s10405-020-00353-2

G-BA (2022a) Richtlinie des Gemeinsamen Bundesausschusses über die Verordnung von häuslicher Krankenpflege (Richtlinie Häusliche Krankenpflege

HKP-RL), Stand 26.03.2022, BAnz AT 25.03.2022 B1. https://www.g-ba.de/downloads/62-492-2778/HKP-RL_2021-11-19_iK-2022-03-26.pdf. Zugegriffen: 26. März 2022

G-BA (2022b) Richtlinie des Gemeinsamen Bundesausschusses über die Verordnung von außerklinischer Intensivpflege (Außerklinische Intensivpflege-Richtlinie AKI-RL) vom 18.03.2022, BAnz AT 17. März 2022 B2. https://www.g-ba.de/downloads/62-492-2772/AKI-RL_2021-11-19_iK-2022-03-18.pdf. Zugegriffen: 26. März 2022

Karagiannidis C, Strassmann S, Callegari J, Kochanek M, Janssens U, Windisch W (2019) Epidemiologische Entwicklung der außerklinischen Beatmung: Eine rasant zunehmende Herausforderung für die ambulante und stationäre Patientenversorgung. Dtsch Med Wochenschr 144:e58–e63. https://doi.org/10.1055/a-0758-4512

KBV – Kassenärztliche Bundesvereinigung (2018) Mustervertrag für ein Versorgungskonzept zur Behandlung von Beatmungspatienten auf der Grundlage des § 140a SGB V, 2. Aufl. KBV, Berlin

Klingshirn H, Gerken L, Heuschmann PU, Haas K, Schutzmeier M, Brandstetter L, Stangl S, Wurmb T, Kippnich M, Reuschenbach B (2020) Qualität der Versorgung beatmeter Menschen in der außerstationären Intensivpflege in Deutschland: Ein Scoping Review. Gesundheitswesen 82:729–739. https://doi.org/10.1055/a-1164-6516

Klingshirn H, Gerken L, Hofmann K, Heuschmann PU, Haas K, Schutzmeier M, Brandstetter L, Ahnert J, Wurmb T, Kippnich M, Reuschenbach B (2021) How to improve the quality of care for people on home mechanical ventilation from the perspective of healthcare professionals: a qualitative study. BMC Health Serv Res 21:774. https://doi.org/10.1186/s12913-021-06743-3

Köhler D (2019) Explosive Zunahme der häuslichen Krankenpflege bei Beatmeten und Tracheotomierten. Dtsch Med Wochenschr 144:282–285

Laier-Groeneveld G, Criée CP (2021) Pathophysiology, diagnostics and treatment of the respiratory pump. Pneumologe 18:3–12. https://doi.org/10.1007/s10405-020-00357-y

Lang H (2017) Außerklinische Beatmung. Springer, Berlin

Lang H (2020) Beatmung für Einsteiger: Theorie und Praxis für die Gesundheits- und Krankenpflege, 3. Aufl. Springer, Berlin Heidelberg

Lehmann Y, Ostermann J, Reinhold T, Ewers M (2019) Descriptive analysis of health economics of intensive home care of ventilated patients. Gesundheitswesen 81:813–821. https://doi.org/10.1055/a-0592-6861

Lloyd-Owen SJ, Donaldson GC, Ambrosino N, Escarabill J, Farre R, Fauroux B, Robert D, Schoenhofer B, Simonds AK, Wedzicha JA (2005) Patterns of home mechanical ventilation use in Europe: results from the

Eurovent survey. Eur Respir J 25:1025–1031. https://doi.org/10.1183/09031936.05.00066704

Meißner S (2020) Marktanalyse Intensivpflege und Intensiv-WG. https://www.pflegemarkt.com/2016/08/30/wohngemeinschaften-mit-intensivpflege-angebotsverteilung-in-deutschland/. Zugegriffen: 26. März 2022

Rosseau S (2017) Ambulante Intensivpflege nach Tracheotomie. Positionspapier zur aufwendigen ambulanten Versorgung tracheotomierter Patienten mit und ohne Beatmung nach Langzeit-Intensivtherapie. Deutsche Interdisziplinäre Gesellschaft für Außerklinische Beatmung (DIGAB e V) zusammen mit Bund der Pneumologen (BdP), Deutsche Gesellschaft für Neurologische Intensivmedizin (DGNI e V), Deutsche Gesellschaft für Pneumologie und Beatmungsmedizin (DGP e V), Deutscher Hausärzteverband e V, Deutsche Interdisziplinäre Vereinigung für Intensivmedizin (DIVI e V), Verband Pneumologischer Kliniken (VPK). Dtsch Med Wochenschr 142(12):909–911

Schäfer H (2020) Außerklinische Beatmung: Lungenerkrankungen. Fortschr Med 162:41–50

Schönhofer B (2019) WeanNet: Das Netzwerk pneumologischer Weaningzentren. Pneumologie 73(02):74–80. https://doi.org/10.1055/a-0828-9710

Schönhofer B, Geiseler J, Dellweg D, Fuchs H, Moerer O, Weber-Carstens S, Westhoff M, Windisch W, Hirschfeld-Araujo J, Janssens U, Rollnik J, Rosseau S, Schreiter D, Sitter H (2020) Prolongiertes Weaning: S2k Richtlinie. Deutsche Gesellschaft für Pneumologie und Beatmungsmedizin e. V. https://doi.org/10.1159/000510085

Schwarz SB, Wollsching-Strobel M, Majorski DS, Magnet FS, Mathes T, Windisch W (2021) Invasive and non-invasive home mechanical ventilation in Germany – a rapid development with large regional differences. Pneumologie 75(12):942–949. https://doi.org/10.1055/a-1509-7014

Siefarth T, Kübler S (2021) Rahmenbedingungen. In: Keller C (Hrsg) Fachpflege Außerklinische Intensivpflege. Urban und Fischer/Elsevier,, München, S 1–25

SPD, BÜNDNIS 90/DIE GRÜNEN, FDP (2021) Mehr Fortschritt wagen. Bündnis für Freiheit, Gerechtigkeit und Nachhaltigkeit. Koalitionsvertrag zwischen KOALITIONSVERTRAG SPD, BÜNDNIS 90/DIE GRÜNEN und FDP. https://www.bundesregierung.de/resource/blob/974430/1990812/04221173eef9a6720059cc353d759a2b/2021-12-10-koav2021-data.pdf?download=1

Stark S, Lehmann Y, Ewers M (2016) Versorgung invasiv langzeitbeatmeter Patienten unter regionalen Gesichtspunkten – VELA-Regio. Teil 2: Bedarf und Strukturen. Working Paper No. 16-02 der Unit Gesundheitswissenschaften und ihre Didaktik. Freie Universität Berlin, Berlin

Windisch W, Callegari J, Karagiannidis C (2019) Außerklinische Beatmung in Deutschland. Dtsch Med Wochenschr 144:743–747. https://doi.org/10.1055/a-0755-9638

Herausforderungen in der Versorgung schwer psychisch kranker Menschen

Uta Gühne, Michael Schulz, André Nienaber, Stefan Rogge und Steffi G. Riedel-Heller

Inhaltsverzeichnis

© Der/die Autor(en) 2022
K. Jacobs et al. (Hrsg.), *Pflege-Report 2022*, https://doi.org/10.1007/978-3-662-65204-6_9

▪▪ Zusammenfassung

Die Prävalenz schwerer und chronischer psychischer Erkrankungen wird auf 1–2 % der Erwachsenenbevölkerung geschätzt. Neben der großen Erkrankungslast verbinden sich hiermit vor allem auch deutliche Risiken hinsichtlich der Teilhabe an Bildung, Arbeit, Wohnen und sozialem Leben. Zudem gehen schwere psychische Erkrankungen mit einer deutlich reduzierten somatischen Gesundheit und Lebenserwartung einher. Entsprechend hoch sind die verschiedenen Bedarfe der Betroffenen. Eine erforderliche umfassende und multiprofessionelle Behandlung in einem ambulanten Setting, die sich an den individuellen und im zeitlichen Verlauf auch an den wechselnden Bedarfen orientieren muss, wird in Deutschland nur zögerlich umgesetzt. Dabei stehen verschiedene Instrumente zur Verfügung, die darauf gerichtet sind, eine personenzentrierte und koordinierte Versorgung und Überwindung von Sektoren- und Sozialgesetzgebungsgrenzen zu ermöglichen. Der Beitrag skizziert die besondere Lebens- und Versorgungssituation schwer psychisch kranker Menschen und greift dabei Aspekte psychiatrischer Pflege und der Pflegebedürftigkeit i. S. des SGB XI, § 14 auf.

The prevalence of severe and chronic mental illness is estimated at 1–2 % of adults. In addition to the burden of disease, there are significant risks associated with participation in education, work, housing and social life. Severe mental illness is also associated with significantly reduced somatic health and life expectancy. The different needs of those affected are correspondingly high. A necessary comprehensive and multiprofessional treatment in an outpatient setting must be oriented towards individual and changing needs. In Germany, such treatment is implemented only hesitantly. Various instruments are available that are aimed at enabling person-centered and coordinated care and overcoming sectoral and social legislation boundaries. The article outlines the specific living and care situation of severely mentally ill people and takes up aspects of psychiatric care and the need for care in the sense of Social Code (SGB) Book XI, § 14.

9.1 Zur Definition schwerer psychischer Erkrankungen

Die Beschreibung der Situation erwachsener schwer psychisch kranker Menschen, einschließlich der Versorgungserfordernisse, erfordert zunächst eine Definition der Personengruppe. Nach einer Schätzung im Rahmen des Gesundheitsmonitorings des Robert Koch-Instituts (RKI) liegt die **Gesamtprävalenz psychischer Störungen** unter den 18- bis 79-jährigen Erwachsenen in Deutschland bei knapp 28 % (Jacobi et al. 2014). Diese Zahl ist als Gesamtzahl derjenigen Personen zu verstehen, die in einem Zwölf-Monats-Zeitraum zumindest zeitweilig unter den Symptomen einer psychischen Erkrankung gelitten haben. Dabei erfüllte etwa jede dritte Frau (33,3 %) und etwa jeder vierte bis fünfte Mann (22,0 %) die Kriterien für mindestens eine der erfassten psychiatrischen Diagnosen. Angststörungen stellten mit ca. 15 % die größte Störungsgruppe dar, gefolgt von unipolaren Depressionen (7,7 %) und Störungen durch Alkohol- oder Medikamentenkonsum (5,7 %). Obwohl von einer hohen Krankheitslast bei vielen der Betroffenen auszugehen ist, liegt nicht bei allen der erkrankten Personen eine schwere und chronische psychische Erkrankung vor.

Schwere psychische Erkrankungen (engl. *severe mental illness*) sind als ein **diagnoseübergreifendes Konstrukt** zu verstehen. Definiert werden können sie über (1) das Vorliegen (irgend)einer psychiatrischen Erkrankung (z. B. Schizophrenie, Bipolare Erkrankung, schwere Depression, schwere Persönlichkeitsstörungen), (2) eine Erkrankungs- bzw. Behandlungsdauer von mindestens zwei Jahren und (3) eine deutliche und quantifizierbare psychosoziale Beeinträchtigung (Ruggeri et al. 2000). In epidemiologischen Studien ließ sich aufzeigen, dass eine so definierte Patientengruppe deutlich schwerer beeinträchtigt war und mehr Hilfen in Anspruch nahm als eine Gruppe leichter erkrankter Personen, auf die diese Kriterien nicht zutrafen (Parabiaghi et al. 2006). In der internationalen Literatur werden auch andere Kriterien für eine Definition schwerer psychischer Erkrankungen diskutiert, wie beispielsweise das der erforderlichen Behandlungsintensität bzw. des Ausmaßes an formellen und informellen Hilfen sowie von Gefährdungsaspekten (Slade et al. 1997; Ceron et al. 2014; Delespaul 2013). Gleichzeitig wird das Kriterium der Behandlungsdauer kritisch diskutiert, da diese durchaus von anderen Faktoren wie z. B. der Behandlungsorganisation oder den Finanzierungsvoraussetzungen abhängen kann (Delespaul 2013). Auch müssen eine lange Erkrankungsdauer und Chronizität nicht zwingend mit einschneidenden Beeinträchtigungen in psychosozialen Bereichen einhergehen. Dagegen lässt die Behandlungsintensität Rückschlüsse auf den Behandlungsbedarf der Betroffenen zu, ist diesem aber nicht gleichzusetzen.

Die Definition schwerer psychischer Erkrankungen nach Ruggeri et al. (2000) ist Grundlage der S3-Leitlinien „Psychosoziale Therapien bei schweren psychischen Erkrankungen" der Deutschen Gesellschaft für Psychiatrie und Psychotherapie, Psychosomatik und Nervenheilkunde (DGPPN) (Gühne et al. 2019). Eine Schätzung über die Größenordnung schwer psychisch kranker Menschen für Deutschland basierend auf den Versorgungsdaten psychisch kranker Menschen aus typischen Versorgungszusammenhängen geht von einer Prävalenz zwischen 1 und 2 % aus. Das entspräche in etwa 500.000 bis 1 Mio. Menschen zwischen 18 und 65 Jahren (Gühne et al. 2015). Repräsentative Untersuchungen dazu liegen bisher nicht vor. Daneben muss berücksichtigt werden, dass insbesondere **Demenzerkrankungen** auch als schwere psychische Erkrankungen zu verstehen sind. Es wird geschätzt, dass in Deutschland rund 1,6 Mio. Menschen mit Demenz leben. Jährlich treten etwa 300.000 Neuerkrankungen auf (Bickel 2020). Demenzielle Störungen gehen mit gravierenden Funktionseinbußen und Einschränkungen bei den Aktivitäten des täglichen Lebens einher, die Erkrankungsprozesse verlaufen über lange Zeit, die Auswirkungen für das psychosoziale Netzwerk sind erheblich. Häufig werden intensive psychosoziale Hilfen, psychiatrisch-psychotherapeutische Behandlung sowie professionelle Pflege in Anspruch genommen. Die Behandlung demenzieller Erkrankungen erfordert einen eigenen Zugang. Sie steht im vorliegenden Beitrag nicht im Fokus.

Auch **Suchtstörungen** sind häufig schwere psychische Erkrankungen im Sinne der oben zitierten Definition. Dies gilt für die Schwere der Beeinträchtigung, die Vielfalt der psychosozialen Einschränkungen, für Beeinträchtigungen des sozialen Funktionsniveaus, die häufig intensive Inanspruchnahme des Versorgungssystems sowie die in der Regel längere Zeitdauer der Erkrankung. Es wird geschätzt, dass in Deutschland ca. 4 Mio. Menschen von einer Abhängigkeit von Alkohol und Drogen betroffen sind. Daneben spielen auch Nikotinabhängigkeit und der Missbrauch von Schmerz-, Schlaf- oder Beruhigungsmitteln eine erhebliche Rolle (Pabst et al. 2013). Insbesondere schwere psychische Erkrankungen gehen häufig mit komorbider Suchtproblematik einher.

❯ Obwohl der Term „schwere psychische Erkrankung" als ein diagnoseübergreifender Ansatz zu verstehen und diagnoseunabhängig vor allem durch die erheblichen krankheitsbedingten Konsequenzen für die Betroffenen selbst, deren Angehörige und die Gemeinschaft gekennzeichnet ist, bleibt dieser sehr heterogen in seinem Beschreibungsbild.

9.2 Die besondere Lebenssituation schwer psychisch kranker Menschen

Die Personengruppe der Menschen mit schweren psychischen Erkrankungen ist v. a. durch die Auswirkungen ihrer schweren und anhaltenden psychischen Erkrankung gekennzeichnet, die zum einen oftmals mit einer insgesamt schlechteren körperlichen Gesundheit verbunden ist und sich zum anderen durch deutliche Einschränkungen in verschiedenen Funktions- und Lebensbereichen sowie bei der Teilhabe am sozialen Leben zeigt.

Zu nennen sind unter anderem **niedrige Beschäftigungsraten** in dieser Bevölkerungsgruppe. Bei Patientinnen und Patienten mit der Diagnose einer Schizophrenie liegt die durchschnittliche Arbeitsrate im europäischen Vergleich zwischen 10 und 20 % (Marwaha und Johnson 2004). Befragungen von Menschen in stationär-psychiatrischer Behandlung in Deutschland ergaben, dass lediglich 21 % ein festes Arbeitsverhältnis hatten (Mernyi et al. 2018) bzw. 34 % der Befragten zum Untersuchungszeitpunkt in Arbeit bzw. in regulärer Ausbildung bzw. im Studium waren (Jäckel et al. 2020). In einer multizentrischen Beobachtungsstudie in Süddeutschland zeigte sich eine vergleichbare Arbeitsrate von 28 % auf dem allgemeinen Arbeitsmarkt. 5 % der Befragten gaben darüber hinaus an, in einer beschützten Form tätig zu sein; 26 % waren arbeitslos und 23 % waren aufgrund ihrer psychischen Erkrankung vorzeitig berentet (Gühne et al. 2021a). Psychische Erkrankungen bilden seit vielen Jahren die Hauptursache für ein vorzeitiges gesundheitsbedingtes Ausscheiden aus dem Erwerbsleben. Mittlerweile wird bei 43 % der Frühverrentungen ein Zusammenhang mit psychischen Störungen gesehen (DRV 2020).

Auch für die umschriebene Gruppe der **Menschen mit seelischen Behinderungen in der Eingliederungshilfe** konnte in der BE-ASCAP-Studie aufgezeigt werden, dass die Betroffenen gegenüber der Allgemeinbevölkerung häufiger mit fehlenden Schul- und Ausbildungsabschlüssen ins Berufsleben starten (Speck und Steinhart 2018). Vielen der Betroffenen bleibt als Beschäftigungsoption oft „nur" eine Werkstatt für behinderte Menschen (WfbM). Der Anteil der psychisch kranken Menschen in den Werkstätten steigt stetig an und lag 2020 bei mehr als 20 % und bot damit ca. 60.000 Menschen mit psychischer Erkrankung eine Berufsbildungs- bzw. Beschäftigungsmöglichkeit (BAG WfbM 2020). Neben den beschützten Werkstätten stehen den Betroffenen auch Tagesstätten oder Tagesförderstätten zur Verfügung. Formal ergibt sich hiermit allerdings kein arbeitnehmerähnlicher Status; die Betroffenen erhalten kein Arbeitsentgelt. In Deutschland finden sich ca. 14.000 solcher Plätze (Doose 2012).

Hinsichtlich des **Teilhabebereichs Wohnen** lässt sich die Situation vor allem für die Menschen in Eingliederungshilfe beschreiben. In Deutschland waren Ende 2019 417.234 volljährige Menschen mit Behinderung im Bereich Wohnen auf Leistungen der Eingliederungshilfe angewiesen. Nahezu ein Drittel der Menschen im stationären Wohnen wies eine seelische Behinderung auf. Im bundesweiten Durchschnitt waren ca. 70 % der Leistungsberechtigten in ambulant unterstützten Wohnformen von einer seelischen Behinderung betroffen. In absoluten Zahlen bedeutet dies, dass rund 158.500 Menschen mit seelischer Behinderung Leistungen des ambulant betreuten Wohnens erhielten und rund 60.000 Menschen in Wohnheimen lebten (BAGüS 2021). Wohnheime stellen für Menschen mit hohen und komplexen Versorgungsbedarfen oftmals die einzige Möglichkeit zum Wohnen mit der erforderlichen Unterstützung dar. Diese „Sonderwohnformen" sind nicht selten wohnortfern und oft mit einem Verlust an Eigenständigkeit und auch mit beeinträchtigten Teilhabechancen verbunden (DGSP 2012). Eine Besonderheit stellt das Wohnen in geschlossen geführten Wohnformen, z. T. in Pflegeheimen nach SGB XI dar. Die Datenlage dazu ist äußerst begrenzt (Jenderny et al. 2020), weshalb hierbei auch von einer

„Blackbox" gesprochen wird (Steinhart et al. 2013).

Nicht alle schwer psychisch kranken Menschen beziehen Hilfen der Eingliederungshilfe. Ältere Befunde gaben bereits Hinweise darauf, dass ein Teil der Betroffenen in inadäquaten Wohnverhältnissen lebt. Querschnittsdaten aus einer Stichprobe von Risikopersonen, die aufgrund von Mietschulden, anstehenden Zwangsräumungen und ähnlichen Notlagen in Gefahr waren, ihre Wohnung zu verlieren, verwiesen auf eine Prävalenz psychischer Erkrankungen von knapp 80 % (Salize et al. 2006). Im Rahmen der querschnittlichen WOHIN-Studie wurde die **Wohnsituation von Menschen in psychiatrischer (teil-)stationärer Behandlung** (N = 540) einer Klinik in Berlin über einen Sechs-Monats-Zeitraum im Jahr 2016 erfasst. Der ganz überwiegende Anteil der Befragten (Gruppe 1) lebte in einer Mietwohnung (64,9 %) bzw. in Wohneigentum (3,8 %). Fast 20 % der Befragten gaben an, in einem betreuten Setting zu leben (Gruppe 2): 9 % im Betreuten Wohnen, 5,7 % in einer therapeutischen Wohngemeinschaft und in einem geringeren Umfang in therapeutischen Pflegeeinrichtungen (1,5 %), Altenheimen (1,3 %) oder im Klinikum (0,8 %). Immerhin 13 % gaben an, wohnungslos zu sein (Gruppe 3). Fehlende Schulabschlüsse waren im Ergebnis einer multinomialen logistischen Regression signifikant mit Obdachlosigkeit verknüpft; für ein Wohnen mit Betreuung schienen ein Single-Status sowie ein fehlender Schulabschluss bzw. ein Sonderschulabschluss mit Schwerpunkt Lernen relevant (Schreiter et al. 2019).

Betrachtet man die **Gruppe wohnungsloser Menschen** in Deutschland, deren Zahl über die letzten Jahre zugenommen hat, zeigt sich basierend auf einer systematischen Zusammenschau von elf Beobachtungsstudien und einer Metaanalyse, dass die Prävalenz psychischer Erkrankungen (Achse-I-Störungen) unter wohnungslosen Personen in Deutschland (N = 1.220) auf 77,4 % [95 %-KI: 71,3–82,9] geschätzt werden kann. Besonders hervor traten dabei substanzbezogene Störungen mit einer gepoolten Prävalenz von 60,9 % [95 %-KI:

53,1–68,5]; hierbei vor allem die Alkoholabhängigkeit mit einer Prävalenz von 55,4 % [95 %-KI: 49,2–61,5] (Schreiter et al. 2017).

Befunde verweisen auch auf eine nachteilige sozioökonomische Situation. In einer aktuellen Studie, in der schwer psychisch kranke Menschen in (teil-)stationärer Behandlung befragt wurden, gaben knapp zwei Drittel der Befragten an, über ein monatliches **Haushaltseinkommen** zu verfügen, das unter dem durchschnittlichen Nettoeinkommen eines privaten Haushalts in Deutschland im Vergleichsjahr liegt (Gühne et al. 2021b), das auf 3.580 € geschätzt wird. Die Höhe des Haushaltseinkommens psychisch erkrankter Menschen, das auch international unter dem der Allgemeinbevölkerung bleibt, ist von verschiedenen Faktoren abhängig; zu nennen sind hier vor allem das Bildungsniveau und die Erwerbsintensität, aber auch Geschlecht und Familienkonstellationen (Kawakami et al. 2012; Levinson et al. 2010).

In einer bereits weiter oben zitierten Studie konnte beispielhaft für Menschen mit seelischen Behinderungen in der Eingliederungshilfe aufgezeigt werden, dass die Befragten gegenüber der Allgemeinbevölkerung deutlich seltener in einer festen Partnerschaft leben (24 % vs. 80 %) (Speck und Steinhart 2018).

Mit Blick auf die allgemeine Gesundheit gehen schwere psychische Erkrankungen mit deutlich erhöhten Risiken somatischer Komorbidität (Leucht et al. 2007) und Mortalität (DeHert et al. 2011) einher. Das Mortalitätsrisiko ist um das Zwei- bis Dreifache gegenüber der Allgemeinbevölkerung erhöht (DeHert et al. 2011). Dabei ist die Mehrheit der Todesfälle auf eine schlechte körperliche Gesundheit (v. a. kardiovaskuläre Erkrankungen, Atemwegserkrankungen und Diabetes mellitus) zurückzuführen. Die Gründe für die hohe Morbidität sind vielfältig und lassen sich auf verschiedenen Ebenen (Individuum, Versorgungssystem, soziale Determinanten) verorten (Laursen 2019; Liu et al. 2017). Ein ungünstiger gesundheitsbezogener Lebensstil, unerwünschte Nebenwirkungen der Psychopharmakotherapie und eine ungenügende somatische Behandlung sind dabei besonders hervorzuheben.

> Die enorme Krankheitslast für Menschen mit schweren psychischen Erkrankungen verbunden mit negativen Auswirkungen auf die körperliche Gesundheit und den mittel- und langfristigen Krankheitsfolgen, die in verschiedenen Funktions- und Lebensberei- chen deutlich werden, resultieren in kom- plexen Behandlungserfordernissen. Dafür stehen in Deutschland umfassende medizi- nische, psychotherapeutische, psychosozia- le und pflegerische Hilfen zur Verfügung.

9.3 Die besondere Versorgungssituation schwer psychisch kranker Menschen

Infolge der Psychiatriereform konnte in Deutschland eine deutliche Verbesserung der Versorgung von Menschen mit psychischen Erkrankungen erreicht werden. Das Prinzip der Gleichstellung mit somatisch erkrankten Personen mündete in einer Umgestaltung der großen psychiatrischen Anstalten in moder- ne Krankenhäuser und Abteilungen und dem Aufbau einer vielfältigen gemeindepsychiatri- schen Versorgungsstruktur. Dennoch werden eine Unter- und Fehlversorgung psychisch kranker Menschen immer wieder dokumen- tiert (z. B. Jacobi et al. 2014). Die Kluft, die sich zwischen Behandlungsnotwendigkeit und tatsächlich erfolgter Behandlung zeigt (*engl. treatment gap*), wird in Europa für schizophre- ne Erkrankungen auf knapp 18 % geschätzt. Für andere Störungsbilder liegt die unbehan- delte Prävalenz deutlich höher (Kohn et al. 2004).

Die Hilfen setzen sich aus unterschiedli- chen Säulen zusammen. Zum einen betrifft das **Leistungen der medizinischen Behandlung**, die vor allem im SGB V (gesetzliche Kran- kenversicherung) geregelt sind. Diese werden in Praxen der Allgemeinmedizin sowie nie- dergelassener Fachärzte und Fachärztinnen für Psychiatrie und Psychotherapie, Psychosoma- tik und Nervenheilkunde, in Psychotherapie- praxen sowie in Psychiatrischen Institutsam- bulanzen erbracht. Ergänzende im SGB V ver- ankerte ambulante Leistungen sind durch die häusliche psychiatrische Krankenpflege, durch ambulante Ergo- oder auch die Soziothera- pie möglich. Eine komplexe und multiprofes- sionelle Versorgung wird vor allem im Rah- men (teil-)stationärer Behandlung ermöglicht. Auch die Selbsthilfeförderung ist im SGB V geregelt.

Zum anderen betrifft das die **Leistungen zur medizinischen Rehabilitation sowie zur Teilhabesicherung**. Obwohl die Möglichkei- ten zur beruflichen Teilhabe hierzulande sehr vielgestaltig sind, finden sich viele der Be- troffenen unter beschützten Arbeitsverhältnis- sen, hier insbesondere in den Werkstätten für behinderte Menschen (WfbM) oder auch in Tages- bzw. Tagesförderstätten wieder (Güh- ne und Riedel-Heller 2015). Leistungen zur sozialen Teilhabe werden erbracht, um die gleichberechtigte Teilhabe am Leben in der Gesellschaft zu erleichtern. Dazu gehören ins- besondere die Befähigung und Unterstützung einer möglichst selbstbestimmten Lebensfüh- rung im eigenen Wohn- und Sozialraum. Mit dem Bundesteilhabegesetz (BTHG) wurden die Leistungen der Eingliederungshilfe in das SGB IX (Rehabilitation und Teilhabe von Menschen mit Behinderungen) eingefügt. Da- mit wurde dieses zu einem Leistungsgesetz erhoben. Den betroffenen Menschen wird da- mit perspektivisch der Zugang zu Leistungen der medizinischen und beruflichen Rehabilita- tion wesentlich erleichtert (Konrad 2018).

Neben dem SGB V und dem SGB IX findet die Versorgung erwachsener psychisch kranker Menschen unter **Beteiligung weite- rer Kostenträger** und unter der Regelung durch die verschiedenen Sozialgesetzbücher statt, wie beispielsweise die der Arbeitsagen- turen (SGB III), der Jobcenter (SGB II), der Rentenversicherungsträger (SGB VI) oder der Pflegeversicherung (SGB XI). In den Sozial- gesetzbüchern sind jedoch in erster Linie die Rahmenbedingungen auf Bundesebene geregelt. Auf Landesebene stellt sich die Angebotslandschaft sehr unterschiedlich dar. Die einzelnen Angebote können nicht nur unterschiedliche Namen tragen, sondern auch inhaltlich anders ausgerichtet sein. Viele niedrigschwellige Angebote, zu denen beispielsweise auch Kontakt- und Beratungsangebote gehören, werden zudem aus öffentlichen Mitteln der Länder und Kommunen finanziert.

Neben Versorgungslücken (Kohn et al. 2004) und spezifischen Zugangsbarrieren (Schnyder et al. 2014; Liu et al. 2017) gilt die Fragmentierung der Versorgung als eine der größten Barrieren für eine frühzeitige, komplexe, kontinuierliche und personenzentrierte Versorgung. Bezeichnet wird hiermit die strikte kostenrechtliche Trennung zwischen (teil-)stationärer und ambulanter Versorgung sowie zwischen den Zuständigkeitsbereichen der Sozialgesetzbücher für Behandlung, Rehabilitation, Teilhabe und Pflege (Schmid et al. 2013). Verschiedene Steuerungselemente zielen darauf, eine koordinierte und an den individuellen Bedarfen und Bedürfnissen ausgerichtete personenzentrierte Versorgung zu gewährleisten. Auf Einzelfallebene kann dies durch Lotsen bzw. Case Manager (Schmid et al. 2013; Schleuning und Weschehold 2000; Klie 2020) und auf regionaler Ebene u. a. im Rahmen der Arbeit durch die Gemeindepsychiatrischen Verbünde (Längle 2009) unterstützt werden. Auf überregionaler Ebene wird die Versorgung unter anderem durch die Gesetzgebung in Bundestag und Bundesrat sowie durch die Organe der Selbstverwaltung (Bramesfeld et al. 2018) gesteuert. So wurden beispielsweise mit dem § 140 SGB V die Bedingungen für eine Integrierte Versorgung (IV) definiert. Ziel hierbei ist, dass die Leistungen (stationär, ambulant, rehabilitativ) sektorenübergreifend erbracht werden. Dabei werden mit einzelnen oder mehreren Krankenkassen Pauschalen für die Behandlung einer definierten Personengruppe vereinbart. Definiert werden auch strukturelle Merkmale sowie spezifische Leistungsinhalte. Für Versicherte ist die Teilnahme freiwillig. Da es sich hierbei um Selektivverträge handelt, stellen

diese Angebote keine flächendeckende, regelhafte Vollversorgung dar. Die Umsetzung gemeindepsychiatrischer, multiprofessioneller und aufsuchender Behandlungen mit dem Ziel einer personenzentrierten Versorgung und der Überwindung starrer Grenzen zwischen verschiedenen Behandlungsformen ist auch im Rahmen von Modellvorhaben nach § 64 SGB V möglich (Kuntz und Vater 2021). Ein zentraler Aspekt dieser „neuen" Versorgungsformen ist, Menschen in psychischen Krisen die erforderliche Unterstützung so nah wie möglich an ihrer räumlichen und sozialen Umgebung zu gewähren (Greve 2021). Wichtige Impulse zur Weiterentwicklung des Versorgungssystems geben auch lokal oder bundesweit agierende Organisationen und Interessensvertretungen, wie z. B. die medizinischen, pflegerischen und weiteren Fachgesellschaften oder Interessenvertretungen von Betroffenen und Angehörigen.

> Die Versorgung schwer psychisch kranker Menschen wird durch verschiedene Säulen getragen. Die komplexen Versorgungsbedarfe schwer und chronisch psychisch kranker Menschen machen jedoch sektoren- und sozialgesetzbuchübergreifende Hilfen sowie eine spezielle Koordination dieser erforderlich. Einen zentralen Bestandteil bilden hierbei neben den Leistungen der Angehörigen und der informellen Pflege (Laienpflege) auch die der professionellen Pflege.

9.4 Professionelle Pflegeleistungen

Im Folgenden werden verschiedene gesetzlich definierte Pflegebereiche mit Relevanz für die Versorgung schwer psychisch kranker Menschen aufgeführt. Grundsätzlich muss von Langzeitbedarfen ausgegangen werden, die allerdings in Abhängigkeit der Erkrankungsphase in ihrer Intensität individuell unterschiedlich sein können. Auch wenn keine umfassenden Zahlen zur Lebenssituation schwer psychisch kranker Menschen vorliegen, ist davon auszugehen, dass die Mehrheit der Betroffenen ambulant begleitet wird. Im ambulanten Bereich lassen sich mit Blick auf die gesetzlichen Grundlagen vor allem **drei Bereiche häuslicher Pflege** unterscheiden.

(1) **Die Häusliche Krankenpflege (HKP)** nach § 37 SGB V erhalten Betroffene ergänzend zur ärztlichen Behandlung in ihrem Haushalt, ihrer Familie oder an einem anderen geeigneten Ort, z. B. in betreuten Wohnformen. Sie beinhaltet unterschiedliche Maßnahmen zur Stärkung der Gesundheit, hierbei z. B. die Unterstützung bei der Medikamenteneinnahme; sie umfasst dabei z. B. auch eine hauswirtschaftliche Versorgung mit dem Ziel, ein Verbleiben der betroffenen Personen im häuslichen Bereich zu ermöglichen. Der Anspruchszeitraum ist jedoch vergleichsweise kurz.

(2) **Die psychiatrische Häusliche Krankenpflege (pHKP)** ist Bestandteil der Häuslichen-Krankenpflege-Richtlinie. Sie ist ärztlich verordnungspflichtig und wird ebenfalls von der Krankenkasse getragen. Das Selbsthilfepotenzial schwer psychisch kranker Menschen soll durch pHKP gestärkt werden. Durch Behandlungseinsichtsförderung und Beziehungsaufbau, Anleitung zur Alltagsbewältigung und Unterstützung in Krisensituationen sollen Krankenhausbehandlungen verkürzt oder verhindert werden. Eine Verordnung ist an bestimmte Diagnosen und Fähigkeitsstörungen gebunden. Zudem wird pHKP in Deutschland nicht flächendeckend vorgehalten und steht daher nicht allen Personen mit einem Pflegebedarf zur Verfügung (Hemkendreis und Hasslinger 2014).

(3) **Träger der Häuslichen Pflege im Rahmen der sozialen Pflegeversicherung (SGB XI)** sind die Pflegekassen. Im Rahmen der ambulanten Versorgung bei häuslicher Pflege können hierbei Pflegesachleistungen, Pflegegeld, Pflegehilfsmittel und Wohnumfeld-verbessernde Maßnahmen umgesetzt werden. Zudem erbringt die Pflegeversicherung Leistungen im Bereich von Kurzzeit-, Tages- oder Nachtpflege und vollstationärer Pflege. Voraussetzung für die Inanspruchnahme von Leistungen der Pflegeversicherung ist die Feststellung der Pflegebedürftigkeit gemäß § 18 SGB XI. Mit dem **Pflegestärkungsgesetz II** wurden im Jahr 2017 der Begriff und das Verfahren zur Feststellung der Pflegebedürftigkeit grundlegend geändert. Der neue Pflegebedürftigkeitsbegriff geht von den Ressourcen der pflegebedürftigen Person und deren Selbstständigkeit aus. Damit verschwindet die ungleiche Behandlung von körperlich bedingten und geistig bzw. psychisch bedingten Beeinträchtigungen. Bezog sich Pflegebedürftigkeit zunächst vor allem auf körperlich bedingte Beeinträchtigungen, werden jetzt auch geistig und psychisch bedingte Beeinträchtigungen der Selbstständigkeit stärker berücksichtigt (BMG 2017). Mit dem Neuen **Begutachtungsinstrument** (NBI) zur Feststellung von Pflegebedürftigkeit werden neben den Bereichen Mobilität und Selbstversorgung, die in der Vergangenheit allein die Pflegebedürftigkeit bestimmten, auch die selbstständige Umsetzung ärztlicher Verordnungen, die Gestaltung des Alltagslebens sowie die Häufigkeit problematischer Verhaltensweisen und psychischer Problemlagen und die Einschränkung der kognitiven und kommunikativen Fähigkeiten erhoben. Die Pflegeleistung soll die festgestellten Beeinträchtigungen kompensieren. Sie wird gewährt, solange die Pflegebedürftigkeit besteht. Für die Leistungen der Pflege gilt aber der grundsätzliche Vorrang von Leistungen zur Rehabilitation und Teilhabe nach SGB IX. In der Begründung zu § 103 Abs. 2 SGB IX neue Fassung (n. F.) heißt es: „Eingliederungshilfe und Hilfe zur Pflege haben auch nach Einführung des neuen Pflegebedürftigkeitsbegriffs grundsätzlich unterschiedliche Aufgaben. Aufgabe der Pflege ist die Kompensation von gesundheitlich bedingten Beeinträchtigungen der Selbstständigkeit oder der Fähigkeiten. Aufgabe der

Eingliederungshilfe ist die Förderung der vollen, wirksamen und gleichberechtigten Teilhabe am Leben in der Gesellschaft."

Bei Hilfe- und Pflegebedarfen stehen sowohl betroffenen als auch angehörigen Personen Beratungsangebote zu den verschiedenen Leistungen zu. Neben den Leistungen der Pflegeversicherung finden sich Angebote von Wohlfahrtsverbänden, Selbsthilfeorganisationen, Kommunen oder auch Altenhilfeeinrichtungen. Allerdings wird der Begriff **„Pflegeberatung" (SGB XI)** ganz unterschiedlich verwendet. Neben der Pflegeberatung zu Pflegeleistungen nach SGB XI (§ 7 SGB XI) soll beispielsweise durch die Pflegeberatung nach § 37 (3) SGB XI die häusliche Pflege bei existierender Pflegebedürftigkeit sichergestellt werden. Eine Pflegeberatung/Pflegeschulung nach § 45 SGB XI soll Pflegebedürftigen und informell pflegenden Personen individuelle Anleitung und Entlastung geben (Hendlmeyer et al. 2015).

Eine explizite **psychiatrische pflegerische Versorgung** findet sowohl in ambulanten als auch in (teil-)stationären Settings statt und ist in den Pflegeleistungen des SGB V und des SGB XI beschrieben. Nach wie vor liegt der Behandlungsschwerpunkt im Bereich der stationären Versorgung, dennoch richtet sich der Fokus vermehrt auf eine gemeindenahe und aufsuchende Arbeit (Wagner und Küssner 2008). Psychiatrische Pflege zielt – ausgehend von den individuellen Ressourcen der betroffenen Personen sowie einer gemeinsamen Klärung von Zielen (Vater 2021) – auf eine Unterstützung von Wachstum, Entwicklung und Recovery der Betroffenen (Richter et al. 2014; Lakeman 2012). Gemeinsam mit anderen Berufsgruppen leisten psychiatrische Pflegefachpersonen einen wichtigen Beitrag zur multiprofessionellen Behandlung (Bhugra et al. 2017). Aus den Ergebnissen verschiedener Assessmentinstrumente (Fiebig et al. 2017) und unter Berücksichtigung und Einbeziehung des sozialen Umfelds werden auf die individuellen Bedarfe zugeschnittene (pflegerische) Interventionen im Sinne einer personenzen-

trierten Versorgung abgeleitet, für die zunehmend wissenschaftliche Evidenz vorliegt (Sauter et al. 2011; Schädle-Deininger und Wegmüller 2017). Ein großes Handlungsfeld wird in der Begleitung und Unterstützung in Krisensituationen sowie im Umgang mit alltäglichen Herausforderungen gesehen. Übersichtsarbeiten belegen unter anderem die Wirksamkeit von Interventionen wie Adherence-Therapie, Motivational Interviewing, Medikamenten-Management und Hausbesuchen (Serobatse et al. 2014; Curran und Brooker 2007; Gray et al. 2016). Psychiatrisch pflegerisches Handeln kann in der Behandlung von Menschen mit schweren psychischen Erkrankungen die Förderung des Gesundheitsverhaltens und die körperliche Gesundheit unterstützen (Happell et al. 2014; Bradshaw et al. 2005; Joseph et al. 2014). Psychiatrische Pflegefachpersonen sind, im Rahmen des multiprofessionellen Behandlungsprozesses, an der Umsetzung verschiedener psychosozialer Interventionen wie beispielsweise der Psychoedukation (Crowe et al. 2010) oder Skillstrainings (Nüsse 2021) beteiligt. Auch in Deutschland bilden Pflegefachpersonen die größte Berufsgruppe in der Versorgung von Menschen mit schweren psychischen Erkrankungen ab. Um das volle Potenzial von professioneller Pflege vor allem auch in der ambulanten Versorgung schwer psychisch kranker Menschen nutzen zu können, sind weitere Anstrengungen erforderlich. In der S3-Leitlinie „Psychosoziale Therapien bei schweren psychischen Erkrankungen" wird deren Bedeutung für die Versorgung schwer psychisch kranker Menschen in einem Statement betont: „Ambulante Psychiatrische Pflege (APP) ist geeignet, den breiten und oft wechselnden Hilfebedarfen von Menschen mit schweren psychischen Störungen und ihren Angehörigen im direkten Lebensumfeld mit einer großen Vielfalt wirksamer Interventionen zu begegnen. APP soll als Hilfe in Krisenzeiten, als mittel- und längerfristige Unterstützung bei Funktionseinschränkungen, zur Herstellung/Förderung von Selbst- und Krankheitsmanagement sowie zur Förderung individueller Recovery-Prozesse verordnet werden.

Da der Hilfebedarf nicht von der Diagnose abhängt, darf APP sich nicht auf definierte Diagnosegruppen beschränken." (Gühne et al. 2019, S. 39)

Daten zur Pflegebedürftigkeit im Sinne des SGB XI aufgrund einer psychischen Erkrankung liegen für Deutschland unseres Wissens nicht vor. Rund 4 Mio. Menschen in Deutschland waren Ende 2019 im Sinne des SGB XI pflegebedürftig und erhielten Leistungen aus der sozialen Pflegeversicherung. Mehr als die Hälfte der Personen war 80 Jahre und älter (51,9 %). Im erwerbsfähigen Alter traf die Pflegebedürftigkeit im Jahr 2019 auf eine bis zwei von 100 gesetzlich krankenversicherten Personen zu. Der Anteil der pflegebedürftigen Personen zwischen 20 und 64 Jahren lag damit bei 16,9 %. Die Mehrzahl der pflegebedürftigen Menschen wurde 2019 (77,9 %) zu Hause versorgt. Dabei bezogen die Pflegebedürftigen in mehr als der Hälfte der Fälle ausschließlich Pflegegeld (57,4 %), in der Regel übernahmen hierbei allein die Angehörigen die Pflege zu Hause. Rund ein Fünftel der pflegebedürftigen Menschen in Deutschland (22,1 %) wurde in Pflegeheimen betreut.

Weitere Daten weisen darauf hin, dass zumindest die **Inanspruchnahme spezifischer fachärztlicher Behandlungen** unter der Gruppe aller pflegebedürftigen Personen vergleichsweise hoch ist. So wurden Neurologen und Neurologinnen mit rund 18 % im Quartal häufig kontaktiert. Dabei erhielt knapp jede dritte Person in stationärer Pflege (30,3 %) durchschnittlich eine neurologische Behandlung pro Quartal; in der ambulanten Versorgung traf das im Vergleich auf 14 % der Personen zu. Der Unterschied zeigte sich auch in der Inanspruchnahme einer psychiatrischen Behandlung; allerdings war diese mit 4,8 % Besuchen pro Quartal deutlich geringer (9,9 % vs. 3,0 %). Umgekehrt lässt sich sagen, dass die Versorgungszahlen von Pflegebedürftigen in der ärztlichen Praxis insbesondere für die Fachrichtungen der Neurologie und Psychiatrie von hoher Relevanz sind. Der Anteil der Fälle an pflegebedürftigen Personen bei den niedergelassenen Ärzten lag im Jahr 2019 für die Neurologie bei 27,2 % und für die Psychiatrie bei 19,6 % (Jacobs et al. 2021). Ein Großteil der Pflegebedürftigkeit dürfte hierbei auf demenzielle Erkrankungen zurückgehen. Allerdings lässt sich auch der Anteil Demenzkranker an den Pflegebedürftigen nicht ohne Weiteres feststellen, weil einer Pflegebedürftigkeit (gleichzeitig) verschiedene Ursachen zugrunde liegen können. Deutlich wird dieser Aspekt an einer Schweizer Studie, in der aufgezeigt wurde, dass bei 45 % aller Personen in allgemeiner ambulanter Pflege mindestens ein erhebliches psychiatrisches Problem beobachtbar war, bei wenigen der Personen jedoch stand eine psychiatrische Behandlung im Vordergrund (Abderhalden et al. 2003).

> Die pflegerische Versorgung beinhaltet unterschiedliche Zugangsvoraussetzungen, Ziele und Unterstützungsformen und erfolgt in unterschiedlichen Settings. Neben der professionellen Pflege kommt der informellen Pflege durch Angehörige, Freunde, Nachbarn und andere unterstützende Personen eine große Bedeutung zu.

9.5 Die besondere Situation der An- und Zugehörigen

Insbesondere in der sog. „Langzeitpflege" stellt die **Pflegeversorgung durch pflegende Angehörige eine zentrale Säule** dar. Sie zeichnet sich dadurch aus, dass professionelle Pflege und das Laiensystem der Angehörigen, Freunde, Nachbarn etc. (informelle Pflege) bei der Versorgung zusammenwirken (Rothgang et al. 2020). Nach der Pflegestatistik versorgt diese Personengruppe drei Viertel der nach SGB XI anerkannten pflegebedürftigen Menschen (Jacobs et al. 2021). Die Zahl pflegender Angehöriger in Deutschland wird laut Pflegereport der Barmer aus dem Jahr 2018 auf rund 2,5 Mio. Menschen geschätzt. Frauen dominieren nach wie vor diesen Bereich. Nur ein Drittel aller Betroffenen war berufstätig; jede vierte Person hatte ihre berufliche Tätigkeit aufgrund der Pflege reduzieren oder ganz aufgeben müssen. Die Hälfte der informellen Pflegepersonen versorgte mehr als zwölf Stunden täglich ihre pflegebedürftigen Familienmitglieder (Pflegereport 2018). Dabei sind die Angehörigen selbst durch die mit der Pflegetätigkeit verbundene Mehrbelastung sowohl gesundheitlichen als auch finanziellen Belastungen ausgesetzt (Hajek et al. 2017; Schmitz und Westphal 2015; Bom und Stöckel 2021). Vor allem im Hinblick auf die Gesundheit sind körperliche und psychische Belastungen der Angehörigen in den Blick zu nehmen. Die Auswirkungen hängen sehr vom spezifischen Pflegekontext und von soziodemografischen Faktoren ab (Bom und Stöckel 2021; Bohnet-Joschko und Bidenko 2021).

Im Falle (schwerer) psychischer Erkrankungen sind alle nahestehenden Personen auf ganz unterschiedliche Art von verschiedenen Herausforderungen und Belastungen betroffen; diese können unabhängig von einer konkreten „Pflegerolle" von Relevanz sein. Die einzelnen Angehörigen (Eltern, Geschwister, Partner, Kinder) und andere nahestehende Personen bringen jeweils unterschiedliche Erfahrungen, Fragen und Bedürfnisse mit (BApK e. V. 2021) und übernehmen verschiedene Aufgaben. Neben der Betreuung und der Aufrechterhaltung sozialer Kontakte übernehmen nahestehende Personen beispielsweise auch die Suche nach und Organisation von professionellen Versorgungsleistungen. Insbesondere die mit der psychischen Erkrankung der nahestehenden Person verbundenen emotionalen Belastungen können gravierend sein. Zu nennen sind hierbei beispielsweise Ängste und Sorgen aufgrund ungenügender Informationen, Unsicherheiten und Überforderungserleben mit den Krankheitszeichen der psychischen Erkrankung, Gefühle von Hilflosigkeit und Ohnmacht sowie Schuldgefühle und Sorgen hinsichtlich der Behandlungsmöglichkeiten. Hinzu kommen nicht selten soziale Isolation, Zukunftsängste, Abgrenzungsprobleme, Trauer und Verlusterleben, Schamgefühle und Angst vor Stigmatisierung sowie ein verändertes Rollenerleben (Schmid et al. 2005). Die

chronische Überlastung erhöht das Risiko für eigene psychische Beeinträchtigungen (Jungbauer et al. 2002, 2004). Erforderlich sind deshalb wirksame Unterstützungsangebote für Angehörige psychisch kranker Menschen sowohl im Hinblick auf die pflegerische Versorgung, wie z. B. das Modellprogramm „Familiale Pflege" (Gröning et al. 2017), als auch unabhängig von ihrer Rolle als „pflegende" Angehörige im Sinne des SGB XI.

9.6 Fazit

Die Versorgung schwer psychisch kranker Menschen erfordert eine **komplexe Herangehensweise und langfristige Perspektive**, die weit über eine „reine" medizinische Behandlung hinausgeht. Vielmehr geht es darum, eine Versorgung zu ermöglichen, die sich an dem individuellen Lebensentwurf der Betroffenen orientiert und sich an den hiermit assoziierten Vorstellungen von Lebensqualität anpasst. Betrachtet werden muss der Mensch in seiner Gesamtheit und in seinem sozialen Gefüge mit all seinen Bedürfnissen, Zweifeln, Hoffnungen und Vorhaben. Die Versorgung schwer psychisch kranker Menschen muss gleichzeitig ein Spektrum an gesundheitlichen, psychiatrischen, psychotherapeutischen und psychosozialen Maßnahmen bei einem gelingenden Zusammenspiel aller Akteure und Akteurinnen umfassen und sich im Verlauf an den aktuellen Bedarfen mit wechselnder Intensität ausrichten.

Formen der aufsuchenden und multiprofessionellen Behandlung in der Gemeinde sind ein wichtiger Baustein im Rahmen einer solchen Behandlung. In der S3-Leitlinie „Psychosoziale Therapien bei schweren psychischen Erkrankungen" werden sie sowohl für die Behandlung in akuten Erkrankungsphasen als auch darüber hinaus mit der höchsten Empfehlungsstärke empfohlen (Gühne et al. 2019). „Wesentliche Aufgabe der multiprofessionellen gemeindepsychiatrischen Teams soll neben der bedarfsorientierten und flexiblen Behandlung die gemeinsame Verantwortung sowohl für die gesundheitliche als auch die psychosoziale Versorgung der Betroffenen sein und so die Behandlungskontinuität sichern." (Gühne et al. 2019, S. 38) Die Vorteile einer solchen Behandlung im Vergleich zur stationären Standardbehandlung wurden in internationalen Studien umfassend dargestellt (Murphy et al. 2015; NICE 2014; Dieterich et al. 2017). In Deutschland existieren bisher lokale Versorgungsangebote, die v. a. aus bestehenden regionalen Strukturen heraus und trotz erschwerter Finanzierungsvoraussetzungen entstanden sind. Möglichkeiten bestehen hier vor allem im Rahmen von regionalen Psychiatriebudgets (§ 64 SGB V) oder der Integrierten Versorgung (§ 140 SGB V). Mit dem Gesetz zur Weiterentwicklung der Versorgung und der Vergütung für psychiatrische und psychosomatische Leistungen (PsychVVG) wurde die psychiatrische Akutbehandlung im häuslichen Umfeld (stationsäquivalente Behandlung, StäB) als Krankenhausleistung eingeführt. Auch damit verbindet sich eine Chance, die aufsuchende Behandlung in akuten Erkrankungsphasen stärker in Deutschland zu implementieren (Jahn et al. 2021; Knorr et al. 2021).

Das **funktionale Basismodell der gemeindepsychiatrischen Versorgung** von Steinhart und Wienberg (2017) bietet einen konzeptionellen Rahmen für die Ausformung der Sozial- und Gemeindepsychiatrie und beschreibt gleichzeitig den Mindeststandard einer bedarfsgerechten gemeindepsychiatrischen und umfassenden Versorgung von Menschen mit schweren psychischen Erkrankungen. Die Grundidee dabei ist die Umsetzung der Forderung „ambulant vor stationär". Eine Kernfunktion im Modell wird durch eine ambulante, multiprofessionelle und in Abhängigkeit der Bedarfe auch aufsuchende Behandlung und Unterstützung gebildet (Steinhart und Wienberg 2017). Das Modell ist sektorübergreifend ausgerichtet und sieht vor allem die Nutzung und Umsteuerung bestehender Ressourcen vor. Neben den mobilen multiprofessionellen Teams, die den personenbezogenen Kontakt pflegen und die

verschiedenen Leistungen – z. B. auch zur sozialen Teilhabe oder Gesundheitsförderung – koordinieren, wird auch die Angehörigenarbeit berücksichtigt (Wienberg und Steinhart 2020). Angehörige und andere nahestehende Personen leisten einen immensen Beitrag in der Behandlung schwer psychisch erkrankter Menschen, der in seinem Umfang kaum erfassbar ist. Eine umfassende und streng an den Bedarfen ausgerichtete multiprofessionelle Behandlung schwer psychisch kranker Menschen könnte auch ihnen Entlastung bringen.

Literatur

Abderhalden C, Lüthi R, Mazzola R, Wolff S (2003) Häufigkeit, Art und Schweregrad psychiatrischer Probleme bei Spitex-KlientInnen in den Kantonen Zürich und. Abschlussbericht, Weiterbildungszentrum für Gesundheitsberufe (WE'G), Aarau/Zürich, St. Gallen

WfbM BAG (2020) Neue Herausforderungen. Neue Perspektiven. Neue Wege. In: von Berg M, Friesenhahn P, Stratmann A (Hrsg) BAG WfbM, Frankfurt am Main. https://www.bagwfbm.de/publications. Zugegriffen: 15. November 2021. Jahresbericht, Bd. 2020

BAGüS (2021) Kennzahlenvergleich Eingliederungshilfe 2021. Bundesarbeitsgemeinschaft der überörtlichen Träger der Sozialhilfe, Münster. https://www.lwl.org/spur-download/bag/Bericht_2019_final.pdf. Zugegriffen: 15. November 2021

BApK e.V. (2021) Wahnsinnig nah. Ein Buch für Familien und Freunde psychisch erkrankter Menschen. Balance, Köln

Bhugra D, Tasman A, Pathare S, Priebe S, Smith S, Torous J et al (2017) The WPA-Lancet Psychiatry Commission on the Future of Psychiatry. Lancet Psychiatry 4(10):775–818. https://doi.org/10.1016/S2215-0366(17)30333-4

Bickel H (2020) Die Häufigkeit von Demenzerkrankungen. Deutsche Alzheimer Gesellschaft e. V. Selbsthilfe Demenz (Hrsg), Berlin. https://www.deutsche-alzheimer.de/fileadmin/Alz/pdf/factsheets/infoblatt1_haeufigkeit_demenzerkrankungen_dalzg.pdf. Zugegriffen: 05. Januar 2022

BMG (2017) Die Pflegestärkungsgesetze. Berlin. https://www.bundesgesundheitsministerium.de/fileadmin/Dateien/5_Publikationen/Pflege/Broschueren/PSG_Das_Wichtigste_im_Ueberblick.pdf. Zugegriffen: 5. Jan. 2022

Bohnet-Joschko S, Bidenko K (2021) Hochbelastete Gruppen pflegender Angehöriger – Ergebnisse einer

Clusteranalyse. Gesundheitswesen. https://doi.org/10. 1055/a-1378-8897

Bom J, Stöckel J (2021) Is the grass greener on the other side? The health impact of providing informal care in the UK and the Netherlands. Social science & medicine (1982) 269:113562. https://doi.org/10.1016/j. socscimed.2020.113562

Bradshaw T, Lovell K, Harris N (2005) Healthy living interventions and schizophrenia: a systematic review. J Adv Nurs 49(6):634–654. https://doi.org/10.1111/j. 1365-2648.2004.03338.x

Bramesfeld A, Koller M, Salize HJ (2018) Versorgung psychisch kranker Menschen: Steuerung & Umsetzung. Hogrefe, Göttingen

Ceron CC, Moreno PP, Morales AJM, Moreno-Küstner B (2014) Opinions of health care professionals on the definition of severe mental illness. A qualitative study. An Sist Sanit Navar 37:223–233

Crowe M, Whitehead L, Wilson L, Carlyle D, O'Brien A, Inder M, Joyce P (2010) Disorder-specific psychosocial interventions for bipolar disorder – a systematic review of the evidence for mental health nursing practice. Int J Nurs Stud 47(7):896–908. https://doi.org/ 10.1016/j.ijnurstu.2010.02.012

Curran J, Brooker C (2007) Systematic review of interventions delivered by UK mental health nurses. Intl J Nurs Stud 44(3):479–509. https://doi.org/10.1016/j. ijnurstu.2006.11.005

de DeHert M, Correll CU, Cohen D (2011) Physical illness in patients with severe mental disorders. I. Prevalence, impact of medications and disparities in health care. World. Psychiatry, Bd. 10, S 52–77

Delespaul P (2013) Consensus regarding the definition of persons with severe mental illness and the number of such persons in the Netherlands. Tijdschr Psychiatr 55:427–438

DGSP (2012) Eingliederungshilfe auf dem Weg zur Inklusion. Positionspapier des DGSP-Fachausschusses Menschen in Heimen. Deutsche Gesellschaft für Soziale Psychiatrie e.V. (Hrsg) https://www.dgsp-ev.de/ veroeffentlichungen. Zugegriffen: 31. Jan. 2022

Dieterich M, Irving CB, Bergman H, Khokhar MA, Park B, Marshall M (2017) Intensive case management for severe mental illness. Cochrane Database Syst Rev Issue 1. Art. No.: CD007906. https://doi.org/10.1002/ 14651858.CD007906.pub3

Doose S (2012) Supported employment in Germany. J Vocat Rehabil 2012; 37:195–202

DRV (2020) Deutsche Rentenversicherung in Zahlen 2020. Deutsche Rentenversicherung Bund, Berlin. www.deutsche-rentenversicherung.de. Zugegriffen: 19. November 2020

Fiebig M, Rabenschlag F, Gehri B, Metzenrath A, Sippel B, Söyler M, Hunstein D (2017) Basisassessment für die psychiatrische Pflege. Psych Pflege 23(03):114–118. https://doi.org/10.1055/s-0043-105645

Gray R, Bressington D, Ivanecka A, Hardy S, Jones M, Schulz M et al (2016) Is adherence therapy an effective adjunct treatment for patients with schizophrenia spectrum disorders? A Syst Rev Meta-analysis Bmc Psychiatry 16:90. https://doi.org/10. 1186/s12888-016-0801-1

Greve N (2021) Gemeindepsychiatrische Krisenhilfen. Nervenheilkunde 40(09):707–711. https://doi.org/10. 1055/a-1553-6477

Gröning K, Feldmann M, Rink K, Spee A von (2017) Familiale Pflege, die Entwicklungsaufgaben in der späten Familie und ihre Vergeschlechtlichung. Universität Bielefeld, Bielefeld. https://uexkuell-akademie.de/ wp-content/uploads/2018/11/genderbericht1.pdf. Zugegriffen: 18. Januar 2022

Gühne U, Riedel-Heller SG (2015) Die Arbeitssituation von Menschen mit schweren psychischen Erkrankungen in Deutschland. Deutsche Gesellschaft für Psychiatrie und Psychotherapie, Psychosomatik und Nervenheilkunde (DGPPN) und Gesundheitsstadt Berlin GmbH (Hrsg), Berlin. hhttps://www.dgppn.de, zuletzt aktualisiert am 2015. Zugegriffen: 31. Januar 2022

Gühne U, Becker T, Salize H-J, Riedel-Heller SG (2015) Wie viele Menschen sind in Deutschland schwer psychisch krank? Psychiat Prax 42(8):415–423. https:// doi.org/10.1055/s-0035-1552715

Gühne U, Weinmann S, Riedel-Heller SG, Becker T (2019) S3-Leitlinie Psychosoziale Therapien bei schweren psychischen Erkrankungen, 2. Aufl. Springer, Berlin

Gühne U, Pabst A, Löbner M, Breilmann J, Hasan A, Falkai P et al (2021a) Employment status and desire for work in severe mental illness: results from an observational, cross-sectional study. Soc Psychiatry Psychiatr Epidemiol. https://doi.org/10.1007/s00127-021-02088-8

Gühne U, Richter D, Breilmann J, Täumer E, Falkai P, Kilian R et al (2021b) Genesungsbegleitung: Inanspruchnahme und Nutzenbewertung aus Betroffenenperspektive – Ergebnisse einer Beobachtungsstudie. Psychother Psychosom Med Psychol 71(12):499–507. https://doi.org/10.1055/a-1667-9966

Hajek A, Bock J-O, König H-H (2017) Association of informal caregiving with body mass index and frequency of sporting activities: evidence of a population-based study in Germany. Bmc Public Health 17(1):755. https://doi.org/10.1186/s12889-017-4786-6

Happell B, Platania-Phung C, Scott D (2014) A systematic review of nurse physical healthcare for consumers utilizing mental health services. J Psychiatr Ment Health Nurs 21(1):11–22. https://doi.org/10.1111/jpm.12041

Hemkendreis B, Hasslinger V (2014) Ambulante Psychiatrische Pflege. Psychiatrie-Verlag, Köln

Hendlmeyer I, Hoell A, Schäufele M (2015) Leitfaden Psychische Problemlagen. Zentrum für Qualität in der Pflege (Hrsg) Berlin. https://www.zqp.

de/wp-content/uploads/Pflegeberatung_Leitfaden_ Psychische_Problemlagen.pdf. Zugegriffen: 06. Januar 2022

Jäckel D, Siebert S, Baumgardt J, Leopold K, Bechdolf A (2020) Arbeitsbezogene Teilhabebeeinträchtigungen und Unterstützungsbedarf von Patienten in der (teil-)stationären psychiatrischen Versorgung. Psychiatr Prax 47(5):235–241. https://doi.org/10.1055/a-1112-5519

Jacobi F, Höfler M, Strehle J (2014) Psychische Störungen in der Allgemeinbevölkerung. Studie zur Gesundheit Erwachsener in Deutschland und ihr Zusatzmodul Psychische Gesundheit (DEGS1-MH). Nervenarzt 85:77–87

Jacobs K, Kuhlmey A, Greß S, Klauber J, Schwinger A (2021) Pflege-Report 2021. Sicherstellung der Pflege: Bedarfslagen und Angebotsstrukturen. 1. Aufl. Springer Open, Berlin. https://doi.org/10.1007/978-3-662-63107-2

Jahn I, Meixensberger C, Herzog T, Stengler K (2021) Stationsäquivalente psychiatrische Behandlung für Patienten mit schweren Zwangserkrankungen in Zeiten von COVID-19 – ein Fallbericht. Psychiatr Prax. https://doi.org/10.1055/a-1630-4373

Jenderny S, Schreiter J, Steinhart I (2020) Psychiatrische Wohnheime in Deutschland – Transparenz und Strukturen. Psychiatr Prax 47(5):260–266. https://doi.org/10.1055/a-1126-1103

Joseph J, Basu D, Dandapani M, Krishnan N (2014) Are nurse-conducted brief interventions (NCBIs) efficacious for hazardous or harmful alcohol use? A systematic review. Int Nurs Review 61(2):203–210. https://doi.org/10.1111/inr.12096

Jungbauer J, Mory C, Angermeyer MC (2002) Ist die Betreuung eines schizophrenen Familienmitglieds mit einem Gesundheitsrisiko verbunden? Psychische und psychosomatische Beeinträchtigungen bei Angehörigen schizophrener Patienten. Fortschr Neurol Psychiatr 70(10):548–554. https://doi.org/10.1055/s-2002-34669

Jungbauer J, Wittmund B, Dietrich S, Angermeyer MC (2004) The disregarded caregivers: subjective burden in spouses of schizophrenia patients. Schizophr Bull 30(3):665–675

Kawakami N, Abdulghani EA, Alonso J, Bromet EJ, Bruffaerts R, Caldas-de-Almeida JM et al (2012) Early-life mental disorders and adult household income in the World Mental Health Surveys. Biol Psychiatry 72(3):228–237. https://doi.org/10.1016/j.biopsych.2012.03.009

Klie T (2020) Care und Case Management – Steuerung im Kontext von Pflegebedürftigkeit. In: Jacobs K, Kuhlmey A, Greß S, Klauber J, Schwinger A (Hrsg) Pflege. Report, Bd. 2020. Springer, Berlin Heidelberg, S 165–176

Knorr R, Huter J, Dittmeyer V, Hinderer E (2021) Zwei Jahre stationsäquivalente Behandlung: Ein Werkstattbericht. Fortschr Neurol Psychiatr 89(1–02):12–22. https://doi.org/10.1055/a-1183-4140

Kohn R, Saxena S, Levav I, Saraceno B (2004) The treatment gap in mental health care. Bull World Health Organ 82:858–866

Konrad M (2018) Das Bundesteilhabegesetz als Chance für eine vernetzte gemeindepsychiatrische Versorgung. Psychiatr Prax 45(5):229–232

Kuntz A, Vater I (2021) Assertive Community Treatment: moderne Versorgungsformen und neue Rollenprofile für die psychiatrische Pflege. PPH 27(02):88–92. https://doi.org/10.1055/a-1332-3906

Lakeman R (2012) What is good mental health nursing? A survey of Irish nurses. Arch Psychiat Nurs 26(3):225–231. https://doi.org/10.1016/j.apnu.2011.10.005

Längle G (2009) Neue Modelle der Vernetzung. In: Schmidt-Zadel R, Kruckenberg P, Aktion Psychisch Kranke e V (Hrsg) Kooperation und Verantwortung in der Gemeindepsychiatrie. Psychiatrie-Verlag, Bonn, S 205–212

Laursen T M (2019) Causes of premature mortality in schizophrenia: a review of literature published in 2018. Curr Opin Psychiatry 32(5):388–393. https://doi.org/10.1097/YCO.0000000000000530

Leucht S, Burkard T, Henderson J, Maj M, Sartorius N (2007) Physical illness and schizophrenia: a review of the literature. Acta Psychiatr Scand 116:317–333

Levinson D, Lakoma MD, Petukhova M, Schoenbaum M, Zaslavsky AM, Angermeyer M et al (2010) Associations of serious mental illness with earnings: results from the WHO World Mental Health surveys. Br J Psychiatr 197(2):114–121. https://doi.org/10.1192/bjp.bp.109.073635

Liu NH, Daumit GL, Dua T, Aquila R, Charlson F, Cuijpers P et al (2017) Excess mortality in persons with severe mental disorders: a multilevel intervention framework and priorities for clinical practice, policy and research agendas. World psychiatry 16(1):30–40. https://doi.org/10.1002/wps.20384

Marwaha S, Johnson S (2004) Schizophrenia and employment – a review. Soc Psychiatry Psychiatr Epidemiol 39(5):337–349. https://doi.org/10.1007/s00127-004-0762-4

Mernyi L, Hölzle P, Hamann J (2018) Berufstätigkeit und Rückkehr an den Arbeitsplatz bei stationär-psychiatrisch behandelten Patienten. Psychiatr Prax 45(4):197–205. https://doi.org/10.1055/s-0043-101901

Murphy SM, Irving CB, Adams CE, Waqar M (2015) Crisis intervention for people with severe mental illnesses. Cochrane Database Syst Rev. https://doi.org/10.1002/14651858.CD001087.pub5

NICE (2014) Psychosis and schizophrenia in adults. The NICE guideline on treatment and management – Updated edition 2014. National Collaborating Centre for Mental Health (ed). https://www.nice.org.uk/Guidance/CG178. Zugegriffen: 21. Februar 2022

9

Nüsse K (2021) Skillstraining bei Patienten im ambulanten Setting. PPH 27(03):121–125. https://doi.org/10.1055/a-1332-8456

Pabst A, Kraus L, Gomes de Matos E, Piontek D (2013) Substanzkonsum und substanzbezogene Störungen in Deutschland im Jahr 2012. Sucht 59(6):321–331

Parabiaghi A, Bonetto C, Ruggeri M, Lasalvia A, Leese M (2006) Severe and persistent mental illness: a useful definition for prioritizing community-based mental health service interventions. Soc Psychiatry Psychiatr Epidemiol 41:457–463

Pflegereport (2018) (Schriftenreihe zur Gesundheitsanalyse, Band 12). https://www.barmer.de/blob/170372/9186b971babc3f80267fc329d65f8e5e/data/dl-pflegereport-komplett.pdf. Zugegriffen: 21. Febr. 2022

Richter D, Schwarze T, Hahn S (2014) Was ist gute Psychiatrische Pflege? Psych Pflege 20(03):125–131

Rothgang H, Kalwitzki T, Cordes J (2020) Möglichkeiten und Grenzen einer Leistungsdefinition und individuellen Leistungsbemessung im Kontext Langzeitpflege. In: Jacobs K, Kuhlmey A, Greß S, Klauber J, Schwinger A (Hrsg) Pflege-Report. Springer, Berlin Heidelberg, S 97–109

Ruggeri M, Leese M, Thornicroft G, Bisoffi G, Tansella M (2000) Definition and prevalence of severe and persistent mental illness. Br J Psychiatry 177:149–155

Salize HJ, Dillmann-Lange C, Kentner-Figura B, Reinhard I (2006) Drohende Wohnungslosigkeit und psychische Gefährdung – Prävalenz und Einflussfaktoren bei Risikopopulationen. Nervenarzt 77(11):1345–1354

Sauter D, Abderhalden C, Needham I, Wolff S (2011) Lehrbuch Psychiatrische Pflege, 3. Aufl. Huber, Bern

Schädle-Deininger H, Wegmüller D (2017) Psychiatrische Pflege. Kurzlehrbuch und Leitfaden für Weiterbildung, Praxis und Studium, 3. Aufl. Hogrefe, Bern

Schleuning G, Weschehold M (2000) Modellprojekt Psychiatrisches Casemanagement. Sektorbezogene Untersuchung einer Gruppe von psychisch schwer und chronisch Kranken unter den Bedingungen einer koordinierten Betreuung und Behandlung im außerstationären Bereich. Schriftenreihe des Bundesministeriums für Gesundheit Bd. 133. Nomos, Baden-Baden

Schmid P, Steinert T, Borbé R (2013) Systematische Literaturübersicht zur Implementierung der sektorübergreifenden Versorgung (Regionalbudget, integrierte Versorgung) in Deutschland. Psychiat Prax 40:414–424

Schmid R, Spiessl H, Cording C (2005) Zwischen Verantwortung und Abgrenzung: Emotionale Belastungen von Angehörigen psychisch Kranker. Psychiat Prax 32(6):272–280. https://doi.org/10.1055/s-2004-828312

Schmitz H, Westphal M (2015) Short- and medium-term effects of informal care provision on female caregivers' health. J Health Econ 42:174–185. https://doi.org/10.1016/j.jhealeco.2015.03.002

Schnyder U, McShine RM, Kurmann J, Rufer M (2014) Psychotherapie für alle? Nervenarzt 85(12):1529–1535. https://doi.org/10.5167/uzh-103868

Schreiter S, Bermpohl F, Krausz M, Leucht S, Rössler W, Schouler-Ocak M, Gutwinski S (2017) Prävalenzen psychischer Erkrankungen bei wohnungslosen Menschen in Deutschland. Dtsch Arztebl Int 114:665–672

Schreiter S, Heidrich S, Zulauf J, Saathoff U, Brückner A, Majic T et al (2019) Housing situation and healthcare for patients in a psychiatric centre in Berlin, Germany: a cross-sectional patient survey. Bmj Open 9(12):e32576. https://doi.org/10.1136/bmjopen-2019-032576

Serobatse MB, Du Plessis E, Koen MP (2014) Interventions to promote psychiatric patients' compliance to mental health treatment: A systematic review. Health Sa Gesondheid 19(1):1–10

Slade M, Powell R, Strathdee G (1997) Current approaches to identifying the severely mentally ill. Soc Psychiatry Psychiatr Epidemiol 32:177–184

Speck A, Steinhart I (Hrsg) (2018) Abgehängt und chancenlos? Teilhabechancen und -risiken von Menschen mit schweren psychischen Beeinträchtigungen. Landesverband Sozialpsychiatrie Mecklenburg-Vorpommern. Psychiatrie-Verlag, Köln

Steinhart I, Wienberg G (Hrsg) (2017) Rundum ambulant. Funktionales Basismodell psychiatrischer Versorgung in der Gemeinde, 1. Aufl. Psychiatrie Verlag, Köln

Steinhart I, Speck A, Freyberger H (2013) Blackbox geschlossene Heime. Psychosoz Umsch 1:6–8

Vater I (2021) Zielorientierung in der psychiatrischen Pflege und die Ziele von Menschen in stationärer Behandlung. PPH 27(03):116–120. https://doi.org/10.1055/a-1276-6359

Wagner T, Küssner M (2008) Ein Projektbericht zur Implementierung der (aufsuchenden) ambulanten psychiatrischen Pflege in den Fachbereichen Suchtmedizin, Gerontopsychiatrie sowie Kinder- und Jugendpsychiatrie – Teil 1. Psych Pflege 14(06):323–329. https://doi.org/10.1055/s-2008-1027804

Wienberg G, Steinhart I (2020) Das Funktionale Basismodell der Versorgung von Menschen mit schweren psychischen Erkrankungen – ein Update. Psychiatr Prax 47(1):9–15. https://doi.org/10.1055/a-1033-2900

9

Menschen mit Frontotemporaler Demenz: Versorgungsbedarfe und Interventionen

Claudia Dinand, Martin Berwig und Margareta Halek

Inhaltsverzeichnis

© Der/die Autor(en) 2022
K. Jacobs et al. (Hrsg.), *Pflege-Report 2022*, https://doi.org/10.1007/978-3-662-65204-6_10

■■ **Zusammenfassung**

Die Frontotemporale Demenz ist eine von sehr unterschiedlichen früh beginnenden und seltenen Demenzformen, die die betroffenen Menschen und ihre Familien oft unerwartet und radikal vor große, das Leben verändernde Herausforderungen stellt. Trotz zunehmender Forschungsaktivitäten und Aufmerksamkeit in der Fachöffentlichkeit für die Lebenssituation von Menschen mit Demenz jenseits der Alzheimer-Symptomatik gibt es eine Reihe von Versorgungslücken, die es zu schließen gilt. Eine davon ist die Unterstützung und Beratung von Angehörigen in der Bewältigung des gemeinsamen Alltags. Am Beispiel der Machbarkeitsstudie AMEO-FTD wird vorgestellt, welche Potenziale Videofeedback für Menschen mit der verhaltensbetonten Variante der Frontotemporalen Demenz und ihre Bezugspersonen für den Aufbau einer gelingenden Interaktions- und Beziehungsgestaltung haben kann. Anschließend werden literaturbasiert weitere Empfehlungen für Forschung und Praxis gegeben.

Frontotemporal dementia is one of the very different young-onset and rare forms of dementia that often poses unexpected and radical life-changing challenges to those affected and their families. Although there has been an increase in research activities and public awareness of the living situation of people with dementia beyond the symptomatology of Alzheimer's disease, there are still a number of gaps in care that need to be addressed. One of them is the support and counselling of relatives in coping with everyday life. Using the AMEO-FTD feasibility study as an example, the article presents the potential of video feedback for people with behavioral variant frontotemporal dementia and their caregivers for the development of succeeding interactions and relationship building. This is followed by further literature-based recommendations for research and practice.

10.1 Hintergrund und Problemdarstellung

10.1.1 Demenz im jüngeren Lebensalter

Eine Demenz ist landläufig assoziiert mit fortgeschrittenem Alter und klassischerweise mit der Alzheimer-Demenz. In etwas weniger als 2–4 % aller Fälle wird eine Diagnose allerdings vor dem 65. Lebensjahr gestellt und als früh beginnende Demenz oder Demenz im jüngeren Lebensalter bezeichnet (Bickel 2020). Im Englischen hat sich der Begriff „young onset dementia" durchgesetzt. Davon abzugrenzen sind Menschen, die sich unabhängig vom Alter in der frühen Phase einer Demenz befinden (early stage). Die globale Prävalenz liegt bei 119 pro 100.000 Einwohner im Alter zwischen 30 und 64 Jahren und entspricht einer absoluten Anzahl von 3,9 Mio. Menschen weltweit und 0,5 Mio. in Europa. Männer und Frauen sind gleich häufig betroffen (Hendriks et al. 2021). In Deutschland wird die mögliche Gesamtzahl auf mehr als 25.000 Menschen mit einer Demenzerkrankung im jüngeren Lebensalter geschätzt (Bickel 2020). Dabei ist die Variation der klinischen Symptomatik groß und umfasst eine Reihe unterschiedlicher sehr seltener Demenzerkrankungen. Um als eine Demenz im jüngeren Lebensalter zu gelten, muss ein durch eine Neurodegeneration verursachtes dementielles Syndrom mit Auswirkungen auf die Kognition und die Alltagsbewältigung vorliegen und vor dem 65. Lebensjahr auftreten. Darin eingeschlossen sind früh beginnende Varianten klassischer Demenzformen wie z. B. die Alzheimer-, Vaskuläre, Frontotemporale oder Lewy-Body-Demenz, auch die Huntington-Erkrankung oder die Creutzfeld-Jakob-Krankheit sowie spät beginnende Formen neurodegenerativer Erkrankungen der Kindheit, hier bis zum 35. Lebensjahr (Kuruppu und Matthews 2013; Rossor et al. 2010).

Neben der Diversität und Seltenheit der Diagnosen gelten das junge Alter und eine rasante Krankheitsprogression als die klinischen Besonderheiten (Spreadbury und Kipps 2016). Die jüngeren Menschen befinden sich in der Regel in einem besseren körperlichen Allgemeinzustand mit weniger altersbedingten Co-Morbiditäten, dafür treten neuropsychiatrische Diagnosen häufiger in Erscheinung (Baptista et al. 2016). Besondere Aufmerksamkeit verdienen jedoch die psychosozialen und sozioökonomischen Aspekte, die auch den markanten Unterschied zu einer spät und in höherem Lebensalter auftretenden Demenz ausmachen. Diese werden im Folgenden am Beispiel der verhaltensbetonten Variante der Frontotemporalen Demenz (behavioral variant frontotemporal dementia, bvFTD) näher beschrieben.

erschwert nach wie vor eine klare Diagnosestellung (Riedl et al. 2014). In der Regel nehmen die einzelnen Varianten einen rasanten Verlauf mit einer Lebenserwartung nach der Diagnosestellung zwischen 1,3 und 6,5 Jahren (Brodaty et al. 2012). Angaben zur Prävalenz im internationalen Vergleich variieren zwischen 2 und 31/100.000 Personen in der Altersgruppe der 45- bis 64-Jährigen (Onyike und Diehl-Schmid 2013). Die aktuellsten Angaben liegen weltweit bei 2,3 und auf Europa bezogen bei 2,9 pro 100.000 Einwohner in der Altersgruppe der 30- bis 64-Jährigen (Hendriks et al. 2021). In Deutschland wird die Zahl auf ca. 33.000 geschätzt (Diehl-Schmid und Schönhof 2010).

10.1.2 Frontotemporale Lobärdegenerationen

Eine bedeutende Form früh beginnender Demenzen bilden die Frontotemporalen Lobärdegenerationen (FTLD). Dieser Sammelbegriff bezeichnet eine Gruppe sehr heterogener neurodegenerativer Veränderungen im Bereich des Stirn- und Schläfenlappens. Diese wirken sich auf das Sprachvermögen, die Emotionen und das Sozialverhalten aus und sind auf spezielle Proteinablagerungen zurückzuführen. Die ersten Symptome beginnen oft lange vor der Diagnosestellung, mitunter ab dem 3. Lebensjahrzehnt mit einer besonderen Häufung im 58. Lebensjahr (Johnson et al. 2005). Anhand des klinischen Erscheinungsbildes werden drei Subformen unterschieden. Die verhaltensbetonte Variante (bvFTD) bildet die häufigste Form und steht im Zentrum dieser Ausführungen. Davon abzugrenzen sind die sprachbetonten Ausprägungsformen: die semantische Demenz (SD) und die primäre progressive Aphasie (PPA). Weitaus seltener finden sich Kombinationen mit einer Motorneuron- (Amyotrophe Lateralsklerose) oder Parkinsonerkrankung (Riedl et al. 2014). Das klinische Bild ist besonders zu Beginn wenig eindeutig und

10.1.3 Die verhaltensbetonte Variante der Frontotemporalen Demenz

Die verhaltensbetonte Variante (bvFTD) gilt als die häufigste Unterform der FTLD sowie die zweithäufigste innerhalb der früh beginnenden Demenzen (Hogan et al. 2016). Sie wurde erstmals 1892 von Arnold Pick beschrieben und zunächst als Pick'sche Krankheit nach ihm benannt (Brun und Gustafson 2011). Menschen mit dieser vor allem das Frontalhirn betreffenden Unterform zeigen zunächst Veränderungen in ihrer Persönlichkeit, verlieren das Gefühl, was richtig und sozial angemessen ist, sowie die Fähigkeit, sich selbst zu reflektieren oder die Gefühle anderer zu verstehen. Im Laufe der Erkrankung fällt es ihnen zunehmend schwer zu planen, Entscheidungen zu treffen oder Handlungen zu initiieren und zu Ende zu führen. Auch zeigen sich Schwierigkeiten, drohende Risiken und Gefahren einzuschätzen. Zudem lässt das Interesse an der sozialen Umgebung nach und viele ziehen sich im Verlauf der Erkrankung zurück; auch die Fähigkeit sich sprachlich mitzuteilen nimmt ab. Die Ausprägung variiert sehr individuell im Zeitverlauf. Ein Meilenstein zur

Erkennung und Diagnosestellung bilden hier die aktuell geltenden Diagnosekriterien, in denen je nach Symptomatik in eine mögliche, eine wahrscheinliche und eine definitive bvFTD differenziert wird (Rascovsky et al. 2011; Witt et al. 2013).

10.1.4 Die Lebenssituation von Menschen mit FTD und ihren Familien

Menschen mit FTD und ihre Familien sind besonderen Herausforderungen ausgesetzt. Der frühe Zeitpunkt des Krankheitsausbruchs und das junge Alter der Erkrankten lösen große Irritationen bei den Familien aus, können starke finanzielle Einbußen infolge von Erwerbsunfähigkeit für betroffene Familien bedeuten (Galvin et al. 2017) und verlangen oftmals eine Neuorientierung der gesamten Lebensplanung (Tookey et al. 2021). Nicht selten kommt es aufgrund der krankheitsbedingten Veränderungen zu innerfamiliären Konflikten und einer hohen emotionalen Belastung für das betreuende Umfeld, insbesondere der nahen Angehörigen, die deutlich ausgeprägter ist als bei einer Alzheimer-Demenz. Auch fühlen sich viele Angehörige mit der Situation und deren Bewältigung alleingelassen und sozial isoliert und erleben Gefühle der Frustration und Hoffnungslosigkeit. Hohe Depressionsraten (Diehl-Schmid et al. 2013) sowie eine Verringerung der gesundheitsbezogenen Lebensqualität (Riedijk et al. 2006) vervollständigen das Bild. Der Grad der verhaltensbezogenen Symptome und Belastungen sind bei Menschen mit FTD, die zu Hause wohnen, besonders ausgeprägt (O'Connor et al. 2013). In Deutschland werden etwa 57 % der Menschen mit FTD von Angehörigen betreut (Diehl-Schmid et al. 2012).

Die schwierige Diagnosestellung und ein Mangel an zugänglichen Informationen über die Erkrankung lassen die Familien häufig lange Zeit in Ungewissheit. Zudem gibt es Hinweise, dass bestehende Versorgungsangebote für diese besondere Problemlage zu unspezifisch und nur eingeschränkt geeignet sind oder die Bedürfnislagen nicht adressieren (Shnall et al. 2013; Grinberg et al. 2007; Koehn et al. 2011). Des Weiteren sind Menschen in ländlichen Gebieten aufgrund der Seltenheit der Erkrankung benachteiligt, da sie schlechter Zugang zu Unterstützungsangeboten erhalten.

Einer internationalen Initiative folgend gibt es eine ansteigende Zahl an Familien, in denen minderjährige Kinder und Jugendliche im Haushalt wohnen und mit der Situation umgehen müssen (Denny et al. 2012). Für Deutschland sind nur wenige Daten vorhanden. In einer Studie von Diehl-Schmid et al. (2013) waren bei 124 eingeschlossenen Familien in einem Fünftel der Fälle die Kinder unter 18 Jahre alt und sind zusätzlich zum Verlust eines kompetenten Elternteils dem Risiko ausgesetzt, zu pflegenden Kindern zu werden (große Schlarmann et al. 2011; Metzing und Schnepp 2007). Die gesunden Elternteile tragen hier doppelte Verantwortung in der Sorge um die Betreuung der Partner und der heranwachsenden Kinder.

Obwohl Partizipation und Teilhabe auch im Bereich der Forschung mit Menschen mit Demenz viel diskutiert und eingefordert wird, gibt es bislang nur wenige Untersuchungen, die sich mit der Perspektive von Menschen mit bvFTD selbst beschäftigen (Dinand et al. 2016). In einer qualitativen Studie zur subjektiven Wahrnehmung des Krankheitserlebens von Menschen mit bvFTD wird berichtet, dass die Interviewten den Prozess der Veränderungen und der Diagnosestellung schildern, sich aber gleichzeitig davon distanzierten und Schwierigkeiten hatten, die Veränderungen in Verbindung mit ihrer eigenen Person zu bringen und zu reflektieren. Vielmehr wunderten sie sich darüber, dass sich die Familie, die Freunde oder die Umgebung ihnen gegenüber anders als vorher verhielten (Griffin et al. 2015).

10.1.5 Unterstützungsangebote für Menschen mit FTD und ihre Familien

Nach wie vor gibt es keine Möglichkeiten einer Demenz kurativ zu begegnen; das betrifft auch die früh beginnenden Formen sowie die bvFTD (Ahmed et al. 2021). Der viel beschriebene Mangel an spezifischen evidenzbasierten Interventionen betrifft sowohl die pharmakologischen als auch die psychosozialen Interventionen (Massimo und Grossman 2008; O'Connor et al. 2013; Riedl et al. 2014) Obwohl den psychosozialen Interventionen und zunehmend auch der partizipativ angelegten Forschung eine große Bedeutung zugesprochen wird, basiert die Studienlage insbesondere durch die Seltenheit der Erkrankung vorwiegend auf Studien mit kleinen Fallzahlen oder Einzelfallstudien (O'Connor et al. 2013; Piguet et al. 2011) und lassen klassische Interpretationen und Schlussfolgerungen nicht zu. Übersichtsarbeiten weisen jedoch darauf hin, dass eine medikamentöse Behandlung gerade bei Menschen mit bvFTD die verhaltensbezogenen Symptome verstärken kann und nur begleitend zu pflege- und betreuungsorientierten Maßnahmen eingesetzt werden soll (Huey et al. 2006; Portugal et al. 2011).

In der Pflege und Betreuung lassen sich konzeptionelle und individuelle sowie direkte und indirekte Interventionen unterscheiden. Zu den direkten Interventionen für Menschen mit bvFTD zählen einige therapeutische Maßnahmen, etwa Logopädie, Ergo-, Physio- oder Musiktherapie. Konzeptionelle Ansätze basieren auf Entscheidungsfindungsmodellen, die Pflegenden und Betreuenden mitunter auch digital[1] helfen sollen, eine geeignete oder passgenaue Intervention auszuwählen. Sie wurden primär für Menschen mit Demenz allgemein entwickelt und sind auf die Betreuung von Menschen mit bvFTD übertragen worden. Zumeist werden sie in der statio-

nären Langzeitpflege eingesetzt. Zu nennen sind das Antecedent-Behavior-Consequences-(ABC-)Modell (Merrilees 2007), das Need-Driven-Behavior-Modell (NDB) (Koehn et al. 2011), das Tailored-Activity-Programm (TAP) (O'Connor et al. 2013) sowie das DICE-Modell (Describe, Investigate, Create, Evaluate) (Barton et al. 2016). Für kurzfristige Aufenthalte in der Akutpflege eignen sich zudem definierte Behandlungspfade (Chemali et al. 2010) und der Einsatz von Case-Management-Instrumenten (Wylie et al. 2013). Grinberg et al. (2007) fordern für die Tagespflege eine Eins-zu-Eins-Betreuung und betonen, dass es zudem förderlich ist, fähigkeitsorientiert und im multidisziplinären Team zu arbeiten.

Setting-übergreifend werden verstehende, strukturierende, aber auch restriktive Maßnahmen der Kommunikation oder Umgebungsveränderung vorgeschlagen (Kortte und Rogalski 2013; Mendez 2009; Witt et al. 2013; Wylie et al. 2013). Edberg und Edfors (2008) identifizierten sechs Strategien, die das Pflegepersonal über viele Jahre durch Versuch und Irrtum entwickelt hat, um auf die Herausforderungen reagieren zu können; diese sind: klar und konsistent sein, flexibel auf die wechselnden Bedarfe reagieren, die Körpersprache lesen und Signale deuten lernen, ruhig bleiben und eine gute, vertraute Atmosphäre schaffen, Lachen und Humor und ein normales Leben kreieren. Dafür sei die in der Demenzpflege übliche emotional orientierte Fürsorge bei Menschen mit bvFTD durch eine stärker führende und Grenzen setzende Fürsorge zu ersetzen, die dennoch versucht, Integrität zu wahren und schwierige Situationen in eine positive Erfahrung umzuwandeln. Insgesamt ist das Ziel, die verlorengehenden Funktionen des Frontalhirns zu ersetzen (Edberg und Edfors 2008). Bakke (2014) nennt dies den „missing link" zu ergänzen, damit Handlungen so lange wie möglich kompetent ausgeführt werden können. Für diese Arbeit benötigen die Pflegekräfte eine professionelle Supervision (Edberg und Edfors 2008).

Unterstützungsangebote für den häuslichen Bereich sind rar. Trotz zunehmender Öffent-

---

1   ► https://www.interaktive-technologien.de/projekte/edem-connect.

lichkeitsarbeit, etwa durch die Deutsche Alzheimer Gesellschaft[2], existieren in Deutschland Selbsthilfegruppen für Angehörige von Menschen mit bvFTD vorwiegend in größeren Städten, meist in Verbindung mit einer auf FTD spezialisierten Gedächtnisambulanz, und sind häufig mit langen Anfahrtswegen verbunden. Online-Foren und die pandemiebedingte Zunahme der Verlagerung von Austauschangeboten in den digitalen Raum sind hier positiv zu bewerten und bieten den Vorteil, dass sie auch für Angehörige aus ländlichen Gebieten zugänglich sind. Wichtig für die Angehörigen ist die Inanspruchnahme psychotherapeutischer und entlastender Maßnahmen (z. B. Tagespflege). Ebenfalls hilfreich für das Zusammenleben und die Alltagbewältigung sind Informations-, Schulungs- oder Unterstützungsprogramme sowie das Erlernen von Strategien im Umgang mit Menschen mit bvFTD (Chemali et al. 2010; Kortte und Rogalski 2013; Mendez 2009; Moon und Adams 2013; Nunnemann et al. 2012; Tookey et al. 2021; Wylie et al. 2013).

An die letzte Forderung knüpft das im Folgenden vorgestellte Forschungsprojekt an, das von den Verfassenden in der AG Versorgungsinterventionen am Deutschen Zentrum für Neurodegenerative Erkrankungen (DZNE), Standort Witten, durchgeführt wurde. Detaillierte Ergebnisse der Studie wurden bereits an anderer Stelle veröffentlicht (Berwig et al. 2020).

10.2 Das Forschungsprojekt AMEO-FTD

10.2.1 Anlass und Ausgangspunkt

Das DZNE Witten verfolgt mit seiner Forschungsstrategie das Ziel, direkte, Personzentrierte Interventionen zu entwickeln, um die Lebensqualität von Menschen mit De-

menz und ihrer Angehörigen zu verbessern und Autonomie und soziale Teilhabe so lange wie möglich zu erhalten oder zu fördern. Im Zentrum der Studie „Anwendung der Marte-Meo®-Methode bei Menschen mit der verhaltensbetonten Variante der Frontotemporalen Demenz und ihren Bezugspersonen (AMEO-FTD)" (Berwig et al. 2020) stehen zu Hause lebende Menschen mit bvFTD und ihre Bezugspersonen. Fokussiert wird auf die sehr früh beeinträchtigten sozial-kognitiven Fähigkeiten von Menschen mit bvFTD und die sich daraus ergebenden Schwierigkeiten, eine gegenseitige Verständigung und gelingende Beziehungsgestaltung innerhalb familiärer Dyaden aufrechtzuerhalten (Torralva et al. 2015). Zu einem Versorgungsproblem wird dies, wenn eine Betreuung zu Hause nicht mehr gewährleistet werden kann und institutionelle Hilfe, Pflege und Betreuung in Anspruch genommen werden muss. Videofeedback soll hier helfen, nicht genutzte Interaktionsmöglichkeiten zu erschließen und dadurch die Beziehung sowie die häusliche Situation zu stabilisieren. Zudem setzt das Projekt auf der Forschungsebene am Mangel der Evidenz existierender Interventionen für diese Personengruppe an. Hierbei wurde eine aus der Eltern-Kind-Beratung stammende und in der Pflege verbreitete, aber bisher wenig geprüfte Videofeedback-Methode nach Marte Meo® (Becker und Hawellek 2018) zum ersten Mal bei Menschen mit bvFTD angewendet. Ziel des Projekts war es, die Nützlichkeit und Praktikabilität der videobasierten Beratungsmethode nach Marte Meo® bei Menschen mit bvFTD und ihren Hauptbezugspersonen zu evaluieren, potenzielle Effekte zu explorieren und die Machbarkeit einer zukünftig groß angelegten Studie zu beurteilen.

10.2.2 Methode/Design

Die Studie orientierte sich am Rahmenwerk des Medical Research Councils zur Entwicklung und Evaluation komplexer Interventio-

---

2   www.deutsche-alzheimer.de/die-krankheit/frontotemporale-demenz.html.

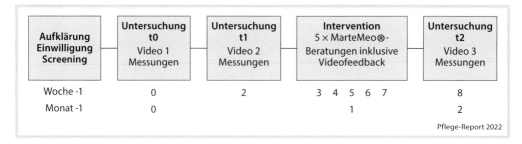

◘ Abb. 10.1 Zeitlicher Ablauf der Datenerhebung der AMEO-FTD-Studie

nen (MRC-Framework) und wurde als Machbarkeitsstudie inklusive einer Pilot-Effekt-Studie und einer Pilot-Prozessevaluation durchgeführt (Craig et al. 2008).

Für die Pilot-Effekt-Studie wurde ein quasi-experimentelles Prä-Posttest-Design mit einem Mixed-Method-Ansatz und einer eingebetteten qualitativen Veränderungsanalyse angewendet. Dazu wurden wissenschaftliche Daten sowie Prozess-, Management- und Ressourcendaten gesammelt und ausgewertet. An drei Untersuchungszeitpunkten (t0, t1 – nach zwei Wochen – und t2 – nach sechs Wochen) wurde eine dyadische Interaktionssequenz aus dem täglichen Leben (Mahlzeiteneinnahme) auf Video aufgezeichnet (Videographie) (Tuma et al. 2013). Die doppelte Prätest-Messung (t0, t1) diente als Kontrolle. In diesem zweiwöchigen Zeitraum erfolgte keine Intervention. Während des fünfwöchigen Interventionszeitraums zwischen t1 und t2 erhielten die Hauptbezugspersonen fünf Beratungssitzungen inklusive Videofeedback (s. ◘ Abb. 10.1). Die Prozessevaluation konzentrierte sich auf den wahrgenommenen Nutzen und die Wahrnehmung des Interventionsprozesses, die mithilfe von Interviews und Fragebögen erhoben wurden.

10.2.3 Intervention

Für das Videofeedback wurden nach vorheriger gemeinsamer Zielabsprache mit den Teilnehmenden separate Beratungsvideos von

alltäglichen Interaktionen durch eine speziell ausgebildete Marte-Meo®-Therapeutin aufgezeichnet. Diese wurden anschließend durch die Therapeutin analysiert und genutzt, um den Hauptbezugspersonen gelingende dyadische Interaktionen im Sinne der Marte-Meo®-Methode bzw. die sogenannten Marte-Meo®-Elemente zu demonstrieren (Videofeedback). Videofeedback bietet die Möglichkeit, auch sehr kurze Interaktionselemente langsam abzuspielen und damit sichtbar machen zu können. Auf diese Weise kann erläutert werden, wie sich das eigene Interaktionsverhalten auf die Person mit bvFTD auswirkt und das Bewusstsein der Hauptbezugsperson für bereits intuitiv gelingende Interaktionen gestärkt werden.

10.2.4 Stichprobe

Die Teilnehmergewinnung der Dyaden erfolgte vorwiegend über Informationen und Ankündigungen in sozialen Unterstützungsgruppen für Angehörige von Menschen mit FTLD. Voraussetzung für die Teilnahme an dem Projekt waren die Vorlage einer fachärztlich diagnostizierten bvFTD und das Vorhandensein einer Hauptbezugsperson des Menschen mit bvFTD. Ausschlusskriterien waren unzureichende Deutschkenntnisse, das Vorliegen einer anderen Form der FTLD, eine parallele Teilnahme des Angehörigen an einer weiteren Interventionsstudie sowie das Vorhandensein einer schweren psychischen Erkrankung der Hauptbezugsperson. Die Studie wurde vor

Beginn der Datenerhebung durch die Ethik-kommission der Deutschen Gesellschaft für Pflegewissenschaft (DGP, Nr. 16.012) genehmigt.

10.2.5 Datenerfassung und -beurteilung

Die Evaluation der Machbarkeitsstudie erfolgte mit quantitativen und qualitativen Methoden auf zwei Ebenen. Um einen möglichen Interventionseffekt pilothaft abbilden zu können, wurden theoretisch fundiert Zielkriterien (Outcomes) für verschiedene Bereiche und geeignete Messinstrumente bestimmt. Als Outcomes für die Personen mit bvFTD wurden die Veränderung der Beziehungsfähigkeit (Marte-Meo®-Instrument, MMI) (Kristensen 2011), ein positiver und negativer Affekt als Indikatoren der gesundheitsbezogenen Lebensqualität (QUALIDEM) (Dichter et al. 2016) und die Häufigkeit von herausfordernden Verhaltensweisen (NPI-NH) (Cummings et al. 1994) erfasst. Bezogen auf die Hauptbezugspersonen wurden die Feinfühligkeit (FFI) (Luderer 2014), das Stresserleben durch herausfordernde Verhaltensweisen (NPI-Distress) (Cummings et al. 1994), die Handhabbarkeit von herausfordernden Verhaltensweisen (NPI-Handhabbarkeit) (Reuther et al. 2016) und die Zielerreichung (GAS) (Schaefer 2015) eingeschätzt. Die Outcomes für die Dyaden umfassten die Auswirkungen auf die Qualität der Beziehung (Quality of Patient-Carer-Relationship, QCPR) sowie qualitative Aspekte und Veränderungen in der dyadischen Interaktion mithilfe der Videointeraktionsanalyse (Tuma et al. 2013).

Um den Interventionsprozess der Machbarkeitsstudie zu evaluieren, wurde nach jeder Beratungseinheit ein Fragebogen von der Hauptbezugsperson ausgefüllt und mit dieser nach dem Ende der Intervention (Messzeitpunkt t2) ein standardisiertes Interview durchgeführt. Beide Datenerhebungsinstrumente erfassten den persönlichen Nutzen und die Zu-friedenheit mit der Intervention. Zusätzlich wurde nach dem Ende der Intervention mit der Marte-Meo®-Therapeutin ein qualitatives leitfadenorientiertes Telefoninterview pro Dyade durchgeführt, um den Beratungsprozess und die Auswirkungen desselben zu analysieren. Zur Beurteilung des Studienverlaufs wurden während der Durchführung der Studie Feldnotizen, Dokumentationen, Erinnerungsprotokolle und Beobachtungsprotokolle durch das Studienpersonal angefertigt. Diese dienten gleichzeitig als Kontextinformationen bei der qualitativen Analyse.

10.2.6 Datenanalyse

Zur Erfassung der Wirkung der Intervention wurden die Veränderungen in den Outcomes zwischen dem Interventions- und dem Kontrollzeitraum bzw. Veränderungen zwischen t1 und t2 und Veränderungen zwischen t0 und t1 miteinander verglichen und auf klinische Signifikanz geprüft. Die standardisierten Interviews und Fragebögen zur Erfassung des Nutzens und der Angemessenheit der Intervention wurden deskriptiv analysiert. Die Rekrutierungsrate wurde berechnet und die Dokumentationen der Forschenden sowie die qualitativen Interviews wurden inhaltsanalytisch (Kuckartz 2012) ausgewertet. Die Studienvideos wurden in Bezug auf Interaktionsmuster mithilfe der Videointeraktionsanalyse (VIA) (Tuma et al. 2013) qualitativ ausgewertet und in Datensitzungen diskutiert.

10.2.7 Ergebnisse

Es konnten fünf Dyaden in die Studie aufgenommen werden. Deskriptiv lassen sich Veränderungen in den meisten Outcomes zugunsten des Interventionszeitraums beschreiben, wobei diese bezüglich der dyadischen Beziehungsqualität und des positiven Affekts als klinisch sehr bedeutsam eingestuft wurden. In der eingebetteten qualitativen Analyse der Videodaten (Videointeraktionsanalyse) konnten Handlungen mit Selbstbezug, mit einseitig fokussierter Aufmerksamkeit inklusive gemeinsamer Momente sowie geteilter Aufmerksamkeit identifiziert werden. Die Bezugspersonen zeigten ermöglichende, gewohnheitsmäßige und restriktive Strategien und übernahmen die Führung für gegenseitige und gemeinsame Handlungen, während die Personen mit bvFTD vorwiegend körpersprachlich interagierten. Veränderungen zeigten sich bei den Bezugspersonen, die befähigende Elemente wie „Benennen", „Zeit und Raum geben" oder „die Person mit bvFTD zur Teilnahme ermutigen" in die gemeinsame Mahlzeit integrierten. Menschen mit bvFTD profitierten indirekt, da ihre körpersprachlichen Initiativen oder der Blickkontakt von der Hauptbezugsperson erkannt wurden. Dyaden, die auf einer stark asymmetrisch ausgerichteten Interaktionsebene begannen, verbesserten sich am meisten.

Die Prozessevaluation gibt Hinweise, dass Videofeedback als Beratungsmethode für die Zielgruppe angemessen und nützlich zu sein scheint. Dabei hängt offenbar der Nutzen der Beratung davon ab, ob die Hauptbezugsperson die Demenzerkrankung ihres Angehörigen akzeptiert hat. Ein interessantes Ergebnis war, dass Menschen mit bvFTD in das Feedback involviert werden wollten und konnten.

10.2.8　Schlussfolgerungen

Trotz der kleinen Fallzahl liefert die Studie bei der untersuchten Zielgruppe klare Hinweise für die Machbarkeit und Nützlichkeit der Intervention, weshalb diese in einer groß angelegten zukünftigen Studie evaluiert werden sollte. Hinsichtlich der sehr limitierten Behandlungsoptionen bei bvFTD (Ahmed et al. 2021) stellen Maßnahmen zur Unterstützung der Hauptbezugspersonen derzeit die wichtigste Komponente des klinischen Behandlungsmanagements der Erkrankung dar (Moon und Adams 2013). Videofeedback – verstanden als dyadisches Kommunikationstraining – hat das

Potenzial, eine zentrale Rolle in der Unterstützung der Beziehungsgestaltung von Menschen mit bvFTD und ihren Hauptbezugspersonen einzunehmen.

10.3　Resümee und Schlussfolgerungen

Sowohl die Empfehlungen aus der Literatur als auch die eigenen Forschungsergebnisse geben Anlass zu weiteren Überlegungen für zukünftige Aktivitäten in Forschung und Praxis.

10.3.1　Implikationen für die Forschung

Um spezifische Interventionen entwickeln und eine flächendeckende Versorgung gewährleisten zu können, sind dringend gesicherte epidemiologische Daten zur Situation von Menschen mit bvFTD sowie anderen selteneren Demenzformen im jüngeren Lebensalter (Bakker 2013) auch im nationalen Kontext notwendig. Gefordert wird der Ausbau einer standardisierten Berichterstattung (Spreadbury und Kipps 2016) und die Durchführung von Langzeitstudien (Richardson et al. 2016). Thematisch fehlen subtypenspezifische Informationen zur Situation und Perspektive von Menschen mit einer FTLD selbst und zur Entwicklung dafür geeigneter und valider Methoden, zur Situation von Paaren, männlichen pflegenden Angehörigen, Kindern und Geschwisterkindern oder Eltern, die ihre erwachsenen Kinder betreuen (Spreadbury und Kipps 2016; Tookey et al. 2021). Interventionsstudien sollten multizentrisch und methodenplural – ggf. auch länderübergreifend – angelegt sein, um die geringen Fallzahlen auszugleichen und die Stärken einzelner Verfahren im Methoden-Mix ausschöpfen zu können (Berwig et al. 2020). Auch sind Interventionen im Sinne der Nachhaltigkeit stärker partizipativ mit Betroffenen, Serviceanbietern und Leistungsträgern sowie theoriebasiert zu entwickeln (Richardson et al. 2016).

10.3.2 Implikationen für die Praxis

Anhand der Literatur kann zusammenfassend gesagt werden, dass die Qualifizierung des medizinischen Personals eine erste und wichtige Aufgabe ist, die helfen kann, eine frühe und differenzierte Diagnosestellung zu sichern, damit der Unsicherheit der Anfangsphase vorgebeugt und eine anschließende adäquate Versorgung im Krankheitsverlauf gewährleistet werden kann. Für die Verbesserung der Pflege und Betreuung von Menschen mit FTD empfehlen Merrilees und Ketelle (2010) zudem die Ausbildung spezialisierter Betreuungskräfte im Sinne eines Advanced-Nursing-Programms, die Angehörige beratend und edukativ im Umgang mit den Auswirkungen der Krankheit begleiten und entlastende Maßnahmen organisieren können. Hier sind besonders Trainingsangebote zur Beziehungsgestaltung und Feinfühligkeit in der Interaktion im Kontext Person-zentrierter Pflege von Bedeutung (Berwig et al. 2020). Zudem müssen Einrichtungen ermutigt werden die Betreuung zu übernehmen und können dabei von der Erfahrung bereits spezialisierter Einrichtungen (Förtsch und Arand 2016) profitieren. Yeaworth und Burke (2000) betonen zudem, dass auch andere Professionen wie z. B. Rechtsanwälte, Richter oder die Öffentlichkeit bei Rechtsverletzungen (Diebstahl, Sachbeschädigung) mit der Krankheit in Berührung kommen und daher mehr Sensibilität und Aufklärung über die Spezifik der Krankheit über die Grenzen des Gesundheitssektors hinweg zur Früherkennung und zum Umgang mit der Erkrankung nötig sind. Regelmäßig stattfindende nationale und internationale Awareness-Kampagnen[3] tragen enorm zum öffentlichen Diskurs bei und sind unbedingt zu unterstützen.

Des Weiteren sollte vermehrt darauf geschaut werden, was Menschen mit FTD wirklich brauchen. Digitale Angebote können bei seltenen Demenzerkrankungen die Entfernungen überbrücken und sozialer Isolierung entgegenwirken – das gilt für Angehörige, aber auch für Menschen mit bvFTD, die gerade zu Beginn über entsprechende Fähigkeiten verfügen. Zu erwähnen sind auch Programme, die verstärkt auf begleitete Aktivitäten inklusiv einer begleiteten Erwerbstätigkeit setzen (Richardson et al. 2016) – ein Konzept, das besonders für Menschen mit Demenz im jüngeren Lebensalter zukunftsweisenden Charakter besitzt.

Literatur

Ahmed RM, Hodges JR, Piguet O (2021) Behavioural variant frontotemporal dementia: recent advances in the diagnosis and understanding of the disorder. Adv Exp Med Biol 1281:1–15. https://doi.org/10.1007/978-3-030-51140-1_1

Bakke L (2014) Menschen mit FTD Paper presented at the Nordischer MarteMeo-Kongress. Bergen

Bakker C (2013) Young onset dementia: care needs & service provision. GVO Drukkers & Vormgevers, Nijmegen

Baptista MA, Santos RL, Kimura N, Lacerda IB, Johannenssen A, Barca ML, Dourado MC (2016) Quality of life in young onset dementia: an updated systematic review. Trends Psychiatry Psychother 38(1):6–13. https://doi.org/10.1590/2237-6089-2015-0049

Barton C, Ketelle R, Merrilees J, Miller B (2016) Non-pharmacological management of behavioral symptoms in frontotemporal and other dementias. Curr Neurol Neurosci Rep 16(2):1–8.https://doi.org/10.1007/s11910-015-0618-1 PMID: 26750129; PMCID: PMC4790078

Becker U, Hawellek C (2018) Menschen mit Demenz erreichen und unterstützen – die Marte-Meo-Methode. Vandenhoeck & Ruprecht, Göttingen

Berwig M, Dinand C, Becker U, Halek M (2020) Application of Marte Meo® counselling with people with behavioural variant frontotemporal dementia and their primary carers (AMEO-FTD) – a non-randomized mixed-method feasibility study. Pilot Feasibility Stud 6:32. https://doi.org/10.1186/s40814-020-0551-1

Bickel H (2020) Die Häufigkeit von Demenzerkrankungen. Deutsche Alzheimer Gesellschaft. Infoblatt 1, 1-10, https://www.deutsche-alzheimer.de/fileadmin/Alz/pdf/factsheets/infoblatt1_haeufigkeit_demenzerkrankungen_dalzg.pdf; Zugegriffen am 01.04.2022.

---

3   Beispielhaft ► https://www.theaftd.org/event/world-ftd-awareness-week-2021/, ► https://www.deutsche-alzheimer.de/mit-demenz-leben/.

Brodaty H, Seeher K, Gibson L (2012) Dementia time to death: a systematic literature review on survival time and years of life lost in people with dementia. Int Psychogeriatrics 24(07):1034–1045 (supplement material. www. journals.cambridge.org/jid_IPG https://doi.org/10.1017/S1041610211002924)

Brun A, Gustafson L (2011) The birth and early evolution of the frontotemporal dementia (FTD) concept. J Mol Neurosci 45(3):324–329. https://doi.org/10.1007/s12031-011-9565-8.pdf

Chemali Z, Withall A, Daffner KR (2010) The plight of caring for young patients with frontotemporal dementia. Am J Alzheimers Dis Other Demen 25(2):109–115. https://doi.org/10.1177/1533317509352335

Craig P, Dieppe P, Macintyre S, Michie S, Nazareth I, Petticrew M (2008) Developing and evaluating complex interventions: the new Medical Research Council guidance. BMJ 337:a1655 (https://www.bmj.com/content/bmj/337/bmj.a1655.full.pdf. Zugegriffen: 24. Februar 2022)

Cummings JL, Mega M, Gray K, Rosenberg-Thompson S, Carusi DA, Gornbein J (1994) The Neuropsychiatric Inventory: comprehensive assessment of psychopathology in dementia. Neurology 44(12):2308–2314. https://doi.org/10.1212/wnl.44.12.2308. PMID: 7991117.

Denny SS, Morhardt D, Gaul JE, Lester P, Andersen G, Higgins PJ, Nee L (2012) Caring for children of parents with frontotemporal degeneration: a report of the AFTD task force on families with children. Am J Alzheimer's Dis Other Dementias 27(8):568-78. https://doi.org/10.1177/1533317512459791.

Dichter MN, Schwab CGG, Meyer G, Bartholomeyczik S, Halek M (2016) Item distribution, internal consistency and inter-rater reliability of the German version of the QUALIDEM for people with mild to severe and very severe dementia. BMC Geriatr 16:126. https://doi.org/10.1186/s12877-016-0296-0

Diehl-Schmid J, Schönhof B (2010) Frontotemporale Demenz, Krankheitsbild, Rechtsfragen, Hilfen für Angehörige. Praxisreihe der Deutschen Alzheimer Gesellschaft e V

Diehl-Schmid J, Last D, Schuster T, Förstl H, Schneider-Schelte H, Kurz A (2012) Health care utilization in frontotemporal lobar degeneration. Alzheimer Dis Assoc Disord 26(2):166–170 (http://journals.lww.com/alzheimerjournal/Fulltext/2012/04000/Health_Care_Utilization_in_Frontotemporal_Lobar.10.aspx. Zugegriffen: 24. Februar 2022)

Diehl-Schmid J, Schmidt EM, Nunnemann S, Riedl L, Kurz A, Förstl H, Wagenpfeil S, Cramer B. (2013) Caregiver burden and needs in frontotemporal dementia. J Geriatr Psychiatry Neurol. 26(4):221-9. https://doi.org/10.1177/0891988713498467. Epub 2013 Jul 31. PMID: 23904354.

Dinand C, Nover SU, Holle D, Zischka M, Halek M (2016) What is known about the subjective needs of people with behavioural variant frontotemporal dementia? A scoping review. Health Soc Care Community 24(4):375–385. https://doi.org/10.1111/hsc.12225

Edberg AK, Edfors E (2008) Nursing care for people with frontal-lobe dementia – difficulties and possibilities. Int Psychogeriatrics 20(2):361–374. https://doi.org/10.1017/S1041610207005595

Förtsch B, Arand A (2016) Seltene Demenzen – Eine spezielle Herausforderung. Altenpflege 7 (altenpflege-online.net, https://wohlbedacht.de/wp-content/uploads/2016/09/AP_07_2016_Seltene_Demenzformen_ArandA_FoertschB.pdf; Zugegriffen am 01.04.2022)

Galvin JE, Howard DH, Denny SS, Dickinson S, Tatton N (2017) The social and economic burden of frontotemporal degeneration. Neurology 89(20):2049–2056. https://doi.org/10.1212/wnl.0000000000004614

Griffin J, Oyebode JR, Allen J (2015) Living with a diagnosis of behavioural-variant frontotemporal dementia: the person's experience. Dementia. https://doi.org/10.1177/1471301214568164

Grinberg A, Lagunoff J, Phillips D, Stern B, Goodman M, Chow T (2007) Multidisciplinary design and implementation of a day program specialized for the frontotemporal dementias. Am J Alzheimer's Dis Other Dementias 22(6):499–506. https://doi.org/10.1177/1533317507308780

Große Schlarmann J, Metzing-Blau S, Schnepp W (2011) Implementing and evaluating the first german young-carers project: intentions, pitfalls and the need for piloting complex interventions. Open Nurs J 5:38–44

Hendriks S, Peetoom K, Bakker C, van der Flier WM, Papma JM, Koopmans R, Verhey FRJ, de Vugt M, Köhler S; Young-Onset Dementia Epidemiology Study Group, Withall A, Parlevliet JL, Uysal-Bozkir Ö, Gibson RC, Neita SM, Nielsen TR, Salem LC, Nyberg J, Lopes MA, Dominguez JC, De Guzman MF, Egeberg A, Radford K, Broe T, Subramaniam M, Abdin E, Bruni AC, Di Lorenzo R, Smith K, Flicker L, Mol MO, Basta M, Yu D, Masika G, Petersen MS, Ruano L. Global (2021) Prevalence of Young-Onset Dementia: A Systematic Review and Meta-analysis. JAMA Neurol 1;78(9):1080–1090. https://doi.org/10.1001/jamaneurol.2021.2161. PMID: 34279544; PMCID: PMC8290331.

Hogan DB, Jetté N, Fiest KM, Roberts JI, Pearson D, Smith EE, Maxwell CJ (2016) The Prevalence and Incidence of Frontotemporal Dementia: a Systematic Review. Can J Neurol Sci 43 Suppl 1:S96–S109. https://doi.org/10.1017/cjn.2016.25. PMID: 27307130.

Huey ED, Putnam KT, Grafman J (2006) A systematic review of neurotransmitter deficits and treatments in frontotemporal dementia. Neurology 66(1):17–22. https://doi.org/10.1212/01.wnl.0000191304.55196.4d

Johnson JK, Diehl J, Mendez MF, Neuhaus J, Shapira JS, Forman M, Chute DJ, Roberson ED, Pace-Savitsky C, Neumann M, Chow TW, Rosen HJ, Forstl H, Kurz

10

A, Miller BL. (2005) Frontotemporal lobar degeneration: demographic characteristics of 353 patients. Arch Neurol. 62(6):925-930. https://doi.org/10.1001/archneur.62.6.925. PMID: 15956163.

Koehn SD, Kozak JF, Drance E (2011) 'The Problem with Leonard': a critical constructionist view of need-driven dementia-compromised behaviours. Dementia 11(6):725–741

Kortte KB, Rogalski EJ (2013) Behavioural interventions for enhancing life participation in behavioural variant frontotemporal dementia and primary progressive aphasia. Int Rev Psychiatry 25(2):237–245 (https://www.ncbi.nlm.nih.gov/pmc/articles/PMC3659798/pdf/nihms-471191.pdf. Zugegriffen: 24. Februar 2022)

Kristensen I (2011) Der Einsatz der Marte-Meo-Methode in der öffentlichen dänischen Gesundheitsversorgung – eine Effekt und Prozessauswertung. In: Hawelleck C, Schlippe AV (Hrsg) Entwicklung unterstützen – Unterstützung entwickeln. V&R, Göttingen, S 142–171

Kuckartz U (2012) Qualitative Inhaltsanalyse: Methoden, Praxis, Computerunterstützung. Beltz Juventa, Weinheim

Kuruppu DK, Matthews BR (2013) Young-onset dementia. Semin Neurol 33(4):365–385. https://doi.org/10.1055/s-0033-1359320

Luderer C (2014) Feinfühligkeit in der Gesundheitsversorgung. Dyaden in der Videointeraktionsanalyse. In: Johannsmeyer K-D (Hrsg) Empathie im Umgang mit dem Tabu(bruch), Bd. 19. Frank & Timme, Berlin, S 177–196

Massimo L, Grossman M (2008) Patient care and management of frontotemporal lobar degeneration. Am J Alzheimer's Dis Other Dementia 23(2):125–131. https://doi.org/10.1177/1533317507307961. PMID: 18421010; PMCID: PMC2927812

Mendez MF (2009) Frontotemporal dementia: therapeutic interventions. Front Neurol Neurosci 24:168–178. https://doi.org/10.1159/000197896

Merrilees J (2007) A model for management of behavioral symptoms in frontotemporal lobar degeneration. Alzheimer Dis Assoc Disord 21(4):S64–S69. https://doi.org/10.1097/WAD.0b013e31815bf774. PMID: 18090427

Merrilees J, Ketelle R (2010) Advanced practice nursing: meeting the caregiving challenges for families of persons with frontotemporal dementia. Clin Nurse Spec 24(5):245–251. https://doi.org/10.1097/NUR.0b013e3181ecdc32/00002800-201009000-00006

Metzing S, Schnepp W (2007) The impact of caring on young carer's lives. An international literature review (1990–2006). Pflege 20(6):331–336. https://doi.org/10.1024/1012-5302.20.6.331

Moon H, Adams KB (2013) The effectiveness of dyadic interventions for people with dementia and their caregivers. Dementia 12(6):821–839. https://doi.org/10.1177/1471301212447026

Nunnemann S, Kurz A, Leucht S, Diehl-Schmid J (2012) Caregivers of patients with frontotemporal lobar degeneration: a review of burden, problems, needs, and interventions. Int Psychogeriatrics 24(9):1368–1386. https://doi.org/10.1017/S104161021200035X. Epub 2012 Apr 16. PMID: 22717212.

O'Connor CM, Clemson L, da Silva TBL, Piguet O, Hodges JR, Mioshi E (2013) Enhancement of carer skills and patient function in the non-pharmacological management of frontotemporal dementia (FTD): a call for randomised controlled studies. Dement neuropsychol 7(2):143–150. https://doi.org/10.1590/s1980-57642013dn70200002

Onyike CU, Diehl-Schmid J (2013) The epidemiology of frontotemporal dementia. Int Rev Psychiatry 25(2):130–137. https://doi.org/10.3109/09540261.2013.776523

Piguet O, Hornberger M, Mioshi E, Hodges JR (2011) Behavioural-variant frontotemporal dementia: diagnosis, clinical staging, and management. Lancet Neurol 10(2):162–172. https://doi.org/10.1016/s1474-4422(10)70299-4

Portugal Mda G, Marinho V, Laks J. Pharmacological treatment of frontotemporal lobar degeneration: systematic review. (2011) Braz J Psychiatry. 33(1):81-90. https://doi.org/10.1590/s1516-44462011000100016. PMID: 21537725

Rascovsky K, Hodges JR, Knopman D, Mendez MF, Kramer JH, Neuhaus J, van Swieten JC, Seelaar H, Dopper EG, Onyike CU, Hillis AE, Josephs KA, Boeve BF, Kertesz A, Seeley WW, Rankin KP, Johnson JK, Gorno-Tempini ML, Rosen H, Prioleau-Latham CE, Lee A, Kipps CM, Lillo P, Piguet O, Rohrer JD, Rossor MN, Warren JD, Fox NC, Galasko D, Salmon DP, Black SE, Mesulam M, Weintraub S, Dickerson BC, Diehl-Schmid J, Pasquier F, Deramecourt V, Lebert F, Pijnenburg Y, Chow TW, Manes F, Grafman J, Cappa SF, Freedman M, Grossman M, Miller BL. Sensitivity of revised diagnostic criteria for the behavioural variant of frontotemporal dementia. Brain. 2011 Sep;134(Pt 9):2456-77. https://doi.org/10.1093/brain/awr179. Epub 2011 Aug 2. PMID: 21810890; PMCID: PMC3170532.

Reuther S, Dichter MN, Bartholomeyczik S, Nordheim J, Halek M (2016) Construct validity and internal consistency of the neuropsychiatric inventory – nursing home (NPI-NH) in German nursing homes. Int Psychogeriatr 28(6):1017–1027. https://doi.org/10.1017/S1041610215002343

Richardson A, Pedley G, Pelone F, Akhtar F, Chang J, Muleya W, Greenwood N (2016) Psychosocial interventions for people with young onset dementia and their carers: a systematic review. Int Psychogeriatr 28(9):1441–1454. https://doi.org/10.1017/s1041610216000132

Riedijk S, De Vugt M, Duivenvoorden H, Niermeijer M, Van Swieten J, Verhey F, Tibben A (2006) Caregiver burden, health-related quality of life and coping in dementia caregivers: a comparison of frontotemporal dementia and Alzheimer's disease. Dement Geriatr Cogn Disord 22(5–6):405–412. https://doi.org/10.1159/000095750. Epub 2006 Sep 11. PMID: 16966830.

Riedl L, Mackenzie IR, Förstl H, Kurz A, Diehl-Schmid J (2014) Frontotemporal lobar degeneration: current perspectives. Neuropsychiatric disease and treatment 10:297. https://www.dovepress.com/getfile.php?fileID=18989. Zugegriffen: 24. Febr. 2022

Rossor MN, Fox NC, Mummery CJ, Schott JM, Warren JD (2010) The diagnosis of young-onset dementia. Lancet Neurol 9(8):793–806. https://doi.org/10.1016/s1474-4422(10)70159-9

Schaefer I (2015) GAS_Leitfaden_April_2015 – GAS_Leitfaden.pdf [GAS guideline_april_2015 – GAS_guidline.pdf]. https://www.uni-bielefeld.de/gesundhw/ag4/GAS_Leitfaden.pdf. Zugegriffen: 24. Febr. 2022

Shnall A, Agate A, Grinberg A, Huijbregts M, Nguyen M-Q, Chow TW (2013) Development of supportive services for frontotemporal dementias through community engagement. Int Rev Psychiatry 25(2):246–252. https://doi.org/10.3109/09540261.2013.767780

Spreadbury JH, Kipps CM (2016) Measuring younger onset dementia: a comprehensive literature search of the quantitative psychosocial research. Dementia. https://doi.org/10.1177/1471301216661427

Tookey SA, Greaves CV, Rohrer JD, Stott J (2021) Specific support needs and experiences of carers of people with frontotemporal dementia: a systematic review. Dementia 20(8):3032–3054. https://doi.org/10.1177/14713012211022982

Torralva T, Gleichgerrcht E, Torres Ardila MJ, Roca M, Manes FF (2015) Differential cognitive and affective theory of mind abilities at mild and moderate stages of behavioral variant frontotemporal dementia. Cogn Behav Neurol 28(2):63–70. https://doi.org/10.1097/wnn.0000000000000053

Tuma R, Schnettler B, Knoblauch H (2013) Videographie: Einführung in die interpretative Videoanalyse sozialer Situationen. Springer VS, Wiesbaden

Witt K, Deuschl G, Bartsch T (2013) Frontotemporale Demenzen. Nervenarzt 84(1):20–32. https://doi.org/10.1007/s00115-012-3477-x.pdf

Wylie MA, Shnall A, Onyike CU, Huey ED (2013) Management of frontotemporal dementia in mental health and multidisciplinary settings. Int Rev Psychiatry 25(2):230–236 (https://www.ncbi.nlm.nih.gov/pmc/articles/PMC3929950/pdf/nihms554950.pdf. Zugegriffen: 24. Februar 2022)

Yeaworth RC, Burke WJ (2000) Frontotemporal dementia: a different kind of dementia. Arch Psychiatr Nurs 14(5):249–253. https://doi.org/10.1053/apnu.2000.9816

Menschen mit einer geistigen Behinderung und altersassoziierter Pflegebedürftigkeit – Ausgewählte Aspekte für die professionelle Pflege und Begleitung

Sebastian Ritzi, Eric Schmitt und Andreas Kruse

Inhaltsverzeichnis

© Der/die Autor(en) 2022
K. Jacobs et al. (Hrsg.), *Pflege-Report 2022*, https://doi.org/10.1007/978-3-662-65204-6_11

11

▪▪ Zusammenfassung

Der Beitrag konzentriert sich auf die Lebens-situation von Menschen mit geistiger Behinderung. Er geht der Frage nach, inwieweit sich das fachliche und gesellschaftliche Verständnis für Menschen mit geistiger Behinderung gewandelt (oder eben nicht gewandelt) hat, wobei zwei Aspekte im Zentrum stehen: (a) Die Wahrnehmung und ausdrückliche Anerkennung der Ressourcen und Kompetenzen, (b) die Umsetzung der Rehabilitations- und produktiven Veränderungspotenziale. Vor dem Hintergrund dieser beiden Bereiche der Analyse diskutiert der Beitrag Fragen der Teilhabe wie auch des gleichberechtigten Zugangs zur gesundheitlichen – und dies heißt auch: rehabilitativen – Versorgung sowie der gegebenen (vs. mangelnden) Expertise von Mitarbeiterinnen und Mitarbeitern des Versorgungssystems mit Blick auf Bedarfe und Bedürfnisse, auf Kompetenzen und Vulnerabilitäten von Menschen mit geistiger Behinderung. Es wird auf die Notwendigkeit hingewiesen, die medizinisch-rehabilitative und pflegerisch-rehabilitative Versorgung systematisch auszubauen, wobei die in den beiden vergangenen Jahrzehnten erzielten Fortschritte in der differenzierten Einschätzung von Rehabilitations- und produktiven Veränderungspotenzialen nicht übersehen werden dürfen. Der Beitrag legt – in seiner ethischen Rahmung – großes Gewicht auf die Explikation des Person-Verständnisses und – daraus folgend – auf die Wahrnehmung und unbedingte Anerkennung der Personalität von Menschen mit geistiger Behinderung, die ihrerseits auf Konzepten wie jenen der Selbstverantwortung und Autonomie fundiert.

This article focuses on the life situation of people with intellectual disabilities. It explores the question of the extent to which the professional and societal understanding of people with intellectual disabilities has changed (or not changed), focusing on two aspects: (a) the perception and explicit recognition of resources and competencies, (b) the implementation of rehabilitation and productive change potentials. Against the background of these two fields of analysis, the article discusses (a) questions of participation, as well as (b) equal access to health and rehabilitative care, and (c) the given (vs. lack of) expertise of care givers with regard to needs and requirements, competencies and vulnerabilities of people with intellectual disabilities. It points out the need to systematically expand medical-rehabilitative and nursing-rehabilitative care, while not overlooking the progress made in the past two decades in the differentiated assessment of rehabilitation and productive change potentials. The article – in its ethical framing – places great emphasis on the explication of the understanding of the person and – following from this – on the perception and unconditional recognition of the personhood of people with intellectual disabilities, which in turn also underpins concepts such as those of self-responsibility and autonomy.

11.1 Einleitung

Die verbesserten Teilhabe-, Bildungs- und Lebensbedingungen, der demographische Wandel und die Verbesserungen mit Blick auf die Kompetenzförderung sowie der medizinische Fortschritt der letzten Jahrzehnte gehen damit einher, dass auch und besonders bei Menschen mit einer geistigen Behinderung die Lebenserwartung gestiegen ist. Dabei ist ein höheres Lebensalter nicht zuletzt mit einem erhöhten Risiko der Pflegebedürftigkeit verbunden. In diesem Beitrag soll der Frage nachgegangen werden, welche spezifischen Herausforderungen sich für die pflegerische Versorgung und Begleitung von älteren Menschen stellen, die eine geistige Behinderung aufweisen. Ausgangspunkt ist dabei die wiederholt im fachwissenschaftlichen Diskurs hervorgehobene Beobachtung, dass die professionelle Pflege und Betreuung dieser Personengruppe überwiegend von Pflegefachpersonen übernommen wird, deren Kompetenzprofil den speziell heilerziehungspflegerischen Anforderungen und den spezifischen Bedürfnissen und Bedarfen von älteren Menschen mit geistiger Behinderung nicht oder nur in Teilen entspricht (Ding-Greiner und Kruse 2010; Ding-Greiner 2021a). Bei Eintritt einer altersassoziierten Pflegebedürftigkeit bei Menschen mit geistiger Behinderung stellen sich zahlreiche Fragen für die professionellen Akteure, die dieser Personengruppe mit ihren spezifischen Ressourcen-Vulnerabilitätsprofilen in ihrer je eigenen Lebens- und Pflegesituation gerecht werden wollen. Ausgewählte Aspekte dieser Thematik sollen nachfolgend skizziert werden.

Die Reflexion auf spezifische Herausforderungen in der Pflege und Begleitung von älteren Menschen mit geistiger Behinderung beginnt bereits auf konzeptioneller Ebene mit dem Nachdenken darüber, dass sich die jeweils einzigartige Person schon immer zu einem gewissen Grade sozial gewachsenen Kategorien bzw. Konstrukten entzieht. Was als eine geistige bzw. seelische Behinderung angesehen wird, ist nicht zuletzt wesentlich von dem abhängig, was jeweils kulturell als geistige Norm(alität) vorausgesetzt wird. Die Kategorie der Behinderung kann daher zunächst als „soziale Konstruktion einer negativen Abweichung von Normalitätserwartungen" (Wansing 2014, S. 212) bezeichnet werden. Es lässt sich schließlich sogar in Frage stellen, ob es vor diesem Hintergrund sowie angesichts der großen Heterogenität der angesprochenen Personengruppe eine allgemeingültige Definition geistiger Behinderung überhaupt geben kann bzw. geben sollte (Wacker 2012). Verkompliziert wird dies zusätzlich dadurch, dass eine Vielzahl theoretisch-konzeptioneller Zugänge verschiedener wissenschaftlicher Disziplinen zu einer disparaten Vielfalt an Bestimmungsversuchen des Phänomens der geistigen Behinderung geführt hat (Haveman und Stöppler 2020).

Für die Themenstellung des vorliegenden Beitrags kann es hilfreich sein, auf die klinische Perspektive auf geistige Behinderung zurückzugreifen, wobei sich diese basal als nicht fortschreitende Schädigung des Gehirns verstehen lässt, die schon vor dem Abschluss der Hirnreifung eingetreten ist. Die resultie-

rende Behinderung ist als Folge der Schädigung zu bestimmen und nicht als Krankheit (Kruse und Ding-Greiner 2012). Mit der *American Association on Intellectual and Developmental Disabilities* (AAIDD) lässt sich geistige Behinderung (intellectual disability) genauer als Sammelbegriff für Einschränkungen des Intellekts (intellectual functioning) sowie der Anpassungsfähigkeit einer Person (adaptive behavior) verstehen, die mit Beeinträchtigungen verschiedener messbarer Handlungskompetenzen einhergehen – von abstrakten Fähigkeiten (conceptual skills) über soziale Fähigkeiten (social skills) bis hin zu praktischen Fähigkeiten (practical skills) (Haveman und Stöppler 2020; AAIDD 2022).

11.2 Datenlage

Verlässliche epidemiologische Daten zu Menschen mit geistiger Behinderung im hohen und höheren Lebensalter sind nur teilweise verfügbar, da keine prinzipielle Meldepflicht für geistige Behinderungen oder psychische Erkrankungen besteht (Ding-Greiner 2021b). Anders verhält sich dies bei Menschen, deren Behinderung den Behinderungsgrad von 50 überschreitet und somit als Schwerbehinderung einzustufen ist: Durch die Erhebungen des Statistischen Bundesamtes ist es hier möglich, einen genaueren Überblick zu gewinnen: Das Ergebnis der Statistik der schwerbehinderten Menschen für das Jahr 2019 etwa war, dass Ende des Jahres 2019 insgesamt 7,9 Mio. Menschen in Deutschland amtlich als Schwerbehinderte anerkannt waren, was einem Anteil von ca. 9,5 % der Gesamtbevölkerung entspricht. Bezüglich des Alters lässt sich dabei eine Korrelation festhalten, insofern Behinderungen in älteren Personengruppen häufiger auftreten: Am häufigsten sind mit 43,8 % die 55- bis 75-Jährigen betroffen – gefolgt von der Gruppe der ab bzw. über 75-Jährigen, die mehr als ein Drittel (34,5 %) der Betroffenen bilden (Statistisches Bundesamt 2020). Dies ist nicht zuletzt deswegen bemerkenswert, weil der Anteil der Menschen über 55 an dem Bevölkerungsteil ohne Behinderung lediglich 32 % beträgt (Statistisches Bundesamt 2021). Weiter differenzieren lassen sich diese Daten nach der Form der jeweiligen Behinderungen: Geistige Behinderungen, die im vorliegenden Beitrag den Schwerpunkt bilden sollen, machten zusammen mit seelischen Behinderungen 13,3 % der Behinderungen aus; daneben entfielen auf zerebrale Störungen etwas weniger als ein Zehntel (9 %). Die größte Gruppe stellen mit mehr als der Hälfte (58,4 %) Menschen dar, die an einer körperlichen Behinderung leiden. Bei 19,3 % war die Art der schwersten Behinderung nicht angegeben. Im Zuge der statistischen Auswertungen des Kurzberichts 2019 finden sich die genaueren Daten zu Menschen mit geistig-seelischen Behinderungen in der übergeordneten Kategorie „Querschnittlähmung, zerebrale Störungen, geistig-seelische Behinderungen, Suchtkrankheiten". In dem vom Kurzbericht erfassten Zeitraum von 2005 bis 2019 nahm die Anzahl schwerbehinderter Menschen in derselben Kategorie kontinuierlich zu: Zuletzt ließ sich etwa von 2017 auf 2019 ein 5,8 %iger Anstieg verzeichnen. Exemplarisch seien hier ausgewählte absolute Zahlen der insgesamt 358.202 ab bzw. über 75-jährigen Menschen in Deutschland genannt, die am 31. Dezember 2019 unter dieser Kategorie erfasst wurden: Besonders häufig trat dabei das hirnorganische Psychosyndrom (Hirnleistungsschwäche, organische Wesensänderung) auf, wobei dieses bei 121.904 betroffenen Personen *ohne* und bei 133.086 Menschen *mit* neurologischen Ausfallserscheinungen am Bewegungsapparat auftrat. Hirnorganische Anfälle (auch mit geistig-seelischen Störungen) traten wiederum bei 14.642 der Betroffenen *ohne* sowie bei 10.390 Personen *mit* ebensolchen Ausfallerscheinungen auf. Störungen der geistigen Entwicklung wie etwa eine Lern- oder geistige Behinderung konnten für 10.387 Personen erfasst werden. Nicht nur bei den ab 75-jährigen Menschen mit einer schweren Behinderung,

sondern auch bei anderen Altersgruppen steigt dabei der Anteil von Menschen mit einer Lern- oder geistigen Behinderung: Zuletzt war diesbezüglich etwa von 2017 auf 2019 ein Anstieg um 6,7 % zu verzeichnen (Statistisches Bundesamt 2020). Die Gründe für diesen Anstieg sind vielschichtig, jedoch lassen sich vor allem der rechtstaatlich garantierte Schutz von Menschen mit Behinderung sowie der rasante Fortschritt im medizinisch-technologischen Bereich als zwei exemplarische Faktoren anführen. Bezüglich des ersteren Faktors sei darauf hingewiesen, dass in Deutschland immer mehr Generationen von Menschen mit Behinderung das Rentenalter erreichen, die nach der NS-Herrschaft und deren systematischer Ermordung von Menschen mit Behinderung geboren wurden (Reibold 2010; BMFSFJ 2016; Wahl et al. 2022).

Weitere Daten, die einen Einblick in die Lebenssituation von Menschen mit (geistiger) Behinderung geben, lassen sich über die *Bundesarbeitsgemeinschaft der überörtlichen Träger der Sozialhilfe und der Eingliederungshilfe* (BAGüS) beziehen: Diese konnte für das Berichtsjahr 2019 feststellen, dass in diesem Jahr insgesamt 417.234 volljährige Menschen mit Behinderung in stationären Einrichtungen oder in ambulant unterstützten Wohnformen Wohnbetreuung erhielten. Von diesen lebten 52,1 % in ambulant unterstützten Wohnformen (1,4 % davon in Pflegefamilien), während 47,9 % in einer stationären Einrichtung wohnten. Unter den stationär betreuten Menschen überwogen mit beinahe zwei Dritteln (63,4 %) Menschen mit einer geistigen Behinderung, gefolgt von 30 % Personen mit einer seelischen und 6,6 % Personen mit einer körperlichen Behinderung. Im ambulanten Bereich waren umgekehrt 70,9 % der Menschen von einer seelischen Behinderung betroffen, während knapp ein Viertel (24,9 %) der Personen eine geistige und 4,2 % eine körperliche Behinderung aufwiesen – eine Verteilung, die seit 2008 im Wesentlichen unverändert geblieben ist (BAGüS 2021).

11.3 Zugänglichkeit der gesundheitlichen Versorgung

Wie der *Siebte Altenbericht* festhält, sind „[f]ür verschiedene soziale Gruppen Älterer [...] die Zugangschancen zu sozialer Teilhabe, gesundheitlicher Versorgung und Formen des Engagements ungleich verteilt" (BMFSFJ 2016, S. 54); in besonderer Weise gilt dies – wie auch der *Dritte Teilhabebericht der Bundesregierung* verdeutlicht hat – für Menschen mit Behinderung (BMAS 2021). Menschen mit einer geistigen Behinderung sind in Fragen einer adäquaten gesundheitlichen und pflegerischen Versorgung mit einigen Barrieren konfrontiert: Neben der räumlichen Ebene bestehen diese auch auf der kommunikativen sowie der Wissensebene, da bspw. viele niedergelassene Ärztinnen und Ärzte häufig nicht über die erforderliche Expertise verfügen, um eine angemessene medizinische Betreuung sicherzustellen. In kommunikativer Hinsicht sind sie wiederum oftmals nicht in der Lage, bei verbalen Defiziten der Menschen mit geistiger Behinderung eine geeignete Kommunikationsform zu finden. Wissensdefizite sowie erschwerende strukturelle Bedingungen (etwa Zeitdruck und Personalknappheit) lassen sich ebenso vonseiten der fachpflegerischen Versorgung von Menschen mit einer geistigen Behinderung konstatieren (BMAS 2021; Ding-Greiner 2021b). Als Barrieren des Zugangs von Menschen mit geistiger Behinderung im hohen oder höheren Lebensalter zu einer adäquaten gesundheitlichen Versorgung gelten darüber hinaus motorische Einschränkungen, hohe Kosten verbunden mit einem hohen Zeitaufwand sowie ein „geringer sozialer Status von älteren Menschen mit Behinderung" (Kruse 2010a, S. 228). Auf allgemeiner Ebene kann festgehalten werden, dass Menschen mit geistiger Behinderung im Vergleich zur Gesamtbevölkerung weniger kurative, gesundheitsfördernde, präventive und rehabilitative Angebote erhalten, gleichzeitig jedoch umso häufiger von Übermedikalisierung (besonders, um auf das Verhalten einzuwirken) betroffen sind (Stölting et al. 2021). Mit Weber und Rojahn ist festzuhalten, dass etwa Psychopharmaka „teilweise zu Recht einen schlechten Ruf erlangt [haben]. Sie werden in der Praxis oft zu häufig und in zu hohen Dosen verschrieben, und die gleichzeitige Verabreichung mehrerer psychopharmakologischer Präparate ist eher die Regel als die Ausnahme" (Weber und Rojahn 2009, S. 361). Es ergibt sich daraus insgesamt die Schlussfolgerung, dass „[e]lementare Gesundheits- und Pflegebedürfnisse und damit einhergehend ein Höchstmaß an Lebensqualität und Teilhabe [...] unter den aktuellen Bedingungen nur unzureichend erfüllt [werden]" (Stölting et al. 2021, S. 81). Angelehnt an Seidel identifiziert Ding-Greiner zusammenfassend einen Verbesserungsbedarf in der gesundheitlichen Versorgung von Menschen mit geistiger Behinderung auf den folgenden acht Ebenen (Ding-Greiner 2021b, S. 38):

- Haltung und Einstellung zu Menschen mit Behinderung: Wertschätzung und Respekt
- Haltung zu „Behinderung"
- Fachwissen
- Handlungskompetenz
- Kommunikationskompetenz
- Interpretationskompetenz
- Zugänglichkeit
- Barrierefreie Räumlichkeiten und barrierefreie Raumgestaltung (Licht, Orientierung)

11.4 Der Alternsprozess von Menschen mit geistiger Behinderung

Zunächst ist festzuhalten, dass Menschen mit einer geistigen Behinderung nicht grundsätzlich auf andere Weise altern als Menschen ohne geistige Behinderung. In theoretisch-konzeptuellen Beiträgen zum Verlauf und zur Gestaltbarkeit von Entwicklungsprozessen über die Lebensspanne dürfen zentral hervorgehobene Konstrukte wie Heterogenität, Multidimensionalität und Multidirektionalität, Plastizität, Potenzialität, Vulnerabilität oder Selbst- und Weltgestaltung auch in der Beschreibung und Erklärung von Alternsprozessen bei

Menschen mit geistiger Behinderung nicht vernachlässigt werden. Alternsprozesse von dieser Personengruppe können jedoch durch spezifische, auf die Beeinträchtigung zurückzuführende Einschränkungen beeinflusst sein (Kruse 2010a; Deutscher Ethikrat 2018). So ist bspw. das Risiko von Menschen mit geistiger Behinderung, über die Lebensspanne hinweg, am Nervensystem, an den Sinnesorganen, der Schilddrüse, der Haut, dem Herz-Kreislauf-System, den Atemwegen oder den Verdauungsorganen zu erkranken, im Vergleich zur Gesamtbevölkerung erhöht; des Weiteren ist das Risiko, im hohen bzw. höheren Lebensalter psychisch zu erkranken, für Menschen mit einer geistigen Behinderung ebenfalls nachweislich erhöht (Kruse 2010a; BMAS 2021; Ding-Greiner 2021b; Griebler et al. 2021).

Auch innerhalb dieser Bevölkerungsgruppe gibt es wiederum beeinträchtigungsspezifische Unterschiede, da bspw. Menschen mit Down-Syndrom deutlich häufiger von Erkrankungen der Haut (z. B. Verdickung, Trockenheit, Pilzinfektionen), Essstörungen, Einschränkungen des Bewegungsapparats und Sinnesbeeinträchtigungen betroffen sind als Menschen mit einer geistigen Behinderung ohne Down-Syndrom (BMFSFJ 2016; Ding-Greiner 2021b). Darüber hinaus sind besonders Menschen mit Down-Syndrom häufig und im gesamtgesellschaftlichen Vergleich eher früh von Demenzerkrankungen betroffen (Kruse 2010b; Zeilinger et al. 2013). Ohnehin gilt, dass Menschen mit einer geistigen Behinderung im Vergleich zur Gesamtbevölkerung einer stärkeren Gefahr unterliegen, an einer Alzheimer-Demenz zu erkranken (BMFSFJ 2016).

11.5 Anerkennung der Personalität

An dieser Stelle ist darauf hinzuweisen, dass die Personengruppe von demenziell erkrankten Menschen mit geistiger Behinderung eine besondere Vulnerabilität aufweist, der es im Rahmen der Pflege, Betreuung und Begleitung adäquat zu begegnen gilt. Die als *Edinburgh Principles* bekannten sieben Leitsätze, die im Jahr 2001 im Rahmen einer internationalen Konferenz von der *Edinburgh Working Group on Dementia Care Practices* erarbeitet und in Folge von der *International Association for the Scientific Study of Intellectual and Developmental Disabilities* (IASSID) angenommen wurden, können an dieser Stelle als orientierender Rahmen für den Schutz und die Gleichstellung von demenziell erkrankten Menschen mit geistiger Behinderung gelten (Wilkinson und Janicki 2002). Mit dem ersten Leitsatz wird dabei die Grundlage formuliert, dass die Erhaltung und Verbesserung der Lebensqualität in der Pflege und Betreuung von Menschen, die an einer Demenz und einer geistigen Behinderung leiden, von einem personzentrierten Ansatz auszugehen hat. Generell gilt, dass eine personzentrierte Haltung bzw. Ausrichtung des pflegerischen Sorgehandelns, die das Personsein des Pflegebedürftigen in den Mittelpunkt rückt, die Grundlage für eine *gute* Pflege darstellt – und dies in den verschiedensten Pflegesituationen (Bartholomeyczik und Halek 2017). In Bezug auf Menschen mit Demenz hat dies besonders der britische Sozialpsychologe und Theologe Tom Kitwood betont, der dabei Ansätze der humanistischen Psychologie bzw. der klientenzentrierten Therapie nach Rogers mit Impulsen aus der Dialogphilosophie Bubers zusammenführte (Kitwood 2019; Güther 2019). Seine Beobachtung, dass sich in der Gesellschaft Tendenzen abzeichneten, „Menschen mit schwerer körperlicher oder seelischer Behinderung zu depersonalisieren" (Kitwood 2019, S. 38), führte unmittelbar zu der Forderung, das Personsein dieser vulnerablen Personengruppen zu schützen und zu stärken. Tatsächlich gilt für Menschen mit einer Demenzerkrankung ebenso wie für Menschen mit einer Behinderung – besonders einer geistigen –, dass ihr Personstatus und der damit verbundene Würdeanspruch immer wieder in Zweifel gezogen wird. Dies muss den Akteuren nicht immer bewusst sein, sondern kann immer wieder auch implizit in diskriminierenden Verhaltensweisen etwa bei der Allokation bzw. Vorenthaltung angemessener Therapie-, Rehabilitations-, Pflege- und gesundheitserhaltender bzw. gesundheitsfördernder Maßnahmen oder im persönlichen Umgang zu Tage treten. Kitwood spricht in einem solchen Zusammenhang von „maligner Sozialpsychologie" (Kitwood 2019, S. 39). Ein in solchen Fällen zugrunde liegendes Menschenbild ist insofern als reduktionistisch zu kritisieren, als es das Personsein eines Menschen und alle damit einhergehenden ethischen Ansprüche auf eine vordefinierte Norm an zerebraler Funktionsfähigkeit reduziert (Fuchs 2010; Ritzi und Kruse 2019). Infolge dieser Reduktionismen werden Einbußen oder Beeinträchtigungen der kognitiven Fähigkeiten durch eine Behinderung oder eine (z. B. Demenz-)Erkrankung als Einbußen des Personstatus verstanden. Eine Widerlegung dieser Position, wie sie anderswo tiefgreifender erfolgt (Ritzi 2022), betont demgegenüber, dass die Vulnerabilität, die in einer (geistigen) Behinderung oder einer Demenzerkrankung zum Ausdruck kommt, kein der Humanität abträgliches Spezifikum einzelner Personengruppen darstellt, sondern als zentraler Aspekt der *conditio humana* das Menschsein selbst prägt. Die Personalität des Menschen mit oder ohne Behinderung verwirklicht sich nicht trotz Vulnerabilität, sondern vermittelt *durch* Vulnerabilität. Die Anerkennung dieser Personalität und Vulnerabilität von Menschen mit einer geistigen Behinderung manifestiert sich im pflegerischen Handeln konkret darin, in den Kommunikations- und Verhaltensweisen des jeweiligen Menschen mithin Ausdrucksformen seines personalen Kerns, d. h. seines Wesens, nicht bloß zu erkennen, sondern auch anzuerkennen (Kruse 2017; Ritzi 2022).

Unmittelbar an die Personzentrierung des ersten Leitsatzes anknüpfend hält der zweite Leitsatz fest, dass jede Entscheidung von bzw. über die individuelle Person von ihren je eigenen Wünschen, Fähigkeiten, Fertigkeiten und Stärken auszugehen hat. Dies impliziert laut dem dritten Leitsatz auch und besonders,

dass die Person selbst ebenso wie ihre An- und Zugehörigen möglichst weitgehend an den entsprechenden Entscheidungs-, Planungs- und Assessment-Prozessen teilhaben und aktiv in diese eingebunden werden. Viertens ist als eine Voraussetzung für das Gelingen guter Pflege und Versorgung von demenziell erkrankten Menschen mit geistiger Behinderung der Ressourcenaspekt zu thematisieren: Hier müssen die nötigen Mittel für eine fachgerechte Diagnostik, medizinische Therapie und pflegerische Versorgung zur Verfügung gestellt werden, um die jeweils eigenen Bedarfe und Bedürfnisse der betroffenen Menschen erfüllen und ihnen ein gutes Altern ermöglichen zu können. Der fünfte Leitsatz adressiert den räumlich-wohnlichen Kontext sowie die soziale Einbettung, da diese von nicht zu unterschätzender Bedeutung für die Lebensqualität demenziell erkrankter Menschen mit geistiger Behinderung sind: Hier sind alle Mittel darauf zu verwenden, dass die Person am Ort ihrer Wahl verbleiben und an diesem – sei es ambulant, sei es stationär – die benötigte Pflege und Versorgung erhalten kann. Sechstens spricht sich die IASSID entschieden dafür aus, dass Menschen mit geistiger Behinderung, die an einer Demenz erkrankt sind, anderen Menschen mit Demenz, die keine geistige Behinderung aufweisen, gleichgestellt werden und denselben Zugang zu medizinischer und pflegerischer Versorgung haben. Dies eröffnet zuletzt mit dem siebten und letzten Leitsatz auch eine gesellschaftlich-politische Makroperspektive, insofern hier die Regierung sowie zuständige Behörden und Institutionen aufgerufen werden, die Bedarfe und Bedürfnisse von demenzkranken Menschen mit geistiger Behinderung in der Gegenwart und in Zukunft in die Gesundheitsplanung zu integrieren (Ding-Greiner 2021b).

Neben dem durch Beeinträchtigungen erhöhten Risiko physischer und/oder psychischer Erkrankungen im Laufe des Alternsprozesses können sich auch durch die Beeinträchtigung bedingte Unterschiede in der Biographie und Lebensführung auf das Altern und die Gesundheit auswirken. So üben etwa die institutionellen Rahmenbedingungen, in denen sich Menschen aufgrund ihrer Behinderung in teils langen Phasen ihres Lebens befinden, einen gewissen Einfluss auf das Altern dieser Personen aus (Deutscher Ethikrat 2018). Bei Menschen mit einer geistigen Behinderung, die in ein produktives und auf ihre Bedürfnisse ausgerichtetes Arbeitsverhältnis eingebettet waren, kann etwa der Übergang in den Ruhestand besondere Herausforderungen bergen, da ihnen dadurch soziale Netzwerke und eine unterstützende Tagesstrukturierung verloren gehen können (BMFSFJ 2016). Für viele ältere Menschen mit geistiger Behinderung ist die Übergangsphase nach der beruflichen Tätigkeit mit großen Unsicherheiten verbunden, in welchem Ausmaß es auch zukünftig gelingen kann, persönliche Netzwerke zu finden bzw. aufrechtzuerhalten und soziale Anerkennung zu erfahren (Kruse 2010a). Mit anderen Worten bedarf es also der Vorbereitung und des Angebots einer Nacherwerbsphase außerhalb der jeweiligen Institution (z. B. der Werkstatt für Menschen mit Behinderung), in der der Alltag sowie das eigene Altern produktiv gestaltet und erfahren werden kann – und dies trotz der altersgebundenen Einschränkungen und Verlusterfahrungen (Kruse und Ding-Greiner 2003). Steigt der Pflegebedarf mit zunehmendem Alter und fallen etwa durch den Tod Angehöriger (in vielen Fällen der Eltern) familiäre Sorgestrukturen weg, so steigt des Weiteren das Risiko, dass mit diesem erhöhten Pflegebedarf der Umzug in eine stationäre Altenpflegeeinrichtung erforderlich wird. Dieser wiederum kann oft zu einer verschlechterten Situation für die betroffene Person führen, da Personal und Ausstattung dieser Einrichtung – wie eingangs erwähnt – selten adäquat auf die Pflege und Betreuung von Menschen mit geistiger Behinderung ausgerichtet sind (Weber und Fritsch 1999; Kruse 2010a; BMFSFJ 2016). Zudem zeigt die Studienlage, dass ein zentraler Wunsch von Menschen mit (geistiger) Behinderung oftmals darin besteht, in der Einrichtung bleiben zu können, in der sie den Großteil ihres Lebens verbracht haben (Wahl et al. 2022). Nicht zu unterschätzen ist

darüber hinaus, dass Menschen mit geistiger Behinderung einen solchen Umbruch und die damit einhergehenden Belastungen aufgrund einer häufig verringerten affektiv-emotionalen Kontrolle psychisch umso intensiver erfahren (Haveman 1997; Kruse 2010a).

11.6   Teilhabe und Inklusion

Über den institutionellen Rahmen hinaus beeinflussen auch allgemeine gesellschaftliche Stereotype gegenüber alten Menschen und Menschen mit Behinderung deren Lebensführung: Häufig wird dabei die Fähigkeit zur Plastizität von Menschen mit Behinderung verkannt (Deutscher Ethikrat 2018). Dass auch Menschen mit den unterschiedlichsten Behinderungen und Behinderungsgraden zu positiven Entwicklungen z. B. im Hinblick auf Selbstbestimmung und Teilhabe fähig sind, gerät demgegenüber erst durch einen Wechsel von einer vornehmlich defizitorientierten Verletzlichkeits- auf die *Potenzial*perspektive in den Blick (Kruse 2017; Deutscher Ethikrat 2018). Dies gilt dabei sowohl für die beteiligten professionellen Akteure als auch für die Betroffenen selbst, da es auch hier von zentraler Bedeutung ist, wie Menschen mit Behinderung im hohen und höheren Lebensalter ihre eigene Verletzlichkeit sowie ihre eigenen Potenziale wahrnehmen. Für Menschen mit einer geistigen Behinderung kann dies – ebenso wie bei Menschen ohne Beeinträchtigung – ganz unterschiedlich stattfinden: In Auseinandersetzung mit dem eigenen Altern können altersbedingte Veränderungen erkannt und akzeptiert oder umgekehrt verleugnet und verdrängt werden.

Während Menschen mit einer geistigen Behinderung ihre Verletzlichkeit durch ihre Angewiesenheit auf Hilfe und Betreuung stets mehr oder weniger vor Augen steht, kann vieles dazu beitragen, dass sie ihre eigenen Potenziale nicht erkennen: Zusätzlich zu ihrer kognitiven Einschränkung gepaart mit der oftmals eingeschränkten verbalen Kommunikationsfähigkeit kann vor allem eine historisch weit zurückreichende, abwertende Einstellung der Gesellschaft hierzu beitragen. Nach wie vor haben im öffentlichen Diskurs etwa um Diversität, Inklusion und Exklusion „Fragen des Umgangs mit Abweichungen, also Personen, die einer gesellschaftlichen Normalitätserwartung nicht entsprechen, sei es durch [...] Handlungsgeschwindigkeit, besondere Lebenslagen oder andere als Defizite interpretierte Vielfaltsmerkmale" (Wahl et al. 2022, S. 82) nicht an Aktualität verloren. Tatsächlich lässt sich – etwa mit Blick auf die zuvor skizzierten Tendenzen zur Depersonalisierung – die Frage stellen, ob unsere Gesellschaft unterdessen gelernt hat, überzeugend, offen und vorurteilsfrei mit Menschen umzugehen, die eine geistige Behinderung aufweisen. Vor diesem Hintergrund bedarf es einer immer wieder vorzunehmenden gesamtgesellschaftlichen, kritischen Selbstreflexion (Wacker 2013), denn „[s]oziale Distanz gegenüber Behinderung und deren Stigmatisierung können sich auf die soziale Integration, die Identität sowie auf die Lebensführung" (Beck 2020, S. 61) eines Menschen mit Behinderung auswirken: Eine Marginalisierung und Abwertung von Menschen mit geistiger Behinderung kann nicht zuletzt geradezu von diesen internalisiert werden, was etwa – um nur ein Beispiel zu nennen – in Selbstzuschreibungen zum Ausdruck kommen kann, in denen sie sich sogar noch im hohen Alter als unmündige Kinder bezeichnen bzw. wahrnehmen (Ding-Greiner 2021b). Hierin sind nicht zuletzt die Folgen einer lang anhaltenden Phase der Exklusion von Menschen mit geistiger Behinderung zu vermuten, bei der Ungleichheit und Benachteiligung kombiniert zum Vorschein treten (Wacker 2013). Nach wie vor ist die soziale Teilhabe dieser Personengruppe nachhaltig erschwert (Wacker 2016; BMAS 2016, 2021). Auf die besondere Bedeutung der Teilhabe weist prominent die UN-Behindertenrechtskonvention hin, indem sie das Phänomen der Behinderung u. a. ausgehend von den Teilhabemöglichkeiten versteht (Hirschberg 2020): Folgt man Artikel 1 der Konvention, schließt der Begriff „Menschen mit Behinderungen" solche Personen ein, „die langfristige körperliche, seelische, geistige oder Sinnesbeeinträchtigungen haben, welche sie in Wechselwirkung mit verschiedenen Barrieren an der vollen, wirksamen und gleichberechtigten Teilhabe an der Gesellschaft hindern können." (Beauftragter der Bundesregierung für die Belange von Menschen mit Behinderungen 2018, S. 8) Besondere Bedeutung kommt dabei dem Konzept des Empowerments zu, und zwar insofern, als dass es Menschen mit geistiger Behinderung darin zu unterstützen gilt, ihre jeweils eigenen Vorstellungen von einer guten medizinischen, pflegerischen und sozialen Versorgung selbstverantwortlich zu formulieren und den Alltag entsprechend den individuellen Vorstellungen eines guten Lebens zu gestalten (Weber und Fritsch 1999; Kruse 2010a; Wansing 2013; Wacker 2016; Haveman und Stöppler 2020).

11.7 Zielgruppenspezifische Kompetenzen

Abschließend sei erneut die anfangs besprochene Beobachtung aufgegriffen, dass die Pflegefachpersonen, die im Rahmen der Altenhilfe z. B. in der stationären Langzeitpflege auch mit der Pflege und Begleitung von älteren Menschen mit geistiger Behinderung betraut sind, oftmals nicht über die nötige fachliche Expertise verfügen, um dieser Personengruppe in einem ganzheitlichen Sinne adäquat begegnen zu können. Tatsächlich haben die vorangegangenen Ausführungen gezeigt, dass Menschen mit geistiger Behinderung spezifische Bedarfe und Bedürfnisse aufweisen können, die es zu erkennen und wahrzunehmen gilt. In diesem Sinne bedarf es eines differenzierten beruflichen Kompetenzprofils sowohl auf dem Gebiet der Altenpflege als auch auf demjenigen der Heilerziehungspflege – eine Kombination bzw. ein Idealzustand, der in beiden Praxisfeldern eher selten anzutreffen ist: Im Kontext der Langzeitpflege alter Menschen sind zum gegenwärtigen Zeitpunkt unter Pflegefachkräften vor allem Alten- sowie Gesundheits- und Krankenpflegefachkräfte tätig, deren Ausbildung die spezifischen Bedarfe und Anforderungen an eine fachlich fundierte Pflege und Betreuung von älteren Menschen mit geistiger Behinderung – wenn überhaupt – nur am Rande thematisiert hat (Ding-Greiner 2021b). Ob die generalistische Pflegeausbildung, die in ihrer aktuellen Umsetzung tendenziell weniger mit einem höheren, sondern eher mit einem niedrigeren Maß an Spezialisierung einhergeht, diese Kompetenzdefizite ausgleichen kann, wird sich im Laufe der kommenden Jahre zeigen. Ob sich der wachsende Bedarf (auch) an zielgruppenspezifischen Kompetenzen für eine fachlich fundierte Pflege und Betreuung von älteren Menschen mit geistiger Behinderung durch das Pflegeberufegesetz curricular in entsprechenden Bildungseinrichtungen niederschlägt, bleibt ebenfalls abzuwarten.

11.8 Fazit

Ziel dieses Beitrags war es, ausgewählte Aspekte aufzuzeigen, die es für eine gute und fachlich fundierte Pflege, Betreuung und Begleitung von älteren Menschen mit geistiger Behinderung zu berücksichtigen gilt. Das Berufsfeld der professionellen Pflege wird zunehmend komplexen und hochkomplexen Pflegesituationen begegnen, die nicht nur gerontologisch-pflegerische Fachexpertise, sondern auch Kompetenzen auf dem Gebiet der Heilerziehungspflege erfordern. Mit Blick auf die Datenlage der amtlichen Erhebungen konnte dabei aufgezeigt werden, dass der Bevölkerungsanteil von Menschen mit einer geistigen Behinderung zunimmt und dass immer mehr Personen mit geistiger Behinderung ein höheres Lebensalter erreichen. Trotz positiver Entwicklungen zur Sicherung der Teilhabe von älteren Menschen mit geistiger Behinderung sowie deren adäquater medizinisch-

pflegerischer Versorgung zeichnen sich dabei deutliche Barrieren ab: Diese beginnen bereits unmittelbar auf räumlicher Ebene, erstrecken sich jedoch auch auf den Umgang mit kommunikativen und motorischen Einschränkungen der Betroffenen, Wissens- und Kompetenzdefizite der medizinischen und pflegerischen Akteure und erschwerende strukturelle Bedingungen bis hin zu tieferliegenden Fragen der Haltung gegenüber Menschen mit Behinderung.

Auch wenn sich die Alternsprozesse von Menschen mit und ohne geistige Behinderung im Wesentlichen nicht voneinander unterscheiden, konnten einige beeinträchtigungsspezifische Einschränkungen von Menschen mit Behinderung aufgezeigt werden, die die Pflegesituation im Falle einer altersassoziierten Pflegebedürftigkeit beeinflussen. So ist etwa durch eine geistige Behinderung auch das Risiko für bestimmte körperliche und psychische Erkrankungen erhöht, wie etwa im Falle der Alzheimer-Demenz besonders bei Menschen mit Down-Syndrom. Nicht nur, aber auch im Kontext von Demenzerkrankungen wurde dabei die Wichtigkeit einer personzentrierten Haltung bzw. Ausrichtung der Pflege und Betreuung von Menschen mit geistiger Behinderung betont. Eine wichtige Orientierung für die Pflegepraxis um demenziell erkrankte Menschen mit geistiger Behinderung bieten die als *Edinburgh Principles* bekannt gewordenen Leitsätze. Von den spezifischen Herausforderungen, die sich aus einem altersassoziierten Übergang in die Pflegebedürftigkeit ergeben können, wurde besonders der plötzliche Wegfall von unterstützenden Tagesstrukturen und gewohnten sozialen Netzwerken erwähnt, den das Ende einer beruflichen Tätigkeit etwa in einer Werkstatt für Menschen mit Behinderung bedeuten kann. Vor diesem Hintergrund bedarf es zusammenfassend gesellschaftlicher Teilhabemöglichkeiten und Strukturen, die nicht nur die Verletzlichkeitsperspektive, sondern auch und besonders die Potenzialperspektive auf bzw. von ältere(n) Menschen mit geistiger Behinderung adressieren.

Literatur

AAIDD – American Association on Intellectual and Developmental Disabilities (2022) Defining criteria for intellectual disability. https://www.aaidd.org/intellectual-disability/definition. Zugegriffen: 14. März 2022

Bundesarbeitsgemeinschaft der überörtlichen Träger der Sozialhilfe und der Eingliederungshilfe (2021) Kennzahlenvergleich Eingliederungshilfe 2021, Berichtsjahr 2019 (erstellt durch con_sens). BAGüS, Münster

Bartholomeyczik S, Halek M (2017) Pflege von Menschen mit Demenz. In: Jacobs K, Kuhlmey A, Greß S, Klauber J, Schwinger A (Hrsg) Pflege-Report 2017. Schwerpunkt: Die Versorgung der Pflegebedürftigen. Schattauer, Stuttgart, S 51–62

Beauftragter der Bundesregierung für die Belange von Menschen mit Behinderungen (Hrsg) (2018) Die UN-Behindertenrechtskonvention. Übereinkommen über die Rechte von Menschen mit Behinderungen. Die amtliche, gemeinsame Übersetzung von Deutschland, Österreich, Schweiz und Lichtenstein, Stand: November 2018

Beck I (2020) Lebenswelt. In: Hartwig (Hrsg) Behinderung. Kulturwissenschaftliches Handbuch. Metzler, Berlin, S 59–62

Bundesministerium für Arbeit und Soziales (Hrsg) (2016) Zweiter Teilhabebericht der Bundesregierung über die Lebenslagen von Menschen mit Beeinträchtigungen. Teilhabe – Beeinträchtigung – Behinderung. BMAS, Bonn

Bundesministerium für Arbeit und Soziales (2021) Dritter Teilhabebericht der Bundesregierung über die Lebenslagen von Menschen mit Beeinträchtigungen. Teilhabe – Beeinträchtigung – Behinderung. BMAS, Bonn

Bundesministerium für Familie, Senioren, Frauen und Jugend (Hrsg) (2016) Siebter Altenbericht der Bundesregierung. Sorge und Mitverantwortung in der Kommune – Aufbau und Sicherung zukunftsfähiger Gemeinschaften und Stellungnahme der Bundesregierung (Bundestagsdrucksache 18/10210). BMFSFJ, Berlin

Deutscher Ethikrat (Hrsg) (2018) Hilfe durch Zwang? Professionelle Sorgebeziehungen im Spannungsfeld von Wohl und Selbstbestimmung. Stellungnahme. Deutscher Ethikrat, Berlin

Ding-Greiner C (2021a) Einführung. In: Ding-Greiner C (Hrsg) Betreuung und Pflege geistig behinderter und chronisch psychisch kranker Menschen im Alter. Beiträge aus der Praxis, 2. Aufl. Kohlhammer, Stuttgart, S 9–11

Ding-Greiner C (2021b) Menschen mit geistiger Behinderung. In: Ding-Greiner C (Hrsg) Betreuung und Pflege geistig behinderter und chronisch psychisch kranker Menschen im Alter. Beiträge aus der Praxis, 2. Aufl. Kohlhammer, Stuttgart, S 13–79

Ding-Greiner C, Kruse A (2010) Einführung. In: Ding-Greiner C, Kruse A (Hrsg) Betreuung und Pflege geistig behinderter und chronisch psychisch kranker Menschen im Alter. Beiträge aus der Praxis. Kohlhammer, Stuttgart, S 9–11

Fuchs T (2010) Das Leibgedächtnis in der Demenz. In: Kruse A (Hrsg) Lebensqualität bei Demenz? Zum gesellschaftlichen und individuellen Umgang mit einer Grenzsituation im Alter. Akademische Verlagsgesellschaft AKA, Heidelberg, S 231–242

Griebler R, Griebler U, Weber G, Trampert A, Sunder-Plassmann V, Klerings I, Leuprecht E (2021) Gesundheitliche Situation von Menschen mit intellektuellen Beeinträchtigungen. Eine systematische Literaturübersicht. Bundesministerium für Soziales, Gesundheit, Pflege und Konsumentenschutz, Wien

Güther H (2019) Person-zentrierte Pflege. In: Kitwood T (Hrsg) Demenz. Der person-zentrierte Umgang mit verwirrten Menschen. Hogrefe, Bern, S 275–293

Haveman M (1997) Alt werden mit geistiger Behinderung: Zur Epidemiologie von psychischen Störungen und Verhaltensstörungen. In: Weber G (Hrsg) Psychische Störungen bei älteren Menschen mit geistiger Behinderung. Huber, Bern Göttingen Toronto Seattle, S 27–40

Haveman M, Stöppler R (2020) Altern mit geistiger Behinderung. Grundlagen und Perspektiven für Begleitung, Bildung und Rehabilitation. Kohlhammer, Stuttgart

Hirschberg M (2020) Definitionen und Klassifikationen. In: Hartwig S (Hrsg) Behinderung. Kulturwissenschaftliches Handbuch. Metzler, Berlin, S 13–18

Kitwood T (2019) Demenz. Der person-zentrierte Umgang mit verwirrten Menschen. Hogrefe, Bern (Müller-Hergl C, Güther H (Hrsg))

Kruse A (2010a) Ethische Überlegungen zur Lebensgestaltung und zur Förderung der Lebenssituation von Menschen mit Behinderung. In: Ding-Greiner C, Kruse A (Hrsg) Betreuung und Pflege geistig behinderter und chronisch psychisch kranker Menschen im Alter. Beiträge aus der Praxis. Kohlhammer, Stuttgart, S 218–232

Kruse A (2010b) Ältere Menschen mit geistiger Behinderung – Anforderungen und Perspektiven der Heilpädagogik in der Gerontologie. Vierteljahresschr Heilpädagogik Nachbargebiete 79(4):285–299

Kruse A (2017) Lebensphase hohes Alter: Verletzlichkeit und Reife. Springer, Berlin

Kruse A, Ding-Greiner C (2003) Ergebnisse einer Interventionsstudie zur Förderung und Erhaltung von Selbstständigkeit bei älteren Menschen mit geistiger Behinderung. Z Gerontol Geriat 36(6):463–474

Kruse A, Ding-Greiner C (2012) Lebensqualitätsverbesserung bei alten Menschen mit geistiger Behinderung. In: Wahl H-W, Tesch-Römer C, Ziegelmann JP (Hrsg) Angewandte Gerontologie. Interventionen für ein gutes Altern in 100 Schlüsselbegriffen. Kohlhammer, Stuttgart, S 304–309

Reibold R (2010) Menschen mit geistiger Behinderung – ein Menschenbild im Wandel der Sozialgeschichte. In: Ding-Greiner C, Kruse A (Hrsg) Betreuung und Pflege geistig behinderter und chronisch psychisch kranker Menschen im Alter. Beiträge aus der Praxis. Kohlhammer, Stuttgart, S 212–218

Ritzi S (2022) Freiheitseinschränkende Maßnahmen bei Menschen mit Demenz in professionellen Sorgebeziehungen. Kritische Darstellung und ethisch-fachliche Reflexion. Phil. Diss. Universität Heidelberg, Fakultät für Verhaltens- und Empirische Kulturwissenschaften, Heidelberg (im Erscheinen)

Ritzi S, Kruse A (2019) Würde, Freiheit, Leiblichkeit. Ethische Kategorien bei der Anwendung freiheitsentziehender Maßnahmen bei Menschen mit Demenz im Akutkrankenhaus. Z Gerontol Geriat 52(4):243–248

Statistisches Bundesamt (Hrsg) (2020) Statistik der schwerbehinderten Menschen. Destatis, Wiesbaden (Kurzbericht 2019)

Statistisches Bundesamt (Hrsg) (2021) Öffentliche Sozialleistungen. Lebenslagen der behinderten Menschen. Ergebnis des Mikrozensus 2019. Destatis, Wiesbaden

Stölting L, Hasseler M, Busch A (2021) Auf dem Weg zu einem zielgruppenspezifischen Einschätzungsinstrument: Eine explorative Studie zur gesundheitlichen und pflegerischen Bedarfserhebung bei Menschen mit sogenannter geistiger Behinderung im Rahmen des Projektes EIBeMeB. In: Ding-Greiner C (Hrsg) Betreuung und Pflege geistig behinderter und chronisch psychisch kranker Menschen im Alter. Beiträge aus der Praxis. Kohlhammer, Stuttgart, S 79–101

Wacker E (2012) Geistige Behinderung und Teilhabe an der Gesellschaft. In: Günter A, Groenemeyer A (Hrsg) Handbuch soziale Probleme. Springer VS, Wiesbaden, S 601–623

Wacker E (2013) Überall und nirgendwo – „Disability Mainstreaming" im kommunalen Lebensraum und Sozialraumorientierung als Transformationskonzept.

In: Wacker E, Becker U, Banafsche M (Hrsg) Inklusion und Sozialraum: Behindertenrecht und Behindertenpolitik in der Kommune. Nomos, Baden-Baden, S 25–46

Wacker E (2016) Beeinträchtigung – Behinderung – Teilhabe für alle Neue Berichterstattung der Bundesregierung zur Teilhabe im Licht der Behindertenrechtskonvention der Vereinten Nationen. Bundesgesundheitsblatt 59(9):1093–1102

Wahl H-W, Förstl H, Himmelsbach I, Wacker E (2022) Das lange Leben – aber wie? Interdisziplinäre Blicke auf Altern heute und morgen. Kohlhammer, Stuttgart

Wansing G (2013) „Mit gleichen Wahlmöglichkeiten in der Gemeinschaft leben" – Behinderungen und Enthinderungen selbstbestimmter Lebensführung. In: Wacker E, Becker U, Banafsche M (Hrsg) Inklusion und Sozialraum: Behindertenrecht und Behindertenpolitik in der Kommune. Nomos, Baden-Baden, S 69–86

Wansing G (2014) Konstruktion – Anerkennung – Problematisierung: Ambivalenzen der Kategorie Behinderung im Kontext von Inklusion und Diversität. SozProb 25(2):209–230

Weber G, Fritsch A (1999) Challenges for residential satisfaction. Options, choices, and decision making. In: Herr SS, Weber G (Hrsg) Aging, rights, and quality of life, prospects for older people with developmental disabilities. Brookes, Baltimore, S 253–275

Weber G, Rojahn J (2009) Intellektuelle Beeinträchtigung. In: Schneider S, Margraf J (Hrsg) Lehrbuch der Verhaltenstherapie. Springer, Berlin Heidelberg, S 351–366

Wilkinson H, Janicki MP (2002) The Edinburgh Principles with accompanying guidelines and recommendations. J Intellect Disabil Res 146(3):279–284

Zeilinger EL, Stiehl KAM, Weber G (2013) A systematic review on assessment instruments for dementia in persons with intellectual disabilities. Res Dev Disabil 34:3962–3977

Kinder die Pflegen

Inhaltsverzeichnis

Kinder und Jugendliche mit Pflegeverantwortung in Deutschland: ein Überblick

Sabine Metzing

Inhaltsverzeichnis

© Der/die Autor(en) 2022
K. Jacobs et al. (Hrsg.), *Pflege-Report 2022*, https://doi.org/10.1007/978-3-662-65204-6_12

▪▪ Zusammenfassung

Ziel dieses Beitrags ist es, einen Einblick in den Alltag von Young Carers (in Deutschland) zu geben und Unterstützungsbedarfe aufzuzeigen. Dazu werden einleitend eine Definition und internationale Prävalenzraten dargestellt. Danach werden Faktoren beschrieben, die das Zustandekommen dieser familialen Pflegearrangements begünstigen. Es schließt sich eine Beschreibung dessen an, was Young Carers in welchem Umfang tun und welche Auswirkungen dies auf die Kinder und Jugendlichen haben kann. Schlussfolgernd werden Unterstützungsbedarfe abgeleitet und eingeschätzt, was dabei bis heute Schwierigkeiten bereitet, welche Erkenntnisse und Interventionen (noch) fehlen und wie Hilfe nachhaltig ermöglicht werden kann.

The aim of this article is to provide an overview of the everyday life of young carers (in Germany) and to highlight the need for support. For this purpose, the author presents a definition and international prevalence rates and describes factors that lead to the establishment of these family care arrangements. This is followed by a description of what young carers do and to what extent, and what impact this may have on the children and young people concerned. Subsequently, the need for support is derived and an assessment is made of what difficulties have been encountered to date, what knowledge and interventions are (still) lacking, and how help can be provided in the long run.

12.1 Einleitung und Hintergrund

Verschiedene Gruppen von Menschen mit Pflegebedarf und deren Helfer erhalten durch die Beiträge in diesem Pflege-Report Aufmerksamkeit – eine Beachtung, die ihnen in der öffentlichen Debatte oft nicht zuteil wird. Mit diesem Beitrag soll die Aufmerksamkeit um eine Gruppe erweitert und der Blick auf jene gerichtet werden, die an der Pflege von Angehörigen beteiligt und hierzulande noch immer nahezu unbe- und unerkannt sind: Kinder und Jugendliche, die in ihren Familien Pflegeverantwortung übernehmen.

Forschung zu Kindern und Jugendlichen mit Pflegeverantwortung, sogenannte Young Carers, hat ihren Ursprung im Vereinigten Königreich und liegt seit den 1990er Jahren vor (exempl. Aldridge und Becker 1993; Dearden und Becker 1995; Frank 1995). Anfang der 2000er Jahre kamen weitere internationale Studien hinzu (exempl. Lackey und Gates 2001; Noble-Carr 2002; Dearden und Becker 2004), erste Forschungsergebnisse aus dem deutschsprachigen Raum gibt es – mit Ausnahme einer frühen Pilotstudie (Dietz und Clasen 1995) – seit 2007 (Metzing 2007; Metzing-Blau und Schnepp 2008; Schlarmann et al. 2008, 2011; Nagl-Cupal et al. 2012, 2014). Mittlerweile wächst die internationale scientific community zu diesem Forschungsgegenstand sichtbar, aber mit Ausnahme weniger Länder (z. B. GB, Australien, Norwegen, Schweden) wird das Thema im politischen und gesellschaftlichen Diskurs nach wie vor nur marginal berührt (Leu und Becker 2016, 2017).

12.1.1 Definition

Definitionen zu Young Carers haben sich in den vergangenen 25 Jahren verändert und stetig erweitert, was sowohl einem Zuwachs an Wissen, aber auch unterschiedlichen Interessen der Autorinnen und Autoren geschuldet ist (Becker et al. 1998; Aldridge 2018). Auch wenn es bis heute international keine einheitlich verankerte Definition gibt, so hat sich doch weitestgehend die von Becker (2000, S. 318) durchgesetzt, der Young Carers als Kinder und Jugendliche unter 18 Jahren bezeichnet, die regelmäßig für ein oder mehrere chronisch körperlich oder psychisch erkrankte oder behinderte Angehörige sorgen, ihnen helfen oder sie pflegen. Die zu betreuende Person ist häufig

12

ein Elternteil, kann aber auch ein Geschwisterkind, Großmutter, Großvater oder ein anderer Verwandter sein (ebd.).

12.1.2 Prävalenz

Zuverlässige Angaben zur Prävalenz von Young Carers sind schwierig zu treffen, denn Prävalenzerhebungen beruhen auf Fremd- oder Selbstauskunft, die beide anfällig für Verzerrungen sind. Hinzu kommt, dass pflegende Kinder sich selbst oft gar nicht als *pflegend* wahrnehmen und entsprechende Fragen verneinen oder aus Angst vor nachteiligen Konsequenzen bewusst falsche Angaben machen. Darüber hinaus erschweren unterschiedliche Definitionen (einschl. unterschiedlicher Altersgruppen) einen Vergleich von Daten (Metzing und Schnepp 2007a; Joseph et al. 2019) und noch ist international nicht trennscharf definiert, wann aus einem helfenden Kind ein pflegendes Kind wird. Trotz dieser Einschränkungen liegen zunehmend Daten aus unterschiedlichen Ländern vor, die entweder auf Zensusdaten (Office of National Statistics 2013; Stamatopoulos 2015), Haushaltsumfragen (Lux und Eggert 2017; National Alliance for Caregiving 2005) oder direkten Befragungen von Schülerinnen und Schülern (Nagl-Cupal et al. 2014; Leu et al. 2018; Metzing et al. 2018, 2019) fußen. Die internationalen Daten schwanken zwischen 2 und 8 % (Joseph et al. 2019), wobei die Altersgruppen in allen Studien variieren. Für Deutschland liegen Studienergebnisse zwischen 5 %[1] (Lux und Eggert 2017) und 6,1 %[2] (Metzing et al. 2018, 2019) vor.

---

1 Grundlage dieser Studie ist eine Forsa-Umfrage unter 1.005 Befragten in der Altersgruppe 12–17 Jahre, von denen 5 % (n = 51) als young carers identifiziert wurden.
2 Grundlage dieser Studie ist eine Schülerbefragung in NRW (n = 6.288) in der Altersgruppe 10–20 Jahre, von denen 6,1 % (n = 383) als young carers identifiziert wurden. Wird nur die Altersgruppe 10–18 Jahre betrachtet (n = 6.183), bleibt die Prävalenz bei 6,1 % (n = 376).

12.1.3 Einflussfaktoren

Der Prozess, der Kinder zu *pflegenden* Kindern werden lässt, ist komplex und wird von vielen unterschiedlichen Faktoren beeinflusst, was deutlich macht, dass Young Carers keine homogene Gruppe sind (Joseph et al. 2019). Zu diesen Faktoren zählen das Ausmaß des Hilfe- und Pflegebedarfs des Angehörigen (Aldridge und Becker 1993; Metzing und Schnepp 2008), fehlende Wahlfreiheit von Kindern (Bonney und Becker 1995) sowie familiale, soziale und finanzielle Ressourcen (Aldridge und Becker 1993; Frank 1995; Dearden und Becker 1998; Metzing und Schnepp 2008). Studienergebnisse legen nahe, dass viele Familien nicht auf tragfähige Netzwerke zurückgreifen können und im Alltag auf sich allein gestellt sind. Je weniger Schultern demnach zur Verteilung anfallender Tätigkeiten zur Verfügung stehen, desto stärker sind Kinder zu Hause eingebunden (Metzing und Schnepp 2008). Auch Beweggründe der Kinder und Jugendlichen selbst beeinflussen diesen Prozess (Aldridge und Becker 1993; Lenz 2005; Metzing und Schnepp 2008). Betroffene Kinder wachsen mit einer chronischen Erkrankung in der Familie auf und betrachten diese als normal. Die Übernahme ihrer Hilfeleistungen erfolgt analog dem Verlauf vieler chronischer Erkrankungen schleichend – aber stetig – und wird nicht in Frage gestellt. Erklärbar wird dies dadurch, dass für Kinder die Familie im Vordergrund steht und ihre Hilfen den Versuch darstellen, einen durch die Erkrankung erschwerten Familienalltag aufrecht- und die Familie zusammenzuhalten (Metzing 2007; Metzing-Blau und Schnepp 2008). Je älter sie werden, desto stärker entwickeln sie ein Bewusstsein für die Notwendigkeit ihrer Hilfen zur Aufrechterhaltung des familialen Alltags, und im Zuge ihrer Entwicklung nimmt auch das wachsende Moralbewusstsein Einfluss auf ihr Handeln (ebd.). Kleinkinder wollen „einfach helfen", mit zunehmendem Alter übernehmen sie bewusst Verantwortung für die Familie und aus dem „helfen wollen" wird ein „schützen wollen" (Metzing 2007, S. 136). In manchen Familien wird Unterstützung auch erwartet, sodass die Hilfe zwar freiwillig scheint, zugleich jedoch aus einer moralischen Verpflichtung resultiert (McDonald et al. 2009).

12.2 Alltag

In internationalen Studien werden seit über 25 Jahren Art und Umfang der von Kindern erbrachten Hilfen beschrieben (Metzing und Schnepp 2007a) und in aktuellen Surveys bestätigt (für den deutschsprachigen Raum: Nagl-Cupal et al. 2014; Leu et al. 2018; Metzing et al. 2019). Auch das Wissen zu antizipierten oder bereits erkennbaren Auswirkungen nimmt international zu (s. ▶ Abschn. 12.2.3).

12.2.1 Art der Hilfen

Internationale Studienergebnisse beschreiben ein breites Spektrum an Hilfen, die Young Carers übernehmen (Metzing und Schnepp 2007a; Chikhradze et al. 2017), doch bis heute fehlt ein international konsentiertes Kategoriensystem, was den Vergleich von Studienergebnissen erschwert und begrenzt. Grundlage für einen standardisierten Fragebogen[3] zweier Schülerbefragungen aus Österreich (Nagl-Cupal et al. 2012, 2014) und Deutschland [KiFam-Studie] (Metzing et al. 2018, 2019) bildet ein induktiv entwickeltes Kategoriensystem (Metzing 2007:106), das an den Adressaten der Hilfe(n) ausgerichtet ist, siehe auch ◻ Abb. 12.1.

In Großbritannien wurde ein multidimensionales Assessment zur Erhebung von Pflegeaktivitäten entwickelt (MACA-YC18[4]) (Joseph et al. 2009, 2012), das primär zur Evaluation von Young-Carers-Projekten konzipiert war, heute aber auch in Surveys Anwendung findet (z. B. Kallander et al. 2017; Leu et al. 2018). Einen Vergleich der Instrumente zeigt ◻ Tab. 12.1; Übereinstimmungen sind hervorgehoben.

Die Fragebögen variieren in ihrer Differenzierung, fragen jedoch ähnliche Items ab. Weitere (biometrische) Studien könnten helfen, die Assessmententwicklung zu präzisieren, relevante Items zu identifizieren und auf ein notwendiges Maß zu reduzieren.

Zusammenfassend lässt sich für alle Studienergebnisse unverändert festhalten, dass Young Carers – je nach Notwendigkeit und individueller Situation der Familien – vielfältige Aufgaben übernehmen und tun, was erwachsene pflegende Angehörige auch tun (Metzing und Schnepp 2007a, S. 323). Für Deutschland [KiFam-Studie] zeigt sich folgendes Bild: Am häufigsten helfen Young Carers im Haushalt [82 %] oder führen ihn allein. Der erkrankten Person helfen sie bei der Mobilisation [72 %], beim An- und Ausziehen [40 %], bei der Medikation [32 %], der Nahrungsaufnahme [32 %], bei Körper- und Intimpflege [25 %] sowie bei der Ausscheidung [11 %] (Metzing et al. 2018, 2019). Zudem übernehmen sie medizinische Aufgaben, leisten emotionale Unterstützung und sorgen für die Sicherheit des erkrankten Angehörigen. Sie übernehmen auch Verantwortung für jüngere Geschwister und kümmern sich um deren Wohl (exempl. Aldrige und Becker 1993; Metzing-Blau und Schnepp 2008; Nagl-Cupal et al. 2012, 2014; Kallander 2017; Leu et al. 2018; Metzing et al. 2018, 2019).

---

3   Im Detail: ▶ https://www.bundesgesundheitsministerium.de/service/publikationen/details/die-situation-von-kindern-und-jugendlichen-als-pflegende-angehoerige.html, Anhang 14 (Zugegriffen: 18.01.2022).

4   Im Detail: ▶ https://carers.org/resources/all-resources/101-manual-for-measures-of-caring-activities-and-outcomes-for-children-and-young-people (Zugegriffen: 18.01.2022).

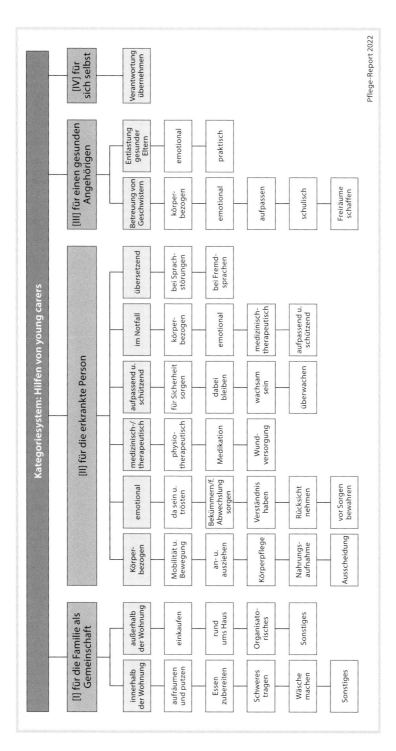

Pflege-Report 2022

◘ **Abb. 12.1** Kategoriensystem Hilfen von Young Carers

◘ Tab. 12.1 Vergleich der Fragebögen KiFam-Studie und MACA-YC18

KiFam-Fragebogen (5 Kategorien, Minimum 34, Maximum 62 Items) Metzing et al. (2018, 2019)	MACA-YC18 (6 Subskalen mit je 3 Items, alle ordinal, Minimumscore = 0, Maximumscore = 36) Joseph et al. (2009, 2012 (Übersetzung durch Autorin))
Kategorie 1: soziodemografische Daten 15 Items, z. B. Alter, Geschlecht, Schulform, Schulklasse, Geburtsland (Kind und Eltern), Familienkonstellation, Zusammensetzung Haushalt, finanzielle Situation	*Soziodemografische Angaben sind nicht originaler Bestandteil von MACA-YC18. Sie werden in Studien individuell nach Bedarf erhoben*
Kategorie 2: Allgemeine Haushaltshilfen 7 Items, ordinal + 1 Item Beweggründe, nominal: **(1) Aufräumen/Putzen/Saubermachen** (2) **Kochen**/Essen zubereiten (3) Wäsche machen [waschen, aufhängen, zusammenlegen, bügeln] **(4) Einkaufen** (5) **Schweres tragen** [z. B. Einkäufe, Kisten] (6) Hilfen rund ums Haus [z. B. Rasen mähen, Holz hacken, Fegen] (7) **Sonstige Besorgungen** [z. B. **Bank**, Ämter, Apotheke]	Subskala 1: Haushaltstätigkeiten **Putzen, Kochen**, Geschirrabwaschen Subskala 2: Haushaltsmanagement Kleinere Reparaturen im Haushalt, **Einkaufen, Tragen schwerer Sachen** Subskala 6: Finanzielle und praktische Aufgaben **Finanzielle Angelegenheiten** (beispielsweise Bankgeschäfte), Übernahme von Erwerbsarbeit (z. B. Teilzeitjob), dolmetschen/gebärden oder andere Interpretationen für die erkrankte Person anwenden
Kategorie 3: Hilfen für Geschwister 9 Items, ordinal Mahlzeiten zubereiten, Hausaufgaben, An- und Auskleiden, Körperpflege, **in Kindergarten/Schule begleiten**, ins Bett bringen, trösten, Freiräume schaffen, **wachsam sein**	Subskala 5: Hilfen für Geschwister **In die Schule bringen, aufpassen** alleine, **aufpassen** mit anderen
Kategorie 4: Gesundheit und gesundheitsbezogene Lebensqualität 1 Item Gesundheit allgemein (nominal) + KIDSCREEN 10-Index (10 Items, ordinal)	*Erhebung von Auswirkungen sind nicht Intention und Bestandteil von MACA-YC18, Studien verwenden unterschiedliche Instrumente*
Kategorie 5: Krankheit in der Familie (18 Items): [1] Krankheit und Hilfebedarf in der Familie (dichotom), [2] erkrankte Person, [3+4] Art und Dauer der Erkrankung, [5–11, ordinal] *Hilfebedarf*: Hilfen im Haushalt, Hilfen bei/mit Medikation, Mobilität/Bewegung, **An-/Auskleiden, Körperpflege** (waschen, baden/duschen, Zähne putzen), Ernährung, Ausscheidung/Intimpflege, [12–18] *übernommene Hilfe(n)* (Fragen wie 5–11 Hilfebedarf)	Subskala 3: Körperliche Unterstützung **Hilfe beim An- u. Ausziehen**, bei der **Körperpflege**, beim **Baden/Duschen**
Im KiFam-Fragebogen nicht enthalten	Subskala 4: Emotionale Unterstützung (z. B. Gesellschaft leisten, auf das erkrankte Familienmitglied aufpassen, Spaziergänge)

Pflege-Report 2022

12

◻ **Tab. 12.2** Ländervergleich zum Umfang der Hilfen (der Einschätzung des Umfangs mit dem MACA-YC18 liegen folgende Scores zugrunde: gering = 1–9; mäßig = 10–13; hoch = 14–17; sehr hoch = 18 oder >, siehe auch Joseph et al. 2012, S. 9)

Dearden und Becker (2004)	Nagl-Cupal et al. (2012)	Kallander et al. (2017) MACA-YC18	Leu et al. (2018) MACA-YC18
Bis zu 10 h/Woche: 50 %		Gering: 65 %	Gering: 30 %
11–20 h/Woche: 33 %		Mäßig: 24 %	Mäßig: 32 %
21–40 h/Woche: 14 %	> 25–35 h/Woche: 14 %	Hoch: 6 %	Hoch: 22 %
> 41 h/Woche: 4 %		Sehr hoch: 5 %	Sehr hoch: 17 %

Pflege-Report 2022

12.2.2 Umfang der Hilfen

Auch der Umfang der geleisteten Hilfen wird durch die individuelle Situation einer Familie bestimmt und reicht von mithelfen bis zur allein-verantwortlichen Betreuung „rund-um-die-Uhr" (Metzing-Blau und Schnepp 2008). In den beiden Schülerbefragungen aus Österreich (Nagl-Cupal et al. 2012, 2014) und Deutschland (Metzing et al. 2018, 2019) wurden alle Teilnehmenden gefragt, ob sie im Haushalt mithelfen,[5] unabhängig davon, ob in der Familie jemand erkrankt ist. Gefragt wurde nach der Häufigkeit dieser Tätigkeiten („gar nicht" – „manchmal" – „regelmäßig") und ob diese „alleine" oder „zusammen mit anderen" übernommen werden (Metzing et al. 2018, Anhang 14). Obwohl alle Schülerinnen und Schüler zu Hause mithelfen und auch vielfältige Aufgaben übernehmen, zeigen sich dennoch Unterschiede zwischen Young Carers und denen, die nicht mit Krankheit in der Familie konfrontiert sind (Non-Carers). Für alle erfragten Haushaltstätigkeiten gilt, dass sie von Young Carers häufiger *regelmäßig* ausgeübt werden als von Mitschülerinnen und Mitschülern, die als Non-Carers zu bezeichnen sind. Young Carers übernehmen diese Aufgaben auch häufiger *alleine*. Mit Ausnahme von „Wäsche machen" sind diese Unterschiede alle statistisch signifikant. Zu ähnlichen Ergebnissen kommen auch Nagl-Cupal et al. (2012, 2014) für Österreich. Werden nur die Hilfen[6] betrachtet, die aufgrund eines Pflegebedarfs von Young Carers übernommen werden, so lässt sich feststellen, dass mit über 90 % die große Mehrheit Tätigkeiten in mindestens zwei Kategorien und mehr als die Hälfte (53 %) regelmäßig Aufgaben in mindestens drei Kategorien übernehmen (Metzing et al. 2018, S. 52).

In einer früheren Umfrage in Großbritannien wurde der Umfang von Hilfen zeitlich quantifiziert (Dearden und Becker 2004): 50 % der befragten Young Carers gaben an, bis zu 10 h pro Woche helfend tätig zu sein, ein Drittel zwischen 11 und 20 h, 14 % zwischen 21 und 40 h, was dem Umfang einer halben bis vollen Stelle Berufstätigkeit entspricht, und ein kleiner Anteil (4 %) ist mehr als 41 h pro Woche im Einsatz (n = 2.149, 4.029 fehlende Fälle; ebd.). Vergleichbare Daten liefern auch die Ergebnisse aus Österreich (Nagl-Cupal et al. 2012): Hier geben ebenfalls 14 % der befragten Young Carers an, „mehr als fünf Stunden pro Tag unterstützend tätig zu sein" (ebd.

---

5   Erfragte Tätigkeiten s. a. ◻ Tab. 12.1, Kategorie 2: [1] Aufräumen/putzen, [2] Kochen/Essen zubereiten, [3] Wäsche machen, [4] Einkaufen, [5] Schweres tragen, [6] Hilfen rund ums Huas, [7] Besorgungen.

6   Erfragte Tätigkeiten s. a. ◻ Tab. 12.1, Kategorie 5, *übernommene Hilfen*: [1] Haushalt, [2] Medikamentengabe, [3] Mobilität u. Bewegung, [4] An- u. ausziehen, [5] Körperpflege, [6] Nahrungsaufnahme, [7] Ausscheidung/Intimpflege.

◘ Tab. 12.3 Positive und negative Auswirkungen für Young Carers (zusammengefasst aus Reviews: Metzing und Schnepp 2007b; Chikhradze et al. 2017; Hendricks et al. 2021, einer Grounded-Theory-Studie: Metzing 2007 und einer Schülerbefragung: Nagl-Cupal et al. 2014)

	Positive Auswirkungen	Negative Auswirkungen
Familial	Starke emotionale Bindung; zusammenhalten; Zeit miteinander verbringen	Spannungen; Verschiebung im Gefüge; nichts miteinander unternehmen können; voneinander getrennt sein
Emotional	Stolz; sich auskennen: „gut auf das Leben vorbereitet sein"	Niemanden zum Reden haben; Sorge; Angst; Trauer; Scham; sich überfordert fühlen
Psychosozial	Anerkennung und Dankbarkeit erfahren; frühe Reife; Vorsprung gegenüber Gleichaltrigen: „einen Schritt voraus sein"	Ausgrenzung erfahren (gehänselt und schikaniert werden); im Verborgenen leben; Isolation
Körperlich	–	Schlafstörungen; Müdigkeit; Kopf- und Rückenschmerzen; Erschöpfung
Schulisch	–	Keine Zeit zum Lernen; Leistungsabfall; Fehlzeiten in der Schule; Schulabbruch

Pflege-Report 2022

S. 52), was hochgerechnet 25 bis 35 oder mehr Stunden pro Woche entspricht. Jüngere Studien, in denen das Instrument MACA-YC18 (Joseph et al. 2012) genutzt wurde (z. B. Kallander et al. 2017; Leu et al. 2018), weisen den Umfang pflegerischer Tätigkeiten qualitativ auf einer Ordinalskala aus (keine, geringe, mäßige, hohe und sehr hohe Übernahme von Pflegeaktivitäten), wobei hier nicht Zeit, sondern die Summe der 18 Items im Verhältnis zu ihrem Umfang (nie, manchmal, häufig) zugrunde gelegt wird, was einen objektiven Vergleich erschwert. Einen Ländervergleich zeigt ◘ Tab. 12.2.

12.2.3 Auswirkungen

Auswirkungen auf Young Carers wurden über viele Jahre primär in qualitativen Studien herausgearbeitet, sie werden in aktuellen Reviews stetig bestätigt und verdichtet (Chikhradze et al. 2017; Hendricks et al. 2021). Nach wie vor gilt, dass nicht aus jedem Kind, das mit Krankheit und Hilfe-/Pflegebedarf in der Familie konfrontiert wird, ein Young Carer wird, und selbst wenn sie zu Hause mithelfen und aktiv werden, nehmen sie nicht zwangsläufig Schaden (Metzing und Schnepp 2007b, S. 332). Dennoch beschreiben Young Carers neben positiven auch negative Auswirkungen, die sie auf ihre spezifische Rolle und Lebenssituation zurückführen. Mit ihren eigenen Worten lässt sich dieses Spektrum von „leiden kann ich nicht darunter" bis „mein Leben, das war weg" (Metzing 2007, S. 115) charakterisieren. Auswirkungen lassen sich den Kategorien: familial, emotional, psychosozial, körperlich und schulisch zuordnen (ebd.) und sind in ◘ Tab. 12.3 zusammengefasst.

Mittlerweile liegen auch quantitative Studien vor, in denen unterschiedliche Outcomes mit standardisierten Instrumenten erhoben werden. Dazu zählen z. B. die gesundheitsbezogene Lebensqualität, gemessen mit dem KIDSCREEN-10-Index[7] (Ravens-Siebe-

---

7 Der KIDSCREEN-10-Index umfasst zehn Fragen mit einer maximalen Punktzahl von 50, wobei höhere Werte auf eine subjektiv höher eingeschätzte gesundheitsbezogene Lebensqualität hinweisen.

◧ **Tab. 12.4** KIDSCREEN-10-Index Ländervergleich Schweiz – Deutschland. * Die Differenz von n = 431 (5.274 + 374 = 5.648 vs. N = 6.079) ergibt sich aus der zusätzlichen Gruppe von „Helferinnen und Helfern", die in dieser Darstellung keine Berücksichtigung findet.

	Leu et al. (2018)	Metzing et al. (2018)
Mittelwert aller befragten Schülerinnen und Schüler	56,3 (SD 12,7) n = 3.991	52,7 (SD 10,9) n = 6.079*
KIDSCREEN-10-Index Young Carers	54,5 (SD 13,2) n = 307	48,2 (SD 10,2) n = 374
KIDSCREEN-10-Index Non-Carers	56,5 (SD 12,7) n = 3.684	53,3 (SD 10,8) n = 5.274
Stat. Signifikanz (t-Test)	p = 0,009	P = 0,000

Pflege-Report 2022

rer et al. 2010), der in zwei deutschsprachigen Surveys (Leu et al. 2018; Metzing et al. 2018) Anwendung fand. Auch wenn die Werte in der Schweizer Befragung für alle Subgruppen über denen aus Deutschland liegen, schätzten die als Young Carers identifizierten Schülerinnen und Schüler ihre gesundheitsbezogene Lebensqualität im Vergleich zu Mitschülerinnen und Mitschülern ohne Pflegeverantwortung (Non-Carers) in beiden Studien statistisch signifikant niedriger ein, was auf ein geringeres Wohlbefinden von Young Carers hindeutet, siehe auch ◧ Tab. 12.4.

Da es sich bei beiden (und auch anderen) Studien um Querschnittdesigns handelt, sind eindeutige kausale Zusammenhänge zwischen beschriebenen Problemen und der Pflegerolle jedoch nicht möglich (Joseph et al. 2019). Hier besteht Bedarf an prospektiven Studien.

12.3 Unterstützungsbedarfe

Unterstützungsbedarfe von Young Carers und ihren Familien sind vielfältig und komplex und hängen – wie auch Art und Umfang der erbrachten Hilfen – von der individuellen Situation einer jeden Familie ab. Konkrete Wünsche und Erwartungen an Unterstützung wurden in einer Grounded-Theory-Studie induktiv herausgearbeitet (Metzing 2007) und werden nachfolgend skizziert. Sie resultieren aus den selbst wahrgenommenen Auswirkungen auf die Young Carers (und ihre Angehörigen) und der Reflexion ihrer Lebenssituation und haben nicht an Aktualität verloren, wie jüngere Studien bestätigen (Chikhradze et al. 2017). Über allem steht der Wunsch, als Familie „so normal wie möglich weiterleben [zu] können" (Metzing 2007, S. 137). Weit oben steht für alle Betroffenen emotionale Entlastung und das Bedürfnis, jemanden zum Reden zu haben, wobei hier sowohl Gleichbetroffene als auch Professionelle gemeint sind. Unabdingbar sind auch Flexibilität und Organisation praktischer Hilfen über eine zentrale Anlaufstelle, insbesondere in Krisensituationen, in denen Hilfe schnell verfügbar sein muss. Auch die Inanspruchnahme von Elternassistenz könnte verhindern helfen, dass viele Tätigkeiten von Kindern übernommen werden. Ferner besteht Bedarf an Navigationshilfen durch den Paragraphendschungel und an konkreter Hilfe im Umgang mit Formularen. Insbesondere Kinder wünschen sich eine altersgerechte Bereitstellung von pflegerischen und medizinischen Informationen sowie praktische Übungen, was auch die Widerstandsfähigkeit von Kindern gegenüber Belastun-

◼ Tab. 12.5 Subjektiv wahrgenommene Wünsche und Erwartungen an Unterstützung

Kategorie	Konkrete Wünsche an Unterstützung
Emotional	„Jemanden zum Reden haben", Auszeiten
Praktisch	Flexible Alltagshilfen, Elternassistenz
Administrativ	Hilfen durch den Paragraphendschungel, Hilfe mit Formularen
Medizinisch-pflegerisch	Altersgerechte Informationen zur Erkrankung, praktische Übungen
Strukturell	Zentrale Anlaufstelle, finanzielle Hilfen, barrierefreies Umfeld

Pflege-Report 2022

gen erhöht. Eine kategoriale Zusammenfassung des subjektiv wahrgenommenen Unterstützungsbedarfs zeigt ◼ Tab. 12.5.

12.4 Unterstützungsangebote

Während es in Großbritannien in allen Landkreisen zahlreiche Projekte[8] zur Unterstützung von Young Carers sowie eine landesweite Schulinitiative[9] gibt, sind die Angebote in Deutschland zwar tendenziell wachsend, aber nach wie vor als überschaubar zu bezeichnen und regional begrenzt, wie der „Synopse zu Hilfsmaßnahmen für Kinder und Jugendliche mit chronisch kranken Eltern"[10] zu entnehmen ist. Eine relativ aktuelle Übersicht über „viele interessante Angebote – von Beratungsstellen oder Gesprächsgruppen bis hin zum Kochkurs oder Tanzprojekt"[11] bietet auch die Webseite des Projekts Pausentaste des Bundesfamilienministeriums, wobei als Zielgruppe nicht nur Young Carers adressiert werden.

In einer internationalen Literaturrecherche zu „Gesundheitsförderungs- und Präventionsmaßnahmen bei Kindern und Jugendlichen aus mit Pflegeaufgaben belasteten Familien"[12] (Roling und Metzing 2020) sollten Präventions- und Gesundheitsförderungskonzepte identifiziert werden, die sowohl *verhältnisbezogene* Interventionen umfassen, die auf Rahmenbedingungen ausgerichtet sind, als auch *verhaltensbezogene* Interventionen, deren Ziel Verhaltensänderungen sind. Grundsätzlich ist anzumerken, dass die wenigsten Projekte wissenschaftlich evaluiert und in Zeitschriften mit Peer Review publiziert sind. Von den sieben eingeschlossenen Studien lag der Fokus der Interventionen primär auf verhaltensbezogenen Interventionen. Das Angebotsspektrum konzentriert sich auf „Informationsvermittlung, Beratung, Gesprächsangebote, Freizeitaktivitäten sowie auf Resilienzförderung und Stressmanagement" (ebd. S. 2). Eine Übersicht über ausgewählte Projekte in Deutschland, die sich gezielt an Young Carers richten, ist in ◼ Tab. 12.6 zusammengestellt.

---

8   Für eine lokale Übersicht: ▶ https://www.childrenssociety.org.uk/information/young-people/young-carers/local-service-finder (Zugegriffen: 24.01.2022).

9   ▶ https://www.childrenssociety.org.uk/information/professionals/young-carers/schools-award (Zugegriffen: 24.01.2022).

10   Synopse ab Seite 56 ff (Zugegriffen: 24.01.2022): ▶ https://www.bundesgesundheitsministerium.de/fileadmin/Dateien/5_Publikationen/Pflege/Berichte/Abschlussbericht_KinderundJugendlichepflegAngeh.pdf.

11   ▶ https://pausentaste.de/angebote-finden/ (Zugegriffen: 24.01.2022).

---

12   Vollständig hier (Zugegriffen: 24.01.2022): ▶ https://www.gkv-buendnis.de/fileadmin/user_upload/Publikationen/Bericht_Kinder_mit_Pflegeaufgaben_barrierefrei.pdf.

◪ Tab. 12.6 Auswahl an (regionalen) Projekten in Deutschland

Projekt	Träger	Angebot	Webseite
Echt-unersetzlich	Diakonisches Werk Berlin Stadtmitte e. V.	(Anonyme) Online-Beratung, persönliche Beratung, Links, Informationsbroschüren	▶ https://www.echt-unersetzlich.de/
Young Carers Deutschland	Der Kinderschutzbund Segeberg gGmbH	Wöchentliches sozialpädagogisches Freizeitangebot in Bad Bramstedt und Bad Segeberg	▶ https://www.kinderschutzbund-se.de/kinderschutz-zentrum/
Pausentaste	BMFSFJ	Telefonberatung, E-Mail-Beratung, Informationen zu weiteren Angeboten, Arbeitsmaterialien, Links, jährlich Fachtage und Netzwerktreffen	▶ https://www.pausentaste.de/
Young Helping Hands		Informationen, Öffentlichkeitsarbeit, Möglichkeit zum Austausch; Links	▶ https://young-helping-hands.de/superhands.de
Superhands	Johanniter	Telefon-Hotline, Online-Beratung, Informationen und Tipps	▶ https://www.johanniter-superhands.de/
Windschatten	Ernst Freiberger Stiftung	Sozialpädagogisches Freizeitangebot in Berlin, Ferienprogramm, Beratung von Eltern, praktische und Unterstützung	▶ https://ernst-freiberger-stiftung.de/young-carer/windschatten-berlin/ueber-uns-und-das-konzept/
Young Supporters	Verein	Beratung und Begleitung, Gruppenangebote, Öffentlichkeitsarbeit (Schwerpunkt Trauer)	▶ http://www.young-supporters.com/

Pflege-Report 2022

12.5 Fazit und Ausblick

Mit einer chronischen Erkrankung in der Familie aufzuwachsen und mit dem einhergehenden Hilfe- und Pflegebedarf eines Angehörigen konfrontiert zu werden, kann zum Alltag von Kindern und Jugendlichen dazugehören. Ihnen wird es immer ein Bedürfnis sein, ihren Beitrag zu leisten und zu helfen, und dagegen ist auch nichts einzuwenden. Sofern es Familien möglich ist, werden sie versuchen, Belastungen abzufangen und Aufgaben innerhalb der Familie entsprechend ihren Ressourcen zu verteilen. Nachteilige Auswirkungen auf Kinder werden sich jedoch häufen, sobald Res-

sourcen schwinden und die Pflege des erkrankten Angehörigen den familialen Alltag – und somit auch den der Kinder – dominiert. Ziel muss es sein, möglichen Belastungen durch adäquate Assessments und zielgruppenspezifische Unterstützung vorzubeugen. Gelingt dies nicht, werden Grenzen der Belastbarkeit berührt und überschritten und Familien werden sich in ihrer Not nach außen abschotten (Metzing 2007). Diese (familienorientierten) Assessments gilt es zukünftig zu entwickeln und regelhaft einzusetzen.

International wächst das empirisch gewonnene Wissen über Young Carers und ihre spezifische Situation stetig (Joseph et al. 2019), doch nach wie vor fehlt es in vielen Ländern – so auch in Deutschland – an einem breiten öffentlichen Bewusstsein sowie an politischen Antworten auf dieses Phänomen (Leu und Becker 2017). Deutschland rangiert in einer internationalen Klassifikation von Stufe 1 (Unterstützung gut etabliert; nachhaltig organisiert) bis Stufe 7 (kein Bewusstsein; keine Reaktionen) auf Stufe 4 („begrenzt": wenig Bewusstsein; wenig Forschung; keine spezifischen Rechtsansprüche; wenig spezifische Angebote) (ebd., S. 32 f) und ist damit weit von einer flächendeckenden Unterstützung für Young Carers und ihre Familien entfernt. Langfristig kann dies ökonomische Folgen für das Gesundheits- und Sozialsystem nach sich ziehen, wenn ehemalige Young Carers als Erwachsene aufgrund geringerer Bildungschancen in ihren beruflichen Möglichkeiten eingeschränkt sind und dem Arbeitsmarkt möglicherweise nur bedingt zur Verfügung stehen oder wenn sie durch gesundheitliche Spätfolgen das Gesundheitssystem selbst nachhaltig in Anspruch nehmen (müssen) und belasten. Langzeitstudien könnten helfen, den Verlauf von informellen „Pflege-Karrieren" zu verstehen und Auskunft über langfristige Unterstützungsbedarfe und Belastungen zu geben, um frühzeitig präventiv intervenieren zu können. Auch die Gruppe der Berufseinsteiger (in Ausbildung oder Studium) sollte hier verstärkt in den Blick genommen werden.

Zahlreiche Studien haben den Nachweis erbracht, dass Young Carers in bestimmten Situationen und bei einer Kumulation von Einflussfaktoren die gleichen Aufgaben übernehmen wie beruflich Pflegende – mit dem Unterschied, dass sie dafür weder qualifiziert sind noch entlohnt werden (Joseph et al. 2019). Neben ihrer Bereitschaft, innerhalb ihrer Familie viel Verantwortung zu übernehmen, sind sie noch immer auch *Heranwachsende*, die sich wie andere Kinder ein normales und unbeschwertes Leben wünschen. Zukünftige gesellschaftspolitische Bemühungen sollten das Ziel verfolgen, „ihnen dieses Bedürfnis zu erfüllen" (Metzing et al. 2018, S. 97).

Literatur

Aldridge J (2018) Where are we now? Twenty-five years of research, policy and practice on young carers. Crit Soc Policy 38(1):155–165. https://doi.org/10.1177/0261018317724525

Aldridge J, Becker S (1993) Children who care – inside the world of young carers. Department of Social Sciences, Loughborough University, Leicester

Becker S (2000) Young carers. In: Davies M (Hrsg) The Blackwell encyclopaedia of social work. Blackwell, Oxford, S 378

Becker S, Aldridge J, Dearden C (1998) Young carers and their families. Blackwell, Oxford

Bonney R, Becker S (1995) Missing persons and missing helpers: young carers, the family and the faith community. Loughborough University, Young Carers Research Group, Leicester

Chikhradze N, Knecht C, Metzing S (2017) Young carers: growing up with chronic illness in the family – a systematic review 2007–2017. J Compassionate Health Care 4:12. https://doi.org/10.1186/s40639-017-0041-3

Dearden C, Becker S (1995) Young carers – the facts. Reed Business Publishing; YCRG, Loughborough University, Sutton Surrey, Leicester

Dearden C, Becker S (1998) Young carers in the UK. Carers National Association, London

Dearden C, Becker S (2004) Young carers in the UK. The 2004 report. Carers UK, London

Dietz B, Clasen J (1995) Young carers in Germany. In: Becker S (Hrsg) Young carers in Europe. Young Carers Research Group, Loughborough University, Leicestershire, S 65–76

Frank J (1995) Couldn't care more. A study of young carers and their needs. The Children's Society, London

Hendricks BA, Kavanaugh MS, Bakitas MA (2021) How far have we come? An updating scoping review of young carers in the U.S. child and adolescent. Social Work Journal. https://doi.org/10.1007/s10560-021-00783-8

Joseph S, Becker S, Becker F, Regel S (2009) Assessment of caring and its effects in young people: development of the Multidimensional Assessment of Caring Activities Checklist (MACA-YC18) and the Positive and Negative Outcomes of Caring Questionnaire (PANOC-YC20) for young carers. Child Care Health Dev 35(4):510–520. https://doi.org/10.1111/j.1365-2214.2009.00959

Joseph S, Becker F, Becker S (2012) Manual for measures of caring activities and outcomes for children and young people (2nd edition). Carers trust, London. https://carers.org/resources/all-resources/101-manual-for-measures-of-caring-activities-and-outcomes-for-children-and-young-people. Zugegriffen: 18. Jan. 2022

Joseph S, Sempik J, Leu A, Becker S (2019) Young carers research, practice and policy: an overview and critical perspective on possible future directions. Adolescent Res Rev 5:77–89. https://doi.org/10.1007/s40894-019-00119-9

Kallander EK et al (2017) Children with ill parents: extent and nature of caring activities. Scand J Caring Sci 32(2):793–804. https://doi.org/10.1111/scs.12510

Lackey NR, Gates MF (2001) Adults' recollections of their experiences as young caregivers of family members with chronic physical illness. J Adv Nurs 3:320–328

Lenz A (2005) Vorstellungen der Kinder über die psychische Erkrankung ihrer Eltern. Eine explorative Studie. Prax Kinderpsychol Kinderpsychiatr 54(5):382–398

Leu A, Becker S (2016) A cross-national and comparative classification of in-country awareness and policy responses to young carers. J Youth Stud 20(6):750–762. https://doi.org/10.1080/13676261.2016.1260698

Leu A, Becker S (2017) Länderspezifisches Bewusstsein zur Situation von Young Carers. Eine globale Betrachtung. In: Zentrum für Qualität in der Pflege (Hrsg) ZQP-Report Junge Pflegende, 1. Aufl. Zentrum für Qualität in der Pflege, Berlin, S 31–35

Leu A, Frech M, Wepf H, Sempik J, Joseph S, Helbling L, Moser U, Becker S, Jung C (2018) Counting young carers in Switzerland – A study of prevalence. Child Soc. https://doi.org/10.1111/chso.12296

Lux K, Eggert S (2017) ZQP-Analyse Erfahrungen von Jugendlichen mit Pflegebedürftigkeit in der Familie. In: Zentrum für Qualität in der Pflege (Hrsg) ZQP-Report Junge Pflegende, 1. Aufl. Zentrum für Qualität in der Pflege, Berlin, S 14–25

McDonald J, Cumming J, Dew K (2009) An exploratory study of young carers and their families in New Zealand. Kōtuitui N Z J Soc Sci Online 4(2):115–129. https://doi.org/10.1080/1177083X.2009.9522448

Metzing S (2007) Kinder und Jugendliche als pflegende Angehörige: Erleben und Gestalten familialer Pflege, 1. Aufl. Huber, Hogrefe, Bern

Metzing S, Schnepp W (2007a) Kinder und Jugendliche als pflegende Angehörige: Wer sie sind und was sie leisten. Eine internationale Literaturstudie (1990–2006). Pflege 20(6):323–330. https://doi.org/10.1024/1012-5302.20.6.323

Metzing S, Schnepp W (2007b) Kinder und Jugendliche als pflegende Angehörige: Wie sich pflegerische Hilfen auf ihr Leben auswirken können. Eine internationale Literaturstudie (1990–2006). Pflege 20(6):331–336. https://doi.org/10.1024/1012-5302.20.6.331

Metzing S, Schnepp W (2008) Warum Kinder und Jugendliche zu pflegenden Angehörigen werden. Einflussfaktoren auf die Konstruktion familialer Pflegearrangements. In: Bauer U, Büscher A (Hrsg) Soziale Ungleichheit und Pflege. VS, Wiesbaden, S 315–341

Metzing S et al (2018) Die Situation von Kindern und Jugendlichen als pflegende An-

gehörige. Abschlussbericht BMG. https://www.bundesgesundheitsministerium.de/service/publikationen/details/die-situation-von-kindern-und-jugendlichen-als-pflegende-angehoerige.html. Zugegriffen: 18. Jan. 2022

Metzing S, Ostermann T, Robens S, Galatsch M (2019) The prevalence of young carers – a standardised survey amongst school students (KiFam-study). Scand J Caring Sci 34(2):501–513. https://doi.org/10.1111/scs.12754

Metzing-Blau S, Schnepp W (2008) Young carers in Germany: to live on as normal as possible a grounded theory study. BMC Nurs 7:15. https://doi.org/10.1186/1472-6955-7-15

Nagl-Cupal M, Daniel M, Kainbacher M, Koller M, Mayer H (2012) Bundesministerium für Arbeit, Soziales und Konsumentenschutz (Hrsg) Kinder und Jugendliche als pflegende Angehörige. Einsicht in die Situation gegenwärtiger und ehemaliger pflegender Kinder in Österreich. Teil I. https://broschuerenservice.sozialministerium.at/Home/Download?publicationId=307. Zugegriffen: 14. Jan. 2022

Nagl-Cupal M, Daniel M, Koller MM, Mayer H (2014) Prevalence and effects of caregiving on children. J Adv Nurs 70(10):2314–2325. https://doi.org/10.1111/jan.12388

National Alliance for Caregiving (2005) Young caregivers in the U.S.: report of findings September 2005. https://www.caregiving.org/data/youngcaregivers.pdf

Noble-Carr D (2002) Young carers research project. Final report. Carers Australia, Canberra. https://www.dss.gov.au/our-responsibilities/disability-and-carers/publications-articles/young-carers-research-project-final-report?HTML; Zugegriffen: 4. April 2022

Office of National Statistics (2013) Providing unpaid care may have an adverse affect on young carers' general health. Part of 2011 Census. https://webarchive.nationalarchives.gov.uk/ukgwa/20160107224205/http://www.ons.gov.uk/ons/rel/census/2011-census-analysis/provision-of-unpaid-care-in-england-and-wales--2011/sty-unpaid-care.html. Zugegriffen: 3. Febr. 2022

Ravens-Sieberer U et al (2010) Reliability, construct and criterion validity of the KIDSCREEN-10 score: a short measure for children and adolescents' well-being and health-related quality of life. Qual Life Res 19:1487–1500

Roling M, Metzing S (2020) Gesundheitsförderungs- und Präventionsansätze bei Kindern und Jugendlichen aus mit Pflegeaufgaben belasteten Familien. Literaturrecherche und Auswertung der vorliegenden Evidenz Ergebnisbericht. GKV-Spitzenverband, Berlin (https://www.gkv-buendnis.de/fileadmin/user_upload/Publikationen/Bericht_Kinder_mit_Pflegeaufgaben_barrierefrei.pdf)

Schlarmann Große J, Metzing-Blau S, Schnepp W (2008) The use of health-related quality of life (HRQOL) in children and adolescents as an outcome criterion to evaluate family oriented support for young carers in Germany: an integrative review of the literature. BMC Public Health 8:414. https://doi.org/10.1186/1471-2458-8-414

Schlarmann Große J, Metzing-Blau S, Schnepp W (2011) Implementing and evaluating the first German young-carers project. Intentions, pitfalls and the need of piloting complex interventions. Bentham Open Open Nurs J 5:38–44. https://doi.org/10.2174/1874434601105010038

Stamatopoulos V (2015) One million and counting: the hidden army of young carers in Canada. J Youth Stud 18(6):809–822. https://doi.org/10.1080/13676261.2014.992329

Neue Wohnformen – ein Königsweg für die „Junge Pflege"?

Karin Wolf-Ostermann und Ursula Kremer-Preiß

Inhaltsverzeichnis

© Der/die Autor(en) 2022
K. Jacobs et al. (Hrsg.), *Pflege-Report 2022*, https://doi.org/10.1007/978-3-662-65204-6_13

■ ■ **Zusammenfassung**

In Deutschland waren 818.255 Menschen unter 65 Jahren zum Stichtag 31.12.2019 pflegebedürftig im Sinne des Sozialgesetzbuchs, das entspricht knapp 20 % aller Pflegebedürftigen. Ein drängendes Problem in der Versorgung jüngerer Menschen mit Pflege- und Unterstützungsbedarf ist es, die besonderen Anforderungen dieser Gruppe in Bezug auf passende Angebote und Einrichtungen zu decken, die ein Leben in möglichst großer Autonomie und Teilhabe ermöglichen. Neue Wohnformen stellen dabei ein Angebot zwischen Heim und Häuslichkeit dar, das hier Perspektiven bietet. Allerdings liegen derzeit wenig belastbare Informationen bzgl. der Anzahl der Angebote, ihrer Nutzung und ihrer Bedarfsgerechtigkeit u. a. im Hinblick auf Versorgungs-Outcomes vor. Der vorliegende Beitrag fasst verfügbares Wissen hierzu zusammen und stellt exemplarische Praxisbeispiele junger Pflege in neuen Wohnformen sowie Elemente für ein zukunftsfähiges Wohnkonzept bei junger Pflege vor. Die Ausweitung über einzelne „Leuchtturmprojekte" in die allgemeine Versorgungspraxis unter Verständigung auf notwendige Rahmenbedingungen ist zukünftig ein wichtiger und drängender Schritt in Richtung ausreichender regelhafter Angebote.

In Germany, 818,255 people under the age of 65 were in need of care according to the Social Code as of 31 December 2019, which corresponds to ca. 20 % of all people in need of care. A pressing problem in the care of younger people with care and support needs is to meet the special requirements of this group in terms of suitable offers and facilities that enable them to live with as much autonomy and participation as possible. New forms of housing represent a range of options between home and domesticity that offer prospects here. However, currently little reliable information is available regarding the number of offers, their use and, among other things, their suitability in terms of needs and care outcomes. This article summarises available knowledge on this topic and presents exemplary practical examples of young care in new forms of housing as well as elements for a sustainable housing concept for young care. The expansion of individual "lighthouse projects" into general care practice, with agreement on the necessary framework conditions, is an important and urgent step towards sufficient regular services in the future.

13.1 Junge Pflege – eine vergessene Adressatengruppe?

■ ■ **Junge Pflege – Wen betrifft das?**

Mit dem Begriff „pflegebedürftig" verbinden die meisten von uns eher das Bild älterer bis hochbetagter Menschen, nicht nur mit funktionellen, sondern vielfach auch mit kognitiven Einschränkungen wie demenziellen Erkrankungen, die Unterstützung durch informelle und professionell Pflegende benötigen und oftmals nicht mehr allein in ihrer angestammten Häuslichkeit leben können. Schaut man sich die Daten des Statistischen Bundesamtes (2020) an, so waren 818.255 Menschen unter 65 Jahren Ende des Jahres 2019 pflegebedürftig im Sinne des Sozialgesetzbuchs, das entspricht knapp 20 % aller Pflegebedürftigen. Von diesen waren 160.953 Kinder unter 15 Jahren (3,9 %), die fast ausschließlich zu Hause versorgt werden. Auch die Gruppe der 15- bis 65-jährigen Personen mit Pflege- und Unterstützungsbedarf wird überwiegend (90,9 %) zu Hause versorgt, gut 60.000 (9,1 %) Personen in dieser Gruppe sind jedoch auf eine dauerhafte Unterstützung und Leistungen einer vollstationären Pflege[1] angewiesen, z. B. aufgrund von Unfällen oder Erkrankungen. Der Pflegebericht des MDS aus dem Jahr 2011/2012 listet als führende pflegebegrün-

---

1   Nicht ausgewiesen werden in der Pflegestatistik dabei Personen, die in Einrichtungen für Menschen mit Behinderungen versorgt werden, wobei Schätzungen aus dem BARMER Pflegereport (Rothgang et al. 2017a) darauf hindeuten, dass 15–30 % der Pflegebedürftigen im jüngeren und mittleren Erwachsenenalter in diesen Einrichtungen versorgt werden.

199   **13**

Kapitel 13 · Neue Wohnformen – ein Königsweg für die „Junge Pflege"?

dende Diagnosen in der Altersgruppe der 20- bis 65-jährigen Personen mit einer stationären Versorgung psychische und Verhaltensstörungen, Neubildungen (Krebserkrankungen) sowie Krankheiten des Kreislaufsystems und des Nervensystems auf (Brucker und Seidel 2012). Nach Angaben des BARMER Pflegereports sind die häufigsten pflegeinzidenten Diagnosen bei jungen Pflegebedürftigen bis 59 Jahre Störungen im Flüssigkeits- und Elektrolythaushalt (36 %), gefolgt von Depression (33 %), Krebs (32 %), Störungen durch Suchtmittel (26 %), Sturzereignis (23 %) und Lähmungen (21 %). Weiterhin führt der Pflegereport der BARMER als häufigste Diagnosen von jungen Pflegebedürftigen bis 59 Jahre Lähmungen (35 %), Intelligenzminderungen (32 %) und Entwicklungsstörungen (22 %) auf (Rothgang et al. 2017a, S. 184 ff).

■ ■ **Welche Wohn- und Versorgungswünsche haben junge Pflegebedürftige?**

Auch weist der BARMER Pflegereport darauf hin, dass knapp 90 % dieser sogenannten „jungen Pflegebedürftigen" Ansprüche auf Leistungen zur Teilhabe am Arbeitsleben (§ 33 SGB IX) und am Leben in der Gemeinschaft (§ 55 SGB IX) haben (Rothgang et al. 2017a; S. 193 ff). Diese Zahlen zu leistungsrechtlichen Ansprüchen zur Teilhabe am Arbeitsleben und am Leben in der Gemeinschaft zeigen damit gleichzeitig ein drängendes Problem in der Versorgung jüngerer Menschen mit Pflege- und Unterstützungsbedarf auf, nämlich wie es gelingen kann, die besonderen Anforderungen dieser Gruppe in Bezug auf passende Angebote und Einrichtungen zu decken, die ein Leben in möglichst großer Autonomie und altersgerechter aktiver Tagesgestaltung ermöglichen. So kann den Bedürfnissen jüngerer Menschen mit Pflege- und Unterstützungsbedarf in einem Umfeld mit hochbetagten und oftmals kognitiv eingeschränkten Menschen nur sehr eingeschränkt bis gar nicht Rechnung getragen werden. Eine Umfrage des BARMER Pflegereports bei insgesamt 7.692 „jungen Pflegebedürftigen" zeigt deutliche Differenzen zwischen der aktuellen und der gewünschten

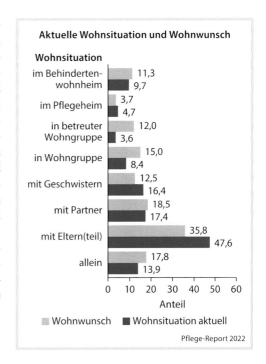

❑ **Abb. 13.1** Wohnsituation – und Wohnwünsche jüngerer Menschen (< 60 Jahre) mit Pflegebedarf (Quelle: BARMER Pflegereport, Rothgang et al. 2017a)

Wohnsituation: Die Befragten wünschen sich eine größere Selbstbestimmung (❑ Abb. 13.1; Rothgang et al. 2017a, S. 218 ff).

Diese Sichtweise fehlender passgenauer Versorgungsangebote wird auch von neueren Publikationen gestützt, die junge Pflegebedürftige *„als vergessene Adressat*innengruppe […] im Pflegeheim"* bezeichnen (Schmitt und Homfeldt 2020). Anhand von Fallvignetten weisen Schmitt und Homfeldt auf bestehende strukturelle wie unzureichende Personalausstattung, fehlende digitale Infrastrukturen, aber auch sich daraus ergebende Versorgungsproblematiken hin, die zu sozialer Isolation und fehlender Autonomie und Teilhabe führen.

Aber welche Alternativen stehen jungen Pflegebedürftigen offen, um ihren Wohn- und Versorgungswünschen nach mehr Selbstständigkeit, Selbstbestimmung und Teilhabe besser gerecht zu werden? Nachfolgend soll ein Überblick über neue alternative Wohnformen gegeben und anhand von ausgewählten Praxisbeispielen aufgezeigt werden, wie versucht wird, speziell jungen Pflegebedürftigen ein selbstständiges, selbstbestimmtes und teilhabeorientiertes Leben zu ermöglichen.

13.2 Zwischen Heim und Häuslichkeit: Neue Wohnformen

Im Verlauf der letzten drei Jahrzehnte hat die Wohn- und Versorgungssituation für Menschen mit Pflege- und Unterstützungsbedarf große Veränderungen und Ausdifferenzierungen erfahren. Dies ist zum einen darin begründet, dass der Wunsch nach einer möglichst individuellen Betreuung in einem nicht institutionalisierten Setting deutlich zugenommen hat und zum anderen auch gesetzlich weitreichende Regelungen geschaffen wurden, die eine Weiterentwicklung von Wohn- und Versorgungsangeboten zur Schaffung größerer Individualität und Selbstbestimmtheit für Menschen mit Pflege- und Unterstützungsbedarf bei der Wahl ihres Wohnumfeldes und von Pflege- und Betreuungsleistungen ermöglicht haben.

Im Verlauf des letzten Jahrzehnts wurden beginnend im Jahr 2012 mit dem Pflege-Neuausrichtungsgesetz (PNG) und weiterführend in den Jahren 2015 und 2017 durch die Pflegestärkungsgesetze (PSG) der Grundsatz „ambulant vor stationär" gestärkt und die Förderung neuer Wohnformen für Pflegebedürftige im SGB XI deutlich ausgebaut. Derzeit existiert ein breites Spektrum an Wohnformen für Menschen mit Pflege- und Unterstützungsbedarf. Dabei hat sich einerseits die Pflegelandschaft im stationären Bereich ausdifferenziert, andererseits sind aber vor allem im ambulanten Bereich eine Vielzahl von neuen (Sonder-)Wohnformen entwickelt worden – wobei eine Abgrenzung zwischen ambulanter und stationärer Versorgung gerade bei neuen Wohnformen nicht immer eindeutig zu treffen ist. Hinzuweisen ist auch darauf, dass der

Begriff „neue" Wohnformen keine direkte zeitliche Zuordnung beschreibt, sondern „neu" im Sinne von innovativen Lösungen und Konzepten für besondere Herausforderungen in klassischen Wohn- und Versorgungssettings bezeichnet.

■ ■ Die Angebotslandschaft

Da die Angebotslandschaft vielfältig ist und keine einheitliche Systematisierung in Bezug auf neue Wohnformen besteht, wurde im Rahmen des Projekts „Entwicklung und Erprobung eines Konzeptes und von Instrumenten zur internen und externen Qualitätssicherung und Qualitätsberichterstattung in neuen Wohnformen nach § 113b Abs. 4 SGB XI" (Wolf-Ostermann et al. 2019) eine Typisierung von neuen Wohnformen im ambulanten Bereich vorgenommen (vgl. ▢ Tab. 13.1).

Ambulante (selbstständige) gemeinschaftliche Wohnformen sind konzeptionell darauf ausgelegt, dass sie von den Bewohnerinnen und Bewohnern selbstständig geplant und umgesetzt werden und der Gemeinschaftsaspekt und nicht der Versorgungsaspekt im Vordergrund steht. Sie sind daher auch für jüngere Menschen mit Pflegebedarf, die aber noch weitgehend selbstständig leben können, von Interesse und werden in der Praxis auch von diesen genutzt. Ambulante betreute Wohnformen wie z. B. das Betreute Wohnen bieten den Bewohnerinnen und Bewohnern eine eigenständige – meist barrierefreie – Wohnung und Gemeinschaftsräume, zumeist in einer Wohnanlage für den sozialen Austausch. Konzeptionell steht hier der Service- oder Betreuungsaspekt im Vordergrund. Projekte dieses Typs werden meist von Älteren genutzt, sind aber auch für jüngere Menschen, die (noch) keine schwere Pflegebedürftigkeit aufweisen, geeignet. Ambulante Pflegewohnformen stellen die umfassende Unterstützung bei Pflegebedarf in den Fokus, dem sich der gemeinschaftliche Aspekt unterordnet. Projekte dieses Typs sind prinzipiell für Menschen aller Altersstufen, aber mit einem eher umfassenden Pflegebedarf geeignet und werden oft von älteren Menschen mit kognitiven Einschränkungen genutzt. Be-

201   13

Kapitel 13 · Neue Wohnformen – ein Königsweg für die „Junge Pflege"?

◻ **Tab. 13.1** Typisierung neuer Wohnformen (Quelle: Wolf-Ostermann et al. 2019)

Wohnformtyp	Angebotsformen innerhalb der Konzepttypen	Schätzung Anzahl Bewohnerinnen und Bewohner mit Pflegebedarf (2017)
Ambulante (selbstständige) gemeinschaftliche Wohnformen	• Seniorenwohngemeinschaften • Mehrgenerationenwohnprojekte • Seniorendörfer • Virtuelle Seniorenwohngemeinschaften	Ca. 2.300 bis 3.400
Ambulante betreute Wohnformen	• Betreutes Wohnen/Servicewohnen • Betreute Wohngruppen für Behinderte • Abbeyfield-Hausgemeinschaften • Betreutes Wohnen zu Hause	Ca. 31.000 bis 64.000
Ambulante Pflegewohnformen	• Ambulant betreute Wohngruppen/ Wohngemeinschaften • Freiburger Modell • Pflegehausgemeinschaften • Bielefelder Modell • Gastfamilienmodelle • Ambulantisierte stationäre Einrichtungen	Ca. 18.600 bis 37.200*
Ambulante integrierte Wohnformen	• Wohnen plus • Sozialräumliche Konzepte/Quartierskonzepte/Betreute Wohnzonen • Misch(Pflege-)formen	Ca. 280.000 bis 350.000

Pflege-Report 2022
* ohne Betreute Wohngruppen für Behinderte und Gastfamilienmodelle

treute Wohngruppen für Menschen mit Beeinträchtigungen bieten aber auch jüngeren Pflegebedürftigen im Rahmen solcher Konzepte eine umfassende Versorgungssicherheit. Ambulante integrierte Wohnformen gehören zu den Mischformen, die in bestehenden Wohnangeboten die Versorgungsstruktur durch die Integration verschiedener Leistungen verbessern. Projekte dieses Typs sind prinzipiell ebenfalls für Menschen aller Altersstufen geeignet, teilweise werden sie gezielt auf die Bedarfe von älteren Menschen zugeschnitten.

■■ **Zahlenmäßige Verbreitung**
Bezüglich der zahlenmäßigen Verbreitung und Inanspruchnahme dieser neuen Wohnformen gibt es nur Schätzungen. So kamen Wolf-Ostermann et al. (2019) zu dem Schluss, dass im Jahr 2017 „ca. 330.000 bis 450.000 Pflegebedürftige in solchen neuen Wohnformen"

lebten. Dies entsprach für das Jahr 2017 einem Anteil von maximal 3,5 % aller Pflegebedürftigen im Sinne des Sozialgesetzbuchs in neuen Sonderwohnformen und maximal 15,5 % insgesamt in neuen Wohnformen unter Einbezug integrierter Quartiersprojekte. Zum Vergleich: Im selben Zeitraum lebten 27 % aller Pflegebedürftigen in Pflegeheimen (Statistisches Bundesamt 2017). Da ambulante neue Wohnformen keiner generellen Meldepflicht unterliegen und in offiziellen Statistiken nicht ausgewiesen werden, können diese Zahlen bestenfalls eine sehr grobe Orientierung liefern. Sie sagen auch nur wenig darüber aus, wie viele jüngere Menschen mit Pflegebedarf solche Angebote nutzen.

Aber nicht nur bzgl. der Anzahl der Angebote ist (zu) wenig bekannt, sondern auch bzgl. ihres Nutzens im Hinblick auf Versorgungs-Outcomes wie etwa das umfassende Konstrukt

Lebensqualität. Rothgang et al. (2017b) verweisen darauf, dass nur wenige Studien mit hoher methodischer Güte vorliegen, die einen Mehrwert von insbesondere ambulant betreuten Wohnformen gegenüber anderen Pflegesettings belegen. Es gibt jedoch Hinweise, auf deren Grundlage ihnen Fachleute prinzipiell einen potenziellen Mehrwert in Bezug auf eine bessere soziale Einbindung, mehr individuelle Wahlmöglichkeiten von Leistungen und Leistungserbringern zuschreiben (Rothgang et al. 2017b). Im GKV-Modellprogramm „Weiterentwicklung neuer Wohnformen für Pflegebedürftige nach § 45f SGB XI" (2019) äußerten z. B. befragte Nutzerinnen und Nutzer der dort untersuchten 53 Modellprojekte nicht nur eine hohe Zufriedenheit mit der Versorgungssicherheit, sondern ebenso eine große Zufriedenheit damit, dass die Leistungsangebote an ihre individuellen Bedarfe und Lebensgewohnheiten angepasst werden und sie in vielfältiger Weise Einfluss auf die Leistungsgestaltung nehmen können. Ebenso äußerten sich Angehörige (z. B. Entlastungseffekte) und Mitarbeitende (z. B. höhere Zufriedenheit) positiv. Auch Stiefler et al. (2020) zeigten in einem Rapid Review einen begünstigenden Beitrag ambulant betreuter Wohngemeinschaften gegenüber Pflegeheimen auf – die Ergebnisse beziehen sich dabei häufig auf den Endpunkt der gesundheitsbezogenen Lebensqualität bei Menschen mit Demenz. Insgesamt lässt sich jedoch nur schwer einschätzen, ob diese Wohnformen gerade für bestimmte Altersgruppen wie etwa junge Pflegebedürftige Vorteile in der Versorgung bieten.

13.3 Praxisbeispiele junger Pflege in neuen Wohnformen

Auch wenn sich insgesamt nur schwer einschätzen lässt, wie viele junge Pflegebedürftige diese Wohnalternativen bereits nutzen und methodisch aufgrund der Datenlage ihr Mehrwert speziell für junge Pflegebedürftige nicht explizit nachweisbar ist, experimentieren viele junge Pflegebedürftige in der Praxis bereits mit solchen neuen Wohnformen. Beispielhaft sollen im Folgenden einige dieser Projekte vorgestellt werden.

▪▪ Bei junger Pflege selbständig Wohnen
Ein Beispiel für eine solche neue Wohnform, die von jungen Pflegebedürftigen genutzt wird, um selbständiger zu leben, ist das **MS-Wohnprojekt des doMS e. V.** in Köln. Seit 2009 wohnen hier 15 MS-Betroffene zusammen mit 75 weiteren Mieterinnen und Mietern in einem selbst initiierten Wohnprojekt unter dem Motto: „Barrierefrei vom Keller bis in die Köpfe". Ziel ist es, gemeinschaftlich zu wohnen und sich gemeinschaftlich ein Pflege- und Betreuungsarrangement zu sichern, damit alle, auch bei hohem Hilfebedarf, in ihrer eigenen Wohnung selbständig leben können. Die Hilfebedarfe der MS-Betroffenen sind im Laufe der Jahre angestiegen; Nachbarschaftshilfe, Bundesfreiwilligendienstkräfte und hauswirtschaftliche Kräfte, die gemeinschaftlich beschäftigt werden, sorgen für angepasste Hilfen (GKV-Spitzenverband 2018).

▪▪ Bei junger Pflege in Gemeinschaft wohnen
Ein Beispiel, wie auch junge Pflegebedürftige mit hoher Versorgungssicherheit in einer Gemeinschaft wohnen können, ist das Projekt **„Inklusives Clusterwohnen"** in Köln. Das Projekt versteht sich als ambulant betreutes Wohnhaus, in dem Menschen mit schwerem und hohem Hilfebedarf ihren Wohnalltag selbstständig gestalten und dabei von unterschiedlichen Akteurinnen und Akteuren unterstützt werden. Das viergeschossige Gebäude ist komplett barrierefrei erschlossen. Es umfasst zwei Wohngemeinschaften für neun Personen. In einer WG haben fünf junge Menschen mit Beeinträchtigungen und vier Studierende jeweils einen privaten Wohnbereich, ein Gemeinschaftsbad und eine Gemeinschaftsküche. Weitere 1–2-Personen-Appartements bieten alleinstehenden Menschen eine Wohnmöglichkeit, in der sie eigenständig leben können. Bei Pflegebedarf können auch sie auf das mo-

203 **13**

Kapitel 13 · Neue Wohnformen – ein Königsweg für die „Junge Pflege"?

dulare Leistungsangebot im Haus zurückgreifen. Im Erdgeschoss befindet sich ein Gemeinschaftsraum, der als Begegnungsort auch für den Austausch mit den Quartiersbewohnerinnen und -bewohnern dient (Inklusiv Wohnen Köln e. V. 2021).

■■ **Bei junger Pflege selbstbestimmt wohnen**
Das Projektbeispiel der **Albatros gGmbH in Berlin** zeigt auf, wie auch junge Pflegebedürftige selbst bestimmen können, wie sie wohnen und versorgt werden wollen und wie sie in ihrem vertrauten Quartier wohnen bleiben können. Die Albatros gGmbH hat ein quartiersbezogenes Wohnprojekt für (Ehe-)Paare mit hohem Pflegebedarf in Berlin-Hohenschönhausen initiiert. Pflegebedürftige Menschen können durch umfassende, flexible Versorgungssettings weiterhin mit ihrer Partnerin bzw. ihrem Partner in einer Wohnung leben. Durch einen Wohntypenmix kann die Zielgruppe je nach Wunsch entscheiden, wie sie wohnen möchte – gemeinsam oder getrennt in unmittelbarer Nähe. Auf der Grundlage einer Bedarfsanalyse wurden Serviceleistungen im Bereich Pflege und Alltagsbewältigung konzipiert, die variabel auf spezielle Bedürfnislagen angepasst werden. Das Projekt ist Teil eines generationsübergreifenden Gesamtprojekts, zu dem auch Angebote der Nachbarschafts- und Selbsthilfe sowie Freizeitgestaltung gehören (GKV-Spitzenverband 2018).

13.4 Elemente für ein zukunftsfähiges Wohnkonzept bei junger Pflege

All diese Praxisbeispiele zeigen wesentliche Elemente für ein bedarfsgerechtes Wohn- und Versorgungskonzept auch bei junger Pflege auf:

■■ **Sektorenübergreifend organisieren**
Um den sehr unterschiedlichen Wohnwünschen Pflegebedürftiger gerecht zu werden, sollen Wohnpflegesettings möglichst flexibel gestaltbar sein. Die oben genannten Beispiele zeigen, dass es viele verschiedene variable Lösungen braucht, um den unterschiedlichen Wohn- und Versorgungswünschen gerade auch junger Pflegebedürftiger gerecht zu werden. Sektorenübergreifende Versorgungssettings geben hier den nötigen Spielraum. Sie wollen Wohnen bei Pflegebedarf überall ermöglichen und verbinden mit dem Wohnen jeweils Leistungen, die nach Bedarf „hinzugewählt" werden können. Sie sichern damit ein hohes Maß an individueller Freiheit bei der Gestaltung der eigenen Wohnsituation. Da hierbei auch ermöglicht wird, Wohnen mal mehr professionell (mehr trägerverantwortet) oder mehr selbst (mehr bewohnerverantwortet) zu organisieren, können auch die individuell gewünschten Sicherheitsbedürfnisse berücksichtigt werden. Solche Wohnkonzepte können einen wesentlichen Beitrag für eine personenorientierte Versorgung auch bei junger Pflege sichern (Rothgang et al. 2019).

■■ **Gemeinsam verantworten**
Die enormen Pflegeaufgaben, die in Zukunft vor uns liegen, erfordern auch, das Pflegewohnen auf breitere Schultern zu stellen. Es werden viele Aufgaben in Sorgearrangements einzubinden sein – so wie dies in den aufgezeigten Beispielen bereits erfolgt. Neben professionellen Dienstleistern und An- und Zugehörigen sind Nachbarn, bürgerschaftlich und zivilgesellschaftlich Engagierte aus dem Sozialraum in „Sorgenden Gemeinschaften" daran beteiligt, das selbständige Wohnen auch bei junger Pflege zu ermöglichen. Dieser Austausch mit anderen aus dem Quartier und die Aktivierung einer neuen Verantwortungsteilung in der Sorgekultur sichert zugleich die Teilhabe Pflegebedürftiger; sie bleiben über Nachbarschaftskontakte sozial in ihrem Lebensraum eingebunden.

■■ **Mitentscheidung ermöglichen**
Aber wer soll diese flexiblen sektorenübergreifenden „sorgenden Gemeinschaften" steuern, wer entscheidet und trägt die Gesamtverant-

wortung für die bedarfsgerechte Umsetzung? Einem Träger allein – wie in klassischen stationären Wohnsettings – die Verantwortung zu übertragen, erscheint hier ebenso wenig zielführend wie die Pflegebedürftigen mit der Gesamtverantwortung – wie in klassischen ambulanten Wohnsettings – allein zu lassen. Der Vorschlag, den Kommunen die Gesamtverantwortung zu übertragen, erscheint aufgrund ihrer Bedeutung für das Case- und Care-Management, der Sozialraumentwicklung und der systematischen Pflegeplanung zunächst naheliegend. Jedoch überfordert das Kommunen nicht, wenn sie für *jedes* Pflegewohnprojekt die Verantwortung im Alltag tragen müssten? Können Kommunen in ihrer besonderen Verantwortung für die Pflegestrukturen gewährleisten, dass es beim Pflegewohnen nicht nur um die Sicherung der Pflege, sondern immer auch um den Wohnalltag und damit um eine ganzheitliche Perspektive geht? Besteht nicht die Gefahr, dass der Selbstverantwortung der Betroffenen und zivilgesellschaftlichen Akteurinnen und Akteure zu wenig Raum in einem primär von Profis gesteuerten Wohnsetting gegeben wird? Wenn alle gemeinsam verantworten sollen, müssen auch alle gemeinsam entscheiden können. Die je gewünschte Balance von Sicherheit und Freiheit kann nicht top-down von Einzelnen verordnet, sondern muss gemeinsam ausgehandelt werden. Bedarfsgerechte Pflegewohnangebote zu gestalten wird nur gelingen, wenn alle am Sorgegeschehen Beteiligten – die Umsorgten, also die Pflegebedürftigen, wie die Sorgenden, also die informell Pflegenden, aber auch die Mitarbeitenden als formelle Pflegende – mehr direkten Einfluss auf die Gestaltung nehmen können. Eine stärkere Einbindung in die Entscheidungen und mehr demokratisch organisierte Umsetzungsprozesse sichern auch für junge Pflegebedürftige nicht nur passgenauere Wohnangebote, sondern ebenso umfassende Teilhabe, denn Teilhabe bedeutet nicht nur sozial eingebunden zu sein, sondern immer auch mitbestimmen und mitgestalten zu können. Zugleich können solche Strukturen auch dazu beitragen, dass professionell Pflegende zufriedener sind,

weil sie mehr Einfluss auf ihre Arbeitsstrukturen haben und diese eigenverantwortlicher mitgestalten können.

Diese Elemente werden vielfach in Einzelimpulsen aus Praxis und Wissenshaft zur Weiterentwicklung der Pflegewohnangebote benannt. U. a. hat auch das Kuratorium Deutsche Altershilfe – in seiner Tradition, immer wieder Impulse zu geben und die institutionelle Langzeitpflege weiterzuentwickeln (Michell-Auli und Sowinski 2013) – diese Elemente in seinem neuen Pflegewohnleitbild „Wohnen 6.0" zusammengefasst. Wohnen 6.0 ist dabei nicht als 6. Generation des Altenheimbaus zu verstehen, sondern als generelles Pflegewohnleitbild, wie für Menschen mit erhöhtem Pflegebedarf – gleich welchen Alters – Wohnen gestaltet werden kann, sodass auch diese Menschen vollumfänglich teilhaben können und selbstbestimmt und selbstständig leben können (Kremer-Preiss 2021).

13.5   Fazit

Auch wenn die vorangehenden Beispiele zeigen, dass bereits einzelne Alternativen für junge Pflegebedürftigen existieren, die den speziellen Wohn- und Versorgungswünschen nach mehr Selbstständigkeit, Selbstbestimmung und Teilhabe gerecht werden, so zeigt sich auch, dass hier dringend der Bedarf nach einer Ausweitung über einzelne „Leuchtturmprojekte" hinaus in die allgemeine Versorgungspraxis besteht – die dann aus wissenschaftlicher Sicht auch wieder einer begleitenden Evaluation ihres Nutzens in Bezug auf Teilhabe, Lebensqualität und pflegerische Versorgungs-Outcomes bedürfen, um tatsächlich evidenzbasiert Best-Praxis-Angebote in die Versorgungsbreite zu tragen. Vor dem Hintergrund knapper und insbesondere auch knapper personeller Ressourcen in der Pflege erscheint es dringend notwendig, sich hierfür zunächst auf notwendige Rahmenbedingungen zu verständigen, um erste Schritte in Richtung ausreichender regelhafter Angebote zu gehen und

205 **13**

Kapitel 13 · Neue Wohnformen – ein Königsweg für die „Junge Pflege"?

dann gleichzeitig auch dafür zu sorgen, dass das aktuelle (regionale) Angebot an geeigneten Wohnformen für junge Pflegebedürftige transparent und einfach öffentlich verfügbar ist. Dies könnte bspw. im Rahmen webbasierter Angebote in der Verantwortung von Kommunen oder Pflegestützpunkten geschehen. Diese werden allerdings in starkem Maße darauf angewiesen sein, von Anbietern, Trägern oder Selbstverwaltungsgremien hierzu aktuelle Informationen zu erhalten („was wird für wen mit welchen Leistungen und Pflichten angeboten?"), da privat organisierte Wohnformen keinen Meldepflichten unterliegen.

Will man Pflegewohnen auch für junge Pflegebedürftige sektorübergreifend in gemeinsamer Verantwortung und mit mehr Mitentscheidungsmöglichkeiten demokratischer gestalten, erfordert dies von den Umsetzenden, sich auf neue Wege, neue Haltungen und neue Arbeitsprozesse einzulassen und liebgewonnene Gewohnheiten zu verlassen. Hierzu gehören u. a. Fragen, wie die Sicherung von Entscheidungsteilhabe auch bei schwerer Pflege gelingen kann und z. B. das Konzept der „Gestützten Entscheidungsfindung" (Roder 2016) auch für das Pflegewohnen praktisch nutzbarer gemacht oder wie mehr personelle Selbstverantwortung organisatorisch gesichert werden kann. Solche Fragen gilt es stärker in den fachlichen Pflegediskurs einzubringen (z. B. auch in der Versorgungsforschung und Qualitätssicherung). Hierzu gehört aber auch, förderliche Rahmenbedingungen zu schaffen, die den Ausbau solcher Pflegewohnsettings begünstigen. Neben mehr Flexibilität im Ordnungs-, Leistungs- und Leitungserbringungsrecht für solche Wohnformen bedarf es in den Pflegewohnsettings funktionsfähiger Gremien für gemeinsam zu verantwortende und gemeinsam zu entscheidende Prozesse. Es bedarf Foren in Pflegewohnangeboten, in denen Pflegebedürftige und die dort Pflegenden sich regelmäßig austauschen und in denen sich Mitwirkungsrechte nicht nur auf Informations-, Anhörungs- und Mitspracherechte (wie vielfach in den Heimmitwirkungsverordnungen) beschränken, sondern Mitentscheidungsrech-

te eröffnet werden. Ein erster Schritt könnte z. B. die Bildung von „Sorgeparlamenten" in Pflegewohnprojekten sein, in denen alle am Sorgegeschehen Beteiligten regelmäßig zusammenkommen und demokratisch grundlegende Fragen entscheiden, wie das Wohnen, der Alltag und die Arbeit im Pflegewohnsetting gestaltet sein soll. Zivilgesellschaftliche Akteure könnten Teil solcher Sorgeparlamente werden und nicht nur als Pflegeressource, sondern auch als Advokaten zur Sicherung der Selbstbestimmung Pflegebedürftiger agieren. Solche demokratischen Beteiligungsprozesse müssen fachlich begleitet werden. Für diese koordinierenden Leistungen bedarf es über mögliche Projektförderungen hinaus einer nachhaltigen Refinanzierung, so wie allgemeine koordinierende Leistungen schon heute in ambulant betreuten Pflegewohngemeinschaften über den Leistungsbaustein gemäß § 38a SGB XI refinanziert werden.

Natürlich ist die Gestaltung solcher Pflegewohnangebote eine Herausforderung. Aber wenn in Zukunft mehr passgenaue Wohnformen auch für junge Pflegebedürftige geschaffen werden sollen, müssen wir nicht nur bessere Rahmenbedingungen in der Pflege schaffen, sondern ebenso wichtig ist es, den direkten Einfluss junger Pflegebedürftiger auf die eigene Pflegewohnsituation zu verbessern.

Literatur

Brucker U, Seidel J (2012) Begutachtungen des Medizinischen Dienstes für die Pflegeversicherung – Pflegebericht 2011/2012. Medizinischer Dienst des Spitzenverbandes Bund der Krankenkassen e V (MDS), Essen. https://www.mds-ev.de/fileadmin/dokumente/Publikationen/SPV/Pflegeberichte/MDS_Pflegebericht_2011-12.pdf. Zugegriffen: 14. Dez. 2021

GKV-Spitzenverband (2018) Weiterentwicklung neuer Wohnformen für pflegebedürftige Menschen –Das Modellprogramm nach § 45f SGB XI – Die Projekte. Berlin. https://www.gkv-spitzenverband.de/media/dokumente/pflegeversicherung/forschung/projekte_wohnen_45f/20181008_Reader_Pflegemodellprojekte_barrierefrei.pdf. Zugegriffen: 14. Dez. 2021

Inklusiv Wohnen Köln e V (2021) Besser wohnen in bunter Gemeinschaft. Köln. https://inklusiv-wohnen-koeln.de/. Zugegriffen: 14. Dez. 2021

Kremer-Preiss U (2021) Wohnen 6.0 – Mehr Demokratie in der (institutionellen) Langzeitpflege. Kuratorium Deutsche Altershilfe e V (KDA), Berlin. https://kda.de/wp-content/uploads/2021/11/KDA_Wohnen_6.0.pdf. Zugegriffen: 14. Dez. 2021

Michell-Auli P, Sowinski C (2013) Die 5. Generation: KDA-Quartiershäuser. Ansätze zur Neuausrichtung von Alten- und Pflegeheimen, 2. Aufl. medhochzwei, Heidelberg

Roder A (2016) Besorgung von Selbstsorgekompetenz. Kompass Fachz Betreuungsmanagement 2:18–23

Rothgang H, Müller R, Runte R, Unger R (2017a) Barmer Pflegereport 2017. Schriftenreihe zur Gesundheitsanalyse. Barmer, Berlin

Rothgang H, Wolf-Ostermann K, Schmid A, Domhoff D, Müller R, Schmidt A (2017b) Ambulantisierung stationärer Einrichtungen und innovative ambulante Wohnformen. Endbericht. Universität Bremen, Bremen (Studie im Auftrag des Bundesministeriums für Gesundheit)

Rothgang H, Kalvitzki T, Cordes J (2019) Alternative Ausgestaltung der Pflegeversicherung, 2. Gutachten im Auftrag der Initiative Pro-Pflegereform. Universität Bremen, Bremen

Schmitt C, Homfeldt HG (2020) „Das hier ist wirklich am Abstellgleis. Toter als tot." Junge Pflegebedürftige als vergessene Adressat*innengruppe gesundheitsbezogener Sozialer Arbeit im Pflegeheim. np Heft 3/2020. neue praxis, Lahnstein

Statistisches Bundesamt (2017) Pflegestatistik 2015. Pflege im Rahmen der Pflegeversicherung. Deutschlandergebnisse. Wiesbaden. https://www.destatis.de/DE/Publikationen/Thematisch/Gesundheit/Pflege/PflegeDeutschlandergebnisse5224001159004.pdf?__blob=publicationFile. Zugegriffen: 14. Dez. 2021

Statistisches Bundesamt (2020) Pflegestatistik. Pflege im Rahmen der Pflegeversicherung – Deutschlandergebnisse. https://www.destatis.de/DE/Themen/Gesellschaft-Umwelt/Gesundheit/Pflege/Publikationen/Downloads-Pflege/pflege-deutschlandergebnisse-5224001199004.pdf; jsessionid=6485037EB0E361FFDF7F7E9B97BF46BC.live722?__blob=publicationFile. Zugegriffen: 14. Dez. 2021

Stiefler S, Seibert K, Wolf-Ostermann K (2020) Gesundheitsbezogene Versorgungsoutcomes in ambulant betreuten Wohngemeinschaften – Ergebnisse eines Rapid Reviews. Z Gerontol Geriat 53:513–521. https://doi.org/10.1007/s00391-020-01705

Wolf-Ostermann K, Kremer-Preiß U, Hackmann T (2019) Entwicklung und Erprobung eines Konzeptes und von Instrumenten zur internen und externen Qualitätssicherung und Qualitätsberichterstattung in neuen Wohnformen nach § 113b Abs. 4 SGB XI. Abschlussbericht. Universität Bremen; Kuratorium Deutsche Altershilfe, Prognos AG, Köln, Freiburg (https://www.gs-qsa-pflege.de/wp-content/uploads/2019/04/20190117-Abschlussbericht-neue-Wohnformen.pdf. Zugegriffen: 14. Dezember 2021)

13

Pflegebedürftige mit speziellen Versorgungsbedarfen: Anforderungen an die Aus- und Weiterbildung

Gertrud Hundenborn

Inhaltsverzeichnis

© Der/die Autor(en) 2022
K. Jacobs et al. (Hrsg.), *Pflege-Report 2022*, https://doi.org/10.1007/978-3-662-65204-6_14

■■ Zusammenfassung

Das Pflegeberufegesetz hat die Pflegeausbildung(en) grundlegend reformiert. Damit stellt sich die Frage des Verhältnisses zwischen pflegerischer Erstausbildung und pflegeberuflicher Weiterbildung im Prozess des lebenslangen Lernens neu. Es geht um die Klärung, auf welche Anforderungen von Pflege- und Versorgungssituationen ausgewählter Klientengruppen in der Langzeitpflege die Pflegeausbildung hinreichend vorbereitet und welche Kompetenzen dagegen in der pflegerischen Weiterbildung vermittelt werden müssen.

Der Beitrag beantwortet diese Frage in zwei Abschnitten. Der erste Teil skizziert zentrale Innovationen der neuen Pflegeausbildung und beleuchtet vor diesem Hintergrund generell die Konsequenzen für anschlussfähige pflegerische Weiterbildungen. Der zweite Teil greift ausgewählte Pflege- und Versorgungssituationen in der Langzeitpflege auf, die Gegenstand dieses Schwerpunktbandes sind. Anhand exemplarischer Kriterien wird die Frage beantwortet, ob bzw. inwieweit die Ausbildung angemessen auf die Anforderungen solcher Situationen vorbereitet ist und für welche Pflege- und Versorgungsbedarfe anschlussfähige Weiterbildungen erforderlich sind.

The Nursing Professions Act has fundamentally reformed nursing training(s) in Germany. This raises the question of the relation between initial nursing training and vocational nursing training in the process of lifelong learning. It is about clarifying the requirements of nursing and care situations of selected client groups in inpatient long-term care for which nursing training must sufficiently prepare and which competencies, on the other hand, must be taught in vocational nursing training. The article answers this question in two sections. The first part outlines central innovations of the new nursing training and, against this background, generally sheds light on the consequences for connectable nursing training. The second part describes selected care and care situations in long-term care which are the subject of the focus topic of this book. Based on exemplary criteria, the author shows whether or to what extent nursing training adequately prepares for the requirements of such situations and for which nursing and care needs connectable further training is required.

14.1 Ausbildung und Weiterbildung im Pflegeberuf

Das Pflegeberufegesetz hat die Pflegeausbildung (en) grundlegend reformiert und an neuen Konzepten und Prinzipien ausgerichtet. Die jetzige Ausbildungskonzeption stellt deshalb auch die Frage des Verhältnisses zwischen Erstausbildung und Weiterbildung neu. U. a. ist zu klären, welche Kompetenzen einer professionellen Pflegepraxis künftig bereits in der Ausbildung erworben werden, welchem Anforderungsniveau die Kompetenzen entsprechen, welche Pflegesituationen und welche Klientengruppen im Fokus der Ausbildung stehen. Vor diesem Hintergrund gilt es, die pflegeberufliche Erstausbildung und die Weiterbildung voneinander abzugrenzen und unter einer bildungssystematischen Perspektive zugleich aufeinander zu beziehen. Die grundlegende Neukonzeption der pflegerischen Erstausbildung sowie die raschen und dynamischen gesellschaftlichen Entwicklungen und Veränderungen erfordern ggf. eine Revision bestehender pflegerischer Weiterbildungsangebote oder ihre grundlegende Neuausrichtung, wenn sie konsequent an die Erstausbildung anschließen und den vielfältigen und komplexen Pflege- und Versorgungbedarfen der Bevölkerung entsprechen sollen.

Die Ausführungen in ▶ Abschn. 14.2 skizzieren die zentralen Innovationen, die grundsätzliche Konsequenzen für anschlussfähige Weiterbildungen haben. Schwerpunkt des Pflege-Report 2022 sind „Spezielle Versorgungslagen in der Langzeitpflege". Deshalb wird in ▶ Abschn. 14.3 die Frage aufgegriffen, welche Anforderungen sich aus den exemplarisch in diesem Band beleuchteten Situationen für die Aus- und Weiterbildungen ergeben, wenn sie den spezifischen Pflege- und Versorgungsbedarfen der hier angesprochenen Klientengruppen gerecht werden sollen.

14.2 Zentrale Innovationen der pflegeberuflichen Erstausbildung

Die zentralen Innovationen, die mit maßgeblichen Konsequenzen für anschlussfähige Weiterbildungen verbunden sind, lassen sich wie folgt skizzieren (vgl. ausführlich Hundenborn 2021):

▪▪ Allgemeine Pflege als Kern der Ausbildung

Das Pflegeberufegesetz löst die bislang auf verschiedene Lebensalter ausgerichteten Ausbildungen in der Altenpflege, der Gesundheits- und Kinderkrankenpflege sowie der Gesundheits- und Krankenpflege durch eine generalistische Ausbildung ab. Diese ist auf die Pflege von Menschen aller Altersstufen in unterschiedlichen Pflege- und Lebenssituationen sowie in verschiedenen institutionellen Versorgungskontexten ausgerichtet. Für einen befristeten Zeitraum ist unter bestimmten Voraussetzungen im letzten Ausbildungsdrittel anstelle der generalistischen Ausrichtung eine Fokussierung auf Kinder und Jugendliche oder auf alte Menschen möglich, die mit den gesonderten Berufsabschlüssen in der Gesundheits- und Kinderkrankenpflege oder in der Altenpflege verbunden ist.

Der Pflegeausbildung nach dem Pflegeberufegesetz liegen ein erweiterter Pflegebegriff und ein entsprechendes Pflege- und Berufsverständnis zugrunde. Das Ausbildungsziel nach § 5 ist auf die prozessorientierte Pflege von Menschen in allen Lebensphasen, in unterschiedlichen Pflege- und Lebenssituationen sowie in den verschiedenen institutionellen Versorgungskontexten ausgerichtet und umfasst die Beratung und Begleitung in allen Lebensphasen einschließlich der Begleitung Sterbender. Der weite Pflegebegriff umspannt die verschiedenen Dimensionen des Pflegehandelns: die gesundheitsfördernde und präventive ebenso wie die kurative, rehabilitative, palliative und sozialpflegerische Dimension. Professionelle Pflege ist der Lebenswelt des zu pflegenden Menschen und der Förderung seiner Selbstständigkeit und Selbstbestimmung verpflichtet. Pflegefachpersonen sind zu wissenschaftlicher Begründung ihres Handelns, zur Orientierung am Einzelfall und zur ethischen Reflexion angehalten.

Die generalistische Ausrichtung schlägt sich in der Ausbildung zur „Pflegefachfrau"/ zum „Pflegefachmann" konsequent in den Kompetenzen nieder, die für den theoretischen und praktischen Unterricht und für die praktische Ausbildung gleichermaßen gelten. Pflichteinsätze in der praktischen Ausbildung sind entsprechend für die allgemeinen Versorgungsbereiche der stationären Akutpflege, der stationären Langzeitpflege und der ambulanten Akut-/Langzeitpflege vorgeschrieben, darüber hinaus in der pädiatrischen und in der psychiatrischen Versorgung (vgl. Anlage 7 PflAPrV).

Die generalistisch ausgerichtete pflegerische Erstausbildung ist eine der Antworten auf die gesellschaftlichen Problemlagen und Herausforderungen in der pflegerischen Versorgung der Bevölkerung. Mit der veränderten Ausbildungskonzeption schließt Deutschland im Vergleich zu anderen europäischen Ländern deutlich später an die langjährigen europäischen Bemühungen um eine Harmonisierung der Pflegeausbildung in Europa an. Die „Nurse responsible for general care", von der die Koordinierungsrichtlinie aus dem Jahr 1977 spricht, betont für die Erstausbildung die Bedeutung der allgemeinen Pflege. Diese „umfasst die Pflege von Kindern, Jugendlichen, Erwachsenen und älteren Menschen bei akuten und chronischen Gesundheitsproblemen sowie somatischen oder psychischen Beschwerden und die in oder außerhalb von Krankenhäusern behandelt werden" (Europäische Kommission 1977, zitiert aus Hundenborn 2015). Auf die Bedeutung einer generalistisch qualifizierten Pflegefachperson macht die WHO 1988 in der Wiener Konferenz nochmals aufmerksam und „empfiehlt schließlich 1993, die Erstausbildung generalistisch auszurichten, hingegen die Spezialisierung der Weiterbildungsebene vorzubehalten" (ebd.).

Unterschiede und Zusammenhänge zwischen der Erstausbildung und der Weiterbildung verdeutlicht die Gesetzgebung an verschiedenen Stellen und sie betont mehrfach die Notwendigkeit, die Ausbildung in ein transparentes und anschlussfähiges Pflegebildungssystem zu integrieren. „Es soll ein modernes, gestuftes und durchlässiges Pflegebildungssystem geschaffen werden, das die Ausbildung der zukünftigen Pflegefachkräfte derart ausgestaltet, dass sie den Anforderungen an die sich wandelnden Versorgungsstrukturen und zukünftigen Pflegebedarfe gerecht wird und zugleich die notwendige Basis für die im Sinne lebenslangen Lernens erforderlichen Fort- und Weiterbildungsprozesse bildet." (Bundesrat 2016, S. 1) Während die neue Ausbildung auf den universellen Einsatz in den allgemeinen Arbeitsfeldern der Pflege vorbereitet, sind für den Aufbau und die (Weiter-) Entwicklung von speziellen und spezialisierten Kompetenzen, die sich aus den Pflege- und Versorgungsbedarfen besonderer Klientengruppen ergeben, anschlussfähige Weiterbildungen erforderlich, die auf der Erstausbildung aufbauen (vgl. ebd.).

▪▪ Primärqualifizierendes Pflegestudium

Nach einer Phase von Modellstudiengängen ermöglicht das Pflegeberufegesetz regulär ein primärqualifizierendes Studium an Hochschulen, das den Berufsabschluss mit einem Bachelorabschluss verbindet. Wie die berufliche Ausbildung an Pflegeschulen befähigt auch das Studium „zur unmittelbaren Tätigkeit an zu pflegenden Menschen aller Altersstufen" (§ 37 Abs. 1 PflBG). Die Kompetenzen, die Gegenstand des Studiums sind, haben jedoch ein höheres Anforderungsniveau. Ein vertieftes pflegewissenschaftliches Wissen, Forschungskompetenzen und ein differenzierteres

Verständnis für die institutionellen und gesellschaftlichen Kontextbedingungen befähigen zur „Steuerung und Gestaltung hochkomplexer Pflegeprozesse" (§ 37 Abs. 1 Punkt 1 PflBG).

Mit der Möglichkeit des primärqualifizierenden Studiums trägt die Gesetzgebung der steigenden Komplexität pflegerischer Versorgungssituationen und den damit einhergehenden Anforderungen an (pflege-) wissenschaftliche Kompetenzen und an die Entwicklung von inter- und multidisziplinären Konzepten Rechnung, die zur Bewältigung von komplexen gesundheitlichen und pflegerischen Problemlagen erforderlich sind. Damit gewinnen wissenschaftliche Weiterbildungen an Hochschulen an Bedeutung, die als Zertifikatsweiterbildungen, als Bachelorstudium für beruflich qualifizierte Pflegefachpersonen mit oft langjähriger Berufserfahrung oder als Weiterbildungsstudium auf Masterebene angeboten werden, die jedoch nicht zwingend an die klassische Hochschulzugangsberechtigung gebunden sind, sondern u. U. auch ohne diese besucht werden können (vgl. Feicks und Arnold 2017; Weidlich-Wichmann 2016).

▪▪ Geschützter Verantwortungsbereich durch vorbehaltene Tätigkeiten

Mit den Regelungen des § 4 PflBG stellt die Gesetzgebung erstmals Pflegetätigkeiten unter einen besonderen rechtlichen Schutz. Die „Erhebung und Feststellung des individuellen Pflegebedarfs", die „Organisation, Gestaltung und Steuerung des Pflegeprozesses" sowie die „Analyse, Evaluation und Sicherung der Qualität der Pflege" dürfen nur von beruflich oder hochschulisch ausgebildeten Pflegefachkräften ausgeführt und vom Arbeitgeber nur an diese übertragen werden. Die Vorbehaltsaufgaben markieren den Kern des selbstständigen Verantwortungs- und Aufgabenbereichs von Pflegefachpersonen und dienen dem besonderen Schutz der zu pflegenden Menschen. Zugleich stellen sie den Pflegeprozess als professionelle Arbeitsmethode in den Mittelpunkt des Ausbildungsprozesses (vgl. Hundenborn und Knigge-Demal 2018).

Die Verantwortung für vorbehaltene Tätigkeiten in Verbindung mit dem Pflegeprozess als Handlungsmodell der professionellen Pflege ist in den Mittelpunkt anschlussfähiger Weiterbildungen zu stellen, die sich auf entsprechend komplexere Pflegesituationen beziehen, zu deren qualitätsangemessener Bewältigung spezialisierte, erweiterte und vertiefte Kompetenzen für spezifische Klientengruppen erforderlich sind.

■ ■ Kompetent werden für komplexe Pflege- und Berufssituationen

Deutlicher und konsequenter als in den bisherigen Ausbildungsgesetzen (Altenpflegegesetz, Krankenpflegegesetz) richtet das Pflegeberufegesetz die Ausbildung auf den Kompetenzerwerb und die Weiterentwicklung solcher Befähigungen aus, die für ein professionelles Pflegehandeln in komplexen Pflege- und Berufssituationen erforderlich sind und die Bereitschaft für die persönliche und fachliche Weiterentwicklung beinhalten. Die Anlagen 1 und 2 PflAPrV konkretisieren die bereits in den Ausbildungszielen angesprochenen Kompetenzen unter einer systemischen Perspektive. Kompetenzbereich I fokussiert die Pflegeprozessverantwortung für zu pflegende Menschen aller Altersstufen und integriert die Vorbehaltsaufgaben des selbstständigen Verantwortungs- und Aufgabenbereichs. „Die einzelnen Kompetenzschwerpunkte fokussieren verschiedene Situationstypen, z. B. Situationen mit gesundheitlichen Problemlagen, Akutsituationen sowie hochbelastete und kritische Situationen, die anhand des Pflegeprozesses gestaltet werden." (Hundenborn 2021, S. 10) Kompetenzbereich II ist auf die unmittelbare Interaktion und Kommunikation zwischen der Pflegefachperson und dem zu pflegenden Menschen sowie seinen Bezugspersonen ausgerichtet. Beide Kompetenzbereiche nehmen die unmittelbar klientenbezogenen Kompetenzen in den Blick und sind auf die Mikroebene ausgerichtet. Kompetenzbereich III legt die Kompetenzen fest, die für das intra- und interprofessionelle Handeln

in verschiedenen institutionellen Versorgungskontexten erforderlich sind. Die gesellschaftlichen Kontextbedingungen sind Gegenstand des Kompetenzbereichs IV, der mit dem Ziel verbunden ist, normative Regelungen, gesellschaftliche Erwartungen sowie ethische und kulturelle Orientierungen mit ihren Einflüssen auf das Pflegehandeln zu reflektieren. Schließlich ist Kompetenzbereich V in besonderer Weise auf die Identitätsentwicklung sowie die kritische Persönlichkeitsentwicklung der Pflegefachpersonen ausgerichtet. Die fünf systemisch ausgerichteten Kompetenzbereiche fördern in ihrer Verschränkung die Gestaltung situations- und kompetenzorientierter Lehr-Lern-Prozesse, die das Pflegehandeln in Pflegesituationen in die vielfältigen institutionellen und gesellschaftlichen Bezüge und Rahmenbedingungen einbinden. Auf diese Weise wird das Bewusstsein für die Zusammenhänge und Wechselwirkungen gefördert und der Einfluss von multiplen Kontexten auf das Pflegehandeln verdeutlicht.

Situations- und Kompetenzorientierung als zentrale Konstruktionsprinzipien der pflegerischen Erstausbildung sollten sich in anschlussfähigen Weiterbildungen fortsetzen. Im Vergleich zur Ausbildung sind die Situationen jedoch durch eine höhere Komplexität gekennzeichnet und beziehen sich auf besondere Pflegebedarfe spezifischer Klientengruppen. „Einfluss auf die Komplexität haben die Pflegeanlässe selbst, die Ausprägung der Beeinträchtigung im Verhältnis zu den Selbstpflegekompetenzen und die Ressourcen des sozialen Umfeldes sowie die Pflegeziele und -maßnahmen." (DBR 2020, S. 13) Auch das Erleben und die Verarbeitung des Erkrankungsgeschehens, von Pflegedürftigkeit oder von Altersbelastungen haben Einfluss auf die Komplexität von Pflegesituationen und die damit einhergehenden Kompetenzanforderungen. Schließlich wirken sich die Situationserwartungen der beteiligten Akteure und ihre Beziehungen zueinander sowie die institutionellen und gesellschaftlichen Kontextbedingungen auf die Komplexität aus (vgl. ebd.)

▪▪ Kompetenzerweiterung durch heilkundliche Tätigkeiten

Zunächst im Rahmen von Modellversuchen ermöglicht das Pflegeberufegesetz den Erwerb „erweiterter Kompetenzen zur selbständigen Ausübung heilkundlicher Tätigkeiten", sofern das Ausbildungsziel hierdurch nicht gefährdet wird (§ 14 PflBG). Die Fachkommission nach § 53 Pflegeberufegesetz hat auf der Grundlage der „Richtlinie nach § 63 Abs. 3c SGB V" insgesamt neun standardisierte Module entwickelt, die gemeinsam vom Bundesministerium für Familie, Senioren, Frauen und Jugend und vom Bundesministerium für Gesundheit genehmigt worden sind (vgl. Fachkommission 2022). „Die Fachkommission hat die Regelungen der G-BA-Richtlinie vor dem Hintergrund des im Pflegeberufegesetz verankerten Pflege- und Berufsverständnisses interpretiert, wonach die Verantwortung für eine selbstständige Pflegeprozessgestaltung in komplexen individualisierten Pflegesituationen zusammen mit den in § 4 PflBG geregelten vorbehaltenen Tätigkeiten in das Zentrum der Ausbildung rückt. Sie hat die Module daher so konzipiert, dass die Versorgungsbedarfe der zu pflegenden Menschen aller Altersstufen stets den Ausgangspunkt der Module bilden und diese dann anhand eines vollständigen und mit dem Therapieprozess verwobenen Pflegeprozesses bearbeitet werden." (Hundenborn und Darmann-Finck 2021, S. 321) Mit dem Erwerb erweiterter Kompetenzen zur Ausübung heilkundlicher Tätigkeiten durch Pflegefachpersonen ist „die Intention verbunden, die gesundheitliche Versorgung v. a. von Menschen mit chronischen Erkrankungen durch kontinuierliche, alltagsnahe, evidenzbasierte und abgestimmte Behandlungs-, Pflege-, Unterstützungs- und Informationsangebote zu sichern und hierfür die Kompetenzen der Pflegefachpersonen besser als bisher einzusetzen" (Darmann-Finck und Hundenborn 2021, S. 72).

In Weiterbildungen, die sich auf die standardisierten Module beziehen, die in der pflegeberuflichen Ausbildung oder im primärqualifizierenden Pflegestudium bereits absolviert worden sind, können korrespondierende Kompetenzen und Leistungen über entsprechende Prüfungen mittels eines Äquivalenzverfahrens ganz oder anteilig angerechnet werden.

14.3 Allgemeine Pflege und Spezialisierung – Aus- oder Weiterbildung

In diesem Abschnitt wird die Frage aufgriffen, ob bzw. inwieweit die speziellen Versorgungsbedarfe von Menschen in der Langzeitpflege und ihren Angehörigen bereits Gegenstand der Ausbildung sind und/oder in einer Weiterbildung bearbeitet werden müssen. Der Schwerpunktband spricht Klientengruppen verschiedener Altersstufen an: im Schwerpunkt I „Versorgungsbedarfe von (schwerst-)pflegebedürftigen Kindern und Jugendlichen", im Schwerpunkt II die „Palliativversorgung von Pflegebedürftigen", im Schwerpunkt III „Außerklinisch Langzeitbeatmete", „Langzeitpflegebedürftige mit Suchterkrankungen" und „Menschen mit geistiger Behinderung bei Eintritt von altersassoziierter Pflegebedürftigkeit" und schließlich im Schwerpunkt IV „Junge Pflege". Ausführungen hierzu sind aufgrund der Umfangsbegrenzung dieses Beitrags nur exemplarisch möglich.

▪▪ Lebensalter und institutionelle Versorgungskontexte

Die Ausbildung zur Pflegefachfrau/zum Pflegefachmann ist über die gesamte Ausbildungszeit im theoretischen und praktischen Unterricht auf typische Pflegesituationen des Kindes- und Jugendalters, verschiedene Phasen des Erwachsenenalters sowie der höheren Lebensalter ausgerichtet. Die Regelung der Anlage 6 PflAPrV stellt eine angemessene Verteilung auf die zu pflegenden Menschen der verschiedenen Altersstufen sicher: „In der Ausbildung zur Pflegefachfrau oder zum Pflegefachmann entfallen über die Gesamtdauer der Ausbildung im Rahmen des

Unterrichts zur Vermittlung von Kompetenzen zur Pflege von Menschen aller Altersstufen jeweils mindestens 500 und höchstens 700 Stunden auf die Kompetenzvermittlung anhand der besonderen Pflegesituationen von Kindern und Jugendlichen sowie von alten Menschen." Die praktische Ausbildung findet im Rahmen von Pflichteinsätzen in den drei allgemeinen Versorgungsbereichen der stationären Akutpflege, der stationären Langzeitpflege und der ambulanten Akut-/Langzeitpflege sowie in der pädiatrischen und psychiatrischen Versorgung statt. Im letzten Ausbildungsdrittel ermöglicht ein Vertiefungseinsatz eine Schwerpunktbildung, die zum Aufbau eines individuellen Kompetenzprofils beitragen kann. Eine besondere Zugangsberechtigung oder -beschränkung ist damit jedoch nicht verbunden. „Die zukünftigen, generalistisch ausgebildeten Pflegefachkräfte werden in der Lage sein, in allen Bereichen der Pflege – Akutpflege, Kinderkrankenpflege, stationäre oder ambulante Langzeitpflege sowie allgemein-, geronto-, kinder- oder jugendpsychiatrische Versorgung – tätig zu werden. Auch in der generalistischen Ausbildung werden im Rahmen der praktischen Ausbildung mit der Wahl der Ausbildungseinrichtung und eines Vertiefungseinsatzes in einem Bereich besondere Kenntnisse erworben [nicht nur in den gesonderten Berufsabschlüssen, Anmerkung G. H.]. Ein Vertiefungseinsatz ist jedoch keine Bedingung für eine spätere Berufstätigkeit in dem entsprechenden Bereich und er schließt umgekehrt eine spätere Berufstätigkeit in einem anderen Pflegebereich nicht aus. [...] Weitere beruflich erforderliche spezialisierte und vertiefte Kenntnisse sind, wie bisher auch, in beruflichen Fort- und Weiterbildungen zu erwerben." (BMG und BMFSFJ 2020, S. 3 f.)

▪▪ Komplexität und Anforderungsniveau

Die berufliche Pflegeausbildung befähigt zur „selbständige[n], umfassende[n] und prozessorientierte[n] Pflege von Menschen aller Altersstufen in akut und dauerhaft stationären sowie ambulanten Pflegesituationen" (§ 5 Abs. 1 PflBG) sowie zur Steuerung und Gestaltung

von Pflegeprozessen und Pflegediagnostik in diesen Situationen (vgl. Anlage 2 PflAPrV). Die hochschulische Ausbildung ist mit einem erweiterten Ausbildungsziel verbunden und befähigt „zur Steuerung und Gestaltung hochkomplexer Pflegeprozesse auf der Grundlage wissenschaftsbasierter oder wissenschaftsorientierter Entscheidungen" (§ 37 Abs. 3 Punkt 1 PflBG). Der Komplexitätsgrad von Pflegesituationen ist ein Unterscheidungskriterium zwischen der beruflichen und der hochschulischen Ausbildung. Jedoch sind auch die Pflegesituationen der beruflichen Pflegeausbildung durch Komplexität gekennzeichnet, die kontinuierlich über den Ausbildungsverlauf gesteigert wird. Die Rahmenpläne der Fachkommission beschreiben die Komplexitätssteigerung über den Ausbildungsverlauf anhand verschiedener Kriterien: Grad der Pflegebedürftigkeit, Komplexität gesundheitlicher Problemlagen, Stabilität/Instabilität der Situation, Anzahl der beteiligten Akteure und ihre Sichtweisen, Berücksichtigung von Rahmenbedingungen (vgl. ◘ Tab. 14.1).

Mit der Komplexitätssteigerung geht ein sukzessiver Kompetenzaufbau einher, das Anforderungsniveau der Kompetenzen wird über den Ausbildungsverlauf also entsprechend angehoben. Diesem entwicklungslogischen Aufbau trägt der Gesetz- und Verordnungsgeber durch die Anlagen 1 und 2 Rechnung. Anlage 1 legt das Kompetenzniveau zum Zeitpunkt der Zwischenprüfung, d. h. zum Ende des zweiten Ausbildungsdrittels fest, Anlage 2 das Anforderungsniveau für die staatliche Prüfung zur Pflegefachfrau oder zum Pflegefachmann am Ende der Ausbildung (vgl. ◘ Tab. 14.2).

▪▪ Allgemeiner und spezialisierter Pflegebedarf ausgewählter Klientengruppen

Der exemplarische Einblick in den Kompetenzaufbau des Kompetenzschwerpunktes I.3 „Pflegeprozesse und Pflegediagnostik von Menschen aller Altersstufen in hoch belasteten und kritischen Lebenssituationen verantwortlich planen, organisieren, gestalten, durchführen, steuern und evaluieren" zeigt,

◻ Tab. 14.1 Kompetenzentwicklung in den Rahmenausbildungsplänen durch Steigerung der situativen Anforderungen in den Handlungsanlässen (vgl. Rahmenpläne der Fachkommission 2020, S. 19)

Erstes Ausbildungsdrittel	Mittleres Ausbildungsdrittel	Letztes Ausbildungsdrittel
Geringer Grad an Pflegebedürftigkeit[a], also max. erhebliche Beeinträchtigung in der Selbstständigkeit	Mittelmäßiger Grad an Pflegebedürftigkeit[a], also max. schwere Beeinträchtigungen der Selbstständigkeit	Hoher Grad an Pflegebedürftigkeit[a], also schwerste Beeinträchtigungen der Selbstständigkeit
Nur seltenes Auftreten von Verhaltensweisen und psychischen Problemlagen, die eine personelle Unterstützung erforderlich machen	Max. häufiges Auftreten von Verhaltensweisen und psychischen Problemlagen, die eine personelle Unterstützung erforderlich machen	Tägliches häufiges Auftreten von Verhaltensweisen und psychischen Problemlagen, die eine personelle Unterstützung erforderlich machen
Gesundheitliche Problemlagen bei gesundheitlicher Stabilität, d. h. geringe Gefahr an Komplikationen (geringe Risikogeneigtheit)	Mittlere gesundheitliche Instabilität (mittlere Risikogeneigtheit)	Geringer Grad an Ressourcen, hoher Grad an Vulnerabilität
Die einzelnen zu pflegenden Menschen stehen im Mittelpunkt, ggf. auch einzelne Bezugspersonen	Zu pflegende Menschen im Kontext von Gruppen, z. B. Familien, Perspektiven aber weitgehend konvergent	Zu pflegende Menschen im Kontext von Gruppen, z. B. Familien, oder sozialen Netzwerken mit z. B. divergierenden Perspektiven

[a]Diese Festlegungen basieren auf der Definition von Pflegebedürftigkeit im Begutachtungsinstrument des MDS (2017)

Pflege-Report 2022

dass sowohl pflegerische Versorgungssituationen (schwerst-)pflegebedürftiger Kinder als auch die „Versorgung erkrankter Pflegebedürftiger am Lebensende" bereits Gegenstand der pflegeberuflichen Erstausbildung sind und die erforderlichen Kompetenzen auf einem entsprechenden Anforderungsniveau vermittelt werden. Werden jedoch spezialisierte und vertiefte Kenntnisse zum professionellen Pflegehandeln in Pflegesituationen benötigt, sind diese „wie bisher auch, in beruflichen Fort- und Weiterbildungen zu erwerben" (BMG und BMFSFJ 2020, S. 3 f.). Das entscheidende Differenzkriterium zwischen Aus- und Weiterbildung zeigt sich vor allem darin, inwieweit die Situationen der allgemeinen Pflege zuzurechnen oder durch Spezialisierung gekennzeichnet sind.

So ist Spezialisierung fraglos für die Pflege- und Versorgungssituationen in der außerklinischen Langzeitbeatmung gegeben. Die auf die allgemeine Pflege ausgerichtete Aus-bildung qualifiziert nicht für intensivpflegerische Handlungsfelder und vermittelt nicht die Grundlagen der außerklinischen Beatmung, wie dies mit dem von der DIGAB (Deutsche Interdisziplinäre Gesellschaft für Außerklinische Beatmung) zertifizierten Basiskurs „Pflegefachkraft für außerklinische Beatmung" gefordert wird.

Während die Ausbildung auf die allgemeine Begleitung von sterbenden Menschen und ihren Angehörigen angemessen vorbereitet, wird für die Palliativversorgung zwar die Grundlage in der Ausbildung gelegt, zugleich jedoch darauf hingewiesen, dass eine Vertiefung der Kompetenzen in einer spezialisierten Weiterbildung erfolgt. Dies verdeutlicht ein Blick in die Rahmenpläne der Fachkommission nach § 53 Pflegeberufegesetz. Die curriculare Einheit 08 „Menschen in kritischen Lebenssituationen und in der letzten Lebensphase begleiten" umfasst insgesamt 240 h im Ausbildungsverlauf und ist auch auf die palliative

⬛ Tab. 14.2 Kompetenzen des Kompetenzschwerpunktes 1.3 in den Anlagen 1 und 2 PflAPrV

Pflegeprozesse und Pflegediagnostik von Menschen aller Altersstufen in hoch belasteten und kritischen Lebenssituationen verantwortlich planen, organisieren, gestalten, durchführen, steuern und evaluieren.	
Kompetenzen der Anlage 1	**Kompetenzen der Anlage 2**
Die Auszubildenden	**Die Absolventinnen und Absolventen**
a) pflegen, begleiten und unterstützen Menschen aller Altersstufen in Phasen fortschreitender Demenz oder schwerer chronischer Krankheitsverläufe,	a) pflegen, begleiten unterstützen und beraten Menschen aller Altersstufen sowie deren Bezugspersonen in Phasen fortschreitender Demenz oder schwerer chronischer Krankheitsverläufe sowie am Lebensende,
b) verfügen über grundlegendes Wissen zu Bewältigungsformen und Unterstützungsangeboten für Familien in entwicklungs- oder gesundheitsbedingten Lebenskrisen,	b) unterstützen Familien, die sich insbesondere infolge einer Frühgeburt, einer schweren chronischen oder einer lebenslimitierenden Erkrankung in einer Lebenskrise befinden, und wirken bei der Stabilisierung des Familiensystems mit,
c) beteiligen sich an der Durchführung eines individualisierten Pflegeprozesses bei schwerstkranken und sterbenden Menschen in verschiedenen Handlungsfeldern,	c) steuern, verantworten und gestalten den Pflegeprozess bei Menschen aller Altersstufen mit akuten und chronischen Schmerzen,
d) begleiten schwerstkranke und sterbende Menschen, respektieren deren spezifische Bedürfnisse auch in religiöser Hinsicht und wirken mit bei der Unterstützung von Angehörigen zur Bewältigung und Verarbeitung von Verlust und Trauer,	d) gestalten einen individualisierten Pflegeprozess bei schwerstkranken und sterbenden Menschen aller Altersstufen in verschiedenen Handlungsfeldern und integrieren die sozialen Netzwerke in das Handeln,
	e) begleiten und unterstützen schwerstkranke Menschen sowie nahe Bezugspersonen in Phasen des Sterbens, erkennen und akzeptieren deren spezifische Bedürfnisse und bieten Unterstützung bei der Bewältigung und Verarbeitung von Verlust und Trauer an,
e) verfügen über grundlegendes Wissen zu den spezifischen Schwerpunkten palliativer Versorgungsangebote.	f) informieren schwerkranke und sterbende Menschen aller Altersstufen sowie deren Angehörige zu den spezifischen Schwerpunkten palliativer Versorgung.

Pflege-Report 2022

Dimension des Pflegehandelns ausgerichtet. Im didaktischen Kommentar findet sich jedoch der folgende deutliche Hinweis: „Palliative Care als Konzept und Versorgungsansatz kann in vielen Handlungsfeldern verfolgt werden, deshalb können grundlegende Aspekte auch in anderen Lerneinheiten vertieft werden. Es soll jedoch darauf geachtet werden, dass die Tiefe der Auseinandersetzung einer Erstausbildung entspricht. Das Thema Palliative Care kann in Weiterbildungen und Studiengängen vertieft werden." (Fachkommission 2020, S. 136)

Für die Zielgruppe von „Menschen mit (geistiger) Behinderung und altersassoziierter Pflegebedürftigkeit" vermittelt die Pflegeausbildung die erforderlichen Kompetenzen (vgl. ⬛ Tab. 12.2). Im curricularen Kontext werden entsprechende Kompetenzen in den curricularen Einheiten 02 „Zu pflegende Menschen in der Bewegung und Selbstversorgung unterstützen" und 07 „Rehabilitatives Pflegehandeln im interprofessionellen Team" sowie ebenfalls in den Arbeits- und Lernaufgaben der praktischen Ausbildung angebahnt und gefördert.

Die Auseinandersetzung mit Sucht- und Abhängigkeitsproblemen, mit „Störungen durch Alkohol- und Medikamentenkonsum" sind ebenfalls Gegenstand der Pflegeausbildung. Die Rahmenpläne der Fachkommission bearbeiten solche Pflege- und Versorgungssituationen in der curricularen Einheit 04 „Gesundheit fördern und präventiv handeln", in der curricularen Einheit 11 „Menschen mit psychischen Gesundheitsproblemen und kognitiven Beeinträchtigungen personenzentriert und lebensweltbezogen unterstützen" und auch im Rahmen der praktischen Ausbildung.

Insgesamt lässt sich festhalten, dass weder das Lebensalter oder die Entwicklungs- und Lebensphase noch der institutionelle Versorgungskontext der Langzeitpflege oder eines anderen allgemeinen Versorgungskontextes entscheidend für die Beantwortung der Frage ist, inwieweit Aus- oder Weiterbildung auf die Anforderungen der Pflege- und Versorgungssituationen vorbereiten. Es ist vielmehr ein besonderes Anspruchsniveau an die Pflegekompetenzen, das vor allem durch spezifische Pflegebedarfe bedingt ist, die spezialisiertes und vertieftes Wissen erfordern, das über die Ausbildung hinausgeht.

14.4   Fazit

Die generalistische Ausbildung nach dem Pflegeberufegesetz stellt die Pflegeausbildung auf neue konzeptionelle Grundlagen. Sie hebt die bisherige in den separaten Ausbildungen der Altenpflege sowie der Gesundheits- und Krankenpflege/Gesundheits- und Kinderkrankenpflege gegebene Fokussierung auf bestimmte Lebensphasen und Altersstufen der zu pflegenden Menschen auf. Das Pflegeberufegesetz richtet die Ausbildung für die Pflegefachfrau/ den Pflegefachmann stattdessen auf die Kompetenzen aus, die für die allgemeine Pflege von Menschen aller Altersstufen in unterschiedlichen Pflege- und Lebenssituationen sowie in verschiedenen institutionellen Versorgungskontexten erforderlich sind. Damit wird die Ausbildung auf eine breitere Kompetenzbasis gestellt, die im Laufe des lebenslangen Lernens vielfältige Weiterentwicklungsmög-

lichkeiten eröffnet. Diese breitere Basis geht nicht – wie häufig befürchtet – mit einem Verlust des Anforderungsniveaus der Ausbildung einher. Vielmehr fördern das Lernen an exemplarischen komplexen Fallsituationen, die auf die Pflege von Menschen verschiedener Altersstufen und mit unterschiedlichen Pflegebedarfen ausgerichtet sind, sowie das betriebliche Lernen in konkreten Pflegesituationen die Transferfähigkeit und selbstständige Problemlösungskompetenz. Dies zeigen nicht zuletzt empirische Ergebnisse aus zahlreichen Modellversuchen, welche die jetzige Ausbildungsreform vorbereitet haben (vgl. BMFSFJ 2008).

Das grundsätzliche Verhältnis von Ausbildung und Weiterbildung wird durch die Ausbildungsreform nicht verändert. Weiterhin gilt, dass vertiefte und spezialisierte Kenntnisse, die auf der Erstausbildung aufbauen, in beruflichen Fort- und Weiterbildungen zu erwerben sind. Auch mit den speziellen oder gesonderten Berufsabschlüssen, die für eine Übergangzeit noch in der Gesundheits- und Kinderkrankenpflege bzw. in der Altenpflege erworben werden können, wird eine Spezialisierung im engeren Sinne weder angestrebt noch erreicht, und zwar weder nach dem Pflegeberufegesetz noch nach den bisher geltenden Ausbildungsregelungen. Die Ausbildungen nach neuem und altem Recht vermitteln nicht die Kompetenzen für allgemeine und zugleich für spezialisierte, erweiterte und vertiefte pflegerische Kompetenzen für spezialisierte Versorgungsbereiche. Die allgemeinen Zielsetzungen und Merkmale beruflicher Weiterbildungen und ihr bildungssystematischer Anschluss an die pflegeberufliche Erstausbildung bringt auch der Deutsche Bildungsrat für Pflegeberufe in seinen „Empfehlungen zur Musterweiterbildungsordnung für Pflegeberufe" (DBR 2020) zum Ausdruck: „Berufliche Weiterbildungen vertiefen, erweitern oder ergänzen pflegerische Kompetenzen, die professionell Pflegende in einer beruflichen und/oder hochschulischen Pflegeausbildung als Basis erworben und infolge unterschiedlich langer Berufserfahrung in verschiedenen Handlungsfeldern weiterentwickelt haben. [...] Berufliche Weiterbildungen sind auf den Erwerb bzw. auf die Vertiefung und (Weiter-)Entwicklung von Kompetenzen ausgerichtet, die in Pflegesituationen mit besonderer Komplexität, für Menschen mit spezifischem Pflegebedarf und/oder für die verantwortliche Übernahme besonderer Funktionen im pflegepädagogischen, -manageriellen oder -wissenschaftlichen Bereich erforderlich sind." (DBR 2020, S. 4) Die für spezialisierte Versorgungsbereiche und Handlungsfelder erforderlichen pflegerischen Kompetenzen unterscheiden „sich ... in der Breite und Tiefe der Fachlichkeit, in der Komplexität der Pflege- und Berufssituationen *und im Anspruchsniveau*" von den in der pflegeberuflichen Erstausbildung erworbenen Kompetenzen.

Allerdings erfordern anschlussfähige Weiterbildungen eine genaue Abstimmung zwischen Aus- und Weiterbildung, wenn eine unnötige Doppelung vermieden und der besondere Mehrwert und die Notwendigkeit einer Weiterbildung hinreichend deutlich werden sollen. Dazu müssen auch Weiterbildungsangebote die angestrebten Kompetenzen klar ausweisen und dürfen sich nicht auf die stichpunktartige Angabe von Inhalten beschränken. So zeigt eine Weiterbildungsstudie des DIP (2017), dass derzeit viele Angebote besondere Schwachstellen im Bereich der mit der Weiterbildung verbundenen Intentionen und Zielsetzungen aufweisen. Die Ansprüche an kompetenzorientierte Formulierungen werden oft nicht erfüllt und die über die Erstausbildung hinausgehenden Kompetenzen sowie die hiermit verbundenen Berechtigungen in den pflegerischen Handlungsfeldern werden nicht deutlich. Angaben zum Weiterbildungsniveau und die bildungssystematische Einordnung des Angebots in ein gestuftes Pflegebildungssystem, das sich an einschlägigen Referenzsystemen orientiert, unterbleiben. Anschluss- und Anrechnungsmöglichkeiten auf weiterführende Qualifizierungen oder Studiengänge werden kaum angesprochen (DIP 2017).

Sowohl zur Bestimmung von Weiterbildungsbedarfen als auch zur Entwicklung entsprechender Konzepte braucht es gesellschaftliche Verständigungsprozesse, welche die i. d. R. programmatischen und normativen Aspekte von und Zuschreibungen an Weiterbildung um Ergebnisse und Erkenntnisse aus empirischen Handlungsfeld- und Kompetenzanalysen ergänzen. Diesbezüglich besteht zurzeit noch erheblicher Forschungs- und Entwicklungsbedarf.

Literatur

BMFSFJ (2008) Pflegeausbildung in Bewegung. Schlussbericht der wissenschaftlichen Begleitung. https://www.dip.de/fileadmin/data/pdf/material/PiB_Abschlussbericht.pdf. Zugegriffen: 8. Jan. 2022

BMG, BMFSFJ Fragen und Antworten zum Pflegeberufegesetz. faqs-pflegeberufsgesetz-data.pdf. Zugegriffen: 16. Mai 2020

Bundesrat (2016) Gesetzentwurf der Bundesregierung. Entwurf eines Gesetzes zur Reform der Pflegeberufe (Pflegeberufereformgesetz – PflBRefG). Drucksache 20/16. https://dserver.bundestag.de/brd/2016/0020-16.pdf. Zugegriffen: 2. Jan. 2022

Darmann-Finck I, Hundenborn G (2021) Heilkundliche Aufgaben übernehmen – Standardisierte Module der Fachkommission. Schwester Pfleg 10(21):68–73

Deutscher Bildungsrat für Pflegeberufe (DBR) (2020) Empfehlungen zur Musterweiterbildungsordnung für Pflegeberufe (MWBO PflB). Strategien für die pflegeberufliche Weiterbildung. http://bildungsrat-pflege.de/wp-content/uploads/2014/10/mwbo_pflb_27-01-2020.pdf. Zugegriffen: 20. Nov. 2021

Deutsches Institut für angewandte Pflegeforschung e V (DIP) (2017) Systematik von Fort- und Weiterbildungen in der professionellen Pflege in Deutschland. Vorstudie. https://www.rotkreuzschwestern.de/content/6-politik-position/3-deutscher-pflegerat/4-weitere-informationen-und-downloads/projektbericht-_dbr_dip_vorstudie_2017_10_05-2.pdf. Zugegriffen: 10. Okt. 2021

Fachkommission nach § 53 Pflegeberufegesetz (2020) Rahmenpläne der Fachkommission nach § 53 PflBG, 2. überarbeitete Auflage. https://www.bibb.de/dienst/veroeffentlichungen/de/publication/show/16560. Zugegriffen: 20. Aug. 2021

Fachkommission nach § 53 Pflegeberufegesetz (2022) Standardisierte Module zum Erwerb erweiterter Kompetenzen zur Ausübung heilkundlicher Aufgaben (Veröffentlichung in Vorbereitung)

Feicks A, Arnold D (2017) Grundlagen der Angebotsentwicklung. Teilprojekt Pflege und Gesundheit der Hochschule Ludwighafen am Rhein. https://www.hwg-lu.de/fileadmin/user_upload/ehochb/

Publikationen/AuF-Bericht_Nr._13_Grundlagen_
der_Angebotsentwicklung_HS-LU.pdf. Zugegriffen:
29. Dez. 2021

Hundenborn G (2015) Für die allgemeine Pflege ver-
antwortlich sein. Hintergründe, Entwicklungen und
Perspektiven einer generalistischen Pflegeausbildung.
Rechtsdepesche Gesundheitswes 12(6):272–279

Hundenborn G (2021) Verantwortlich für die allgemeine
Pflege. Hintergründe, Ziele und zentrale Innovationen
der Pflegeberufereform. Z Med Ethik 67:3–15

Hundenborn G, Darmann-Finck I (2021) Erweiterte heilkundliche Verantwortung für Pflege- und Therapie-
prozesse übernehmen – Standardisierte Module der

Fachkommission nach § 53 PflBG. Rechtsdepesche
Gesundheitswes 18(6):320–327

Hundenborn G, Knigge-Demal B (2018) Der Pflege vorbe-
halten! Hintergründe und Perspektiven der vorbehaltenen Tätigkeiten im Pflegeberufegesetz. Rechtsdepesche Gesundheitswes 15(5):230–237

Weidlich-Wichmann U (2016) Wissenschaftliche Weiterbildung für Pflegefachkräfte an Hochschulen in
der Region Ostfalen – Bestandsaufnahme und Herausforderungen. https://www.berufsbildung.nrw.de/
cms/upload/hochschultage-bk/2017beitraege/FT_14_
Weiterbildung_Pflegekrfte_Weidlich-Wichmann_et_
al.pdf. Zugegriffen: 23. Dez. 2021

„Aus dem Schatten ins Rampenlicht": Versorgungssettings und Unterstützungsbedarfe in der häuslichen Pflege durch Angehörige sind vielfältig

Frank Schumann, Christian Pälmke und Katharina Lange

Inhaltsverzeichnis

© Der/die Autor(en) 2022
K. Jacobs et al. (Hrsg.), *Pflege-Report 2022*, https://doi.org/10.1007/978-3-662-65204-6_15

▪▪ Zusammenfassung

Vielfalt ist das Resultat einer sich dynamisch wandelnden Gesellschaft. Das hat auch Auswirkungen auf die pflegerische Versorgung in der Häuslichkeit, wo der Großteil der Menschen mit Pflegebedarf von Angehörigen oder Personen aus Freundeskreis und Nachbarschaft versorgt werden. Anhand von vier Bevölkerungsgruppen gibt der Beitrag einen exemplarischen Einblick in jeweils unterschiedliche Lebenslagen, -geschichten und Herausforderungen, die im Zusammenhang mit einer Pflegesituation einhergehen können. Der Artikel stellt häusliche Pflegesettings bei Menschen mit Migrationsgeschichte, bei Familien mit einem pflegebedürftigen Kind, bei Menschen aus dem Spektrum der sexuellen Vielfalt (LSBTI*) und bei pflegenden Kindern und Jugendlichen in den Focus. Die den Betrachtungen zugrundeliegende These lautet, dass zwar im Hinblick auf die Zusammensetzung der Gesellschaft Vielfalt Normalität ist, diese aber mitunter im Pflegesystem und der Pflegepraxis noch immer nicht umfassend wahrgenommen und gelebt wird. In der Folge stehen viele Bevölkerungsgruppen im Schatten der Öffentlichkeit. Aufgrund der fehlenden Wahrnehmung fehlen wichtige Unterstützungsleistungen. Die im Beitrag dargestellten jeweiligen Rahmenbedingungen sollen für die spezifischen Bedürfnisse dieser Gruppen sensibilisieren. Die dargestellten Handlungsempfehlungen sollen zum weiteren Nachdenken und zur Diskussion um eine achtsame pflegerische Versorgung von allen Menschen mit Pflegebedarf und zur besseren Unterstützung der sie primär versorgenden pflegenden Angehörigen anregen. Die stärkere Sensibilisierung von Fachkräften zu den jeweiligen Gruppen stellt dabei eine wiederkehrende Forderung dar, die auch als übergeordnete Forderung nach einer umfassenden diversitätssensiblen Ausrichtung der Pflege verstanden werden kann. Für den Beitrag wurde der Austausch mit verschiedenen Fachstellen gesucht, deren inhaltlicher Arbeitsschwerpunkt in den jeweiligen Themengebieten liegt. So soll eine praxisnahe Perspektive zum Thema vermittelt werden.

Diversity is the result of a dynamically changing society. This also has an impact on the majority of people with care needs who are cared for at home by relatives, friends and neighbors. Based on four population groups, the article provides an exemplary insight into different situations, histories and challenges that can arise in connection with a care situation. The authors focus on home care settings for people with a migration history, for families with a child in need of care, for people from the sexual diversity spectrum (LGBTI*), and for children and adolescents as caregivers. They assume that although diversity is normal in terms of the make-up of society, it is still not fully recognized and practiced in the care system and care practice. As a result, many groups of the population are not perceived by the public, so that important support services are missing. The framework conditions described in this article are intended to raise awareness of the specific needs of these groups. The recommendations for action presented are intended to stimulate further reflection and discussion about mindful nursing care for all people in need of care and better support for the family caregivers. Making professionals more aware of the respective groups represents a recurring demand in this context, which can also be understood as a demand for a comprehensive diversity-sensitive orientation of care. For this article, the authors sought exchange with various specialised agencies with a focus in the respective fields in order to convey a practical perspective on the topic.

15.1 Einleitung

Mehr als 80 % der Pflegebedürftigen in Deutschland werden in der eigenen Häuslichkeit gepflegt.[1] Seit 2009 (69 % häusliche

---

1   Pflege im Rahmen der Pflegeversicherung; Deutschlandergebnisse – Pflegestatistik 2019, Statistisches Bundesamt (Destatis) 2020, erschienen 15.12.2020.

Pflege[2]) ist dieser Pflegebereich damit stark wachsend. In den zehn Jahren zwischen 2009 und 2019 wurden kontinuierlich etwa zwei Drittel der häuslich Gepflegten ausschließlich von pflegenden Nahestehenden ohne Unterstützung durch ambulante Pflegedienste versorgt. Die häuslich pflegenden Nahestehenden[3], in der Folge pflegende Angehörige genannt, sind damit die am stärksten wachsende Gruppe, die zur Sicherung pflegerischer Aufgaben in unserer Gesellschaft beiträgt. Dies macht die Relevanz der häuslichen Versorgung durch pflegende Angehörige für das deutsche Pflegesystem überdeutlich. Aber gibt es *das* eine Pflegesetting durch und für pflegende Angehörige, das sich durch standardisierte Maßnahmen entlasten lässt? Lassen sich die Bedarfe für die Sicherung einer bedürfnisorientierten und angemessenen häuslichen Versorgung und die dafür nötige Unterstützung generell oder sogar pauschal beschreiben?

Dieser Beitrag richtet den Blick auf Bevölkerungsgruppen, die im Gesundheits- und Pflegesystem, somit auch im Kontext der häuslichen Pflege, bislang nur wenig Beachtung finden. Dabei ist ihre Lebens- und Pflegesituation auf unterschiedliche Art und Weise besonders. Jede dieser im Folgenden beschriebenen Gruppen ist von hoher Relevanz für das Pflegesystem in Deutschland. Jede hat aus unterschiedlichen Gründen eigene Bedürfnisse und eigene Probleme in der Sicherstellung einer angemessenen häuslichen Versorgung der ihnen anvertrauten Pflegebedürftigen.

Ziel des Beitrags ist es, einen achtsamen Blick auf die Vielfalt in unserer Gesellschaft und damit in der Konsequenz auf die Vielfalt unseres Pflegesystems zu vermitteln und zu stärken. Er macht deutlich, wie wichtig eine Flexibilisierung vorhandener pflegebezogener Unterstützungsangebote zur Sicherstellung einer personenorientierten Pflegeversorgung in allen Bevölkerungsgruppen ist. Dafür müssen die im Weiteren beschriebenen Erkenntnisse konsequent auf die Sicherung dieses größten Bereichs im Pflegesystem übertragen und angewendet werden. Das gelingt in der Praxis bereits an einigen Stellen gut und kann manchmal durch Best Practice belegt werden. Dennoch gibt es nach wie vor einen großen Handlungsbedarf. Das gilt gleichermaßen für die Pflegepraxis wie die Pflegepolitik.

Wir konzentrieren uns in diesem Beitrag exemplarisch auf vier Gruppen: pflegende Angehörige von jungen Menschen mit Pflegebedarf, von Menschen mit speziellen kulturellen Bedürfnissen durch Migrationsgeschichte oder Lesben, Schwule, Bisexuelle, Trans* und Inter*[4] (LSBTI*) sowie Kinder und Jugendliche mit Pflegeverantwortung. Wir werden jeweils einige Hintergründe zu den Zielgruppen skizzieren und mit Handlungsempfehlungen für die Pflegepraxis und Politik schließen. Diese Skizze der Themenfelder im Rahmen dieses Pflege-Reports dient dazu, den Blick auf diese Gruppen zu lenken, zu fokussieren und zur weiteren Auseinandersetzung anzuregen. Sie dient nicht dazu, jeden Bereich für sich genommen in der ihm gebührenden Ausführlichkeit und Tiefe zu behandeln und auszuleuchten.

Zu den jeweiligen Themenfeldern gibt es in Deutschland ausgewiesene Fachleute und Fachstellen. Mit einem Teil von ihnen konnten wir zur Entwicklung des Beitrags sehr wertvolle Diskussionen führen und auf diesem Weg, das ist zumindest unsere Hoffnung, die Perspektive der Praxis und der Zielgruppen stärken. Besonders möchten wir uns herzlich bei dem Projekt *echt unersetzlich*, der *Fachstelle LSBTI*, Altern und Pflege, MenschenKind – Fachstelle für die Versorgung chronisch kranker und pflegebedürftiger Kinder* und bei den Mitgliedern von *wir pflegen e. V. – Interessen-*

---

2 Pflegestatistik 2009 – Pflege im Rahmen der Pflegeversicherung; Deutschlandergebnisse Statistisches Bundesamt (Destatis) 2011, erschienen Februar 2011.

3 Unter häuslich pflegenden Nahestehenden verstehen die Verfassenden familiäre Angehörige und vergleichbar nahestehende Personen wie Freund*innen (sog. Wahlfamilie), die Pflegeaufgaben in der Häuslichkeit erbringen.

4 Das * steht für die Vielfältigkeit im Bereich der Trans- und Inter-Personen und wird teilweise auch durch das Kürzel Q für „Queer" ergänzt.

vertretung und Selbsthilfe pflegender Angehöriger bedanken.

15.2 Pflege altersübergreifend: junge Menschen mit Pflegebedarf

In Deutschland haben rund 161.000 Kinder und Jugendliche (im Alter von 0 bis 14 Jahren) einen Pflegegrad. Etwa 95 % der Kinder und Jugendlichen werden ausschließlich von ihren Angehörigen versorgt.[5] Zumeist sind die Mütter die Hauptpflegepersonen, die in der Regel noch im erwerbsfähigen Alter sind. Gerade in diesen Familien ist eine Unterstützung des Pflegesettings somit auch eine Frage der Gendergerechtigkeit. Im Pflegesystem werden diese Familien und ihre Bedarfe häufig übersehen. Dabei sind die Herausforderungen im Alltag für sie besonders vielfältig und schwierig.

Eine Studie von Bücker und Pietsch zeigt, dass sich die Pflege eines Kindes deutlich auf die Gesundheit der Mütter auswirkt. Zu den zentralen Belastungsfaktoren gehören große körperliche Anstrengungen (insbesondere bei Immobilität der Kinder), ein Hilfebedarf der Kinder „rund um die Uhr" und auch Zukunftsängste bezogen auf die perspektivische Betreuung und Pflege des Kindes. Die Verfassenden kommen zu dem Ergebnis, „(...) dass pflegende Mütter erhebliche Einschränkungen ihrer Gesundheit und gesundheitsbezogenen Lebensqualität erfahren und zu einer Risikogruppe für gesundheitliche Beeinträchtigungen gehören" (Büker und Pietsch 2019, S. 2). Die Selbsthilfeorganisation und Interessenvertretung wir pflegen e. V. hat ein Positionspapier zu der Situation, den Bedarfen und Forderungen pflegender Eltern entwickelt.[6] Die pflegenden Eltern betonen darin, dass sich ihre Pflege- und Lebenssituation von der Pflege älterer Menschen unterscheidet und dass ihre spezifischen Leistungen in der Gesellschaft nicht ausreichend wertgeschätzt werden.[7] Ein wesentlicher Unterschied besteht für die Eltern in der fortdauernden Pflege- und Lebenssituation: Während sich die Pflege älterer Menschen auf einen bestimmten Lebensabschnitt zeitlich begrenzt, verläuft die Begleitung eines Kindes in den meisten Fällen über Jahrzehnte. Die Herausforderungen verändern sich dabei im Lebensverlauf und variieren in Abhängigkeit vom Grad der Behinderung oder der chronischen Erkrankung. Sie reichen von der Sicherstellung der pflegerischen Versorgung in Bildungseinrichtungen, der Vereinbarkeit von Pflege und Bildung bzw. Beruf der pflegenden Angehörigen (s. auch pflegende Kinder und Jugendliche), der Suche nach bedarfsgerechten Wohnformen für die gesamte Familie oder im Weiteren auch den pflegebedürftigen jungen Erwachsenen über bedarfsgerechte Entlastungsleistungen wie beispielsweise Kurzzeitpflegeeinrichtungen mit pädagogischer Kompetenz bis hin zur bedarfsgerechten Hospizversorgung.

Zusätzlich kritisieren viele pflegende Eltern den hohen bürokratischen Aufwand im Pflegealltag (z. B. die wiederkehrende Beantragungspflicht von Leistungen, obwohl eine chronische Erkrankung mit fortlaufendem Hilfebedarf besteht) und auch Konflikte mit Behörden und Pflegekassen (z. B. bei der Beantragung eines Pflegegrades oder der Höherstufung und bei der Genehmigung von Hilfsmitteln).

---

5   Eigene Berechnung auf Basis der Daten des Statistischen Bundesamts. ▶ www-genesis.destatis.de/genesis/online?operation=ergebnistabelleUmfang&levelindex=1&levelid=1641372333906&downloadname=22421-0001#abreadcrumb. Zugegriffen: 14. Januar 2022.

6   Das Positionspapier wurde den Autor*innen bereits vor der Veröffentlichung zur Verfügung gestellt. Daher kann an dieser Stelle noch keine genaue Quelle angeführt werden. Das Positionspapier können Interessierte ab März 2022 auf der Webseite des Vereins finden (▶ www.wir-pflegen.net).

7   Eine Grundlage des Papiers ist eine Umfrage, an der sich über 80 Familien mit einem pflegebedürftigen Kind beteiligt haben.

15

Häufig besteht eine Nachweispflicht pflegender Eltern gegenüber den Kostenträgern zur Bewilligung von Spezialhilfsmitteln, ohne dass es niedrigschwellige Anlaufstellen gibt, um diese Nachweise zu erbringen. So entsteht ein Tauziehen um für die Sicherstellung der Pflege notwendige Hilfsmittel, die nicht selten erst nach mehrfachen Widerspruchsverfahren bewilligt werden. Eine Beweislastumkehr wäre hier eine sinnvolle Maßnahme zur bürokratischen Entlastung der Familien. Erschwerend kommt für die Familien (und oft auch die Kostenträger selber) die Vielfalt der gesetzlichen Rahmenbedingungen für diese Gruppe von Pflegebedürftigen hinzu.

Pflegebedürftige Kinder sind in vielen Fällen behindert und haben damit über ihre Ansprüche aus dem Pflegeversicherungsgesetz SGB XI hinaus weitere Rechtsansprüche, die sich aus dem SGB IX, dem Gesetz zur Rehabilitation und Teilhabe von Menschen mit Behinderung ergeben. Bereits hier gibt es Überschneidungen, die es den Familien erschweren, ein angemessenes, individuelles Pflegesetting zu organisieren, bei dem klar ersichtlich ist, welcher Kostenträger für welche Leistung einsteht.

Diese Schnittstellenproblematik wird dadurch potenziert, dass sich im Falle einer möglicherweise erforderlichen medizinischen Versorgung weitere Leistungsansprüche aus dem SGB V, der gesetzlichen Krankenversicherung, ergeben können. Auch hier gibt es Schnittmengen zum SGB XI und SGB IX, zum Beispiel im Bereich der Hilfsmittelversorgung.

Sind die erforderlichen Pflegeleistungen durch Dritte (zum Beispiel externe Pflege- oder Betreuungsdienstleister) in einer Höhe erforderlich, die über die Pflegesachleistung hinausgeht, und/oder ist das Familieneinkommen z. B. aufgrund der zu Gunsten der häuslichen Pflege reduzierten Erwerbsarbeit so gering, dass es für die Haushaltsführung nicht ausreichend ist, bestehen weitere Ansprüche nach dem SGB XII, dem Sozialhilferecht. Diese wiederum müssen zunächst mit den Ansprüchen aus dem SGB IX und SGB XI abgeglichen werden.

Um den erforderlichen bürokratischen Aufwand für diese Familien noch deutlicher zu machen, sei an dieser Stelle darauf hingewiesen, dass sich für die pflegebedürftigen (minderjährigen) Kinder weitere Ansprüche aus dem Gesetz für die Kinder- und Jugendhilfe, dem SGB VIII, ergeben. Hier geht es unter anderem um das Recht und die Verpflichtung zur schulischen Bildung und die dafür notwendigen Rechtsansprüche.

Ein Beispiel aus der Praxis: Meist ist den Familien unklar, wer letztlich die Verantwortung dafür hat, eine evtl. notwendige behandlungspflegerische Maßnahme wie eine Injektion oder eine Einmalkatheterisierung während der Zeit sicherzustellen, in der das Kind in der Schule weilt. Ist dies die Aufgabe der Schule, um dem Kind die Teilnahme am Unterricht zu ermöglichen, oder trägt für die Sicherstellung der notwendigen medizinischen Behandlung die Krankenkasse die Verantwortung?

Die Rechtsansprüche, die sich aus dem SGB VIII ergeben, fallen allerdings im Regelfall mit dem Erreichen der Volljährigkeit weg, was für die Familien nicht selten ein völlig neues Pflege- und Betreuungssetting erfordert.

Um diesen kaum zu durchdringenden Gesetzesdschungel zu beherrschen, fehlt es in der Regel an niedrigschwelligen Anlauf- und Beratungsstellen für die Familien mit pflegebedürftigen jungen Familienmitgliedern. Gefragt ist hier ein echtes Case- und Care-Management, also Berater*innen mit einer breiten Fachexpertise im Sozialversicherungsrecht, um die schwer belasteten Familien vom Bürokratismus zu entlasten. Good-Practice-Beispiele sind einzelne spezialisierte (durch das Bundesministerium für Arbeit und Soziales geförderte) Angebote der „Ergänzenden unabhängigen Teilhabeberatung"[8] (EUTB), wie die Beratungsstelle NESSt des Kinderpflegenetzwerks[9] oder die Kinderbeauf-

---

8 ▶ https://www.bmas.de/DE/Service/Gesetze-und-Gesetzesvorhaben/teilhabeberatungsverordnung.html, Zugriff am 20. Januar 2022.

9 ▶ http://www.kinderpflegenetzwerk.de/de/angebote/Beratung.php, Zugriff am 20. Januar 2022.

tragten der Berliner Pflegestützpunkte in der Trägerschaft der AOK Nordost.

Insgesamt werden Kinder und Jugendliche mit Pflegebedarf und ihre Eltern beim Ausbau und bei der Weiterentwicklung von Versorgungsstrukturen und Leistungsansprüchen nicht ausreichend berücksichtigt. Viele pflegende Eltern verweisen zum Beispiel auf einen hohen Bedarf an spezialisierter Kurzzeit-, Tages- und Nachtpflege, um wenigstens teilweise berufstätig sein zu können. Da es fast keine alters- und zielgruppengerechten sowie wohnortnahen Angebote gibt, können die vorhandenen Leistungsansprüche der Pflegeversicherung häufig nicht genutzt werden.

Die mangelnde Wahrnehmung der Zielgruppen spiegelt sich auch in der bereits skizzierten Problematik wider, dass die pflegerische Versorgung von Kindern und Jugendlichen in Bildungseinrichtungen oft auf individuellen (Not-)Lösungen basiert. Nicht selten übernehmen die Eltern oder das Kita- bzw. Schulpersonal die Versorgung und sind damit häufig überfordert. Besonders schwierig ist die Situation für Kinder, die während des Schulbesuchs eine Behandlungspflege benötigen, die nur von Pflegefachkräften oder den Eltern durchgeführt werden darf. Auch hier ist der Fachkräftemangel in der Pflege eine Ursache dafür, dass pflegende Eltern ihre Berufstätigkeit oft aufgeben oder stark einschränken müssen. Schul- oder Gemeindekrankenschwestern gibt es kaum noch. Für externe Dienstleister wie ambulante Pflegedienste ist der Aufwand der Versorgung in einer Bildungseinrichtung aufgrund strenger zeitlicher Vorgaben (Pausen) und des hohen logistischen Aufwands im Zusammenhang mit der Pflegetätigkeit in einer Bildungseinrichtung wirtschaftlich unattraktiv.

Die Herausforderungen für Familien mit pflegebedürftigen Kindern sind erheblich und die Liste notwendiger Anpassungen im Unterstützungssystem für diese Pflegesettings ist lang. Wir geben hier Handlungsempfehlungen wieder, die sich z. B. auch im Positionspapier der Interessenvertretung wir pflegen e. V. wiederfinden:

■ ■ Handlungsempfehlungen

Die Einrichtungen der Kurzzeit-, Tages- und Nachtpflege müssen auch für die Zielgruppe der Kinder, Jugendlichen und jungen Erwachsenen mit Pflegebedarf ausgebaut werden, nicht zuletzt zur besseren Unterstützung von alleinerziehenden Eltern. Des Weiteren sollte die Antragstellung für die Heil- und Hilfsmittelversorgung mit Unterstützung durch quartiersnahe Clearingstellen entbürokratisiert werden, damit kurzfristige und unbürokratische Entscheidungen getroffen werden können und eine bedarfsgerechte Versorgung gewährleistet ist. Dahingehend benötigt die Zielgruppe auch auf Quartiersebene verfügbare Case- und Care-Managementstellen. Berufstätige pflegende Eltern benötigen einen Rechtsanspruch auf Homeoffice und einen besseren Kündigungsschutz. Für alle pflegenden Angehörigen sollte über die Einführung eines „Care-Gehalts" (Lohnersatz) die finanzielle Absicherung verbessert werden.

15.3 Pflege interkulturell: Menschen mit Migrationsgeschichte und Pflegebedarf

Leonid, ein Migrant aus dem Donbas, der sich ehrenamtlich u. a. als Demenzlotse in Berlin für seine Community engagiert, sagte kürzlich auf einem Fachtag: „Die Deutschen haben im Grunde die gleichen Probleme. Nur bei Menschen mit Migrationsgeschichte fallen sie viel akuter aus." (Lange 2022)

Der Ehrenamtliche spricht aus eigener Erfahrung. Menschen mit Migrationsgeschichte in Deutschland sind weder eine homogene Gruppe noch lassen sich bestimmte Pflegebedarfe speziell und in Gänze lediglich Menschen mit Pflegebedarf und ihren Angehörigen mit Migrationsgeschichte zuordnen. Doch die Hürden, die Angehörige mit Migrationsgeschichte zu nehmen haben, um Leistungsansprüche der Pflegeversicherung zu nutzen, Selbsthilfeangebote anzunehmen, selbstbestimmt und achtsam mit sich selbst in der Pflegesituation umzugehen, sind oft höher als für Einheimische. Dabei ist die Vielfältigkeit der Sprachen nur ein Teil der Barrieren. Vielmehr gibt es eine erhebliche Diversität in der Sichtweise auf und den Umgang mit Erkrankung oder Behinderung in den einzelnen Kulturen. Deshalb ist eine reine Sprachmittlung zur Erschließung des Pflegesystems für Pflegebedürftige und pflegende Angehörige mit Migrationsgeschichte nur ein Teil der Lösung und eine Kulturmittlung, die die Sozialisierung und die konkrete Lebenswelt der Betroffenen berücksichtigt, zwingend erforderlich.

Deutschland ist ein Einwanderungsland mit einer pluralen Gesellschaftsstruktur. Den Grundstein dafür legte das Anwerbeabkommen zwischen der Bundesrepublik Deutschland und der Türkei aus dem Jahre 1961. 2020 registrierte das Bundesamt für Migration und Flüchtlinge (BAMF) 21,9 Mio. Menschen in deutschen Privathaushalten, „die selbst oder bei denen mindestens ein Elternteil die deutsche Staatsangehörigkeit nicht seit Geburt besitzt". Damit stellen Menschen mit Migrationshintergrund inzwischen 26,7 % der Bevölkerung (BAMF 2021).[10] 1,4 Mio. von ihnen sind über 65 Jahre alt. Bis zum Jahr 2030 wird sich diese Zahl verdoppeln. Ältere Menschen mit Migrationshintergrund gehören damit zu einer der am stärksten wachsenden Bevölkerungsgruppen.[11]

Dennoch gibt es kaum zuverlässige bundesweite statistische Daten zur Pflegebedürf-

tigkeit unter migrantischen Communities. Einzelne Studien geben zumindest Einblicke.

Die Menschen aus den ersten Einwanderungswellen sind in höherem und in stärkerem Maße als die deutschstämmige Bevölkerung von Pflegebedürftigkeit betroffen. Das Durchschnittsalter von Pflegebedürftigen mit Migrationshintergrund beträgt 62,1 Jahre, in der restlichen Bevölkerung liegt das Durchschnittsalter bei 72,2 Jahren. Der durchschnittlich ermittelte Pflegegrad liegt bei Ersteren ebenfalls signifikant höher (Tezcan-Güntekin 2018). Zu den Ursachen gehören die schwereren Arbeits- und Lebensbedingungen, niedrigere Einkommen, weniger Gesundheitsvorsorge, höhere Altersarmut, schlechter ausgestattete Wohnungen und nicht zuletzt Diskriminierungserfahrungen. Während deutschlandweit ca. 80 % der Pflegeleistungen zu Hause von Angehörigen erbracht werden, liegt zum Beispiel der Anteil in der türkischen Community bei 98 % (Tezcan-Güntekin 2021). Es sind also unterschiedliche Diversitätsmerkmale zu betrachten und zu verknüpfen, von denen die kulturelle Identität nur ein Merkmal ist, um die individuellen Bedürfnisse Pflegebedürftiger mit Migrationsgeschichte und ihrer Angehörigen zu erfassen. Eine Reduktion des Kulturbegriffs auf Herkunft, Sprache und Religion greift somit zu kurz.

Pflegende Angehörige mit Migrationsgeschichte geraten nicht selten in Rollenkonflikte mit der „eigenen" Kultur und sind im Vergleich mit pflegenden Angehörigen ohne Migrationsgeschichte stärker psychisch belastet (Wolter und Stellmacher 2019; Klaus und Baykara-Krumme 2017; Tezcan-Güntekin und Razum 2015; Kücük 2010).

Die Gründe für die häufige Nichtinanspruchnahme von Pflegesettings durch diese keinesfalls homogenen Personengruppen sind vielfältig. Sie reichen von ungenügender Kenntnis der eigenen Leistungsansprüche aus der Pflegeversicherung über z. T. fehlendes Verständnis für das deutsche Pflegesystem und Unzufriedenheit mit der professionellen Pflege bis zu auf sprachliche Bar-

---

10 Erhoben wird der sogenannte Migrationshintergrund, der sowohl Ausländer als auch zum Teil Deutsche einbezieht, jedoch gelebtes Leben weitgehend ausspart. Bezogen auf die hier dargestellte Gruppe halten wir den Begriff der Migrationsgeschichte, der Lebensrealitäten einbezieht, für treffender. Die Begriffe sind also nicht deckungsgleich. Verwertbare statistische Daten auf Bundesebene zu Menschen mit Migrationsgeschichte liegen nicht vor.

11 ▶ https://www.diakonie-kennenlernen.de/projekt/ interkulturelle-brueckenbauerinnen-in-der-pflege/ Zugegriffen: 20. Januar 2022.

rieren und Diskriminierungserfahrungen zurückzuführende Hemmungen und Misstrauen, Pflegeberatungs- und Selbsthilfeangebote überhaupt anzunehmen. Kulturell und religiös bedingte Tabus sowie Schamgefühle, Pflegebedarf und bestimmte Krankheitsbilder wie Demenz anzuerkennen können die Barrieren weiter erhöhen. Die Pflegebegutachtung durch den Medizinischen Dienst ist zum Teil angstbesetzt wie auch eventuelle Kostenfallen, die die Inanspruchnahme von Pflegeleistungen mit sich bringen könnten. Bürokratische Hürden scheinen für viele unüberwindbar. Fallstudien verweisen schließlich auf den hohen Grad an körperlicher und psychosozialer Belastung für meist weibliche Pflegende und zunehmende Fremdbestimmung. Sie leiden vielfach unter Erschöpfungszuständen, Ratlosigkeit, Schuldgefühlen und mangelnden Zeitreserven (Wolter und Stellmacher 2019; Klaus und Baykara-Krumme 2017).

Andererseits fehlt auch bei Beratungsstellen, Leistungs- und Kostenträgern oft noch ein grundlegendes Verständnis für die Biographien, Lebenswelten und Bedarfe von Menschen mit Migrationsgeschichte, woraus Sprach- und Hilflosigkeit seitens der professionell Pflegenden resultieren können (Sahin und Tezcan-Güntekin 2020).

■ ■ Handlungsempfehlungen

Wir empfehlen deshalb die interkulturelle Öffnung der Pflegeeinrichtungen, Pflegedienste und weiterer unterstützender Angebote als bewusst gestalteten Prozess. Dies umfasst unter anderem, die kulturelle Vielfalt und Expertise über das Personal selbst abzubilden und dieses einzubinden. Darüber hinaus sollten fortlaufende diversitätssensible Schulungen als Qualitätsstandard für alle Beschäftigten und ehrenamtlich Tätigen von Beratungs- und Selbsthilfestellen sowie professionellen Pflegeangeboten eingeführt werden. Auch für medizinisches Personal sind solche Schulungen anzustreben.

Wir empfehlen weiterhin den Abbau von Barrieren beim Zugang zum Pflegesystem. Besonders wichtig sind die Bereitstellung professioneller *kultursensibler* Sprachmittlungsangebote wie beispielsweise der Interkulturellen BrückenbauerInnen in der Pflege[12], zielgruppenorientierte, niedrigschwellige und mehrsprachige Information sowie die Entwicklung und Unterstützung aufsuchender Formen (Geh-Struktur) zur Vermittlung konkreter Kompetenzen im Pflegealltag und zur psychosozialen Entlastung in den Familien und in Migrantenselbstorganisationen.

Besondere Aufmerksamkeit sollte die Förderung intersektionaler Zusammenarbeit und multiprofessioneller Netzwerkarbeit bei aktiver Teilhabe der Betroffenen erfahren, um nachhaltige Lösungen zu finden. Darüber hinaus ist es wichtig, weitere quantitative und qualitative Erhebungen sowie interdisziplinäre Forschungsprojekte zur Situation familiärer Pflege in Familien mit Migrationsgeschichte zu initiieren, um Bedürfnisse sicher zu erfassen, Versorgungslücken zu identifizieren und die richtigen Schlussfolgerungen zur Weiterentwicklung der pflegerischen Versorgungslandschaft ziehen zu können. Nicht zuletzt braucht Best-Practice-Expertise mehr Multiplikation.

15.4 Pflege in Vielfalt: LSBTI* mit Pflegebedarf

Rund 10 % der Bevölkerung identifizieren sich als LSBTI*. Dennoch sind sie in der Pflege eine oft übersehene Gruppe. Das Akronym LSBTI* steht für Lesben, Schwule, Bisexuelle, Trans* und Inter*[13] und somit für geschlechtliche, sexuelle Vielfalt und Körperlichkeit. Dieser Vielfalt steht auch in der Pflege eine Heteronormativität gegenüber, also die ausschließliche oder primäre Fokussierung auf eine binäre Geschlechterteilung (Mann/Frau)

---

12   ► https://www.diakonie-stadtmitte.de/seniorenpflege/interkulturelle-brueckenbauerinnen-in-der-pflege-ibip/ueber-das-projekt. Zugegriffen: 20. Januar 2022.

13   Das * steht für die Vielfältigkeit im Bereich der Trans- und Inter-Personen und wird teilweise auch durch das Kürzel Q für „Queer" ergänzt.

und Heterosexualität (Schwulenberatung Berlin 2020; Andreé 2021).

Die LSBTI*-Community konnte in den letzten Jahrzehnten wichtige Erfolge beim Abbau von Diskriminierungen erzielen, wie die Streichung des § 175 StGB, der in bestimmten Fällen noch bis 1994 homosexuelle Handlungen unter Männern und Frauen unter Strafe stellte. Ein Schritt in Richtung mehr Diversität in der Gesellschaft ist auch das 2021 eingeführte Recht auf körperliche Unversehrtheit für intergeschlechtlich geborene Kinder.[14] Für viele Inter*Aktivist*innen ist jedoch auch mit dem Gesetz die medizinische Pathologisierung von Inter*-Menschen, und damit die Grundsatzfrage der körperlichen Unversehrtheit, nicht gelöst.[15] Auch weitere LSBTI*-Gruppen empfinden bestehende Regelungen als diskriminierend, wie zum Beispiel die Hämotherapierichtlinie, die bei der Blutspende schwule und bisexuelle Männer im Vergleich zu anderen Bevölkerungsgruppen ungleich behandelt.[16]

Diskriminierung macht somit vor dem Gesundheits- und Pflegesystem nicht halt. Eine Studie aus dem Jahr 2019 zeigt für Berlin, dass 70 % der LSBTI* Diskriminierungserfahrungen im Gesundheitswesen gemacht haben. Diese zeigen sich auch in vermeintlich unscheinbaren Verhaltensweisen: Die Lebenssituation von LSBTI* wird nicht ernst genommen oder belächelt oder es fehlt an Wissen über geschlechtliche und sexuelle Identität, weswegen auch die Behandlung und Versorgung oft den Bedarfen der Patient*innen und Pflegebedürftigen nicht entspricht. Rund ein Viertel der in der Studie Befragten verweist auf das Erleben von psychischer Gewalt und 8 % auf Zwangsbehandlungen, physische und sexualisierte Gewalt. Trans*- und nicht-binäre Menschen sind dabei unter den LSBTI*-Gruppen häufiger Opfer von Diskriminierungen (Schwulenberatung Berlin 2019).[17]

Zur Situation und den Bedarfen von LSBTI* in der Langzeitpflege existieren bislang nur wenige Studien. Praxisberichte und -erfahrungen zeigen jedoch, dass LSBTI* gerade im Alter und bei Pflegebedarf Angst vor erneuten Diskriminierungen und vor Fremdbestimmung haben. Zum Teil werden sogar Leistungsansprüche aus der Pflegeversicherung (wie Pflegesachleistungen, Kurzzeit- oder Verhinderungspflege) trotz Pflege- und Unterstützungsbedarf nicht genutzt.

Nicht nur im Hinblick auf die häusliche Versorgung ist von Bedeutung, dass das soziale Netzwerk von LSBTI*-Senior*innen häufig anders aufgebaut ist, was wiederum Auswirkungen auf die Unterstützung im Alter hat. Während heterosexuelle Menschen mit Pflegebedarf zumeist über Familienangehörige versorgt und begleitet werden, werden LSBTI* primär von Freund*innen bzw. von der „Wahlfamilie" unterstützt. Denn viele LSBTI* sind kinderlos und alleinlebend. Nicht wenige haben aufgrund ihres Coming-outs negative Erfahrungen mit der biologischen Familie machen müssen. Wenn es gelingen soll, wahlfamiliale Beziehungen in die Pflege und Betreuung einzubinden, muss die „Angehörigenarbeit" entsprechend gestaltet und der Kontakt zum Beispiel zu schwulen oder lesbischen Lebenswelten und Netzwerken aufrechterhalten werden (Lottmann 2018). Dies ist eine wesentliche Bedingung für Vielfalt und Selbstbestimmung im Alter und betrifft alle pflegerischen Versorgungsbereiche.

Das Thema LSBTI* wird in vielen Diensten und Einrichtungen der Pflege noch nicht ausreichend wahrgenommen und im Kontext einer diversitätssensiblen Pflege reflektiert.

---

14 Deutscher Bundestag (2021) Entwurf eines Gesetzes zum Schutz von Kindern mit Varianten der Geschlechtsentwicklung. Drucksache 19/24686.

15 Zum Beispiel: ▶ https://taz.de/Aktivist_innenueber-Intergeschlechtlichkeit/!5809299/. Zugegriffen: 14. Januar 2022.

16 Siehe: ▶ www.aidshilfe.de/diskriminierung-schwulen-bisexuellen-maennern-blutspende. Zugegriffen: 04. Januar 2021.

17 Für nähere Informationen zur Situation von Trans*-Senior*innen in Berlin sei auf eine sehr gelungene Studie von Max Nicolai Appenroth verwiesen: Trans* Senior*innen in Berlin – Wo stehen wir heute und wo soll es hingehen? Fachstelle LSBTI*, Altern und Pflege (2021).

Somit fehlt häufig ein grundlegendes Verständnis und Bewusstsein für die Biographien, Lebenswelten und Bedarfe von LSBTI*. Dahingehend hat in Berlin die „Fachstelle LSBTI*, Altern und Pflege" wichtige Handlungsansätze und -empfehlungen für die Praxis entwickelt und bietet mit dem Qualitätssiegel Lebensort Vielfalt ein Qualifizierungsprogramm u. a. für Krankenhäuser, Pflegedienste und -einrichtungen an.

■■ Handlungsempfehlungen

In allen Bundesländern sollten koordinierende und impulsgebende Fachstellen zum Themenkomplex LSBTI*, Altern und Pflege aufgebaut werden. Hier sollte die Sensibilisierung von Fachkräften in den Diensten, Einrichtungen und Beratungsstellen der Pflege ein Arbeitsschwerpunkt sein. Eine wichtige Maßnahme wären flächendeckend verfügbare Schulungsangebote zu LSBTI* und diversitätssensibler Pflege.

Sensibilisierungsprogramme müssen sich auch auf die Einrichtungen und Dienste in Gänze beziehen, wie zum Beispiel beim Qualitätssiegel „Lebensort Vielfalt". Eine obligatorische Maßnahme ist die Einführung eines Diversity- und Antidiskriminierungsmanagements, um das subjektive Sicherheitsempfinden der Nutzer*innen der Angebote zu erhöhen und den Begriff der Willkommenskultur mit Leben zu füllen.

15.5 Pflege in jungen Jahren: Young Carers

In Deutschland pflegen rund 480.000 Jugendliche im Alter zwischen 10 und 19 Jahren einen Angehörigen (Metzing 2018; siehe auch ▶ Kap. 12 in diesem Band). In dieser Altersgruppe entspricht dies 6,1 % aller Jugendlichen und durchschnittlich ein bis zwei Schüler*innen pro Schulklasse.[18]

In einer Umfrage unter 649 Schüler*innen in Berlin lebte im Jahr 2017 ein Drittel mit einem chronisch erkrankten oder behinderten Familienmitglied im näheren sozialen Umfeld.[19] Auch in dieser Stichprobe konnten 6,8 % Young Carers identifiziert werden. Die Young Carers trugen in ihren Familien die wesentliche Verantwortung für die Sicherstellung der Versorgung eines Angehörigen. Dabei übernahmen Mädchen diese Aufgabe etwas häufiger als Jungen. Laut der Berliner Studie lebten zudem viele Young Carers nur mit einem Elternteil zusammen und ihre Familien verfügten insgesamt über ein eher niedriges Haushaltseinkommen.[20]

Im Vergleich zu Gleichaltrigen sind Young Carers deutlich höher belastet. Durch die zusätzlichen Aufgaben, die sie übernehmen, sind sie oft zusätzlichem Stress ausgesetzt. Das betrifft insbesondere die Bereiche körperliche und psychische Gesundheit, Bildungschancen und Sozialleben. Die Auswirkungen auf die körperliche und psychische Gesundheit werden von den betroffenen Kindern und Jugendlichen am stärksten empfunden und negativ beurteilt. Die Angst, offen über ihre Situation zu sprechen, verstärkt das Problem zusätzlich (Nagl-Cupal et al. 2015).

Viele Familienangehörige mit Unterstützungsbedarf nehmen ihre Kinder nicht als „pflegende Angehörige" oder „Betreuungsperson" wahr. Auch die meisten Kinder und Jugendlichen bezeichnen sich selbst nicht als „Young Carer" oder „pflegende Angehörige" und identifizieren sich nicht mit dieser Rolle.

Gleichwohl übernehmen pflegende Jugendliche und Kinder diese Pflegeversorgung oft gerne, da sie aus ihr Bestätigung und

---

18 Die Bezeichnung Young Carers ist ein Synonym für Kinder, Jugendliche und junge Erwachsene, die Pflegeverantwortung und Sorgearbeit für einen nahen

Angehörigen (häufig ein Elternteil) leisten. „Young Carers" wird im Hilfesystem auch gerne für eine zielgruppengerechte Ansprache verwendet.

19 Die Erhebung wurde von der Fachstelle für pflegende Angehörige im Auftrag der Senatsverwaltung für Gesundheit, Pflege und Gleichstellung in Berlin durchgeführt.

20 Eine Zusammenfassung der Studienergebnisse kann auf der Webseite der Fachstelle für pflegende Angehörige eingesehen werden: ▶ www.angehoerigenpflege.berlin.

Anerkennung von den von Pflegebedürftigkeit Betroffenen und deren Umfeld ziehen können. Und sie lernen eine Form sozialer Kompetenz, die Gleichaltrige in der Regel nicht mitbringen. Dadurch entsteht nicht selten eine Art symbiotischer Pflegebeziehung, und die mit der Pflege verbundene Belastung sowie der Verzicht auf eine altersentsprechende Entwicklung mit Schule, Freizeit und Freund*innen werden von den Jugendlichen nur punktuell wahrgenommen.

Dennoch öffnen sich gerade pflegende Minderjährige nicht ihrem weiteren Umfeld, zum Beispiel in der Schule, da sie hier häufig auf Unverständnis stoßen. Sorgeverantwortliche, wie Lehrer*innen, Sozialarbeiter*innen, Erzieher*innen oder auch Pflegekräfte, halten die Pflegebelastung – nicht zu Unrecht – oft in dem Alter für unangemessen und artikulieren dies auch gegenüber den jungen Menschen, wenn sie davon erfahren. Hieraus entstehen bei den Young Carers Ängste, dass evtl. eingeschaltete Ordnungsbehörden wie etwa das Jugendamt für eine Trennung der Pflegebeziehung oder sogar des Familiengefüges sorgen könnten. Dabei hat die Aufrechterhaltung des Familiengefüges für Young Carers die oberste Priorität.

Nicht zuletzt dadurch bleiben ihre Probleme und Herausforderungen auch in der Gesellschaft und Öffentlichkeit meist im Verborgenen. Sie führen ein „Schattendasein". Somit sind auch viele Fachkräfte, wie Pfleger*innen, Hausärzt*innen, Erzieher*innen und Lehrer*innen, über Young Carers kaum informiert oder gar geschult.

Wenn eine Person in der Familie chronisch erkrankt, richtet sich zudem ein Großteil der Aufmerksamkeit innerhalb des familiären Gefüges auf das kranke Familienmitglied und lässt in der Folge andere Familienmitglieder in den Hintergrund treten. In vielen Fällen werden die Auswirkungen, die das auf die Beziehungen zwischen den Familienmitgliedern hat, und die neue Verantwortung für die Pflege als selbstverständlich wahrgenommen und nicht innerhalb der Familie diskutiert.

Vor diesem Hintergrund sind Maßnahmen erforderlich, die dabei helfen, das Risiko von Belastung, Überforderung und Verzicht auf eine kind- bzw. jugendgerechte Entwicklung zu begrenzen und andere negative Auswirkungen auf die Entwicklung von Young Carers zu reduzieren.

▪▪ Handlungsempfehlungen

Mit öffentlichkeitswirksamen Aktionen wie Plakataktionen und Social-Media-Marketing sollte die Wahrnehmung von Young Carers gesteigert werden. Dies muss mit einem parallelen Auf- und Ausbau von Angeboten der Beratung, Selbsthilfe und Freizeitangeboten für die Zielgruppe verbunden werden (z. B. spezifische Beratungsstellen und Selbsthilfegruppen, die Austauschtreffen in einem sicheren Rahmen ermöglichen). Dahingehend braucht es auch mehr Angebote für die betroffenen Familien, die in einem ganzheitlichen Ansatz zur familieninternen Kommunikation und Zusammenarbeit anregen (z. B. Familiengespräche oder Familienworkshops).

Wie bei den Zielgruppen in den vorherigen Abschnitten sollten die Beschäftigten im Pflege- und Bildungsbereich auch zur Situation von Young Carers mittels Informationsmaterialien und Schulungsangeboten sensibilisiert werden.

15.6 Fazit

Der hier skizzierte Blick auf die vier genannten Gruppen und deren Lebenswelten zeigt, dass diversitätssensible Pflege kein Modethema ist, sondern zwingend ein Qualitätskriterium für eine bedarfsgerechte, selbstbestimmte und teilhabeorientierte pflegerische Versorgung.

Dabei darf der Blick auf spezielle Merkmale und Eigenschaften von Menschen in der Pflege die Wahrnehmung nicht verzerren und allgemeingültige Merkmale und Eigenschaften verdecken. Eine gewisse Fokussierung auf spezielle Merkmale kann jedoch unter anderem gesellschaftspolitisch hilfreich sein: In den Diskussionen mit den Fachleuten und Fachstellen ist sehr deutlich geworden, dass es mehr Aufmerksamkeit für jede der genannten Gruppen braucht. Dies lässt sich nur mit einer entsprechenden Sensibilisierung der Öffentlichkeit und nicht zuletzt der Fachkräfte in allen Versorgungsbereichen der Pflege erreichen.

Die acht Artikel der Charta der Rechte hilfe- und pflegebedürftiger Menschen tragen das Verständnis einer diversitätssensiblen Pflege im Kern mit sich. Bereits zu Anfang der Präambel wird diese Haltung betont:

„Jeder Mensch hat uneingeschränkten Anspruch darauf, dass seine Würde und Einzigartigkeit respektiert werden. Menschen, die Hilfe und Pflege benötigen, haben die gleichen Rechte wie alle anderen Menschen. Sie dürfen in ihrer besonderen Lebenssituation in keiner Weise benachteiligt werden." (BMFSFJ 2020)[21]

Diese Leitlinie sollte in Gesellschaft und Politik sowie in der konkreten Pflegepraxis beherzigt werden. Zur besseren Unterstützung braucht es mehr wissenschaftliche Auseinandersetzung und Forschung zu den genannten Zielgruppen. So existieren zwar gute, aber nur wenige wissenschaftliche Studien, die zu einem tieferen fachlichen Verständnis hinleiten. Dabei wäre es wichtig, die spezifischen Versorgungsbedarfe im Kontext der einzelnen pflegerischen Versorgungsbereiche zu betrachten und die dortigen Rahmenbedingungen in die Analyse einzubinden.

Nicht zuletzt müssen in all diesen Prozessen die Menschen mit Pflegebedarf und ihre pflegenden Angehörigen und „Wahlfamilien" in wichtige Entscheidungen auf Augenhöhe eingebunden werden und mitbestimmen können. Denn sie sind die fundiertesten Expert*innen für ihre Lebens- und Pflegesituation. Dies ist eine zentrale Form der Wertschätzung und Anerkennung von pflegenden Angehörigen und der Menschen mit Pflegebedarf.

■ ■ **Nähere Informationen zu den genannten Fachstellen und Projekten**

Echt unersetzlich (Ein Projekt von Pflege in Not): ▶ https://www.echt-unersetzlich.de/

Fachstelle LSBTI*, Altern und Pflege: ▶ https://schwulenberatungberlin.de/wir-helfen/fachstelle-lsbti-altern-und-pflege/

MenschenKind – Fachstelle für die Versorgung chronisch kranker und pflegebedürftiger Kinder: ▶ https://humanistisch.de/menschenkind

Literatur

Andreé L (2021) Die neue Zielgruppe der LSBTIQ. CAREkonkret 15:2

BMFSFJ – Bundesministerium für Familie, Senioren, Frauen und Jugend (2020) Charta der Rechte hilfe- und pflegebedürftiger Menschen. Bundesministerium für Familie, Senioren, Frauen und Jugend, Berlin

Büker C, Pietsch S (2019) Abschlussbericht des Forschungsprojekts Gesundheitsbezogene Lebensqualität von Müttern mit einem pflegebedürftigen Kind (GesuLeM). Berichte aus Forschung und Lehre Nr. 46. Bielefeld. Copyright: Prof. Dr. Christa Büker, Severin Pietsch, M.A.

Bundesamt für Migration und Flüchtlinge (2021) Migrationsbericht 2020. https://www.bamf.de/SharedDocs/Anlagen/DE/Forschung/Migrationsberichte/migrationsbericht-2020.html?nn=1018856. Zugegriffen: 14. Jan. 2022

Klaus D, Baykara-Krumme H (2017) Die Lebenssituation von Personen in der zweiten Lebenshälfte mit und ohne Migrationshintergrund. In: Mahne K, Tesch-Römer C, Wolff JK, Simonson J (Hrsg) Altern im Wandel: Zwei Jahrzehnte Deutscher Alterssurvey (DEAS). Springer VS, Wiesbaden, S 359–379

Kücük F (2010) Die Situation pflegender Familienangehöriger von an Demenz erkrankten türkischen MigrantInnen in Berlin. Eine qualitative Studie zur Versorgung im häuslichen Umfeld. PflWiss 6:334–341

Lange K (2022) Fachaustausch zu interkulturellen Schulungen für pflegende Angehörige. Wenn Menschen vierfach fremd sind. In: Regionale ArbeitsGemeinschaft Alten- und Angehörigenberatung (Hrsg) Angebote für pflegende Angehörige 2022. Regionale ArbeitsGemeinschaft Alten- und Angehörigenberatung, Berlin, S 106–107

Lottmann R (2018) LSBT*I-Senior_innen in der Pflege: Zu Relevanz und Besonderheiten sozialer Netzwerke

---

21 Vgl. Pflege-Charta: ▶ www.wege-zur-pflege.de/pflege-charta/praeambel. Zugegriffen: 14. Januar 2022.

und der Arbeit mit Angehörigen. Pflege Ges 03:228–245

Metzing S (2018) Abschlussbericht zum Projekt „Die Situation von Kindern und Jugendlichen als pflegende Angehörige". Universität Witten/Herdecke, Witten

Nagl-Cupal M, Daniel M, Kainbacher M, Koller M, Mayer H (2015) Kinder und Jugendliche als pflegende Angehörige. Einsicht in die Situation gegenwärtiger und ehemaliger Kinder in Österreich. In: Bundesministerium für Arbeit, Soziales und Konsumentenschutz Österreich (Hrsg) Sozialpolitische Studienreihe: Kinder und Jugendliche als pflegende Angehörige. Bundesministerium für Arbeit, Soziales und Konsumentenschutz Österreich, Wien

Sahin F, Tezcan-Güntekin H (2020) Diversitätssensible Altenhilfe. Eine Orientierungshilfe für die ambulante pflegerische Versorgung einer vielfältigen Gesellschaft, Deutscher Paritätischer Wohlfahrtsverband, LV Baden-Württemberg e V, Stuttgart. https://paritaet-bw.de/node/13227#no-back. Zugegriffen: 14. Febr. 2022

Schwulenberatung Berlin (2019) „Wo werde ich eigentlich nicht diskriminiert?" Diskriminierung von Lesben, Schwulen, Bisexuellen, Trans*, Inter* und Queers* (LSBTIQ*) im Gesundheitswesen in Berlin. Schwulenberatung, Berlin (Studie zur Erfassung von Diskriminierungserfahrungen von LSBTIQ* im Berliner Gesundheitssystem)

Schwulenberatung Berlin (2020) Weil ich so bin, wie ich bin – Vielfalt in der Pflege, Ein Praxis-Leitfaden für stationäre und ambulante Dienste. Schwulenberatung, Berlin. Printversion erhältlich über die Schwulenberatung Berlin gGmbH oder unter: https://schwulenberatungberlin.de/wp-content/uploads/2021/05/5f58ce231ff7fca7045dce38_SchwuBe_Leitfaden_Online.pdf

Statistisches Bundesamt (2011) Pflegestatistik 2009 – Pflege im Rahmen der Pflegeversicherung. Deutschlanderbnisse. Destatis, Wiesbaden

Statistisches Bundesamt (2020) Pflege im Rahmen der Pflegeversicherung. Deutschlandergebnisse – Pflegestatistik 2019. Destatis, Wiesbaden

Tezcan-Güntekin H (2018) Stärkung von Selbstmanagement-Kompetenzen pflegender Angehöriger türkeistämmiger Menschen mit Demenz. Dissertation, Univ. Bielefeld. https://pub.uni-bielefeld.de/download/2932147/2932148/Dissertation. Zugegriffen: 14. Jan. 2022

Tezcan-Güntekin H (2021) Wie kann interkulturelle Öffnung von Demenz-Schulungsangeboten in Berlin gelingen? PPP auf dem Online-Fachaustausch „Kultursensible Demenz- und Palliative Care-Schulungen". f.schumann@diakonie-stadtmitte.de (Erstellt: 1. Dez. 2021)

Tezcan-Güntekin H, Razum O (2015) Pflege von Menschen mit Migrationshintergrund: Spezifische Bedürfnisse erkennen. https://www.aerzteblatt.de/archiv/172279/Pflege-von-Menschen-mit-Migrationshintergrund-Spezifische-Beduerfnisse-erkennen. Zugegriffen: 14. Jan. 2022

Wolter B, Stellmacher T (2019) Gesundheitsbezogene Angebote für ältere Menschen mit Migrationshintergrund, ihre Bedürfnisse und Bedarfe sowie ihre Inanspruchnahme der Angebote in den Bezirken Neukölln und Lichtenberg (GABI) – Eine Bedarfsanalyse, Institut für Gerontologische Forschung e V. https://igfberlin.de/images/downloads/20191031_Bericht_IGF_GABI.pdf. Zugegriffen: 14. Febr. 2022

Pflegeberatungsstrukturen für pflegebedürftige Menschen mit speziellen Versorgungsbedarfen

Julia Katharina Wolff und Claudia Pflug

Inhaltsverzeichnis

© Der/die Autor(en) 2022
K. Jacobs et al. (Hrsg.), *Pflege-Report 2022*, https://doi.org/10.1007/978-3-662-65204-6_16

■ ■ **Zusammenfassung**

Für pflegebedürftige Menschen mit besonderen Versorgungsbedarfen birgt die Pflegeberatung nach § 7a SGB XI im Sinne eines Case Managements viele Potenziale, da die Versorgungs- und damit auch Beratungsbedarfe in der Regel sehr komplex sind. Für die zwei Zielgruppen pflegebedürftige Kinder und Jugendliche und pflegebedürftige Menschen mit Behinderung wird das Pflegeberatungsgeschehen anhand der Daten der Evaluation der Pflegeberatung und Pflegeberatungsstrukturen nach § 7a (9) SGB XI aus dem Jahr 2020 genauer untersucht. Die Ergebnisse zeigen, dass die beiden Zielgruppen einen im Verhältnis zu ihren erwarteten Beratungsbedarfen geringen Anteil am Beratungsgeschehen nach § 7a SGB XI ausmachen und dabei häufig an spezialisierte Stellen verwiesen werden. Obwohl sowohl in städtischen als auch in ländlichen Regionen oft auf die Zielgruppen spezialisierte Beratungsstellen im Vor- und Umfeld von Pflege zur Verfügung stehen – wobei diese für pflegebedürftige Menschen mit Behinderung verbreiteter sind als für pflegebedürftige Kinder und Jugendliche –, ist nur ein geringer Anteil der dort beschäftigten Beraterinnen und Berater für die Beratung der Zielgruppen weiterqualifiziert. Zusammenfassend weist die Pflegeberatung nach § 7a SGB XI aufgrund der Möglichkeit des Case Managements, der explizit vorgesehenen sozialgesetzbuchübergreifenden Beratungstätigkeit und Netzwerkarbeit ein großes Potenzial für pflegebedürftige Menschen mit besonderen Versorgungsbedarfen auf. Als zentrale Anlaufstelle (insbesondere für ein Case Management) und durch eine adäquate Vernetzung mit der bereits bestehenden vielfältigen Beratungslandschaft, können bestehende Beratungsbedarfe der Betroffenen niedrigschwellig und bestmöglich gedeckt werden.

For people in need of long-term care who require special assistance or are in need of specialized support, care consulting in Germany as defined in § 7a of Social Code Book XI (SGB XI) may open several opportunities. The authors investigate this type of care consulting based on data from 2020 of the evaluation study according to § 7a (9) SGB XI for two such target groups: children and adolescents in need of care and people with disabilities who also need long-term care. Both groups live with complex care situations and are often in need of advice. Results show that, despite their complex needs, both target groups account for only a small proportion of care consulting in accordance with § 7a SGB XI. Also, care consultants rarely receive specific training concerning the needs of these two target groups. Nevertheless, specialized care counseling centers are available in urban as well as rural regions – more so for people with disabilities than for children and adolescents in need of care. There is also evidence of collaboration among care consultants (in accordance with § 7a SGB XI) and these specialized care counseling centers. In conclusion, care consulting in accordance with § 7a SGB XI which includes case management as well as a comprehensive understanding of consulting and networking among providers is highly recommended for people in need of long-term care who need specialized support.

16.1 Ausgangslage und Hintergrund

Pflegebedürftige Menschen mit speziellen Versorgungsbedarfen stellen die Beratungsstrukturen vor besondere Herausforderungen, da komplexe Bedarfslagen, spezielle Kontexte und ein Netzwerk unterschiedlichster Schnitt- und Anlaufstellen zusammenkommen. Hier birgt die Pflegeberatung nach § 7a SGB XI der Pflegekassen ein großes Potenzial: Sie kann bei Bedarf von allen Leistungsbeziehenden und Antragsstellenden auf Pflegeleistungen gemäß SGB XI in Anspruch genommen werden und beinhaltet, sofern notwendig, ein Case Management, um die individuelle und bedarfsgerechte Versorgung unter Einbezug aller Akteure sektorenübergreifend zu steuern (GKV-Spitzenverband 2018; GKV-Spitzenverband 2020; Deutsche Gesellschaft für Care und Case Management e. V. 2020). Erbracht wird sie überwiegend über Pflegeberaterinnen bzw. -berater der Pflegekassen oder in Pflegestützpunkten nach § 7c SGB XI (PSP) und teilweise über beauftragte Dienstleister, Beratungsstellen oder Selbstständige. Das Beratungsangebot scheint somit ideal für pflegebedürftige Menschen mit speziellen Versorgungsbedarfen, stellt die Beraterinnen und Berater aber vor die Herausforderung eine entsprechende eigene Expertise einzubringen und/oder mit zielgruppenspezifischen Beratungsstellen im Vor- und Umfeld von Pflege zusammenzuarbeiten. Im vorliegenden Kapitel wird das Beratungsgeschehen, v. a. bezüglich der Pflegeberatung nach § 7a SGB XI, für Personen mit speziellen Versorgungsbedarfen anhand von zwei Zielgruppen genauer beleuchtet: pflegebedürftige Kinder und Jugendliche sowie pflegebedürftige Menschen mit Behinderung.

16.1.1 Pflegebedürftige Kinder und Jugendliche

Laut Pflegestatistik 2019 sind 160.953 Kinder und Jugendliche unter 15 Jahren pflegebedürftig im Sinne des SGB XI (ca. 4 % der pflegebedürftigen Menschen; Statistisches Bundesamt 2020b). Gleichzeitig hatten im Jahr 2019 148.243 Kinder und Jugendliche unter 15 Jahren eine Schwerbehinderung im Sinne des SGB IX (Statistisches Bundesamt 2020a), wobei davon auszugehen ist, dass sich die beiden Gruppen deutlich überschneiden, d. h. pflegebedürftige Kinder und Jugendliche auch häufig eine Behinderung aufweisen.

Der Pflegebedürftigkeit bei Kindern und Jugendlichen liegen viele unterschiedliche Krankheitsbilder und/oder Behinderungsarten zugrunde (z. B. Lern- und Verhaltensstörungen, chronische Erkrankungen, angeborene

bzw. erworbene körperliche und/oder geistige Behinderungen, seltene Erkrankungen; Klie und Bruker 2016; Kofahl und Lüdecke 2014; Büker 2008), deren Art und Schwere sowie Folgen sehr unterschiedlich sein können. Daher bedarf es einer individuellen Versorgung und Beratung (Kofahl et al. 2017; Klie und Bruker 2016; Wingenfeld et al. 2013; Büker 2008).

Im Vergleich zu älteren pflegebedürftigen Menschen zeigen sich v. a. Unterschiede in der Lebenswelt von pflegebedürftigen Kindern und Jugendlichen, was z. B. eine Interaktion mit den Kontexten Kindertagesstätte und Schule erfordert. Familien von pflegebedürftigen Kindern und Jugendlichen stehen zudem vor besonderen Herausforderungen, da von den Eltern Erziehung, Entwicklungsförderung und Pflege gemeinsam bewältigt werden müssen (vgl. Kofahl et al. 2017), wodurch sie gesundheitlich und finanziell (z. B. aufgrund von Aufgabe oder Reduktion der Erwerbstätigkeit von mindestens einem Elternteil) belastet sind (Masefield et al. 2020; Kofahl und Lüdecke 2014; Cousino und Hazen 2013; Brehaut et al. 2011). Um eine gewisse Normalität für alle Familienangehörigen zu ermöglichen, ist somit auch die Einbindung einer Vielzahl von Akteuren nötig (Graffmann-Weschke et al. 2021).

Die Pflege- und Betreuungssituation dieser Zielgruppe ist auch komplex, da sich Versorgungs- und Unterstützungsmöglichkeiten über mehrere Sozialgesetzbücher erstrecken (SGB XI Soziale Pflegeversicherung; SGB V gesetzliche Krankenversicherung; SGB VIII Kinder- und Jugendhilfe; SGB IX Rehabilitation und Teilhabe von Menschen mit Behinderung; SGB XII Sozialhilfe; Kofahl et al. 2017; Klie und Bruker 2016). Entsprechend vielfältig sind auch die Beratungsstrukturen (vgl. Klie und Bruker 2016): z. B. Sozialpädiatrische Zentren (SPZ), Reha-Servicestellen, sozialmedizinische Nachsorge nach § 43 Abs. 2 SGB V, Selbsthilfeorganisationen sowie die ergänzenden unabhängigen Teilhabeberatungsstellen (EUTB). Die Pflegeberatung nach § 7a SGB XI ist also nur eines von vielen Beratungsangeboten für diese Zielgruppe.

In der Kindernetzwerk-Studie berichten Eltern pflegebedürftiger Kinder, dass sie Beratung primär durch Ärztinnen oder Ärzte, Selbsthilfegruppen, Therapeuten oder Therapeutinnen (jeweils genannt von ca. 30 bis 50 %) sowie Familie und Freunde (ca. 20 %) erhalten (Kofahl und Lüdecke 2014). Pflege- oder Krankenkassen, die primären Anlaufstellen für die Pflegeberatung nach § 7a SGB XI, werden dagegen nur von 4 % genannt. Die Pflegeberatung nach § 7a SGB XI spielt demnach derzeit eine eher untergeordnete Rolle bei betroffenen Familien. Gleichzeitig berichten die Befragten zu fast 30 %, dass sie mit den Beratungen allgemein bisher nicht zufrieden sind und über die Hälfte schätzt die eigenen Kenntnisse der relevanten Sozialgesetzbücher als gering ein (Kofahl und Lüdecke 2014). Dass jedoch entsprechende Beratungsbedarfe vorhanden sind, zeigt bspw. die Erprobung eines Case-Management-Konzepts für diese Zielgruppe (vgl. Gerwin et al. 2013). Das Case Management betraf zu zwei Dritteln Leistungen der Kranken- und Pflegeversicherung und nur zu 13 % bzw. 12 % Fragen der Kinder- und Jugendhilfe sowie der Sozialhilfe (Wingenfeld et al. 2013).

Spezialisierungen auf diese Zielgruppe haben sich im Bereich der Pflegeberatung nach § 7a SGB XI bereits herausgebildet: So gibt es in Hamburg-Eppendorf einen PSP, der sich explizit an Familien mit pflegebedürftigen Kindern und Jugendlichen richtet und in Berlin sind geschulte Kinderbeauftragte an den PSP angesiedelt. Auch in Mecklenburg-Vorpommern gibt es in den PSP gezielt das Angebot der Kinderpflegeberatung und in Rheinland-Pfalz werden in einzelnen PSP zielgruppenspezifische Beratungsangebote für pflegebedürftige Kinder und Jugendliche (mit Behinderung) vorgehalten. Einzelne Pflegekassen, Dienstleister der Pflegekassen, compass private pflegeberatung und manche selbstständigen Beraterinnen und Berater haben ebenfalls besondere Angebote für diese Zielgruppe. Meist ist das Angebot der Pflegeberatung nach § 7a SGB XI aber auf ältere Menschen ausgerichtet, sodass Familien mit pflegebedürftigen Kindern

und Jugendlichen sich von dem Angebot möglicherweise nicht immer angesprochen fühlen (Wolff et al. 2020).

16.1.2 Pflegebedürftige Menschen mit Behinderung

Für die Anzahl an Menschen mit Behinderung und Pflegebedürftigkeit gibt es keine genauen Statistiken (Maetzel und Sulzer 2018). Schätzungen aus Befragungen bei pflegebedürftigen Menschen in Privathaushalten kommen auf einen Anteil von (je nach Pflegegrad) 2 bis 11 %, die gleichzeitig Leistungen der Eingliederungshilfe beziehen (Zich et al. 2019). Je nach Lebensalter, Art und Umfang sowie Zeitpunkt des Eintritts der Behinderung sind diese Menschen unterschiedlich stark von Exklusionsrisiken sowie weiteren Beeinträchtigungen in verschiedenen Lebensbereichen betroffen und weisen somit auch verschiedenste (pflegerische) Unterstützungsbedarfe auf (Maetzel und Sulzer 2018; Maetzel et al. 2017; Bundesministerium für Arbeit und Soziales 2013). Zudem tritt bei Menschen mit lebensbegleitender (geistiger) Behinderung eine Pflegebedürftigkeit tendenziell früher im Lebensverlauf ein und es besteht ein erhöhtes Risiko für Multimorbidität (Hermans und Evenhuis 2014; Bundesministerium für Arbeit und Soziales 2013).

Darüber hinaus unterscheidet sich die soziale und familiäre Lage von älteren pflegebedürftigen Menschen mit Behinderung von anderen pflegebedürftigen Personen. So leben diese Personen seltener in einer festen Partnerschaft (TNS Infratest Sozialforschung und Universität Bremen 2017; Driller et al. 2008). Bei bereits länger oder sogar lebenslang vorliegender Behinderung sind meist die Eltern die wichtigsten Bezugspersonen, die zum Zeitpunkt der einsetzenden Pflegebedürftigkeit ggf. selbst pflegebedürftig oder bereits verstorben sind, sodass seltener auf informelle Unterstützung durch ein soziales oder familiäres Netzwerk zurückgegriffen werden kann

(Engels et al. 2016; Dieckmann et al. 2013). Hinzu kommen andere Bildungs- und Erwerbsbiografien, die häufig zu geringem Einkommen führen (Bundesarbeitsgemeinschaft der Werkstätten für behinderte Menschen e. V. 2018; Engels et al. 2016). Auch haben diese Personen teilweise nie die Erfahrung einer selbstständigen Lebensführung gemacht (Dieckmann et al. 2013).

Durch die Reform der Eingliederungshilfe mit der Umsetzung des Bundesteilhabegesetzes (BTHG) und die Einführung des neuen Pflegebedürftigkeitsbegriffs im Rahmen des Pflegestärkungsgesetzes II (PSG II; jeweils seit 2017) haben sich die Abgrenzungsschwierigkeiten zwischen Leistungen der Pflegeversicherung (SGB XI) und Leistungen der Eingliederungshilfe (SGB IX) weiter verstärkt (Maetzel und Sulzer 2018; Maetzel et al. 2017; Udsching 2016). Dies betrifft bspw. die Gewährung von Betreuungsleistungen als Teilhabeleistungen im Rahmen der Pflegeversicherung, die gleichermaßen auch als sogenannte Assistenzleistungen von der Eingliederungshilfe zu gewähren sind (Kruse 2018; Udsching 2016). Auch wenn die Leistungen vermeintlich ähnlich sind, so liegt doch in der Ausrichtung der Leistungen der Eingliederungshilfe ein verstärkter Fokus auf Teilhabe, individueller Lebensführung und Entwicklungsförderung, während bei der Pflegeversicherung die Aufrechterhaltung oder Wiedergewinnung der Kompetenzen und Fähigkeiten im Vordergrund stehen (Fix 2017).

Infolge der Abgrenzungsschwierigkeiten befürchten insbesondere Betroffenenverbände und ambulante Dienste der Eingliederungshilfe eine mögliche Verlagerung von Leistungen der Eingliederungshilfe hin zu Leistungen der Pflegeversicherung und damit verbunden eine Qualitätsreduktion (Zich et al. 2019). Deshalb ist es für die Betroffenen essentiell, dass Beratungsangebote die Vor- und Nachteile der Leistungsinanspruchnahme aus beiden SGBs kennen. Eine Untersuchung von Maetzel et al. (2017) in Sachsen zeigt jedoch, dass u. a. Op-

timierungsbedarfe bei der Beratung von Menschen mit Behinderung über Pflegeleistungen bestehen. Zudem wird darauf verwiesen, dass ältere Menschen mit einer geistigen Behinderung eine besonders qualifizierte Beratung benötigen. Auch eine Studie aus München (Sagner 2014) zeigt zusätzliche Beratungsbedarfe auf: Die Betroffenen berichten von geringer Kenntnis von Beratungsangeboten für Menschen mit Schwerbehinderung (und Pflegebedarf) und von mangelnder Kompetenz vorhandener Beratungsstellen. Eine Befragung von Menschen mit Behinderungen der Stadt Magdeburg zeigt, dass Beratungsangebote zum Thema Pflege selten genutzt werden, wobei nicht klar ersichtlich ist, ob damit eine Pflegeberatung nach § 7a SGB XI oder eine andere Beratungsform gemeint ist: 63 % der Befragten gaben an, eine Pflegeberatung bisher noch nicht genutzt zu haben und 17 % kannten das Angebot nicht. Von den ca. 20 %, die eine Pflegeberatung in Anspruch genommen haben, war knapp die Hälfte mit dem Beratungsangebot zufrieden und nur 15 % waren unzufrieden (vgl. Stabsstelle für Jugendhilfe-, Sozial- und Gesundheitsplanung der Landeshauptstadt Magdeburg 2021).

Neben den bereits genannten Anlaufstellen für pflegebedürftige Kinder und Jugendliche (mit Behinderung) gibt es für diese Zielgruppe noch andere spezialisierte Anlaufstellen, wie z. B. Medizinische Zentren für Erwachsene mit Behinderung (MZEB). Des Weiteren ist im Hinblick auf eine bedarfsgerechte Pflegeberatung nach § 7a SGB XI (und um die Zielgruppe zu erreichen) eine Vernetzung und Zusammenarbeit mit weiteren relevanten Schnittstellen wie Werkstätten für behinderte Menschen (WfbM), Inklusionsbetrieben sowie Tagesförderstätten erforderlich. Eine zunehmende Spezialisierung der Pflegeberatungsangebote nach § 7a SGB XI – vergleichbar mit dem PSP für pflegebedürftige Kinder und Jugendliche – ist jedoch bisher bei dieser Zielgruppe nicht zu beobachten (vgl. Wolff et al. 2020; Braeseke et al. 2018).

16.1.3 Forschungsfragen

Ein Ansatz, um der Komplexität der Situation von pflegebedürftigen Kindern und Jugendlichen sowie pflegebedürftigen Menschen mit Behinderung gerecht zu werden, kann die Pflegeberatung nach § 7a SGB XI sein. Die Ergebnisse bisheriger Untersuchungen zum Beratungsgeschehen bei den beiden Zielgruppen lassen jedoch darauf schließen, dass diese Beratungsform bisher eine untergeordnete Rolle spielt. Ziel des vorliegenden Kapitels ist es daher, die Pflegeberatung nach § 7a SGB XI sowie die Verbreitung von spezialisierten Beratungsstellen im Vor- und Umfeld von Pflege für die beiden Zielgruppen anhand von vier Forschungsfragen genauer zu beleuchten:

(1) Wie häufig werden die Zielgruppen im Rahmen der Pflegeberatung nach § 7a SGB XI beraten?
(2) Wie werden die Zielgruppen im Rahmen der Pflegeberatung nach § 7a SGB XI beraten?
(3) Gibt es flächendeckend spezialisierte Beratungsangebote im Vor- und Umfeld von Pflege für die Zielgruppen?
(4) Wie ist die Pflegeberatung nach § 7a SGB XI mit den spezialisierten Beratungsangeboten vernetzt?

16.2 Datengrundlage und Methodik

Die dargestellten Ergebnisse stützen sich auf eine Sonderauswertung der Daten der Studie zur Evaluation der Pflegeberatung und Pflegeberatungsstrukturen nach § 7a (9) SGB XI (Wolff et al. 2020), wobei ein großer Teil der Ergebnisse bereits im Evaluationsbericht 2020 publiziert wurde. Die genutzten Daten stammen aus zwei Online-Befragungen in einer für Deutschland repräsentativen Klumpenstichprobe von 26 zufällig ausgewählten Kreisen bzw. kreisfreien Städten (jeweils zwei pro Flächenbundesland) sowie jeweils einem zufällig ausgewählten Bezirk der Stadtstaa-

ten Berlin, Hamburg und Bremen (n = 29 Regionen), die zwischen September 2018 und August 2019 durchgeführt wurden. Zu beachten ist, dass die bundesweite Repräsentativität der Daten durch mögliche Selektivitäten in der Teilnahmebereitschaft der Befragten beeinträchtigt sein kann. Details zu den Datenquellen finden sich in Wolff et al. (2020).

■ ■ **Befragung der Pflegeberaterinnen und -berater, die Pflegeberatung nach § 7a SGB XI durchführen**

In den 29 Regionen wurde eine Vollerhebung unter den dort tätigen Beraterinnen und Beratern, die Pflegeberatungen nach § 7a SGB XI durchführen, gemacht. Von den geschätzt ca. 451 Personen, die entweder direkt, über eine Beratungsstelle im Vor- und Umfeld von Pflege oder über die jeweilige Pflegekasse zur Befragung eingeladen wurden, stehen nach Bereinigung Daten von 262 Beraterinnen und Beratern für die Datenanalyse zur Verfügung (ca. 58,1 %). Mehrheitlich sind die Befragten in einem festen Anstellungsverhältnis (n = 220, 84,0 %) tätig. Etwa zwei Drittel geben an, direkt für Pflegekassen zu arbeiten (n = 179, 68,3 %) und ungefähr ein Viertel arbeitet für einen Dienstleister (n = 70, 26,7 %), seltener wurden Kommunen (n = 7, 2,7 %), Pflegedienste (n = 4, 1,5 %), eine andere Beratungsstelle (n = 8, 3,1 %) oder ein sonstiger Arbeit- oder Auftraggeber genannt (n = 19, 7,3 %).

■ ■ **Befragung der Beratungsstellen, die Beratung im Vor- und Umfeld von Pflege anbieten**

Von den 370 Beratungsstellen, die Beratung im Vor- und Umfeld von Pflege und/oder Pflegeberatung nach § 7a SGB XI in den 29 Regionen anbieten, konnten nach Bereinigung Daten von 99 Beratungsstellen (26,8 %) in die Auswertungen eingehen (Trägerschaft siehe ◘ Tab. 16.1). Von diesen Beratungsstellen bieten 39 Pflegeberatung nach § 7a SGB XI an (im Folgenden: Beratungsstellen mit Pflegeberatung nach § 7a SGB XI, davon 20 PSP). Unter den übrigen 60 Beratungsstellen sind acht

◘ **Tab. 16.1** Trägerschaft der befragten Beratungsstellen im Vor- und Umfeld von Pflege

Träger	BST mit Pflegeberatung nach § 7a SGB XI		BST ohne Pflegeberatung nach § 7a SGB XI	
	n	in %	n	in %
Gesetzliche Kranken-/Pflegekassen	22	56,4	13	21,7
Kommune/Stadt/Landkreis	21	53,8	20	33,3
Bundesland	5	12,8	4	6,7
Freigemeinnützige/kirchliche Träger, Träger der Wohlfahrtspflege	13	33,3	35	58,3
Vereine, Stiftungen	4	10,3	16	26,7
Privat-gewerbliche Träger	2	5,1	3	5,0
Andere	0	0,0	4	6,7

Anmerkung: BST = Beratungsstelle
Quelle: Befragung der Beratungsstellen; Wolff et al. 2020
Pflege-Report 2022

PSP vertreten (im Folgenden: Beratungsstellen ohne Pflegeberatung nach § 7a SGB XI).

Alle befragten Beratungsstellen wurden zur Erfassung der zielgruppenspezifischen Spezialisierung nach zwei Kriterien gefragt: (1) ob sie ihr Angebot auf die Zielgruppe der pflegebedürftigen Kinder und Jugendlichen oder pflegebedürftigen Menschen mit Behinderung ausrichten und (2) ob sie Beraterinnen bzw. Berater beschäftigen, die extra für die Beratung der Zielgruppen ausgebildet sind. In den Auswertungen werden einerseits beide Kriterien separat beschrieben. Andererseits wird eine allgemeine Spezialisierung einer Beratungsstelle auf eine der beiden Zielgruppen so definiert, dass mindestens eins der beiden Kriterien erfüllt sein muss. Beratungsstellen, die diese Bedingung erfüllen, werden im Folgenden als spezialisierte Beratungsstellen (mit/ohne Pflegeberatung nach § 7a SGB XI) bezeichnet.

16.3 Ergebnisse

Pflegebedürftige Kinder und Jugendliche sowie pflegebedürftige Menschen mit Behinderung sind nur zu einem geringen Anteil in den Beratungsfällen der Pflegeberatung nach § 7a SGB XI vertreten (vgl. ◘ Tab. 16.2). Pflegebedürftige Kinder und Jugendliche und ihre Angehörigen machen 5,0 % des Beratungsumfangs einer Beraterin bzw. eines Beraters pro Monat aus. Durchschnittlich sind dies 1,7 Ratsuchende im Monat (SD = 4,6). Dennoch kommen fast alle Pflegeberaterinnen und -berater gelegentlich mit dieser Zielgruppe in Kontakt: Nur 1,2 % geben an, keine Anfragen von dieser Zielgruppe zu erhalten.

Im Mittel werden demgegenüber 5,2 pflegebedürftige Menschen mit Behinderung pro Monat von einer Pflegeberaterin bzw. einem Pflegeberater im Rahmen einer Pflegeberatung nach § 7a SGB XI beraten (SD = 13,3), was 16,0 % der Beratungsgespräche pro Monat entspricht. Nur sehr selten geben die Beraterinnen und Berater an, dass sie von der Zielgruppe keine Anfragen erhalten (0,8 %).

◻ Tab. 16.2 Mittlerer Beratungsumfang für die Zielgruppen pflegebedürftige Kinder und Jugendliche sowie pflegebedürftige Menschen mit Behinderung in der Pflegeberatung nach § 7a SGB XI

	Anteil ohne Anfragen		Anzahl beratener Personen pro Monat		Anteil an allen Beratungsgesprächen pro Monat	Gültige Angaben
	n	in %	M	SD	in %	n
Pflegebedürftige Kinder und Jugendliche	3	1,2	1,7	4,6	5,0	245
Pflegebedürftige Menschen mit Behinderung	2	0,8	5,2	13,3	16,0	245

Quelle: Befragung der Pflegeberaterinnen und -berater
Pflege-Report 2022

◻ Abb. 16.1 zeigt, dass jeweils ungefähr die Hälfte der Beraterinnen und Berater in der Pflegeberatung nach § 7a SGB XI spezielles Informationsmaterial für die Beratung der Zielgruppen nutzt. Ca. 40 % verweisen an spezialisierte Beratungsstellen im Vor- und Umfeld von Pflege. Ungefähr 16 % der Pflegeberaterinnen und -berater geben an, dass sie für die Beratung der Zielgruppe pflegebedürftige Kinder und Jugendliche fortgebildet sind und ca. 13 % können an speziell ausgebildete Kolleginnen und Kollegen verweisen. Für die Beratung von pflegebedürftigen Menschen mit Behinderung sind fast 20 % der Befragten selbst fortgebildet und nur 5 % verweisen an speziell ausgebildete Kolleginnen bzw. Kollegen. Immerhin jeweils ein Fünftel der Beraterinnen und Berater berät pflegebedürftige Kinder und Jugendliche sowie pflegebedürftige Menschen mit Behinderung ohne zusätzliche Mittel, eigene Fortbildung oder Verweis an eine spezialisierte Stelle.

Um im Rahmen der Pflegeberatung nach § 7a SGB XI an andere spezialisierte Bera-

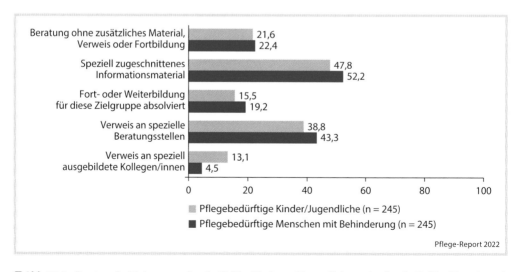

◻ Abb. 16.1 Beratung der Zielgruppen pflegebedürftige Kinder und Jugendliche sowie pflegebedürftige Menschen mit Behinderung in der Pflegeberatung nach § 7a SGB XI, in % (Quelle: Befragung der Pflegeberaterinnen und -berater)

◼ Tab. 16.3 Beratungsstellen, die Angebot auf Zielgruppe ausrichten

Zielgruppe	BST mit Pflegeberatung nach § 7a SGB XI (n = 39)		BST ohne Pflegeberatung nach § 7a SGB XI (n = 60)	
	n	in %	n	in %
Pflegebedürftige Kinder und Jugendliche	15	38,5	10	16,7
Pflegebedürftige Menschen mit Behinderung	17	43,6	18	30,0

Anmerkung: BST = Beratungsstelle
Quelle: Befragung der Beratungsstellen
Pflege-Report 2022

tungsangebote im Vor- und Umfeld von Pflege verweisen zu können, werden diese flächendeckend benötigt. Die Datenauswertungen zeigen, dass bundesweit der Anteil der Beratungsstellen im Vor- und Umfeld von Pflege, die angeben, ihr Angebot spezifisch auf die Zielgruppen auszurichten, für pflegebedürftige Kinder und Jugendliche geringer ist als für pflegebedürftige Menschen mit Behinderung (siehe ◼ Tab. 16.3). Beratungsstellen ohne Pflegeberatung nach § 7a SGB XI haben zudem seltener ein spezifisch auf diese beiden Zielgruppen ausgerichtetes Beratungsangebot.

Gleichzeitig sind insgesamt bei ca. einem Viertel der Beratungsstellen mit Pflegeberatung nach § 7a SGB XI speziell für diese Zielgruppen fortgebildete Beraterinnen und Berater tätig (◼ Tab. 16.4). In Beratungsstellen ohne Pflegeberatung nach § 7a SGB XI sind nur zu 10 % Mitarbeitende mit Fortbildung

für pflegebedürftige Kinder und Jugendliche bzw. 17 % Mitarbeitende mit Fortbildung für pflegebedürftige Menschen mit Behinderung beschäftigt.

Die in ◼ Tab. 16.3 angegebene Ausrichtung der Beratungsstellen im Vor- und Umfeld von Pflege beruht dabei nicht zwingend auf einer Fortbildung der Mitarbeitenden. Unter den Beratungsstellen im Vor- und Umfeld von Pflege mit Ausrichtung auf die Zielgruppe pflegebedürftige Kinder und Jugendliche sind nur in fünf Beratungsstellen mit Pflegeberatung nach § 7a SGB XI (33,3 %) und in drei der Beratungsstellen ohne Pflegeberatung nach § 7a SGB XI (30,0 %) auch fortgebildete Beraterinnen und Berater beschäftigt. Für pflegebedürftige Menschen mit Behinderung arbeiten in sieben auf diese Zielgruppe ausgerichteten Beratungsstellen mit Pflegeberatung nach § 7a SGB XI (41,2 %) und in fünf solcher Bera-

◼ Tab. 16.4 Beratungsstellen, die für Zielgruppe fortgebildete Pflegeberaterinnen und -berater beschäftigen

Zielgruppe	BST mit Pflegeberatung nach § 7a SGB XI (n = 39)		BST ohne Pflegeberatung nach § 7a SGB XI (n = 60)	
	n	in %	n	in %
Pflegebedürftige Kinder und Jugendliche	10	25,6	6	10,0
Pflegebedürftige Menschen mit Behinderung	11	28,2	10	16,7

Anmerkung: BST = Beratungsstelle
Quelle: Befragung der Beratungsstellen
Pflege-Report 2022

tungsstellen ohne Pflegeberatung nach § 7a SGB XI (27,8 %) speziell dafür weitergebildete Beraterinnen und Berater.

Wenn für eine Spezialisierung der Beratungsstelle nur eins der beiden Kriterien zutreffen muss (Ausrichtung des Angebots oder Fortbildung der Beraterinnen und Berater), haben immerhin ungefähr die Hälfte der Beratungsstellen mit Pflegeberatung nach § 7a SGB XI (n = 20, 51,3 %) und ca. ein Fünftel der Beratungsstellen ohne Pflegeberatung nach § 7a SGB XI (n = 13, 21,7 %) ein auf pflegebedürftige Kinder und Jugendliche spezialisiertes Beratungsangebot (insgesamt 33 auf die Zielgruppe spezialisierte Beratungsstellen im Vor- und Umfeld von Pflege). Ein auf pflegebedürftige Menschen mit Behinderung spezialisiertes Beratungsangebot haben 21 der Beratungsstellen mit Pflegeberatung nach § 7a SGB XI (53,8 %) und knapp 40 % der Beratungsstellen ohne Pflegeberatung nach § 7a SGB XI (n = 23, 38,3 %; insgesamt 44 auf die Zielgruppe spezialisierte Beratungsstellen im Vor- und Umfeld von Pflege).

Die regionale Verfügbarkeit von mindestens einer spezialisierten Beratungsstelle im Vor- und Umfeld von Pflege ist in ◘ Tab. 16.5 dargestellt. In zwei Drittel der untersuchten Regionen ist mindestens eine Beratungsstelle im Vor- und Umfeld von Pflege mit einem auf pflegebedürftige Kinder und Jugendliche und in über 80 % der Regionen mindestens eine

Beratungsstelle im Vor- und Umfeld von Pflege mit einem auf pflegebedürftige Menschen mit Behinderung spezialisierten Beratungsangebot vertreten. Bei der Verteilung auf städtische und ländliche Regionen verstärkt sich der Eindruck, dass spezialisierte Beratungsangebote für pflegebedürftige Menschen mit Behinderung häufiger vertreten sind als diejenigen für pflegebedürftige Kinder und Jugendliche. Bei Letzteren zeigt sich ein stärkeres Stadt-Land-Gefälle: Während drei Viertel der städtischen Regionen ein spezialisiertes Angebot vorweisen, sind es nur 46 % der ländlichen Regionen. Für pflegebedürftige Menschen mit Behinderung gibt es in 89 % der städtischen und fast drei Viertel der ländlichen Regionen spezialisierte Beratungsstellen im Vor- und Umfeld von Pflege (◘ Tab. 16.5).

Betrachtet man die Zusammenarbeit der Pflegeberatung nach § 7a SGB XI mit den lokalen Anlaufstellen bzw. Akteuren genauer, zeigt sich, dass knapp die Hälfte der Pflegeberaterinnen und -berater, die Pflegeberatung nach § 7a SGB XI durchführen, angeben, dass sie mit Leistungserbringern der Eingliederungshilfe zusammenarbeiten (n = 54, 47,0 %; n = 115 gültige Angaben), 41 % berichten von einer Zusammenarbeit mit Kostenträgern der Eingliederungshilfe (n = 46, 40,7 %; n = 113 gültige Angaben) und ungefähr ein Drittel gibt an, dass sie mit EUTBs vernetzt sind (n = 36, 33,6 %, n = 107 gültige Angaben). Umgekehrt

◘ **Tab. 16.5** Regionen mit spezialisierten Beratungsstellen im Vor- und Umfeld von Pflege

Zielgruppe	Alle Regionen (n = 29)		Städtische Regionen (n = 18)		Ländliche Regionen (n = 11)	
	n	in %	n	in %	n	in %
Pflegebedürftige Kinder und Jugendliche	19	65,5	14	77,8	5	45,5
Pflegebedürftige Menschen mit Behinderung	24	82,8	16	88,9	8	72,7

Anmerkung: Die Spezialisierung der Beratungsstellen ergibt sich aus dort beschäftigen für die Zielgruppe fortgebildeten Pflegeberaterinnen und -beratern und oder einem auf die Zielgruppe ausgerichteten Angebot
Quelle: Befragung der Beratungsstellen
Pflege-Report 2022

16

geben von den spezialisierten Beratungsstellen im Vor- und Umfeld von Pflege drei Viertel an, dass sie zumindest bei manchen Beratungsfällen mit Pflegeberaterinnen und -beratern, die Pflegeberatung nach § 7a SGB XI anbieten, zusammenarbeiten (n = 25, 73,5 %; n = 34 gültige Angaben).

Knapp die Hälfte der Pflegeberaterinnen und -berater, die Pflegeberatung nach § 7a SGB XI anbieten, arbeitet zumindest in manchen Beratungsfällen mit der Kinder- und Jugendhilfe zusammen (n = 54, 47,0 %, n = 115 gültige Angaben). Von den spezialisierten Beratungsstellen im Vor- und Umfeld von Pflege geben drei Viertel an, dass sie zumindest bei manchen Beratungsfällen mit Pflegeberaterinnen und -beratern, die Pflegeberatung nach § 7a SGB XI anbieten, zusammenarbeiten (n = 19, 76,0 %; n = 25 gültige Angaben).

16.4 Zusammenfassung und Diskussion

Die Beratung der Zielgruppen pflegebedürftige Kinder und Jugendliche und pflegebedürftige Menschen mit Behinderung macht gemessen an ihren Beratungsbedarfen einen eher geringen Anteil am Beratungsaufkommen innerhalb der Pflegeberatung nach § 7a SGB XI aus. In etwa entsprechen die beobachteten Anteile an monatlichen Beratungsgesprächen (5 und 16 %) auch den Anteilen, die diese Zielgruppen an allen pflegebedürftigen Personen ausmachen (ca. 4 bzw. bis zu 11 %), allerdings wäre aufgrund der besonderen Bedarfslagen eher eine überproportionale Inanspruchnahme erwartbar.

Dieses Ergebnis ist auch konsistent mit der von Betroffenen berichteten geringen Kenntnis bzw. geringeren Nutzung von Beratungsangeboten der Pflegeversicherung aus anderen Studien (Maetzel et al. 2017; Kofahl und Lüdecke 2014). Dabei birgt die Pflegeberatung nach § 7a SGB XI gerade aufgrund der bedarfsgerechten und sozialgesetzbuchübergreifenden

Ausrichtung sowie aufgrund des Case Managements große Potenziale, um eine mögliche Unzufriedenheit mit bisherigen Beratungsangeboten (Kofahl und Lüdecke 2015; Sagner 2014) auszugleichen. Eine tiefergehende Untersuchung der Betroffenenperspektive auf die Pflegeberatung nach § 7a SGB XI war mit den Daten der Evaluation nach § 7a (9) SGB XI aufgrund der geringen Fallzahl der Zielgruppen in der Nutzerbefragung nicht möglich. Bisher fehlen also neuere Studien, die die Perspektive der betroffenen Zielgruppen mit besonderen Versorgungsbedarfen auf die Pflegeberatung nach § 7a SGB XI genauer untersuchen. Dabei sollte auch erforscht werden, ob das Beratungsangebot nach § 7a SGB XI in der vielfältigen Beratungslandschaft für die betrachteten Zielgruppen pflegebedürftige Kinder und Jugendliche sowie pflegebedürftige Menschen mit Behinderung möglicherweise nicht sichtbar genug ist.

Die Pflegeberatung nach § 7a SGB XI wird für die beiden Zielgruppen größtenteils mit Hilfe von speziellem Informationsmaterial oder einem Verweis an spezialisierte Beratungsstellen im Vor- und Umfeld von Pflege bzw. Kolleginnen und Kollegen erbracht, was auch andere Studien in diesem Bereich berichten (vgl. Hahnel et al. 2021). Den Ergebnissen zufolge sind zudem nur eine Minderheit der Beraterinnen und Berater, die Pflegeberatung nach § 7a SGB XI durchführen, für die betroffenen Zielgruppen fortgebildet (16 bis 20 %). Selbst in Beratungsstellen im Vor- und Umfeld von Pflege, die ihr Angebot auf diese Personen ausrichten, sind nur in 30 bis 40 % der Fälle geschulte Mitarbeitende anzutreffen. Bei der Begleitung von Familien mit pflegebedürftigen Kindern halten Wingenfeld et al. (2013) jedoch eine Spezialisierung der Beraterinnen und Berater für unbedingt erforderlich. Die Professionalisierung der Beratung für pflegebedürftige Kinder und Jugendliche oder pflegebedürftige Menschen mit Behinderung weist hier also noch deutliche Lücken auf.

Die Zusammenarbeit mit den vielfältigen Akteuren in der Beratungslandschaft ist daher essentiell. Die berichteten Ergebnisse zeigen zum einen, dass ungefähr die Hälfte der Beraterinnen und Berater, die Beratungen nach § 7a SGB XI anbieten, und jeweils fast drei Viertel der auf die Zielgruppen spezialisierten Beratungsstellen im Vor- und Umfeld von Pflege zumindest bei manchen Beratungsfällen mit der jeweils anderen Stelle kooperieren. Zum anderen steht der Zusammenarbeit auch kein fehlendes Angebot an spezialisierten Beratungsstellen im Wege. Selbst wenn, wie in dieser Studie, nur Beratungsstellen im Vor- und Umfeld von Pflege berücksichtigt werden, gibt es in den meisten städtischen Regionen und auch in drei Viertel der ländlichen Regionen für pflegebedürftige Menschen mit Behinderung spezialisierte Beratungsstellen, was auf eine relativ weite Verbreitung schließen lässt. Dagegen ist das Angebot für Familien mit pflegebedürftigen Kindern und Jugendlichen etwas weniger verbreitet und weist v. a. im ländlichen Raum noch größere Lücken auf.

Allerdings scheinen sich zumindest für pflegebedürftige Kinder und Jugendliche auch bereits mehr und mehr Angebote der Pflegeberatung nach § 7a SGB XI zu professionalisieren. So sind dem zunächst einzigartigen, auf Kinder und Jugendliche spezialisierten PSP in Hamburg weitere Entwicklungen gefolgt, z. B. in Berlin, Mecklenburg-Vorpommern und Rheinland-Pfalz. Auch halten einzelne Pflegekassen und Dienstleister ebenso wie compass private pflegeberatung gezielte Angebote vor. Mit der Entwicklung eines entsprechenden Curriculums zur Pflegeberatung nach § 7a SGB XI mit dem Schwerpunkt Kinder und Jugendliche wurde ebenfalls bereits eine entsprechende Voraussetzung geschaffen (vgl. Zoller und Graffmann-Weschke 2020). Für die Zielgruppe der pflegebedürftigen Kinder und Jugendlichen ist demnach zukünftig mit einer Entwicklung der Pflegeberatung nach § 7a SGB XI hin zu einer größeren Spezialisierung und Professionalisierung zu rechnen, was auch seitens der Interessenverbände befürwortet wird. Neben der Entwicklung und Bereitstellung spezifischer Beratungsangebote für diese Zielgruppe werden auch digitale Beratungsangebote empfohlen (vgl. wir pflegen! Interessenvertretung und Selbsthilfe pflegender Angehöriger e. V. 2021). Dass digitale Angebote Potenziale bergen, zeigte bspw. ein während der Pandemie durchgeführtes Pilotprojekt, in dem die Pflegeberatung (nach § 7a SGB XI) als Videoberatung erprobt wurde. Für Familien mit pflegebedürftigen Kindern erwies sich dies aufgrund der zeitlichen Flexibilität als besonders hilfreich (compass private pflegeberatung GmbH 2021). Da diese Zielgruppe häufig auch eine Behinderung aufweist, sind dabei auch Synergieeffekte für pflegebedürftige Menschen mit Behinderung zu erwarten. Digitale Pflegeberatungsangebote oder Pflege-Apps mit Beratungsfunktionen (zunächst ohne Spezialisierung für eine Zielgruppe) werden zunehmend auch von den Pflegekassen oder deren Dienstleistern eingeführt. Der Nutzen dieser Angebote aus Sicht der Betroffenen muss jedoch noch näher untersucht werden.

16.5 Fazit

Die sektor- und sozialgesetzbuchübergreifende Beratung für pflegebedürftige Menschen mit komplexen Versorgungsbedarfen kann trotz ggf. etablierter Strukturen an ihre Grenzen stoßen. Die nach wie vor leistungsgerichtete Sicht der einzelnen Leistungsträger und -erbringer in Deutschland ist für übergreifende Strukturen hinderlich. Daher spielt nicht nur die Qualifikation in Hinblick auf die Erfüllung der Beratungsbedarfe eine maßgebliche Rolle – vielmehr ist die Beratung auch auf Kooperationen an den Schnittstellen angewiesen, um sektorenübergreifende Zugänge zu sichern (Klie und Bruker 2016). Eine gut vernetzte Beratung ist daher für Betroffene aufgrund der Vielfalt der vorhandenen Beratungs- und Anlaufstellen und der häufig daraus resultierenden Unübersichtlichkeit essentiell. Da Netzwerkarbeit auch ein fester Bestandteil der Pflegeberatung nach § 7a SGB XI und Care Management explizit Aufgabe der PSP ist (vgl. Braeseke et al. 2018), werden auch hier die Potenziale dieser Beratungsform für die Zielgruppen sichtbar.

Inwieweit zukünftig – insbesondere für die vergleichsweise kleine Zielgruppe der pflegebedürftigen Kinder und Jugendlichen – überall spezialisierte Ansprechpersonen, v. a. im Sinne eines Case Managements, vorhanden sein müssen, ist fraglich. Eine auf regionaler Ebene zentrale Anlaufstelle mit einem spezialisierten Case Management könnte, wie Wingenfeld et al. (2013) empfehlen, auch eine Lösung sein. Die Pflegeberatung nach § 7a SGB XI mit dem ihr inhärenten Case Management und der sozialgesetzbuchübergreifenden Ausrichtung könnte demnach diese Funktion bspw. mittels einer regionalen, von den Pflegekassen gemeinsam einzurichtenden Stelle (falls vorhanden: ggf. in einem PSP) ausfüllen. Bei guter Vernetzung dieser zentralen Stelle mit der örtlich bereits vorhandenen vielfältigen Beratungsstruktur kann so gewährleistet werden, dass Betroffene einerseits über die bereits genannten zahlreichen Anlaufstellen direkt vor Ort Hilfe erhalten und/oder andererseits bei weiterführendem Bedarf zuverlässig an diese qualifizierte Stelle weiterverwiesen werden.

Die Pflegeberatung nach § 7a SGB XI kann also mit dem umfassenden Beratungsauftrag und dem Ziel, eine passgenaue, an der individuellen Situation ausgerichtete Versorgung zu organisieren (einschließlich der Beratung zur Entlastung pflegender Angehöriger), bei adäquater Vernetzung mit den bereits bestehenden vielfältigen Beratungsangeboten eine Lücke füllen und die Personen mit besonderen Versorgungsbedarfen, wenn nötig mittels Case Management, unterstützen.

Literatur

Braeseke G, Pflug C, Beikirch E (2018) Studie zur Erfüllung der Koordinierungs- und Vernetzungsaufgaben sowie der Qualitätssicherung in Pflegestützpunkten. IGES Institut GmbH, Berlin

Brehaut JC, Garner RE, Miller AR, Lach LM, Klassen AF, Rosenbaum PL, Kohen DE (2011) Changes over time in the health of caregivers of children with health pro-

blems: growth-curve findings from a 10-year Canadian population-based study. Am J Public Health 101:2308–2316. https://doi.org/10.2105/AJPH.2011.300298

Büker C (2008) Familien mit einem pflegebedürftigen Kind – Herausforderungen und Unterstützungserfordernisse. Pflege Ges 13:77–88

Bundesarbeitsgemeinschaft der Werkstätten für behinderte Menschen e. V. (2018) Verdienst in Werkstätten. https://www.bagwfbm.de/page/101. Zugegriffen: 3. Jan. 2022

Bundesministerium für Arbeit und Soziales (2013) Teilhabebericht der Bundesregierung über die Lebenslagen von Menschen mit Beeinträchtigungen; Teilhabe – Beeinträchtigung – Behinderung

Compass private Pflegeberatung (2021) Familien mit pflegebedürftigen Kindern und Jugendlichen; Digitale Pflegeberatung: Fragen per Video-Gespräch klären. https://www.presseportal.de/pm/133759/4929730. Zugegriffen: 26. Jan. 2022

Cousino MK, Hazen RA (2013) Parenting stress among caregivers of children with chronic illness: a systematic review. J Pediatr Psychol 38:809–828. https://doi.org/10.1093/jpepsy/jst049

Deutsche Gesellschaft für Care und Case Management e. V. (2020) Case Management Leitlinien; Rahmenempfehlungen, Standards und ethische Grundlagen. Medhochzwei, Heidelberg

Dieckmann F, Graumann S, Schäper S, Greving H (2013) Bausteine für eine sozialraumorientierte Gestaltung von Wohn- und Unterstützungsarrangements mit und für Menschen mit geistiger Behinderung im Alter. KatHO NRW, Münster

Driller E, Alich S, Karbach U, Pfaff H, Schulz-Nieswandt F (2008) Die INA-Studie; Inanspruchnahme, soziales Netzwerk und Alter am Beispiel von Angeboten der Behindertenhilfe. Lambertus, Freiburg im Breisgau

Engels D, Engel H, Schmitz A (2016) Zweiter Teilhabebericht der Bundesregierung über die Lebenslagen von Menschen mit Beeinträchtigungen; Teilhabe – Beeinträchtigung – Behinderung. ISG Institut für Sozialforschung und Gesellschaftspolitik, Berlin

Fix E (2017) Die Schnittstelle Eingliederungshilfe; Pflege im Lichte der gesetzlichen Regelungen des Bundesteilhabegesetzes und des Pflegestärkungsgesetzes III. https://www.reha-recht.de/fachbeitraege/beitrag/artikel/beitrag-d11-2017/. Zugegriffen: 4. Jan. 2022

Gerwin B, Herrmann E, Kempkes A, Zöller D (2013) Das Praxisprojekt (PariSozial) Vernetzung von Hilfen für pflegebedürftige Kinder. CW Haarfeld, Hürth, S 17–51

GKV-Spitzenverband (2018) Empfehlungen des GKV-Spitzenverbandes nach § 7a Absatz 3 Satz 3 SGB XI zur erforderlichen Anzahl, Qualifikation und Fortbildung von Pflegeberaterinnen und Pflegeberatern vom 29. August 2008 in der Fassung vom 22. Mai 2018

GKV-Spitzenverband (2020) Richtlinien des GKV-Spitzenverbandes zur einheitlichen Durchführung der Pflegeberatung nach § 7a SGB XI vom 7. Mai 2018 (Pflegeberatungs-Richtlinien) in der Fassung vom 5. Oktober 2020

Graffmann-Weschke K, Otte M, Kempchen A (2021) Familienbezogene Bedarfslagen in Pflegesituationen. In: Jacobs K, Kuhlmey A, Greß S, Klauber J, Schwinger A (Hrsg) Sicherstellung der Pflege: Bedarfslagen und Angebotsstrukturen. Springer, Berlin, S 103–116

Hahnel E, Pflug C, Braeseke G, Musfeldt M, Oehse I, Delekat M, Wentz L, Pörschmann-Schreiber U, Priesemuth B (2021) Evaluation der Pflegestützpunkte in Brandenburg. IGES, Berlin

Hermans H, Evenhuis HM (2014) Multimorbidity in older adults with intellectual disabilities. Res Dev Disabil 35:776–783. https://doi.org/10.1016/j.ridd.2014.01.022

Klie T, Bruker C (2016) Versorgungskoordination bei Familien mit schwer und lebensverkürzend erkrankten Kindern in Berlin; Expertise. AGP Sozialforschung; Im FIVE e. V.; An der Ev. Hochschule Freiburg. https://agp-freiburg.de/downloads/projekte/18/Versorgungskoordination_Expertise_AGP_2016.pdf. Zugegriffen: 20. Dez. 2021

Kofahl C, Lüdecke D (2014) Familie im Fokus – Die Lebens- und Versorgungssituation von Familien mit chronisch kranken und behinderten Kindern in Deutschland (Ergebnisse der Kindernetzwerk-Studie)

Kofahl C, Lüdecke D (2015) Gesundheitliche Versorgung und sozioökonomische Situation von Familien mit chronisch erkrankten und behinderten Kindern. Kinder Jugendarzt 46:667–674

Kofahl C, Matzke O, Verdugo PB, Lüdecke D (2017) Pflegebedürftigkeit von Kindern und Jugendlichen und ihre Bedeutung für die Familien. In: Jacobs K, Kuhlmey A, Greß S, Schwinger A, Klauber J (Hrsg) Schwerpunkt: Die Versorgung der Pflegebedürftigen. Schattauer, Stuttgart

Kruse K (2018) Die Schnittstelle von Eingliederungshilfe und Pflege im ambulanten Bereich. Merkblatt zur neuen Empfehlung der Spitzenverbände. Bundesverband für körper- und mehrfachbehinderte Menschen e V, Düsseldorf

Maetzel J, Sulzer L (2018) Ältere Menschen mit Behinderung, insbesondere mit geistiger Behinderung, und Pflegebedürftigkeit. In: Bundesministerium für Gesundheit (Hrsg) Pflege- und Unterstützungsbedarf sogenannter vulnerabler Gruppen

Maetzel J, Anders M, Berg F, Vollmer J (2017) Alter und Pflege; Studie zu Menschen mit Behinderungen in Sachsen. Prognos AG, Düsseldorf

Masefield SC, Prady SL, Sheldon TA, Small N, Jarvis S, Pickett KE (2020) The caregiver health effects of caring for young children with developmental disabilities: a meta-analysis. Matern Child Health J 24:561–574. https://doi.org/10.1007/s10995-020-02896-5

Sagner A (2014) Studie zur Arbeits- und Lebenssituation von Menschen mit Behinderungen in der Landes-

hauptstadt München; Endbericht Teil 2: Allgemeine Lebenssituation. SIM Sozialplan Quartiersentwicklung. https://www.muenchen.info/soz/pub/pdf/486_StudieMenschenmitBehinderungen_Endbericht2_AllgemeineLebenssituation_web.pdf. Zugegriffen: 4. Apr. 2022

Stabsstelle für Jugendhilfe-, Sozial- und Gesundheitsplanung der Landeshauptstadt Magdeburg (2021) Ergebnisse der Befragung von Menschen mit Behinderungen bzw. Beeinträchtigungen in Magdeburg ab 16 Jahre

Statistisches Bundesamt (2020a) Behinderte Menschen; Schwerbehinderte Menschen am Jahresende. https://www.destatis.de/DE/Themen/Gesellschaft-Umwelt/Gesundheit/Behinderte-Menschen/Tabellen/geschlecht-behinderung.html;jsessionid=3FAF475227D5DBC96C979E1789B1DB4D.live741. Zugegriffen: 5. Jan. 2022

Statistisches Bundesamt (2020b) Pflegestatistik 2019; Pflege im Rahmen der Pflegeversicherung Deutschlandergebnisse

TNS Infratest Sozialforschung, Universität Bremen (2017) Studie zur Wirkung des Pflege-Neuausrichtungs-Gesetzes (PNG) und des ersten Pflegestärkungsgesetzes (PSG I)

Udsching P (2016) Leistungsrechtliche Aspekte der Teilhabe und Pflege zur Selbstsicherung von Lebensqualität im Alter. In: Müller SV, Gärtner C (Hrsg) Lebensqualität im Alter. Springer, Wiesbaden, S 423–438

Wingenfeld K, Büker C, Ostendorf A (2013) Ergebnisse der wissenschaftlichen Begleitung (IPW) Vernetzung von Hilfen für pflegebedürftige Kinder. CW Haarfeld, Hürth, S 52–136

wir pflegen! Interessenvertretung und Selbsthilfe pflegender Angehöriger e V (2021) Unterstützung pflegender Angehöriger als gleichberechtigte Partner in der Pflege; Handlungsempfehlungen für eine neue Bundesregierung

Wolff JK, Pflug C, Rellecke J, Rieckhoff S, Dehl T, Nolting H-D (2020) Evaluation der Pflegeberatung und Pflegeberatungsstrukturen gemäß § 7a Absatz 9 SGB XI. Evaluation der Pflegeberatung und Pflegeberatungsstrukturen gemäß § 7a Absatz 9 SGB XI. IGES, Berlin

Zich K, Nolting H-D, Pflug C (2019) Wissenschaftliche Evaluation der Umstellung des Verfahrens zur Feststellung der Pflegebedürftigkeit (§ 18c Abs. 2 SGB XI); LOS 3: Schnittstellen Eingliederungshilfe. IGES, Berlin

Zoller E, Graffmann-Weschke K (2020) Curriculum Pflegeberatung nach § 7a SGB XI mit dem Schwerpunkt Kinder und Jugendliche für Pflegeberaterinnen und -berater der Kranken-/Pflegekassen und Pflegestützpunkte. https://pflegeakademie.aok.de/uploads/news/documents/Curriculum-Pflegeberatung-Kinder.pdf. Zugegriffen: 31. Dez. 2021

16

Daten und Analysen

Inhaltsverzeichnis

Pflegebedürftigkeit in Deutschland

Sören Matzk, Chrysanthi Tsiasioti, Susann Behrendt,
Kathrin Jürchott und Antje Schwinger

Inhaltsverzeichnis

© Der/die Autor(en) 2022
K. Jacobs et al. (Hrsg.), *Pflege-Report 2022*, https://doi.org/10.1007/978-3-662-65204-6_17

■■ **Zusammenfassung**

Der Beitrag liefert ein ausführliches Bild zum Stand der Pflegebedürftigkeit und der gesundheitlichen Versorgung der Pflegebedürftigen in Deutschland. Die Analysen basieren auf GKV-standardisierten AOK-Daten. Sie zeigen Prävalenz, Verläufe und Versorgungsformen der Pflege sowie Kennzahlen zur gesundheitlichen Versorgung der Pflegebedürftigen. Im Fokus stehen die Inanspruchnahme von ärztlichen und stationären Leistungen, Polymedikation und Verordnungen von PRISCUS-Wirkstoffen und Psychopharmaka. Die Ergebnisse werden der Versorgung der Nicht-Pflegebedürftigen gleichen Alters gegenübergestellt und differenziert nach Schwere der Pflegebedürftigkeit und Versorgungssetting ausgewiesen.

The article provides empirical insights on the scope and state of long-term care services in Germany. This includes health service provision for persons in need of care. The article lays out key figures regarding the prevalence, pathways and forms of care based on standardised AOK statutory health insurance data. An additional focus lies on the use of outpatient and inpatient health care services as well as on polypharmacy and prescriptions of PRISCUS medication and psychotropic drugs. Findings are contrasted with data on members of the same age group who are not in need of care and discussed in relation to the severity of the need of care and the care provision setting.

17.1 Datengrundlage und Methodik

17

Die Analysen basieren auf verschlüsselten Abrechnungsdaten der AOK. Für die soziale Pflegeversicherung (SPV) steht dem Wissenschaftlichen Institut der AOK (WIdO) seit 2015 ein bundesweiter Datensatz zur Verfügung. Diesen Daten ist der Personenbezug entzogen, sie können aber sowohl jahresüber-greifend als auch in Kombination mit weiteren im WIdO vorliegenden Abrechnungsinformationen der gesetzlichen Krankenversicherung (GKV) analysiert werden. Für das Datenjahr 2020 ist zu berücksichtigen, dass die Covid-19-Pandemie die ansonsten über die Jahre relativ konstanten Inanspruchnahme-Muster und damit einhergehenden dokumentierten Abrechnungsinformationen und Diagnosen wesentlich verändert hat. Für alle dargelegten Analysen gilt insofern, dass die Effekte der Pandemie bei der Interpretation der beschriebenen Versorgungsaspekte und insbesondere der beobachteten Veränderungsraten zum Vorjahr zu berücksichtigen sind. An einigen Stellen wurden nochmals explizit entsprechende Hinweise ergänzt.

Für die Standardisierung der AOK-Routinedaten wurde die amtliche Statistik über die Versicherten der GKV (KM 6) mit dem Erhebungsstichtag 1. Juli eines Jahres verwendet. Die Darstellung der AOK-Routinedaten erfolgt demnach so, als würden die AOK-Versicherten bezogen auf Fünf-Jahres-Altersklassen die gleiche Alters- und Geschlechtsstruktur wie die gesamte gesetzlich krankenversicherte Bundesbevölkerung aufweisen. Verzerrungen der Ergebnisse durch Alters- und Geschlechtsunterschiede zwischen AOK- und GKV-Population sind damit ausgeglichen und die Übertragbarkeit der Informationen wird erhöht. Für andere Einflussgrößen auf die Inanspruchnahme von Pflege- oder Gesundheitsleistungen gilt dies nicht. An einigen Stellen wird auf die amtliche Statistik PG 2 „Leistungsempfänger nach Pflegegraden, Altersgruppen und Geschlecht" des Bundesministeriums für Gesundheit zurückgegriffen. Die PG 2 ist als stichtagsbezogene Statistik von allen SPV-Trägern zum 30. Juni bzw. 31. Dezember zu erstellen und zu melden. Die statistischen Berechnungen und graphischen Aufbereitungen wurden mit Hilfe der Statistiksoftware R (4.0.3) unter Verwendung folgender Pakete erstellt: RODBC (1.3-17), dplyr (1.0.0), tidyverse (1.3.0), maptools (1.0-1), rgdal (1.5-18) und ggplot2 (3.3.2).

17.2 Pflegeprävalenzen und Versorgungsformen bei Pflegebedürftigkeit

17.2.1 Prävalenz der Pflegebedürftigkeit

Pflegebedürftige nach Alter und Geschlecht

Mit Ende des Jahres 2020 waren laut amtlicher Statistik der Sozialen Pflegeversicherung 4,3 Mio. Personen pflegebedürftig, davon etwas weniger als zwei Drittel (61,7 %) Frauen (2,7 Mio. Pflegebedürftige). Mehr als die Hälfte der Pflegebedürftigen (52,0 %) sind 80 Jahre und älter (2,3 Mio. Pflegebedürftige). Rund ein Zwanzigstel der Pflegebedürftigen (5,7 %) sind Kinder und Jugendliche (244 Tsd. Personen) (◨ Abb. 17.1).

Mit zunehmendem Alter steigt die Wahrscheinlichkeit, pflegebedürftig zu sein (◨ Abb. 17.2). Sind im Jahr 2020 bei Kindern und Jugendlichen sowie Personen im erwerbs-

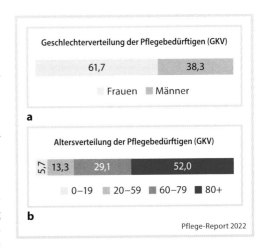

◨ **Abb. 17.1** Pflegebedürftige in der GKV nach Alter und Geschlecht, in % (2020) (inkl. Pflegebedürftige, die Pflege in vollstationären Einrichtungen der Hilfe für behinderte Menschen nach § 43a SGB XI erhalten). (Quelle: Amtliche Statistik PG 2, Amtliche Statistik KM 6)

fähigen Alter zwischen einem und zwei von 100 gesetzlich Krankenversicherten pflegebedürftig, betrifft dies bei den 75- bis 79-Jährigen bereits jede sechste Person (15,9 %). In den

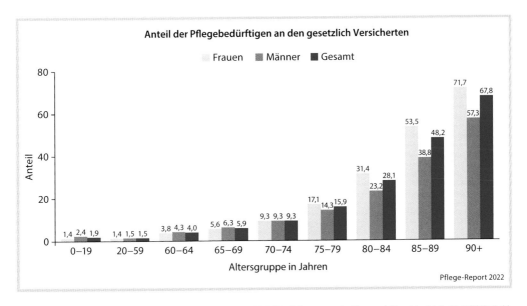

◨ **Abb. 17.2** Anteil der Pflegebedürftigen an den gesetzlich Versicherten nach Alter und Geschlecht, in % (2020) (inkl. Pflegebedürftige, die Pflege in vollstationären Einrichtungen der Hilfe für behinderte Menschen nach § 43a SGB XI erhalten). (Quelle: Amtliche Statistik PG 2, Amtliche Statistik KM 6)

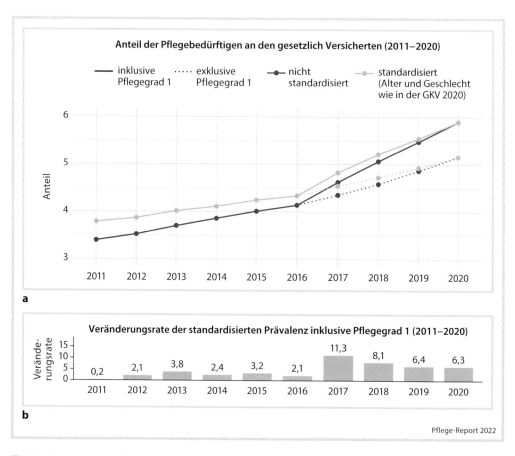

◻ Abb. 17.3 Anteil der Pflegebedürftigen an den gesetzlich Versicherten im Zeitverlauf, in % (2011–2020) (inkl. Pflegebedürftige, die Pflege in vollstationären Einrichtungen der Hilfe für behinderte Menschen nach § 43a SGB XI erhalten). (Quelle: Amtliche Statistik PG 2, Amtliche Statistik KM 6)

höchsten Alterssegmenten verdreifacht sich diese Prävalenzrate auf 48 % bei den 85- bis 89-Jährigen. Bei den über 90-Jährigen sind zwei Drittel der Personen (67,8 %) pflegebedürftig. Mit steigendem Alter unterscheidet sich zudem deutlich die Pflegeprävalenz zwischen Männern und Frauen (◻ Abb. 17.2): Während etwas mehr als ein Drittel der 85- bis 89-jährigen Männer (38,8 %) von Pflegebedürftigkeit betroffen sind, betrifft dies mehr als die Hälfte aller Frauen (53,5 %) im gleichen Alterssegment. Bei den über 90-jährigen Männern ist schließlich etwas mehr als jeder Zweite (57,3 %) pflegebedürftig, bei den gleichaltrigen Frauen hingegen sind es rund zwei Drittel (71,7 %).

Pflegebedürftigkeit im Zeitverlauf

Die Zahl der Pflegebedürftigen ist innerhalb der letzten zehn Jahre deutlich gestiegen: Im Jahr 2020 waren im Durchschnitt 5,9 % der gesetzlich versicherten Bundesbürger pflegebedürftig (◻ Abb. 17.3). Zehn Jahre früher, im Jahr 2011, betraf dies lediglich 3,4 %, was einem Anstieg um 73 % entspricht. Bereinigt man die Werte um die fortschreitende Alterung der Gesellschaft und legt für alle Jahre die Alters- und Geschlechtsstruktur der GKV-Versicherten des Jahres 2020 zugrunde, dann fällt der Anteil deutlich schwächer aus (◻ Abb. 17.3): Bereits 2011 waren demgemäß 3,8 % der gesetzlich Versicherten pflegebedürftig gewesen, der Anstieg bis zum 2020er Wert beträgt dann noch 56 %. Folglich lässt sich die beobachtete Zunahme der Pflegeprävalenz zwischen 2011 und 2020 nur zu einem Teil auf die Entwicklung der Alters- und Geschlechtsstruktur der Bevölkerung zurückführen. Die deutliche Zunahme der Pflegeprävalenz ab 2016 ist mit der Einführung des neuen Pflegebedürftigkeitsbegriffs im Januar 2017 verbunden. Mit der Reform war u. a. die Erwartung verbunden, dass sich der Zugang zu Leistungen der Pflegeversicherung weiter verbessert.

Deutlich wird in ◻ Abb. 17.3, dass der Zuwachs an Pflegebedürftigen mit Pflegegrad 1 den Anstieg der Pflegeprävalenz zu einem großen Teil begründet: Pflegebedürftig mit Grad 2 bis 5 sind lediglich 5,2 % von 100 gesetzlich Versicherten und der Prävalenzanstieg unter Bereinigung der fortschreitenden Alterung der Gesellschaft seit 2011 liegt bezogen auf diese Gruppe bei noch 36 %. Dennoch ist festzuhalten, dass demographiebereinigt der Anteil gesetzlich Versicherter mit Pflegebedürftigkeit mit Grad 2 bis 5 in den Jahren 2019 und 2020 um rund 5 % gestiegen ist. Lassen sich die überproportionalen Veränderungsraten in den Jahren 2017 und 2018 als Reformwirkung erklären, sind die Ursachen für den weiteren Pflegeprävalenzanstieg zu eruieren, der über dem demographiebedingt zu erwartenden Anstieg liegt.

Schwere der Pflegebedürftigkeit

Seit Einführung des neuen Pflegebedürftigkeitsbegriffs im Januar 2017 unterteilt sich die Schwere der Pflegebedürftigkeit definitorisch in fünf Pflegegrade (zuvor drei Pflegestufen). Jeder achte Pflegebedürftige hat im Jahr 2020 laut amtlicher Statistik „geringe Beeinträchtigungen der Selbständigkeit oder der Fähigkeiten" (Pflegegrad 1; 12,5 %), 41 % wiesen „erhebliche Beeinträchtigungen" (Pflegegrad 2) auf. Im Schnitt ein Viertel der Pflegebedürftigen ist von „schweren Beeinträchtigungen" (Pflegegrad 3; 28,3 %) bzw. von „schwersten Beeinträchtigungen" (Pflegegrad 4 und 5; 18,6 %) betroffen. Die Pflegeschwere hat sich

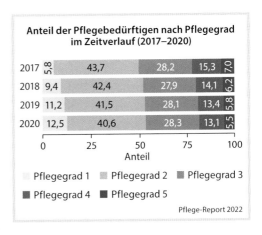

◻ **Abb. 17.4** Anteil der Pflegebedürftigen nach Schwere der Pflegebedürftigkeit (2017–2020), in % (inkl. Pflegebedürftige, die Pflege in vollstationären Einrichtungen der Hilfe für behinderte Menschen nach § 43a SGB XI erhalten). (Quelle: Amtliche Statistik PG 2)

in diesem kurzen zeitlichen Verlauf deutlich verändert. ◻ Abb. 17.4 zeigt auf, dass der Anteil Personen in den Pflegegraden 2, 4 und 5 abnimmt, der Anteil mit Pflegegrad 1 hingegen deutlich zunimmt. Bei der Interpretation dieser Veränderungen ist die formale Überleitung aller Pflegebedürftigen im Reformjahr 2017 zu beachten. Es ist davon auszugehen, dass sich die faktische Prävalenz der neuen Pflegegrade erst im Zeitverlauf herauskristallisiert.

17.2.2 Versorgungsformen bei Pflegebedürftigkeit

Versorgungsformen nach Alter und Geschlecht

Die folgenden Analysen vergleichen ambulant und vollstationär versorgte Pflegebedürftige (§ 43 SGB XI). Die Betrachtung der ambulant Gepflegten unterscheidet zwischen Empfängern reiner Geldleistungen (d. h. Personen mit Pflegegeldbezug (§ 37 SGB XI) ohne jegliche weitere Unterstützung durch einen ambulanten Pflegedienst (im Sinne des § 36 SGB XI) und solchen mit Sachleistungs-

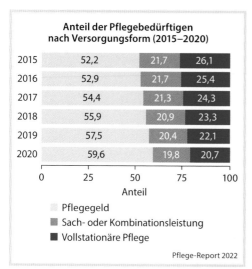

Pflege-Report 2022

◐ Abb. 17.5 Anteil der Pflegebedürftigen nach Versorgungsform im Jahresvergleich, im Durchschnitt der Monate, in % (2015–2020) (ohne Pflegebedürftige mit Pflegegrad 1 sowie ohne Pflegebedürftige, die Pflege in vollstationären Einrichtungen der Hilfe für behinderte Menschen nach § 43a SGB XI erhalten). (Quelle: AOK-Daten, standardisiert auf die gesetzlich Versicherten (Amtliche Statistik KM 6 2020))

(§ 36 SGB XI) bzw. Kombinationsleistungsbezug (§ 38 SGB XI)). Im Jahr 2020 wurden vier von fünf Pflegebedürftigen (79,4 %) in ihrer häuslichen Umgebung betreut: Die Hälfte aller Pflegebedürftigen (59,6 %) bezog ausschließlich Pflegegeld (◐ Abb. 17.5). Ein Fünftel (19,8 %) entschied sich entweder für eine Kombination aus Geld- und Sachleistung oder für den alleinigen Bezug von Sachleistungen. Jede fünfte pflegebedürftige Person (20,7 %) wurde in einem stationären Pflegeheim versorgt. Hervorzuheben ist, dass durch die Zunahme von ambulant Versorgten der Anteil vollstationär Versorgter zwar rückläufig ist; die absolute Anzahl über die Jahre jedoch konstant verblieben.

Die Unterschiede zwischen den Versorgungsformen sind weniger geschlechts- als vielmehr altersabhängig (◐ Abb. 17.6): Leisten bei pflegebedürftigen Kindern und Jugendlichen nahezu immer die Angehörigen die Versorgung (Pflegegeld), trifft dies bei Personen im Alter von 20 bis 59 Jahren auf rund 80 % der Frauen und Männer zu. Auch

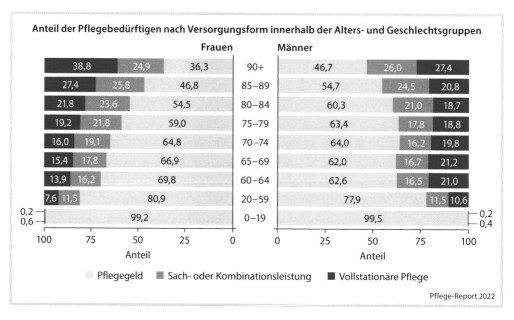

Pflege-Report 2022

◐ Abb. 17.6 Anteil der Pflegebedürftigen nach Versorgungsform, innerhalb der Alters- und Geschlechtsgruppen, im Durchschnitt der Monate, in % (2020) (ohne Pflegebedürftige mit Pflegegrad 1 sowie ohne Pflegebedürftige, die Pflege in vollstationären Einrichtungen der Hilfe für behinderte Menschen nach § 43a SGB XI erhalten). (Quelle: AOK-Daten, standardisiert auf die gesetzlich Versicherten (Amtliche Statistik KM 6 2020))

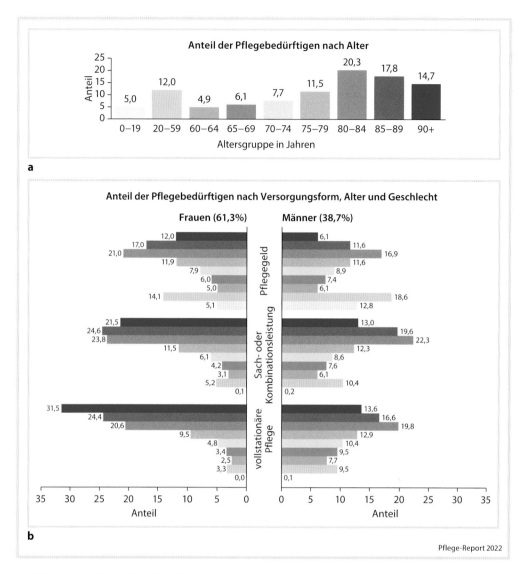

◘ **Abb. 17.7** Anteil der Pflegebedürftigen nach Alter, innerhalb der Versorgungsform und Geschlechtsgruppe im Durchschnitt der Monate, in % (2020) (ohne Pflegebedürftige mit Pflegegrad 1 sowie ohne Pflegebedürftige, die Pflege in vollstationären Einrichtungen der Hilfe für behinderte Menschen nach § 43a SGB XI erhalten). (Quelle: AOK-Daten, standardisiert auf die gesetzlich Versicherten (Amtliche Statistik KM 6 2020))

Pflegebedürftige zwischen 60 und 74 Jahren sind noch überwiegend reine Geldleistungsbezieher, ab 75 Jahren bei den Frauen und erst ab 90 Jahren bei den Männern sinkt dieser Wert deutlich. Komplementär steigt der Anteil von Pflegebedürftigen in vollstationären Pflegeeinrichtungen. Während in jüngeren Jahren Männer wesentlich häufiger als Frauen vollstationär versorgt werden, kehrt sich dieses Verhältnis ab einem Alter von 85 Jahren um.

Innerhalb der einzelnen Versorgungsformen variiert die Altersverteilung bei geschlechtsspezifischer Betrachtung ebenso (◘ Abb. 17.7): Mehr als drei Viertel (76,7 %) der vollstationär gepflegten Frauen sind mindestens 80 Jahre alt, die Männer sind mit einem entsprechenden Anteil von 50 % hingegen im Durchschnitt deutlich jünger. Ein ähnliches Bild zeigt sich bei den ambulant gepflegten Empfängerinnen und Empfängern von Pflegegeld sowie von Sach- oder Kombinationsleistungen. Der Anteil an Pflegebedürftigen in den obersten Altersdekaden ist in allen Versorgungsformen bei den Frauen deutlich höher als bei den Männern (◘ Abb. 17.7).

Versorgungsform stationär nach Bundesland

Der Anteil der vollstationär versorgten Pflegebedürftigen, der sich 2020 im Bundesdurchschnitt auf 21 % beläuft, variiert regional erheblich. ◘ Abb. 17.8 zeigt die Pflegeheimquoten je Bundesland, bereinigt um länderspezifische Alters- und Geschlechtsunterschiede. Bundesländer, die trotz Alters- und Geschlechtsbereinigung deutlich überdurchschnittliche Quoten aufweisen, sind Schleswig-Holstein (28,6 %), Bayern (25,1 %) sowie Sachsen-Anhalt (24,2 %). Die niedrigsten Anteile von Personen in vollstationärer Pflege finden sich in Brandenburg (16,7 %), Hessen (17,6 %) und Nordrhein-Westfalen (17,8 %).

Schwere der Pflegebedürftigkeit nach Versorgungsformen

Die Schwere der Pflegebedürftigkeit ist zwischen den Versorgungsformen unterschiedlich verteilt. Während im Jahr 2020 56 % der reinen Pflegegeldbeziehenden Pflegegrad 2 aufwiesen, waren dies in der vollstationären Pflege nur 17 %. Gleichsam ist hier knapp jede zweite Person (48,1 %) von schwersten Beeinträchtigungen (Pflegegrad 4 und 5) betroffen, von den Geldleistungsempfängern lediglich 14 % (◘ Abb. 17.9). In umgekehrter Aufschlüsselung – wie verteilen sich die Personen eines Pflegegrades auf die Versorgungsformen – zeigt sich: Drei Viertel der Menschen mit Pflegegrad 2 (73,1 %) beziehen demnach aus-

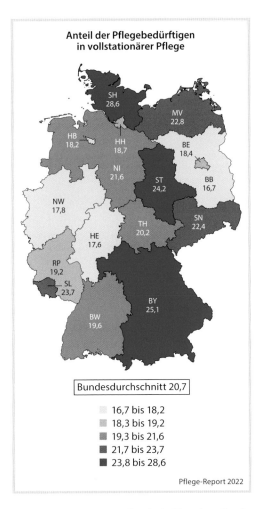

◘ Abb. 17.8 Anteil der Pflegebedürftigen in vollstationärer Pflege nach Bundesland im Durchschnitt der Monate, in % (2020) (ohne Pflegebedürftige mit Pflegegrad 1 sowie ohne Pflegebedürftige, die Pflege in vollstationären Einrichtungen der Hilfe für behinderte Menschen nach § 43a SGB XI erhalten). (Quelle: AOK-Daten, standardisiert auf die gesetzlich Versicherten (Amtliche Statistik KM 6 2020))

schließlich Geldleistungen, deutlich weniger als jede zehnte Person (7,6 %) wird vollstationär versorgt. Mit Zunahme des Pflegegrades steigt der Anteil der Personen im Pflegeheim deutlich – 42 bzw. 53 % der schwerstpflegebedürftigen Personen mit Pflegegrad 4 und 5 sind vollstationär versorgt (◘ Abb. 17.9).

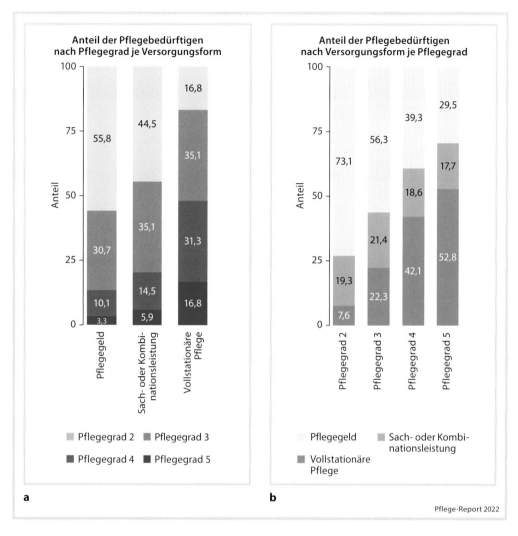

◻ **Abb. 17.9** Anteil der Pflegebedürftigen differenziert nach Pflegegrad je Versorgungsform (**a**) sowie differenziert nach Versorgungsform je Pflegegrad (**b**), im Durchschnitt der Monate, in % (2020) (ohne Pflegebedürftige mit Pflegegrad 1 sowie ohne Pflegebedürftige, die Pflege in vollstationären Einrichtungen der Hilfe für behinderte Menschen nach § 43a SGB XI erhalten). (Quelle: AOK-Daten, standardisiert auf die gesetzlich Versicherten (Amtliche Statistik KM 6 2020))

17.2.3 Ambulante Unterstützungs- und Entlastungsleistungen

Ambulant versorgte Pflegebedürftige haben die Möglichkeit, zusätzlich zum Pflegegeld bzw. parallel zur ergänzenden Versorgung durch einen Pflegedienst weitere Unterstützungsleistungen für Pflegebedürftige zu beziehen. Geld- und Sachleistungen können z. B. mit einer Tages- und Nachtpflege (§ 41 SGB XI) ergänzt werden. Die Pflegebedürftigen können hierdurch für bestimmte Zeiten im Tagesablauf in einer entsprechenden teilstationären Einrichtung betreut und gepflegt werden. Neben den Leistungen zur Abdeckung des täglichen Hilfebedarfs gibt es für ambulant versorgte Pflegebedürftige Angebote der Verhinderungs- (§ 39 SGB XI) und Kurzzeitpflege (§ 42 SGB XI), um die Hauptpflegeper-

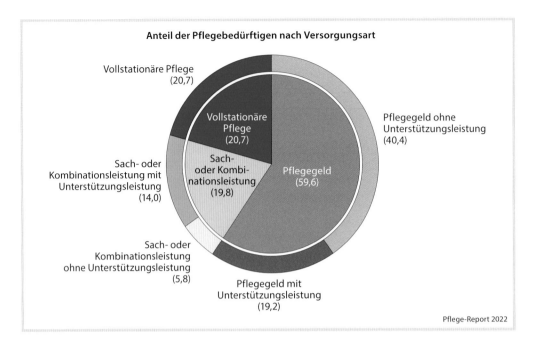

◻ Abb. 17.10 Anteil der Pflegebedürftigen nach Versorgungsart mit und ohne zusätzliche Unterstützungs- und Entlastungsleistung, im Durchschnitt der Monate, in % (2020) (ohne Pflegebedürftige mit Pflegegrad 1 sowie ohne Pflegebedürftige, die Pflege in vollstationären Einrichtungen der Hilfe für behinderte Menschen nach § 43a SGB XI erhalten). (Quelle: AOK-Daten, standardisiert auf die gesetzlich Versicherten (Amtliche Statistik KM 6 2010))

son für einige Wochen im Jahr zu entlasten. Kurzzeitpflege kann darüber hinaus nach einem Krankenhausaufenthalt genutzt werden, um den Übergang in die weitere Pflege abzusichern oder als Ersatzpflege in Krisensituationen, in denen häusliche Pflege nicht möglich oder nicht ausreichend ist, zum Einsatz kommen. Pflegebedürftige in häuslicher Pflege haben ferner Anspruch auf einen Entlastungsbetrag (§ 45b SGB XI) in Höhe von bis zu 125 € pro Monat zur Erstattung von Aufwendungen im Rahmen der Inanspruchnahme von Tages- oder Nachtpflege, Kurzzeitpflege, Leistungen der ambulanten Pflegedienste im Sinne des § 36 SGB XI und Leistungen der nach Landesrecht anerkannten Angebote zur Unterstützung im Alltag im Sinne des § 45a SGB XI.

Übersicht zur Inanspruchnahme

◻ Abb. 17.10 und 17.11 zeigen die Inanspruchnahme der oben genannten ambulanten

Unterstützungsleistungen. Besonders auffällig ist dabei die geringe Inanspruchnahme von Unterstützungsleistungen durch Pflegegeldbeziehende: Zwei von Dreien (67,8 %; ◻ Abb. 17.11) nutzen keine einzige weitere ambulante Unterstützungs- und Entlastungsleistung. Dies sind 40 % aller Pflegebedürftigen (◻ Abb. 17.10). Genau umgekehrt ist es bei den Pflegehaushalten mit Einbindung eines ambulanten Pflegedienstes (Sach- oder Kombinationsleistung): Deutlich mehr als zwei Drittel (70,7 %; ◻ Abb. 17.11) beziehen hier ergänzende unterstützende Leistungen. Gemessen an allen Pflegebedürftigen sind dies 14 % aller Pflegebedürftigen (◻ Abb. 17.10). Ein Fünftel der Pflegebedürftigen (20,7 %) befindet sich in vollstationärer Pflege. Sowohl der Anteil der Geld- wie auch der Sachleistungsempfänger mit zusätzlicher Unterstützungs- und Entlastungsleistung hat im Zeitverlauf deutlich zugenommen, im Jahr 2020 stagniert die Nutzung jedoch bzw. ist leicht rückläufig

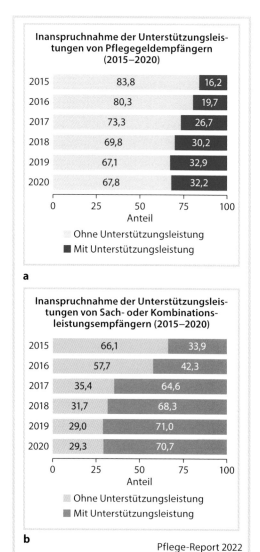

Inanspruchnahme der Unterstützungsleistungen von Pflegegeldempfängern (2015–2020)

	Ohne Unterstützungsleistung	Mit Unterstützungsleistung
2015	83,8	16,2
2016	80,3	19,7
2017	73,3	26,7
2018	69,8	30,2
2019	67,1	32,9
2020	67,8	32,2

Anteil

☐ Ohne Unterstützungsleistung
■ Mit Unterstützungsleistung

a

Inanspruchnahme der Unterstützungsleistungen von Sach- oder Kombinationsleistungsempfängern (2015–2020)

	Ohne Unterstützungsleistung	Mit Unterstützungsleistung
2015	66,1	33,9
2016	57,7	42,3
2017	35,4	64,6
2018	31,7	68,3
2019	29,0	71,0
2020	29,3	70,7

Anteil

☐ Ohne Unterstützungsleistung
■ Mit Unterstützungsleistung

b

Pflege-Report 2022

◧ **Abb. 17.11** Anteil der ambulant Pflegebedürftigen mit und ohne zusätzliche Unterstützungs- und Entlastungsleistung im Jahresvergleich, im Durchschnitt der Monate, in % (2015–2020) (ohne Pflegebedürftige mit Pflegegrad 1 sowie ohne Pflegebedürftige, die Pflege in vollstationären Einrichtungen der Hilfe für behinderte Menschen nach § 43a SGB XI erhalten). (Quelle: AOK-Daten, standardisiert auf die gesetzlich Versicherten (Amtliche Statistik KM 6 2020))

(◧ Abb. 17.11). Es liegt nahe, dass dies auf die pandemiebedingten Einschränkungen der Angebote zurückzuführen ist.

◧ Abb. 17.12 stellt die Inanspruchnahme von ambulanten Unterstützungs- und Entlastungsleistungen durch ambulant versorgte Pflegebedürftige in der eigenen Häuslichkeit (mindestens in einem Monat) für das Jahr 2020 dar. Sie differenziert dabei zwischen der zeitpunktbezogenen (Durchschnitt der Monate) und der zeitraumbezogenen (Jahresdurchschnitt[1]) Betrachtung. Die Jahresbetrachtung ermöglicht insbesondere eine genauere Darstellung der Inanspruchnahmeraten für die Nutzenden von Kurzzeit- und Verhinderungspflege, da diese Leistungen nicht durchgehend über das ganze Jahr in Anspruch genommen werden, sodass eine Darstellung im Durchschnitt der Monate diesen Anteil unterschätzen würde. Folglich ergibt die Jahresanalyse durchgängig höhere Inanspruchnahmeraten der in ◧ Abb. 17.12 gelisteten Leistungen als die Berechnung des jeweiligen Monatsdurchschnitts. Im Jahresverlauf 2020 nutzte fast jede dritte pflegebedürftige Person mindestens einmal Leistungen der Verhinderungspflege und Kurzzeitpflege (29,9 % der Empfängerinnen und Empfänger von Pflegegeld und 27,8 % jener von Sach- oder Kombinationsleistungen). Im Bereich der Verhinderungspflege kommt der stundenweisen Unterstützung die höchste Bedeutung zu (16,8 bzw. 18,1 %). Kurzzeitpflege erhielt rund jede zehnte pflegebedürftige Person (5,5 bzw. 8,5 %) mindestens einmal im Laufe des Jahres 2020.

Inanspruchnahme im Zeitverlauf

Die Inanspruchnahme der ambulanten Unterstützungs- und Entlastungsleistung hat seit 2015 deutlich zugenommen (◧ Abb. 17.13). Dies hängt damit zusam-

---

1 Die Jahresbetrachtung erfasst alle Pflegebedürftigen, die mindestens einmal im Gesamtzeitraum 2020 die entsprechende Unterstützung bezogen haben; jedoch nur, wenn sie im zugrunde liegenden Monat auch Pflegegeld- bzw. Sach- oder Kombinationsleistungsempfängerinnen oder -empfänger waren. Somit wird eine pflegebedürftige Person, die bezogen auf das Jahr in einem Monat Pflegegeld, in anderen Monaten aber Sach- oder Kombinationsleistungen bezog, in beiden Gruppen mitgeführt.

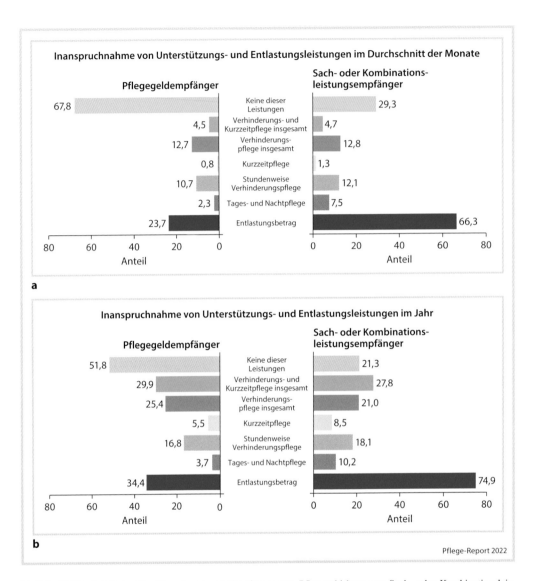

■ **Abb. 17.12** Anteil der Empfängerinnen und Empfänger von Pflegegeld bzw. von Sach- oder Kombinationsleistungen nach Unterstützungs- und Entlastungsleistungen, im Durchschnitt der Monate und im Jahr, in % (2020) (ohne Pflegebedürftige mit Pflegegrad 1 sowie ohne Pflegebedürftige, die Pflege in vollstationären Einrichtungen der Hilfe für behinderte Menschen nach § 43a SGB XI erhalten). (Quelle: AOK-Daten, standardisiert auf die gesetzlich Versicherten (Amtliche Statistik KM 6 2020))

17

men, dass die Unterstützungsangebote in einer ganzen Reformkaskade deutlich ausgeweitet wurden, als letztes mit dem Pflegestärkungsgesetz (PSG) I (2015). Seitdem kann die Tagespflege gänzlich additiv zur Sach-, Kombinations- oder Geldleistung genutzt werden. Verhinderungs- und Kurzzeitpflege können seit dem PSG I anteilsmäßig substituiert werden und der vormals auf demenziell Erkrankte beschränkte Anspruch auf Betreuungsleistungen bzw. niedrigschwellige Entlastungen wurde auf alle Pflegebedürftigen ausgeweitet. Damit erklärt sich der deutliche Anstieg des Anteils Versicherter, die den

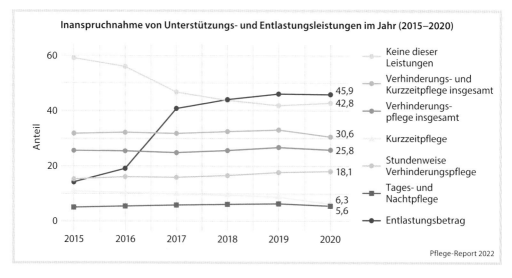

◘ Abb. 17.13 Anteil der ambulant Pflegebedürftigen mit zusätzlicher Unterstützungs- und Entlastungsleistung im Zeitverlauf im Jahr, in % (ohne Pflegebedürftige mit Pflegegrad 1 sowie ohne Pflegebedürftige, die Pflege in vollstationären Einrichtungen der Hilfe für behinderte Menschen nach § 43a SGB XI erhalten). (Quelle: AOK-Daten, standardisiert auf die gesetzlich Versicherten (Amtliche Statistik KM 6 2020))

Entlastungsbetrag nutzen, von 14 % im Jahr 2015 auf 46 % im Jahr 2020. Für alle übrigen Unterstützungs- und Entlastungsleistungen ist der Anteil Pflegebedürftiger, die solche mindestens einmal im Jahr nutzen, seit 2015 relativ konstant geblieben und – naheliegend aufgrund der Covid-Pandemie – 2020 leicht rückläufig. Hervorzuheben ist, dass der Anteil Pflegebedürftiger mit einer Nutzung von Kurzzeitpflege bereits seit 2015 um 2,3 Prozentpunkte von 11 % auf 8 % zurückgegangen ist und im Covid-Jahr 2020 nochmals einen deutlichen Rückgang auf 6 % erfahren hat. Welcher Anteil hiervon ursächlich auf die pandemische Lage und die entsprechenden Einschränkungen des Zugangs zur Kurzzeitpflege zurückzuführen ist, wird sich in den folgenden Jahren zeigen.

Inanspruchnahme auf Kreisebene

◘ Abb. 17.14 visualisiert die Inanspruchnahme der Tages- und Nachtpflege, Kurzzeitpflege und Verhinderungspflege im Jahr noch einmal kartographisch. Bei der teilstationären Pflege fallen in den Kreisen im Norden und Osten

überproportionale hohe Raten auf, während für die Verhinderungspflege andersherum eher in Westdeutschland – ausgenommen Bayern – höhere Inanspruchnahmeraten zu erkennen sind. Bei der Kurzzeitpflege ist zu beobachten, dass die Raten in den Kreisen in Ostdeutschland weitaus niedriger ausfallen als im Rest der Republik.

Unterstützungs- bzw. Entlastungsleistungen nach Schwere der Pflegebedürftigkeit

Die Inanspruchnahme der durch die Soziale Pflegeversicherung finanzierten Unterstützungsleistungen nimmt mit der Schwere der Pflegebedürftigkeit zu (◘ Abb. 17.15). So nutzt z. B. knapp ein Drittel der Sach- oder Kombinationsleistungsbeziehenden mit Pflegegrad 5 (28,5 %) bzw. nahezu die Hälfte der Geldleistungsbeziehenden (39,9 %) mit diesem Pflegegrad die Verhinderungspflege; im Pflegegrad 2 sind dies hingegen lediglich 14 bzw. 19 %. Ähnlich bei der Kurzzeitpflege: Diese nahmen im Jahr 2020 11 %

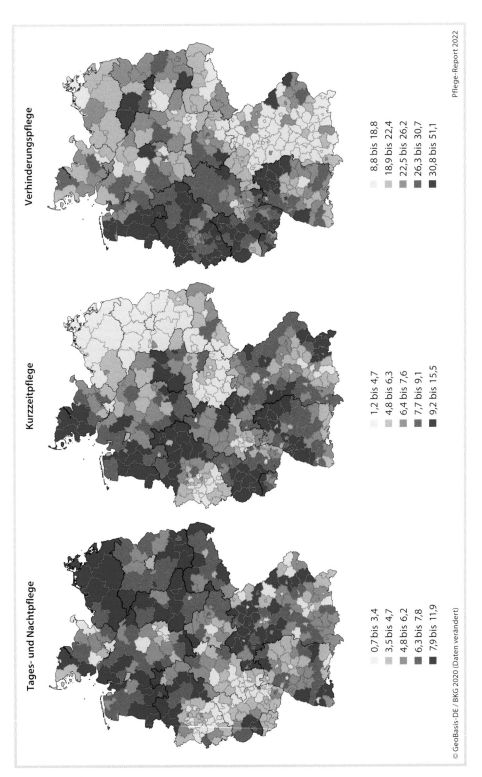

Pflege-Report 2022

Abb. 17.14 Anteil der ambulant Pflegebedürftigen mit Tages- und Nachtpflege, Kurzzeit- oder Verhinderungspflege nach Kreisen, im Jahr, in % (2020) (ohne Pflegebedürftige mit Pflegegrad 1 sowie ohne Pflegebedürftige, die Pflege in vollstationären Einrichtungen der Hilfe für behinderte Menschen nach § 43a SGB XI erhalten). (Quelle: AOK-Daten, standardisiert auf die gesetzlich Versicherten (Amtliche Statistik KM 6 2020))

17

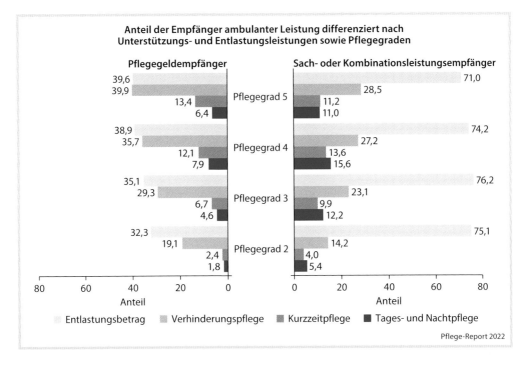

Anteil der Empfänger ambulanter Leistung differenziert nach Unterstützungs- und Entlastungsleistungen sowie Pflegegraden

Pflegegeldempfänger   Sach- oder Kombinationsleistungsempfänger

Pflegegrad 5
- 39,6 / 71,0
- 39,9 / 28,5
- 13,4 / 11,2
- 6,4 / 11,0

Pflegegrad 4
- 38,9 / 74,2
- 35,7 / 27,2
- 12,1 / 13,6
- 7,9 / 15,6

Pflegegrad 3
- 35,1 / 76,2
- 29,3 / 23,1
- 6,7 / 9,9
- 4,6 / 12,2

Pflegegrad 2
- 32,3 / 75,1
- 19,1 / 14,2
- 2,4 / 4,0
- 1,8 / 5,4

Anteil   Anteil

▨ Entlastungsbetrag   ▨ Verhinderungspflege   ▨ Kurzzeitpflege   ■ Tages- und Nachtpflege

Pflege-Report 2022

◘ Abb. 17.15 Anteil der Empfängerinnen und Empfänger von Pflegegeld- bzw. Sach- oder Kombinationsleistungen nach Unterstützungs- und Entlastungsleistungen und Pflegegraden im Jahr, in % (2020) (ohne Pflegebedürftige mit Pflegegrad 1 sowie ohne Pflegebedürftige, die Pflege in vollstationären Einrichtungen der Hilfe für behinderte Menschen nach § 43a SGB XI erhalten). (Quelle: AOK-Daten, standardisiert auf die gesetzlich Versicherten (Amtliche Statistik KM 6 2020))

der Sach- oder Kombinationsleistungsbeziehenden und 13 % der Geldleistungsbeziehenden mit schwersten Beeinträchtigungen (Pflegegrad 5) in Anspruch, im Pflegegrad 2 hingegen lediglich 4 % bzw. 2 %. Allein der Entlastungsbetrag zeigt eine ähnlich hohe Rate unabhängig vom Pflegegrad (◘ Abb. 17.15).

Die umgekehrte Betrachtung in ◘ Abb. 17.16 zeigt, wie schwer pflegebedürftig die Beziehenden der jeweiligen Unterstützungsleistung sind: Deutlich wird, dass der Entlastungsbetrag und die Verhinderungspflege eher von Pflegebedürftigen mit geringerer Pflegeschwere, Tages- und Kurzzeitpflege vermehrt auch durch Pflegebedürftige mit höheren Pflegegraden in Anspruch genommen werden. So sind rund ein Drittel der Pflegebedürftigen mit Tages- und Nachtpflege und mit Kurzzeitpflege Personen mit Pflegegrad 4 oder 5 – unabhängig davon, ob sie

Pflegegeld bzw. Sach- und Kombinationsleistungen beziehen.

Unterstützungs- bzw. Entlastungsleistungen nach Geld- und Sach- oder Kombinationsleistungsbezug

Neben einer Aufgliederung nach Alter, Geschlecht und Pflegegraden liefert auch die Differenzierung nach Pflegegeld- bzw. Sach- oder Kombinationsleistungsbezug einen Beitrag zur Charakterisierung der Beziehenden von zusätzlichen Unterstützungs- und Entlastungsleistungen. ◘ Abb. 17.17 zeigt in dieser Hinsicht ein heterogenes Bild: Während die Kurzzeitpflege und Verhinderungspflege überproportional – d. h. von über zwei Dritteln (65,6 bzw. 74,9 %) der Pflegegeldbeziehenden – beansprucht werden, ist der Anteil von Geld-

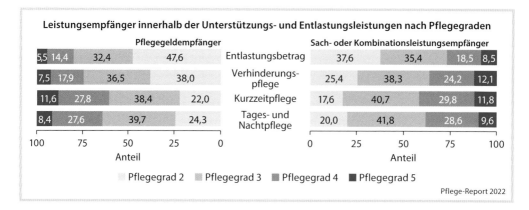

☑ **Abb. 17.16** Anteil der Empfängerinnen und Empfänger von Pflegegeld- bzw. Sach- oder Kombinationsleistungen innerhalb der Unterstützungs- und Entlastungsleistungen nach Pflegegrad, im Jahr, in % (2020) (ohne Pflegebedürftige mit Pflegegrad 1 sowie ohne Pflegebedürftige, die Pflege in vollstationären Einrichtungen der Hilfe für behinderte Menschen nach § 43a SGB XI erhalten). (Quelle: AOK-Daten, standardisiert auf die gesetzlich Versicherten (Amtliche Statistik KM 6 2020))

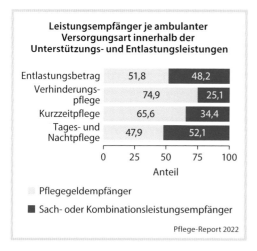

☑ **Abb. 17.17** Anteil der Empfängerinnen und Empfänger von Pflegegeld bzw. Sach- oder Kombinationsleistungen innerhalb der Unterstützungs- und Entlastungsleistungen, im Durchschnitt der Monate, in % (2020) (ohne Pflegebedürftige mit Pflegegrad 1 sowie ohne Pflegebedürftige, die Pflege in vollstationären Einrichtungen der Hilfe für behinderte Menschen nach § 43a SGB XI erhalten). (Quelle: AOK Daten, standardisiert auf die gesetzlich Versicherten (Amtliche Statistik KM 6 2020))

17.3 Kennzahlen zur medizinisch therapeutischen Versorgung von Pflegebedürftigen

17.3.1 Ambulante ärztliche Versorgung

Die folgende Darstellung der ambulanten ärztlichen Versorgung von Pflegebedürftigen in Deutschland orientiert sich an der Kontaktrate zu niedergelassenen Ärztinnen und Ärzten. Diese Kennzahl erfasst sogenannte Abrechnungsfälle (mindestens ein Kontakt je Quartal und Arzt), die der ambulante ärztliche Leistungserbringer abrechnet. Ein Fall kann dabei unbekannt viele Arztkontakte im Quartal umfassen. Die Zahl der Abrechnungsfälle wiederum ist auf kollektivvertragsärztliche Leistungsfälle im Sinne des § 73 SGB V beschränkt. Auf das konkrete Leistungsgeschehen und auf Versicherte, die an der hausarztzentrierten Versorgung nach § 73b SGB V und der besonderen ambulanten ärztlichen Versorgung nach § 140a SGB V teilnehmen, geht dieser Beitrag nicht ein.

bzw. Sach- oder Kombinationsleistungsbezug bei den Nutzenden der Tages- und Nachtpflege wie auch des Entlastungsbetrags in etwa gleich hoch.

◘ Tab. 17.1 Inanspruchnahme von niedergelassenen Vertragsärztinnen und -ärzten durch Pflegebedürftige im Durchschnitt der Quartale, in % (2020). (Quelle: AOK-Daten, standardisiert auf die gesetzlich Versicherten (Amtliche Statistik KM 6 2020))

Arztgruppe	Ambulant	Vollstationär	Insgesamt
Alle Vertragsärzte	95,2	98,6	95,7
Hausärzte[a]	86,7	96,8	88,6
Fachärzte	69,9	70,8	70,6
Gynäkologen[b] (inkl. Fachärzte für Geschlechtskrankheiten)	8,3	2,7	8,0
HNO-Ärzte	8,4	10,6	9,0
Augenärzte	16,1	8,4	14,9
Internisten	18,3	6,4	16,0
Darunter*			
Angiologen	0,6	0,2	0,5
Endokrinologen und Diabetologen	0,3	0,1	0,3
Gastroenterologen	1,0	0,2	0,9
Kardiologen	6,0	2,0	5,3
Nephrologen	3,2	1,4	2,7
Hämatologen und Onkologen	2,6	0,8	2,2
Pneumologen	4,0	0,8	3,4
Rheumatologen	1,0	0,2	0,9
Neurologen	13,7	29,9	17,0
Orthopäden	10,4	5,1	10,0
Psychiater	3,0	9,9	4,6
Urologen[c]	17,1	23,5	17,6

[a]inkl. hausärztlich tätige Internisten;
[b]nur für Frauen berechnet (inkl. Fachärzte für Geschlechtskrankheiten);
[c]nur für Männer berechnet; ohne Versicherte, die in Selektivverträge nach § 73b oder § 140a SGB V eingeschrieben; sind; ohne Pflegebedürftige, die Pflege in vollstationären Einrichtungen der Hilfe für behinderte Menschen nach § 43a SGB XI erhalten
*Prozentwerte der unter „Darunter" aufgeführten Facharztgruppen ergeben in Summe nicht den Anteil der Internisten, da Versicherte mehrere Facharztgruppen nutzen können.
Pflege-Report 2022

Übersicht zur Inanspruchnahme

Nahezu alle Pflegebedürftigen (95,7 %) hatten 2020 im Durchschnitt der Quartale mindestens einen Arztkontakt, d. h. generierten einen Abrechnungsfall. Gleichfalls sahen die Pflegebedürftigen mehrheitlich (88,6 %) im Quartal im Durchschnitt einen Hausarzt/eine Hausärztin, 71 % mindestens einmal einen Facharzt/eine Fachärztin. Ärztinnen und Ärzte der folgenden Fachrichtungen wurden häufig im Quartal kontaktiert: Urologie mit 18 % der Männer pro Quartal, Neurologie mit rund 17 %, Innere Medizin mit 16 % und Augenheilkunde mit 15 % (beide Geschlechter pro Quartal) (◘ Tab. 17.1). Deutliche Unterschiede zeigen sich zwischen Pflegebedürftigen, die ambulant (d. h. in der eigenen Häuslichkeit), und solchen, die in vollstationärer Pflege versorgt werden. Mit 97 % war die Inanspruchnahme von Hausärztinnen und -ärzten im vollstationären Kontext höher als im ambulanten Setting mit 87 % im Durchschnitt der Quartale. Weitaus auffälligere Unterschiede beziehen sich auf einzelne Facharztgruppen: 18 % der ambulant versorgten Pflegebedürftigen hatten im Durchschnitt der Quartale mindestens einmal Kontakt zu einer internistischen Praxis. Bei vollstationär versorgten Pflegebedürftigen waren dies nur 6 %. Andersherum suchte fast ein Drittel der Pflegeheimbewohnenden (29,9 %) im Durchschnitt der Quartale eine neurologische Praxis auf, während dies in der ambulanten Versorgung nur bei 14 % der Fall war (◘ Tab. 17.1). Die Inanspruchnahme von Hausärztinnen und -ärzten hat sich unter Pandemiebedingungen im Vergleich zum Vorjahr 2020 nicht wesentlich verändert. Gleichwohl ist der Anteil von Versicherten mit mindestens einem Arztkontakt im Durchschnitt der Quartale insbesondere bei den vollstationär Versorgten bei einigen Facharztgruppen deutlich gegenüber dem Vorjahr gesunken (Gynäkologie, HNO, Gastroenterologie, Kardiologie). Der Anteil mit Kontakten zu neurologischen oder psychiatrischen Praxen hingegen verblieb auf einem ähnlichen Niveau (vgl. Matzk et al. 2021).

In ◘ Abb. 17.18 wird die Perspektive gewechselt: Dargestellt ist hier, welche Relevanz die Versorgung von Pflegebedürftigen in der ärztlichen Praxis hat – oder anders ausgedrückt: welcher Anteil der Fälle bei den niedergelassenen Ärztinnen und Ärzten 2020 auf Pflegebedürftige entfiel. Mit Ausnahme der Fachrichtungen Neurologie, Psychiatrie, Urologie sowie der hausärztlichen und internistischen Praxen liegt diese Rate allgemein unter 10 %. In der neurologischen Praxis bezieht sich jedoch rund jeder dritte Fall (29,5 %) auf eine pflegebedürftige Person.

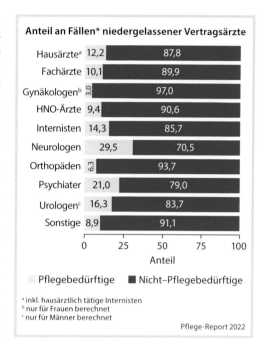

◘ **Abb. 17.18** Anteil Fälle* bei niedergelassenen Vertragsärztinnen und -ärzten, die sich auf Pflegebedürftige beziehen, im Durchschnitt der Quartale, in % (2020) (* Fälle im Rahmen von Selektivverträgen nach § 73b oder § 140a SGB V wurden nicht in die Analysen einbezogen). (Quelle: AOK Daten, standardisiert auf die gesetzlich Versicherten (Amtliche Statistik KM 6 2020))

17.3.2 Versorgung mit häuslicher Krankenpflege in der ambulanten Pflege

Gesetzlich Krankenversicherte haben nach § 37 SGB V unter bestimmten Voraussetzungen Anspruch auf häusliche Krankenpflege (HKP). Die häusliche Krankenpflege umfasst Grund- und Behandlungspflege, wobei Pflegebedürftige ab Pflegegrad 2 keinen Anspruch auf Grundpflege und hauswirtschaftliche Versorgung haben. Pflegebedürftige in vollstationärer Pflege erhalten Behandlungspflege regelhaft im Rahmen der Leistung der Pflegeversicherung. Bei besonders hohem Bedarf kann ausnahmsweise Behandlungspflege auch in stationären Pflegeeinrichtungen

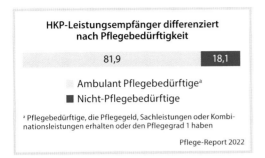

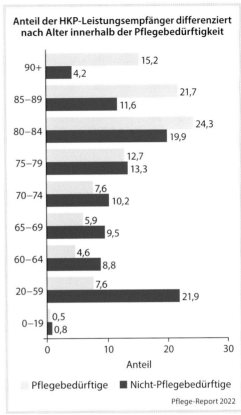

☐ **Abb. 17.19** Ambulant pflegebedürftige und nicht-pflegebedürftige Personen mit HKP-Leistungsbezug im Durchschnitt der Quartale, in % (2020). (Quelle: AOK-Daten, standardisiert auf die gesetzlich Versicherten (Amtliche Statistik KM 6 2020))

durch die Krankenversicherung finanziert werden. Mit dem im Herbst 2020 verabschiedeten Intensivpflege- und Rehabilitationsstärkungsgesetz (IPReG) hat der Gesetzgeber zudem die bislang untergesetzlichen Regelungen zur häuslichen Intensivpflege mit dem eingeführten Paragraphen 37c SGB V „Außerklinische Intensivpflege" sozialrechtlich expliziert (siehe hierzu auch Räker et al., ► Kap. 8 im gleichen Band). Die folgenden Analysen differenzieren gleichwohl noch nicht nach „normaler HKP" und „außerklinischer Intensivpflege" und beziehen sich zudem ausschließlich auf ambulant Pflegebedürftige. ☐ Tab. 17.2 gibt einen Überblick zur Inanspruchnahme der häuslichen Krankenpflege (HKP) nach § 37 SGB V. Während diese Leistungsform bei Nicht-Pflegebedürftigen nur eine untergeordnete Rolle spielt – nur drei von 1.000 Nicht-Pflegebedürftigen haben innerhalb der Quartale 2020 mindestens eine HKP-Leistung in Anspruch genommen –, erhielten 27 % der ambulant versorgten Pflegebedürftigen eine solche Leistung. Umgekehrt bedeutet dies, dass vier von fünf HKP-Leistungsempfangenden (81,9 %) pflegebedürftig sind (☐ Abb. 17.19).

☐ Abb. 17.20 zeigt auf, dass hierbei die Pflegebedürftigen mit HKP-Leistungsbezug deutlich älter sind als die Nicht-Pflegebedürftigen. Während im Jahr 2020 beispielsweise

☐ **Abb. 17.20** Nicht-Pflegebedürftige und Pflegebedürftige mit HKP-Leistungsbezug nach Alter, im Durchschnitt der Quartale, in % (2020). (Quelle: AOK-Daten, standardisiert auf die gesetzlich Versicherten (Amtliche Statistik KM 6 2020))

22 % aller nicht-pflegebedürftigen HKP-Beziehenden zwischen 20 bis 59 Jahre alt waren, fanden sich nur 8 % der pflegebedürftigen HKP-Nutzenden in dieser Altersgruppe. Andersherum waren rund 61 % der Pflegebedürftigen über 80 Jahre alt, bei den Nicht-Pflegebedürftigen mit HKP-Leistungsbezug hingegen nur 36 %.

Betrachtet man nun allein die HKP-Inanspruchnahme bei den Pflegebedürftigen, zeigt sich ein Anstieg mit der Schwere des Unterstützungsbedarfs. Während im Pflegegrad 1 18 % eine Leistung erhielten, waren es in Grad 5 38 % (☐ Tab. 17.3). Die Unterschiede sind jedoch erheblich, wenn man nach der

◘ Tab. 17.2 Anteil ambulant pflegebedürftiger und nicht-pflegebedürftiger Personen mit HKP-Leistungsbezug im Durchschnitt der Quartale, in % (2020). (Quelle: AOK-Daten, standardisiert auf die gesetzlich Versicherten (Amtliche Statistik KM 6 2020))

	Ambulant Pflegebedürftige	Nicht-Pflegebedürftige
Mind. eine HKP-Leistung	26,7	0,3
Keine HKP-Leistung	73,3	99,7

Pflege-Report 2022

◘ Tab. 17.3 Anteil pflegebedürftiger Personen mit HKP-Leistungsempfang nach Pflegegrad und Pflegeart, im Durchschnitt der Quartale, in % (2020). (Quelle: AOK-Daten, standardisiert auf die gesetzlich Versicherten (Amtliche Statistik KM 6 2020))

Pflegegrad	Pflegegeld	Sach- und Kombinationsleistung	Alle ambulant Pflegebedürftigen
Pflegegrad 1	–	–	17,6
Pflegegrad 2	14,6	64,9	25,1
Pflegegrad 3	14,3	73,5	30,6
Pflegegrad 4	13,7	73,3	33,1
Pflegegrad 5	15,5	74,7	38,3
Alle Pflegegrade	**14,4**	**69,8**	**26,7**

Pflege-Report 2022

Versorgungsform differenziert: Von den reinen Geldleistungsempfangenden bezogen nur 14 % HKP, während der Anteil bei Personen mit Einbindung eines Pflegedienstes auch im Kontext der SPV (Sach- und Kombinationsleistung) mit 70 % fast um das Fünffache höher lag (◘ Tab. 17.3).

Schaut man innerhalb der Versorgungsformen, so zeigt sich, dass deutlich mehr als die Hälfte (55,9 %) der Pflegegeldbeziehenden mit HKP dem Pflegegrad 2 zuzuordnen waren, während dies bei den Pflegebedürftigen mit Sach- und Kombinationsleistung lediglich 41 % waren (◘ Abb. 17.21a). Andersherum sinkt folglich der Anteil reiner Geldleistungsbezieher, bezogen auf alle HKP-Leistungsbezieher je nach Schwere der Pflege. Waren von den HKP-Empfängern mit Pflegegrad 2 noch 46 % reine Geldleistungsempfänger, sind es im Pflegegrad 5 nur noch 25 % (◘ Abb. 17.21b).

17.3.3 Stationäre Versorgung

Die Darstellung der Krankenhausversorgung von Pflegebedürftigen bezieht sämtliche vollstationären Fälle im Sinne des § 39 SGB V ein. Teil-, vor- und nachstationäre (§ 115a SGB XI) sowie ambulante (§ 115b SGB XI) Fälle sind nicht Bestandteil der Betrachtungen. Zudem werden ausschließlich Fälle mit abgeschlossener Rechnungsprüfung ausgewertet.

Übersicht zur Inanspruchnahme

Bezogen auf das Quartal hatten Pflegebedürftige 1,4 und im Jahresblick 2,0 Krankenhausbehandlungen (◘ Tab. 17.4). Die Mehrzahl der Pflegebedürftigen mit mehreren Krankenhausaufenthalten werden demzufolge innerhalb eines kurzen Zeitintervalls (d. h. innerhalb eines Quartals) mehrmals stationär

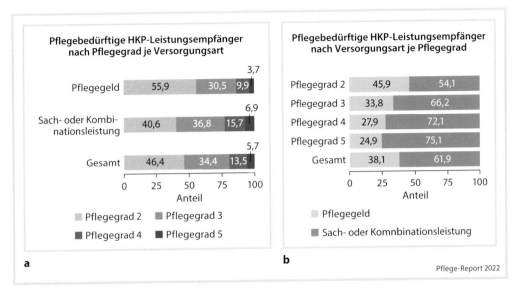

Abb. 17.21 Anteil pflegebedürftiger Personen mit HKP-Leistungsbezug differenziert nach Pflegegrad je Versorgungsform (**a**) sowie nach Versorgungsform je Pflegegrad (**b**), im Durchschnitt der Quartale, in % (2020) (ohne Pflegebedürftige mit Pflegegrad 1). (Quelle: AOK-Daten, standardisiert auf die gesetzlich Versicherten (Amtliche Statistik KM 6 2020))

behandelt. Je Aufenthalt sind Pflegebedürftige im Jahr durchschnittlich neun Tage und Nicht-Pflegebedürftige fünf Tage im Krankenhaus (**Tab. 17.4**). Erwartungsgemäß hängt die Länge des Aufenthalts vom Alter ab: Bei der jungen Kohorte der bis 19-jährigen Pflegebedürftigen waren es im Jahr durchschnittlich sieben Krankenhaustage je Fall. 12 % der Pflegebedürftigen und 2 % der Nicht-Pflegebedürftigen verstarben im Krankenhaus. Im Jahr 2020 entfiel fast jeder dritte Krankenhausfall (29,1 %) auf Pflegebedürftige (**Abb. 17.22**). Die Analyse nach Krankenhaustagen unterstreicht die Bedeutung für den stationären Versorgungsalltag zusätzlich: Mehr als ein Drittel aller Krankenhaustage (43,5 %) entfielen 2020 auf pflegebedürftige Patientinnen und Patienten. Bei der Interpretation der hier präsentierten Ergebnisse ist zwingend die Covid-19-Pandemie zu berücksichtigen. Eine Analyse und Diskussion der unter der Pandemie veränderten Rahmenbedingungen wie der hieraus resultierenden veränderten Behandlungsspektren während der ersten Pandemiewelle finden sich in Kohl et al. 2021.

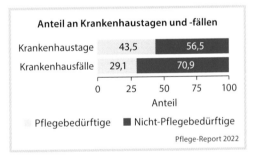

Abb. 17.22 Anteil der Krankenhausfälle und -tage bei Pflegebedürftigen und Nicht-Pflegebedürftigen im Durchschnitt der Quartale, in % (2020). (Quelle: AOK-Daten, standardisiert auf die gesetzlich Versicherten (Amtliche Statistik KM 6 2020))

Inanspruchnahme nach Altersgruppen und Geschlecht

Die Wahrscheinlichkeit eines Krankenhausaufenthalts variiert deutlich zwischen den Altersgruppen. Waren im Durchschnitt der Quartale 16 % im Krankenhaus (**Tab. 17.5**), betraf dies bei den unter 20-Jährigen nur 7,7 %, bei den Pflegebedürftigen im erwerbs-

◻ Tab. 17.4 Übersicht zu den Krankenhausaufenthalten von Pflegebedürftigen und Nicht-Pflegebedürftigen, in % (2020). (Quelle: AOK-Daten, standardisiert auf die gesetzlich Versicherten (Amtliche Statistik KM 6 2020))

	Im Durchschnitt der Quartale		Im Jahr	
	Pflegebedürftige	Nicht-Pflegebe-dürftige	Pflegebedürftige	Nicht-Pflegebe-dürftige
Zahl der Fälle je Patientin/Patient	1,4	1,2	2,0	1,4
Krankenhaustage je Fall:				
Insgesamt	9,0	4,8	8,3	4,9
Altersgruppe in Jahren:				
0–19	6,6	3,0	5,9	4,0
20–59	8,2	3,5	7,2	4,0
60–64	9,8	5,0	7,9	5,6
65–69	9,5	5,0	8,1	6,0
70–74	10,2	5,4	8,4	6,3
75–79	7,9	4,1	8,5	6,7
80–84	9,5	5,4	8,5	7,1
85–89	9,1	5,6	8,7	7,7
90+	8,0	4,9	8,5	8,6
Während des Krankenhausaufenthalts verstorben:				
Insgesamt			11,6	2,0
Pflegegeld			11,9	
Sach- oder Kombinations-leistung			9,7	
Vollstationäre Pflege			14,1	

Pflege-Report 2022

fähigen Alter 20 bis 59 Jahre rund jede zehnte (10,7 %) und in der Altersgruppe der 70- bis 74- sowie der 75- bis 79-Jährigen schließlich fast jede fünfte Person (19,4 bzw. 19,3 %; ◻ Abb. 17.23). Vergleicht man dies mit Krankenhausaufenthalten Nicht-Pflegebedürftiger, zeigt sich eine ähnliche Verteilung über die Altersgruppen, jedoch auf einem erwartungsgemäß deutlich niedrigeren Niveau. Anders als bei den Pflegebedürftigen ist hier in der Altersgruppe der 80- bis 84-Jährigen die Wahrscheinlichkeit für einen Krankenhausaufenthalt am höchsten (6,6 %). Bei beiden Gruppen sinkt die stationäre Behandlungsrate in den folgenden Altersgruppen wieder – jene der Pflegebedürftigen jedoch stärker. ◻ Abb. 17.23 zeigt auch zwischen den Geschlechtern z. T. erhebliche Unterschiede: In den Jahrgängen unter 60 Jahren sind Frauen häufiger im Krankenhaus, ab 60 Jahre sind es dann die Männer. So wies 2020 beispielsweise fast jeder Vierte der 75- bis 79-jährigen

17

◘ Tab. 17.5 Pflegebedürftige mit Krankenhausaufenthalt nach Schwere der Pflegebedürftigkeit und Versorgungsform im Durchschnitt der Quartale, in % (2020). (Quelle: AOK-Daten, standardisiert auf die gesetzlich Versicherten (Amtliche Statistik KM 6 2020))

Pflegegrade	Pflegegeld	Sach- und Kombinationsleistung	Vollstationäre Pflege	Alle Pflegebedürftigen
Pflegegrad 1				12,7
Pflegegrad 2	13,6	15,7	17,9	14,2
Pflegegrad 3	15,7	20,0	19,3	17,3
Pflegegrad 4	18,2	24,1	20,3	20,0
Pflegegrad 5	18,8	25,4	18,4	19,7
Alle Pflegegrade	**14,9**	**19,1**	**19,2**	**16,0**

Pflege-Report 2022

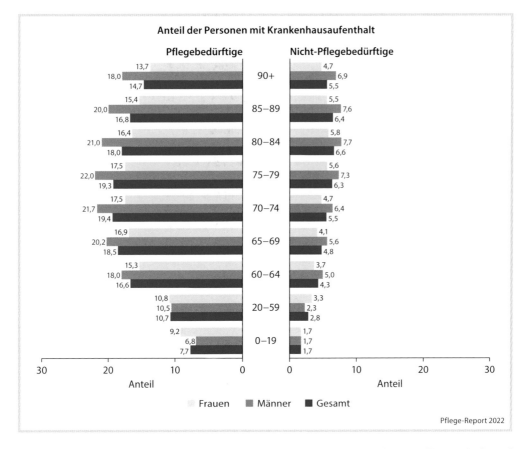

◘ Abb. 17.23 Personen mit Krankenhausaufenthalt bei Pflegebedürftigen und Nicht-Pflegebedürftigen nach Alter und Geschlecht im Durchschnitt der Quartale, in % (2020). (Quelle: AOK-Daten, standardisiert auf die gesetzlich Versicherten (Amtliche Statistik KM 6 2020))

pflegebedürftigen Männer (22,0 %) einmal im Quartal einen Aufenthalt im Krankenhaus auf, bei den Frauen betraf dies 17,5 %. Die geschlechtsspezifischen Unterschiede in der Inanspruchnahme zeigen sich – wiederum auf einem niedrigeren Niveau – auch bei den Nicht-Pflegebedürftigen.

Inanspruchnahme nach Schwere der Pflegebedürftigkeit und Versorgungsform

Die Hospitalisierungsraten der Pflegebedürftigen je Quartal unterschieden sich ferner je nach Versorgungsform (◘ Tab. 17.5). Im Jahr 2020 wurden 15 % der Beziehenden von ausschließlich Pflegegeld, 20 % der ambulant betreuten Pflegebedürftigen mit Pflegedienst sowie 20 % der stationär betreuten Pflegebedürftigen im Quartal mindestens einmal im Krankenhaus aufgenommen. Insgesamt steigt – auch hier erwartungskonform – der Anteil der Personen mit einem Krankenhausaufenthalt mit der Schwere der Pflegebedürftigkeit (von Pflegegrad 2 bis Pflegegrad 4) insbesondere bei Pflegebedürftigen mit ambulanten Pflegeleistungen an. Die vollstationär Pflegebedürftigen kennzeichnet ein relativ konstantes Niveau der Inanspruchnahme: Rund ein Fünftel waren im Quartal mindestens einmal hospitalisiert. Gleichwohl waren 2020 Pflegebedürftige im Pflegegrad 5 zu einem geringeren Anteil hospitalisiert (◘ Tab. 17.5). Hinzuweisen ist wiederum darauf, dass die Inanspruchnahme im Vergleich zum Jahr 2019 zurückgegangen ist: Im Jahr 2019 hatten noch 18 % der Pflegebedürftigen einen Krankenhausaufenthalt im Quartal, wobei der vermutlich Covid-bedingte Rückgang in allen Versorgungssetting ähnlich ist (2019 Pflegegeldbezug = 17,3 %, Sach- und Kombinationsleistungsbezug = 20,9 %; vollstationäre Pflege = 21,0 %) (Matzk et al. 2021).

17.3.4 Versorgung mit Arzneimitteln

Die Betrachtung der Arzneimittelversorgung von Pflegebedürftigen in Deutschland berücksichtigt die von niedergelassenen Ärztinnen und Ärzten verordneten Medikamente. Die Analyse konzentriert sich dabei auf potenziell risikobehaftete Arzneimitteltherapien, welche die Gefahr unerwünschter Arzneimittelereignisse erhöhen können. Im Speziellen sind dies Kennzahlen zur gleichzeitigen Verordnung von mehreren Wirkstoffen (Polymedikation) und zur Versorgung mit für ältere Menschen potenziell ungeeigneten Wirkstoffen gemäß der sogenannten PRISCUS-Liste (s. u.). Ein vertiefender Blick widmet sich der Behandlung mit Psychopharmaka. Bei den Analysen werden die Arzneimittel nach Wirkstoffen unterschieden, wie sie im anatomisch-therapeutisch-chemischen (ATC-)Klassifikationssystem gegliedert sind. Das ATC-System dient der Klassifikation von Arzneimitteln nach therapeutischen, pharmakologischen und chemischen Kriterien. Ausgenommen sind bei diesen Analysen die Wirkstoffe aus der anatomischen Gruppe V (Verschiedene).

Polymedikation nach Alter

Mit zunehmender Morbidität bzw. zunehmendem Alter steigt das Risiko einer Polymedikation. Die Betroffenen weisen dann eine Vielzahl verschiedener Wirkstoffverordnungen auf. Mit dieser Verdichtung der pharmakologischen Therapie geht die Zunahme von unerwünschten Wechselwirkungen dieser Wirkstoffe einher. ◘ Abb. 17.24 visualisiert, wie stark Pflegebedürftige im Vergleich zu Nicht-Pflegebedürftigen betroffen sind; denn knapp zwei Drittel der Pflegebedürftigen (60,3 %), jedoch lediglich 11 % der Nicht-Pflegebedürftigen erhielten in jedem Quartal des Jahres 2020 fünf oder mehr Wirkstoffe (siehe auch ◘ Abb. 17.25). Die höchste Wirkstoffrate findet sich bei den Pflegebedürftigen 80- bis 84-Jährigen: Hier wiesen u. a. rund ein Fünftel

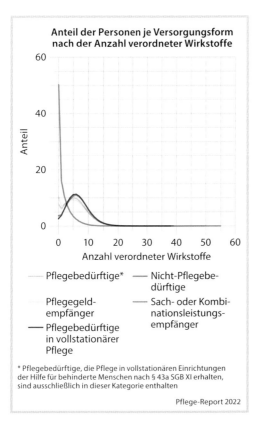

Anteil der Personen je Versorgungsform nach der Anzahl verordneter Wirkstoffe

Pflegebedürftige* — Nicht-Pflegebedürftige

Pflegegeldempfänger — Sach- oder Kombinationsleistungsempfänger

— Pflegebedürftige in vollstationärer Pflege

* Pflegebedürftige, die Pflege in vollstationären Einrichtungen der Hilfe für behinderte Menschen nach § 43a SGB XI erhalten, sind ausschließlich in dieser Kategorie enthalten

Pflege-Report 2022

☐ **Abb. 17.24** Anzahl verordneter Wirkstoffe bei Pflegebedürftigen und Nicht-Pflegebedürftigen insgesamt und nach Versorgungsform, im Durchschnitt der Quartale, in % (2020). (Quelle: AOK-Daten, standardisiert auf die gesetzlich Versicherten (Amtliche Statistik KM 6 2020))

(20,5 %) der Betroffenen zehn oder mehr Verordnungen unterschiedlicher Wirkstoffe pro Quartal auf. Dieser Wert war rund viermal so hoch wie bei den Nicht-Pflegebedürftigen der gleichen Altersgruppe (5,1 %).

Verordnung nach Schwere der Pflegebedürftigkeit und Versorgungsform

Eine nach Schwere der Pflegebedürftigkeit differenzierte Betrachtung der Polymedikation (fünf Wirkstoffe) zeigt ein homogenes Bild. So schwankte der Anteil der polymedikamentös versorgten Pflegebedürftigen in Abhängigkeit vom Pflegegrad marginal um die

60 % (☐ Tab. 17.6). Eine Ausnahme bildet hier der Pflegegrad 5: Bei Pflegebedürftigen mit schwersten Einschränkungen der Selbstständigkeit bzw. der Fähigkeiten verbunden mit besonderen Anforderungen an die Pflege sank dieser Anteil auf 57 %. Eine Variation der Polymedikationsrate zeigt sich jedoch in ☐ Tab. 17.6 zwischen den unterschiedlichen Versorgungsformen: Pflegebedürftige im häuslichen Setting ohne Einbindung von Pflegediensten (ausschließlich Pflegegeld) wiesen deutlich seltener Verordnungen von fünf und mehr Wirkstoffen auf als jene in anderen Versorgungsformen. In der vollstationären Pflege findet sich mit etwas mehr als zwei Drittel (69,4 %) der höchste Anteil an polymedikamentös Therapierten.

PRISCUS-Wirkstoffe

Die mit dem Alter einhergehenden physiologischen Veränderungen haben Auswirkungen auf die Wirkung und Verstoffwechselung von Arzneistoffen. Ältere Patientinnen und Patienten sind aufgrund der veränderten Pharmakodynamik und -kinetik stärker von unerwünschten Effekten und Nebenwirkungen der Arzneimittel betroffen. Die nachfolgenden Untersuchungen betrachten die Wirkstoffe, die laut PRISCUS-Liste für ältere Menschen ab 65 Jahren als potenziell ungeeignet gelten (Holt et al. 2011).

PRISCUS-Verordnung nach Alter und Geschlecht

Die Analyse von verordneten PRISCUS-Arzneien zeigt auf, dass Pflegebedürftige diese deutlich häufiger verordnet bekommen als Nicht-Pflegebedürftige gleichen Alters. Etwas weniger als jede siebte pflegebedürftige Person (13,9 %) im Alter ab 65 Jahren erhielt 2020 mindestens einen Wirkstoff der PRISCUS-Liste (im Durchschnitt der Quartale). Bei den Nicht-Pflegebedürftigen ab 65 Jahren war dies etwas mehr als jede dreizehnte Person (7,5 %). Das Risiko hierfür sinkt bei Pflegebedürftigen mit zunehmendem Alter (☐ Abb. 17.26). Bei Nicht-Pflegebedürftigen hingegen ist der

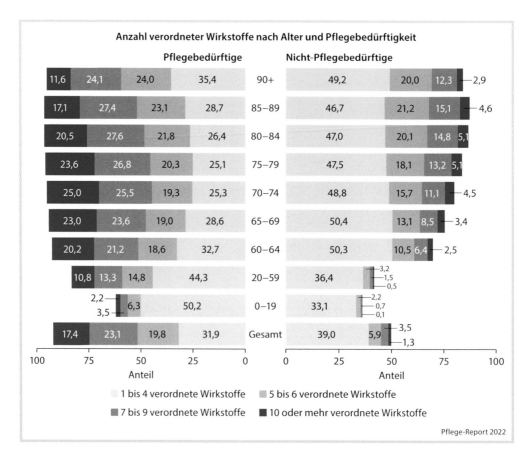

◘ Abb. 17.25 Anzahl verordneter Wirkstoffe bei Pflegebedürftigen und Nicht-Pflegebedürftigen nach Alter, im Durchschnitt der Quartale, in % (2020). (Quelle: AOK-Daten, standardisiert auf die gesetzlich Versicherten (Amtliche Statistik KM 6 2020))

Anstieg dieser Rate wesentlich schwächer ausgeprägt und variierte in den höchsten hier betrachteten Alterssegmenten mit einem Anteil um 8 % an PRISCUS-Verordnungsraten kaum noch. Die Spanne zwischen den Polymedikationsraten der Pflegebedürftigen und Nicht-Pflegebedürftigen verringert sich mit steigendem Alter sichtlich: Während die 65- bis 69-jährigen Pflegebedürftigen noch dreimal so häufig PRISCUS-Verordnungen erhielten wie die Nicht-Pflegebedürftigen gleichen Alters, verblieben in der höchsten Altersgruppe der mindestens 90-Jährigen nur noch rund drei Prozentpunkte Unterschied zwischen Pflegebedürftigen und gleichaltriger Vergleichsgruppe (10,9 versus 7,6 %) (◘ Abb. 17.26). Ferner

zeigt sich ein deutlicher Unterschied zwischen den Geschlechtern: Sowohl bei den Nicht-Pflegebedürftigen als auch bei den Pflegebedürftigen erhielten Frauen in allen Altersgruppen häufiger PRISCUS-Verordnungen als Männer. Dies korrespondiert damit, dass Frauen generell in bestimmten Altersgruppen mehr Arzneimittel als Männer verordnet bekommen (Schaufler und Telschow 2016).

PRISCUS-Verordnung nach Wirkstoffgruppen

Die nach Wirkstoffgruppen differenzierte Analyse des Einsatzes von PRISCUS-Wirkstoffen kennzeichnet die Psychopharmaka als mit Ab-

☐ Tab. 17.6 Anteil der Pflegebedürftigen mit Polymedikation (Anzahl Wirkstoffe ≥ 5) nach Schwere der Pflegebedürftigkeit und Versorgungsform im Durchschnitt der Quartale, in % (2020). (Quelle: AOK-Daten, standardisiert auf die gesetzlich Versicherten (Amtliche Statistik KM 6 2020))

Pflegegrade	Pflegegeld	Sach- und Kombina-tionsleistung	Vollstationäre Pflege	Alle Pflegebedürftigen
Pflegegrad 1	–	–	–	56,4
Pflegegrad 2	58,7	67,9	71,4	60,1
Pflegegrad 3	56,3	71,0	72,3	61,8
Pflegegrad 4	53,5	69,5	69,9	62,1
Pflegegrad 5	47,3	64,7	61,1	56,9
Alle Pflegegrade	**57,0**	**69,0**	**69,4**	**60,2**

Pflege-Report 2022

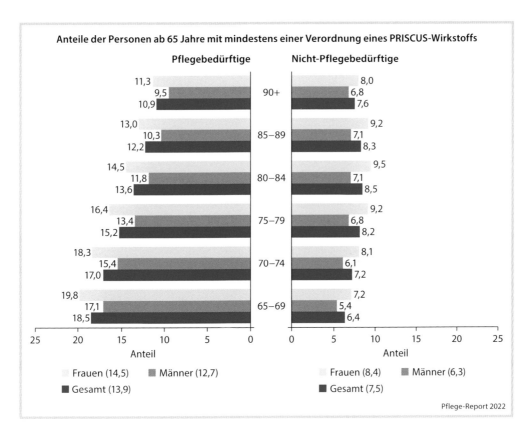

☐ Abb. 17.26 Anteil der Personen ab 65 Jahre mit mindestens einer Verordnung eines PRISCUS-Wirkstoffs im Durchschnitt der Quartale, in % (2020). (Quelle: AOK-Daten, standardisiert auf die gesetzlich Versicherten (Amtliche Statistik KM 6 2020))

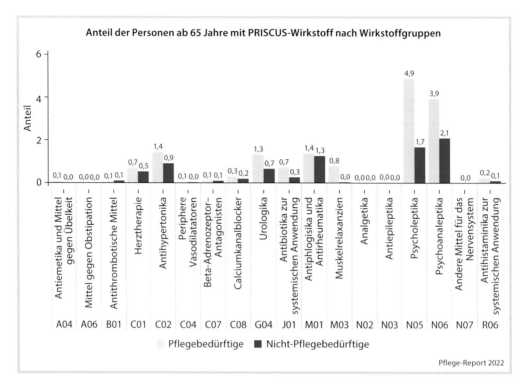

Abb. 17.27 Anteil der Personen ab 65 Jahren mit PRISCUS-Wirkstoff nach Wirkstoffgruppen im Durchschnitt der Quartale, in % (2020). (Quelle: AOK-Daten, standardisiert auf die gesetzlich Versicherten (Amtliche Statistik KM 6 2020))

17

stand häufigste verordnete Gruppe. Für 5 % der Pflegebedürftigen über 65 Jahre ließ sich im Durchschnitt der Quartale 2020 mindestens eine Verordnung von Psycholeptika und für 4 % von Psychoanaleptika feststellen – beide gelten als potenziell inadäquat bei älteren Menschen (■ Abb. 17.27).

Ein detaillierter Blick auf die Wirkstoffgruppe der Psycholeptika zeigt, dass 16 % der Pflegebedürftigen über 65 Jahre 2020 ein Antipsychotikum erhielten (■ Tab. 17.7). Von diesen verordneten Wirkstoffen ist jedoch lediglich 1 % in der PRISCUS-Liste aufgeführt; insgesamt 6 % der für 2020 beobachteten Antipsychotika-Verordnungen gelten dementsprechend als potenziell ungeeignet für die betagten Patienten. Anxiolytika (Beruhigungsmittel) sowie Hypnotika und Sedativa (Schlaf- und Beruhigungsmittel) hingegen werden insgesamt deutlich seltener verordnet. Die Wahr-

scheinlichkeit, in diesem Fall ein Arzneimittel mit PRISCUS-Wirkstoff zu erhalten, ist den Analysen zufolge jedoch sehr hoch: Mehr als ein Drittel (34,9 %) der Pflegebedürftigen über 65 Jahre mit einer Verordnung aus der Gruppe der Anxiolytika erhielt einen Arzneistoff der PRISCUS-Liste. Bei den Hypnotika und Sedativa traf dies sogar auf zwei Drittel (60,5 %) der Personen mit Verordnung zu. Unter den Psychoanaleptika haben die Antidepressiva die höchsten Verordnungsraten: Jeder fünfte (19,1 %) Pflegebedürftige im Alter von über 65 Jahren wies eine Verordnung eines Antidepressivums auf – wiederum rund jeder Fünfte (19,3 %) hiervon einen auf der PRISCUS-Liste aufgeführten Wirkstoff. Lediglich 6 % der Pflegebedürftigen erhielten ein Antidementivum; PRISCUS-Arzneimittel kommen hier nur selten vor (■ Tab. 17.7). Verordnungen von Psychostimulanzien sind kaum

◻ **Tab. 17.7** Anteil der Pflegebedürftigen ab 65 Jahre mit Verordnung von Psycholeptika bzw. Psychoanaleptika im Durchschnitt der Quartale, in % (2020). (Quelle: AOK-Daten, standardisiert auf die gesetzlich Versicherten (Amtliche Statistik KM 6 2020))

Wirkstoffgruppen	Nicht-Pflegebedürftige			Pflegebedürftige		
	Alle Arznei-mittel	PRISCUS-Wirkstoff	Anteil mit PRISCUS-Wirkstoff	Alle Arznei-mittel	PRISCUS-Wirkstoff	Anteil mit PRISCUS-Wirkstoff
Antipsychotika (N05A)	1,5	0,1	6,8	16,0	0,9	5,5
Anxiolytika (N05B)	1,2	0,7	54,9	4,8	1,7	34,9
Hypnotika und Sedativa (N05C)	1,3	0,9	73,6	4,1	2,5	60,5
Homöopathische und Anthroposophische Psycholeptika (N05H)	0,0	–	–	0,0	–	–
Antidepressiva (N06A)	6,7	2,0	30,1	19,1	3,7	19,3
Psychostimulanzien (N06B)	0,1	0,1	91,7	0,3	0,2	96,5
Psycholeptika und Psychoanaleptika in Kombination (N06C)	0,0	0,0	–	0,0	0,0	–
Antidementiva (N06D)	0,4	0,0	2,8	5,5	0,0	0,5

Pflege-Report 2022

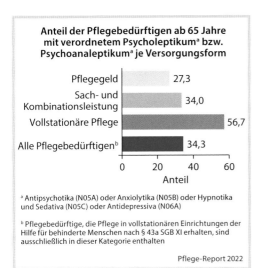

Anteil der Pflegebedürftigen ab 65 Jahre mit verordnetem Psycholeptikum[a] bzw. Psychoanaleptikum[a] je Versorgungsform

- Pflegegeld — 27,3
- Sach- und Kombinationsleistung — 34,0
- Vollstationäre Pflege — 56,7
- Alle Pflegebedürftigen[b] — 34,3

Anteil: 0 – 20 – 40 – 60

[a] Antipsychotika (N05A) oder Anxiolytika (N05B) oder Hypnotika und Sedativa (N05C) oder Antidepressiva (N06A)

[b] Pflegebedürftige, die Pflege in vollstationären Einrichtungen der Hilfe für behinderte Menschen nach § 43a SGB XI erhalten, sind ausschließlich in dieser Kategorie enthalten

Pflege-Report 2022

◻ **Abb. 17.28** Anteil der Pflegebedürftigen ab 65 Jahre mit Verordnung von mind. einem Psycholeptikum[a] bzw. Psychoanaleptikum[a] nach Versorgungsform, in % (2020). (Quelle: AOK-Daten, standardisiert auf die gesetzlich Versicherten (Amtliche Statistik KM 6 2020))

zu beobachten (0,3 %) – werden sie verordnet, findet sich jedoch nahezu jeder Wirkstoff auf der PRISCUS-Liste wieder. Bei den Nicht-Pflegebedürftigen sind die Verordnungsraten insgesamt auf einem deutlich niedrigeren Niveau. Wird ein entsprechendes Mittel verordnet, ist jedoch die Wahrscheinlichkeit, dass es sich um ein Arzneimittel der PRISCUS-Liste handelt, höher.

◻ Abb. 17.28 fasst die verordneten Psychopharmaka nochmals zusammen: Mehr als ein Drittel (34,3 %) der Pflegebedürftigen erhielten im Quartal mindestens ein Antipsychotikum (N05A) oder Anxiolytikum (N05B) oder Hypnotikum und Sedativum (N05C) oder Antidepressivum (N06A). Bei den stationär Gepflegten traf dies mit 57 % auf deutlich über die Hälfte der Pflegeheimbewohnenden zu, während dieser Anteil bei Beziehenden von ausschließlich Pflegegeld nur etwas mehr als halb so groß war (27,3 %).

17.3.5 Versorgung mit Heilmittelleistungen

Heilmittel werden eingesetzt, um Beeinträchtigungen durch eine Krankheit abzumildern, eine Krankheit zu heilen bzw. ihr Fortschreiten aufzuhalten oder um einer Gefährdung der gesundheitlichen Entwicklung eines Kindes frühzeitig entgegenzuwirken. Bei erwachsenen Pflegebedürftigen können Heilmittelverordnungen helfen, die Selbstständigkeit in Teilbereichen so lange wie möglich zu erhalten. Im Durchschnitt der Quartale 2020 wurden 25 % der Pflegebedürftigen mit mindestens einer Behandlung versorgt (◻ Tab. 17.8). Im Vergleich zum nicht durch die Covid-19-Pandemie beeinflussten Vorjahr ist dies ein deutlicher Rückgang: 2019 betraf dies noch 29 % (Matzk et al. 2021). Die mit großem Abstand häufigsten Heilmittelbehandlungen für Pflegebedürftige im Jahr 2020 entstammen dem Maßnahmenkatalog der Physiotherapie. Je Quartal waren im Mittel 22 % der Pflegebedürftigen in einer physiotherapeutischen Behandlung. Maßnahmen der Ergotherapie, Sprachtherapie sowie Podologie nahmen zwischen 3 und 5 % der Pflegebedürftigen in Anspruch, wobei Männer ergo- und sprachtherapeutische Interventionen häufiger beanspruchten als Frauen. Die jeweilige Thera-

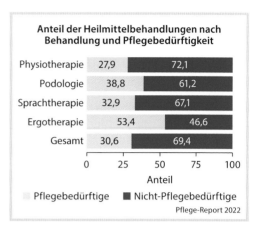

◻ **Abb. 17.29** Anteil Heilmittelbehandlungen bei Pflegebedürftigen im Durchschnitt der Quartale, in % (2020). (Quelle: AOK-Daten, standardisiert auf die gesetzlich Versicherten (Amtliche Statistik KM 6 2020))

pieintensität – gemessen in Behandlungen je Patientin/Patient – unterscheidet sich zwischen den Geschlechtern nur marginal (◻ Tab. 17.8).
◻ Abb. 17.29 zeigt die Verteilung nach Pflegebedürftigen sowie Nicht-Pflegebedürftigen ausgehend von den in Anspruch genommenen Heilmittelbehandlungen durch die Versicherten insgesamt im Jahr 2020. Mehr als ein Viertel aller physiotherapeutischen Behandlungen (27,9 %) war demnach Bestandteil der Therapie von Pflegebedürftigen. Bei

◻ **Tab. 17.8** Verordnungshäufigkeit nach Heilmittel-Leistungsbereichen im Durchschnitt der Quartale, in % (2020). (Quelle: AOK-Daten, standardisiert auf die gesetzlich Versicherten (Amtliche Statistik KM 6 2020))

	Anteil an Pflegebedürftigen mit mind. einer Verordnung			Anzahl Behandlungen je Patientin/Patient		
	Frauen	Männer	Gesamt	Frauen	Männer	Gesamt
Physiotherapie	21,5	18,0	20,1	14,9	15,5	15,1
Podologie	3,2	3,3	3,2	3,5	3,5	3,5
Sprachtherapie	1,4	2,7	1,9	12,0	11,9	12,0
Ergotherapie	4,0	5,4	4,5	13,2	13,3	13,2
Gesamt	**26,0**	**23,9**	**25,1**	**13,3**	**13,4**	**13,3**

Pflege-Report 2022

der Ergotherapie wurde mehr als die Hälfte (53,4 %) der Behandlungen von Pflegebedürftigen durchlaufen. Auch mehr als ein Drittel der Versicherten (38,8 %), die 2020 Maßnahmen der Podologie oder der Sprachtherapie in Anspruch nahmen, waren Pflegebedürftige.

Inanspruchnahme physiotherapeutischer Behandlungen nach Altersgruppen und Geschlecht

In der Physiotherapie stehen eine Vielzahl von Maßnahmen wie Manuelle Therapie, Massagetechniken, Sensomotorische Aktivierung und verschiedene Formen der Heilgymnastik zur Verfügung. Das Ziel physiotherapeutischer Maßnahmen sind die Förderung, Erhaltung oder Wiederherstellung der Beweg-

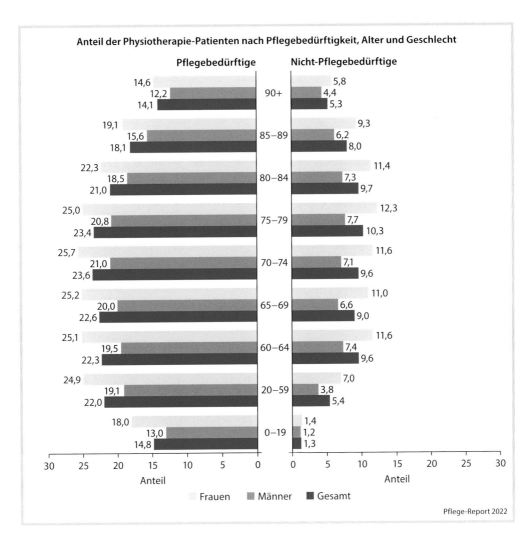

Anteil der Physiotherapie-Patienten nach Pflegebedürftigkeit, Alter und Geschlecht

Pflege-Report 2022

◻ **Abb. 17.30** Pflegebedürftige und nicht-pflegebedürftige Physiotherapie-Patientinnen und -Patienten nach Alter und Geschlecht im Durchschnitt der Quartale, in % (2020). (Quelle: AOK-Daten, standardisiert auf die gesetzlich Versicherten (Amtliche Statistik KM 6 2020))

◩ **Tab. 17.9** Pflegebedürftige mit mindestens einer Physiotherapie-Behandlung nach Pflegegrad und Versorgungsform im Durchschnitt der Quartale, in % (2020). (Quelle: AOK-Daten, standardisiert auf die gesetzlich Versicherten (Amtliche Statistik KM 6 2020))

Pflegegrade	Pflegegeld	Sach- und Kombinationsleistung	Vollstationäre Pflege	Alle Pflegebedürftigen
Pflegegrad 1	–	–	–	15,8
Pflegegrad 2	18,0	21,1	18,6	18,2
Pflegegrad 3	19,3	26,5	21,5	21,2
Pflegegrad 4	21,4	32,5	21,1	23,6
Pflegegrad 5	29,1	40,9	21,6	27,9
Alle Pflegegrade	**19,1**	**26,0**	**20,9**	**20,1**

Pflege-Report 2022

lichkeit und Funktionalität des Muskel- und Skelettapparats und häufig auch die Schmerzreduktion. Fast jeder fünfte Pflegebedürftige (20,1 %) erhielt im Mittel der vier Quartale 2020 Physiotherapie (◩ Tab. 17.8). Gemäß ◩ Abb. 17.30 ist der Anteil der physiotherapeutischen Patienten bei den weiblichen Pflegebedürftigen in jeder Altersgruppe höher als bei den männlichen. Die Nicht-Pflegebedürftigen erhalten insgesamt deutlich weniger Physiotherapie verordnet. Auch hier überwiegt der Anteil der Frauen mit Verordnungen gegenüber den Männern.

Inanspruchnahme physiotherapeutischer Behandlungen nach Schwere der Pflegebedürftigkeit und Versorgungsform

Die Verordnung von Physiotherapie entwickelt sich erwartungsgemäß entlang der sich in Pflegebedürftigkeit äußernden körperlichen Einschränkungen. Vom Pflegegrad 1 und 2 (15,8 und 18,2 %) bis zum Pflegegrad 5 (27,9 %) nimmt der Anteil der Pflegebedürftigen mit physiotherapeutischer Unterstützung kontinuierlich zu (◩ Tab. 17.9). Ausnahme ist hier die vollstationäre Pflege: Hier blieb dieser Anteil auf relativ konstantem Niveau. Die Analyse der Pflegesettings zeigt darüber hinaus, dass Pflegebedürftige mit ambulanten Sach- oder Kombinationsleistungen mit 26 % überdurchschnittlich häufig diese Intervention in Anspruch nehmen.

Inanspruchnahme ergotherapeutischer Behandlungen nach Altersgruppen und Geschlecht

Die Ergotherapie umfasst motorisch-funktionelle, psychisch-funktionelle und sensomotorisch-perzeptive Therapien sowie das sogenannte Hirnleistungstraining. Ziel der ergotherapeutischen Maßnahmen ist die Selbstständigkeit bei alltäglichen Verrichtungen und der Selbstversorgung bzw. deren Wiederherstellung. Bei Kindern kommt Ergotherapie u. a. bei motorischen Entwicklungsstörungen (UEMF) zum Einsatz, bei Erwachsenen stehen rehabilitative Maßnahmen nach Stürzen, Operationen und schweren Unfällen im Vordergrund, bei älteren Menschen wird sie primär bei Vorliegen demenzieller Syndrome oder zur palliativen Versorgung verordnet. ◩ Abb. 17.31 unterstreicht, dass nur ein marginaler Anteil der Nicht-Pflegebedürftigen ergotherapeutische Leistungen in Anspruch nimmt. Eine Ausnahme bildet die Gruppe der Kinder und Jugendlichen (0–19 Jahre): Hier ließen

17

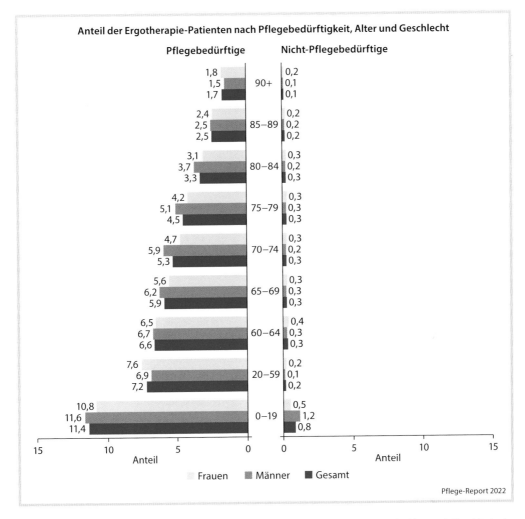

Anteil der Ergotherapie-Patienten nach Pflegebedürftigkeit, Alter und Geschlecht

◘ **Abb. 17.31** Pflegebedürftige und nicht-Pflegebedürftige Ergotherapie-Patienten nach Alter und Geschlecht im Durchschnitt der Quartale, in % (2020). (Quelle: AOK-Daten, standardisiert auf die gesetzlich Versicherten (Amtliche Statistik KM 6 2020))

sich im Jahr 2020 1 % der nicht-pflegebedürftigen Jungen und Mädchen auf diese Weise behandeln. Demgegenüber erhielten rund 11 % der Pflegebedürftigen im gleichen Alterssegment eine Ergotherapie. Dieser Anteil sinkt mit steigendem Alter kontinuierlich bei beiden Geschlechtern. Der Anteil pflegebedürftige Kinder ist hierbei im Vergleich zu 2019 deutlich geringer und betrug im Vorjahr 15 % (Matzk et al. 2021). Von einem Zusammenhang mit der Covid-Pandemie ist auszugehen.

Inanspruchnahme ergotherapeutischer Behandlungen nach Schwere der Pflegebedürftigkeit und Versorgungsform

Betrachtet man die Inanspruchnahme der Ergotherapie wiederum differenziert nach Versorgungsbereichen, so wird deutlich, dass der Anteil der Ergotherapie-Patientinnen und -Patienten mit der Schwere der Pflegebedürf-

⬛ Tab. 17.10 Pflegebedürftige mit mindestens einer Ergotherapie-Behandlung nach Pflegegrad und Versorgungsform im Durchschnitt der Quartale, in % (2020). (Quelle: AOK-Daten, standardisiert auf die gesetzlich Versicherten (Amtliche Statistik KM 6 2020))

Pflegegrade	Pflegegeld	Sach- und Kombinationsleistung	Vollstationäre Pflege	Alle Pflegebedürftigen
Pflegegrad 1	–	–	–	1,9
Pflegegrad 2	3,0	3,1	2,6	3,0
Pflegegrad 3	5,3	6,3	4,5	5,4
Pflegegrad 4	6,9	10,5	5,9	7,2
Pflegegrad 5	9,4	16,7	7,4	9,8
Alle Pflegegrade	**4,4**	**6,2**	**5,1**	**4,5**

Pflege-Report 2022

tigkeit zunimmt. Auch hier zeigt die Analyse, dass Pflegebedürftige mit ambulanten Sach- oder Kombinationsleistungen etwas häufiger eine ergotherapeutische Behandlung erhalten (6,2 %) als Beziehende von ausschließlich Pflegegeld (4,4 %) und auch als vollstationär Gepflegte (5,1 %) (⬛ Tab. 17.10). Im Vergleich zu 2019 sind auch diese Anteile – vermutlich wieder im Zusammenhang mit der Covid-Pandemie – um rund 1 Prozentpunkt gesunken (Matzk et al. 2021).

Diagnosen und physiotherapeutische sowie ergotherapeutische Behandlungen bei Pflegebedürftigen und Nicht-Pflegebedürftigen

⬛ Abb. 17.32 gibt einen Überblick über die zehn häufigsten Diagnosen in der Physiotherapie und Ergotherapie bei Pflegebedürftigen und Nicht-Pflegebedürftigen. Für ein Drittel (32,1 %) der nicht-pflegebedürftigen Physiotherapie-Patientinnen und Patienten waren „Sonstige Krankheiten der Wirbelsäule und des Rückens" (ICD-10: M50–M54) der Anlass für die Behandlung. Bei Pflegebedürftigen waren „Zerebrale Lähmungen und sonstige Lähmungssyndrome" (ICD-10: G80–G83) der häufigste Grund für eine physiotherapeutische und auch für eine ergotherapeutische Behandlung (8,2 % bzw. 20,8 %). Knapp ein Viertel der nicht-pflegebedürftigen Patientinnen und -Patienten wurde aufgrund von Entwicklungsstörungen (ICD-10: F80–F89) ergotherapeutisch betreut (22,3 %).

17

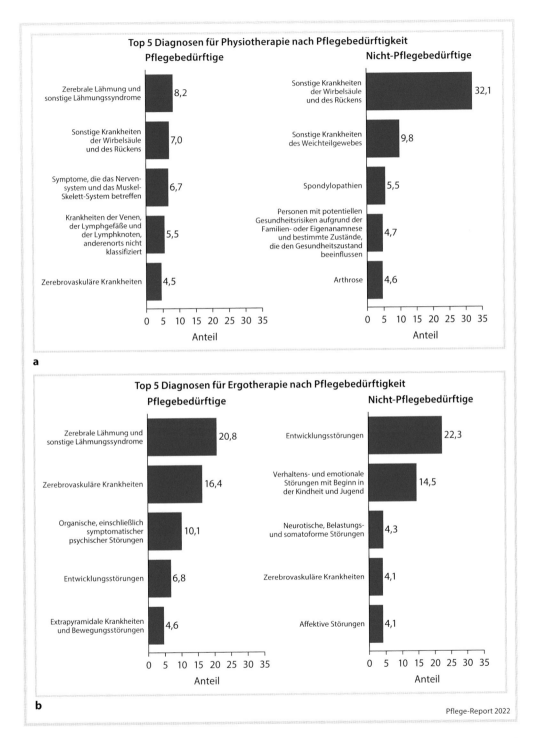

Abb. 17.32 Pflegebedürftige und nicht-Pflegebedürftige Physiotherapie- und Ergotherapie-Patientinnen und -Patienten nach den fünf häufigsten Diagnosen im Durchschnitt der Quartale, in % (2020). (Quelle: AOK-Daten, standardisiert auf die gesetzlich Versicherten (Amtliche Statistik KM 6 2020))

Literatur

Holt S, Schmiedl S, Thürmann P (2011) Potenziell inadäquate Medikation für ältere Menschen: Die PRISCUS-Liste (Stand 01.02.2011). http://priscus. net/download/PRISCUS-Liste_PRISCUSTP3_2011. pdf. Zugegriffen: 2. Apr. 2020

Kohl R, Jürchott K, Hering C, Gangnus A, Kuhlmey A, Schwinger A (2021) COVID-19-Betroffenheit in der vollstationären Langzeitpflege. In: Jacobs K, Greß S, Kuhlmey A, Klauber J, Schwinger A (Hrsg) Pflege-Report 2021. Sicherstellung der Pflege: Bedarfslagen und Angebotsstrukturen. Springer, Berlin Heidelberg, S 3–20

Matzk S, Tsiasioti C, Behrendt S, Jürchott K, Schwinger A (2021) Pflegebedürftigkeit in Deutschland. In: Jacobs K, Greß S, Kuhlmey A, Klauber J, Schwinger A (Hrsg) Pflege-Report 2021. Sicherstellung der Pflege: Bedarfslagen und Angebotsstrukturen. Springer, Berlin Heidelberg, S 233–270

Schaufler J, Telschow C (2016) Arzneimittelverordnungen nach Alter und Geschlecht. In: Schwabe U, Paffrath D (Hrsg) Arzneiverordnungs-Report 2016. Springer, Berlin Heidelberg

Serviceteil

Die Autorinnen und Autoren

Felipe Argüello Guerra

Wissenschaftliches Institut der AOK (WIdO)
Berlin

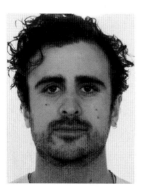

Felipe Argüello Guerra stammt aus Guatemala Stadt, Guatemala. Er hat an der Westfälischen Wilhelms-Universität Münster einen Zwei-Fach-Bachelor in Politik und Soziologie erworben. Derzeit absolviert er einen Masterstudiengang in Sozialwissenschaften an der Humboldt-Universität zu Berlin, mit Schwerpunkt auf soziologischen und politischen Theorien sowie stadtsoziologischen Fragestellungen zu Gesundheit und Pflege. Seit November 2021 unterstützt er den Bereich Pflege im WIdO.

Dr. Gülay Ateş

Klinik für Palliativmedizin
Universitätsklinikum Bonn
Bonn

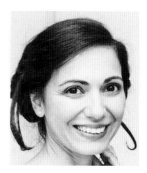

Gülay Ateş studierte Soziologie in Heidelberg und Wien und wurde an der Universität Wien promoviert. Seit 2016 arbeitet sie am Lehrstuhl für Palliativmedizin von Prof. Lukas Radbruch im Bereich der palliativen Versorgungsforschung der Universität Bonn. Seit 2018 ist Gülay Ateş Sprecherin der AG Forschung der Deutschen Gesellschaft für Palliativmedizin. Sie ist spezialisiert in den Methoden der qualitativen und quantitativen Sozialforschung sowie der Evaluation.

Prof. Dr. Claudia Bausewein

LMU Klinikum
Klinik und Poliklinik für Palliativmedizin
Campus Großhadern
München

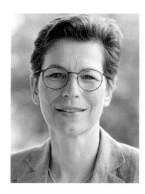

Prof. Bausewein ist Internistin und Palliativ-medizinerin und seit 35 Jahren in der Hos-pizarbeit und Palliativmedizin engagiert. Seit 2012 ist sie Direktorin der Klinik und Po-liklinik für Palliativmedizin am LMU Klini-kum München und Inhaberin des Lehrstuhls für Palliativmedizin an der Ludwig-Maximi-lians-Universität München. Prof. Bausewein ist national wie international in verschiedenen palliativmedizinischen Gremien engagiert und seit 2021 Präsidentin der Deutschen Gesell-schaft für Palliativmedizin.

Dr. med. Abdel Hakim Bayarassou

Köln

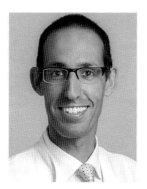

Dr. med. Abdel Hakim Bayarassou studierte und promovierte an der Universität zu Köln. Als Oberarzt der Lungenklinik Köln-Merheim war er maßgeblich am Aufbau und an der Zertifizierung des ersten Weaningzentrums der Region beteiligt. Seine Tätigkeitsschwerpunk-te liegen in der Beatmungsmedizin und außer-klinischen Versorgungsforschung. Nach mehr-jähriger Chefarzttätigkeit in Bonn entschied er sich 2020 für den ambulanten Sektor und leitet das ambulante Zentrum für außerklinische Be-atmung (ZAB) in Köln. Als Präsident elect der DIGAB e. V. setzt er sich aktiv für eine Ver-besserung der außerklinischen ärztlichen und therapeutischen Versorgung intensivpflegebe-dürftiger Menschen ein.

Susann Behrendt

Wissenschaftliches Institut der AOK (WIdO)
Berlin

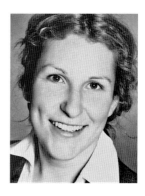

Studium der Kommunikationswissenschaft, Soziologie und Interkulturellen Wirtschafts-kommunikation an der Friedrich-Schiller-Uni-versität Jena, der Universidad de Salamanca und der University of Limerick. Wissenschaft-liche Tätigkeiten am Europäischen Migrati-onszentrum, am Statistischen Bundesamt so-wie am IGES Institut mit Schwerpunkt Ver-sorgungsforschung, Qualitätsmessung und Se-kundärdatenanalysen. Seit Dezember 2017 als wissenschaftliche Mitarbeiterin am WIdO be-fasst mit Themen rund um die Versorgungs-qualität in der Langzeitpflege.

Dr. Martin Berwig

Deutsches Zentrum für Neurodegenerative
Erkrankungen e. V. (DZNE)
Witten
Institut für Allgemeinmedizin
Otto-von-Guericke Universität Magdeburg
Magdeburg

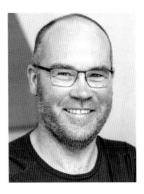

Dr. rer. med. Martin Berwig ist wissenschaftlicher Mitarbeiter am Deutschen Zentrum für Neurodegenerative Erkrankungen
e. V. (DZNE), Standort Witten und am Institut für Allgemeinmedizin der Otto-von-
Guericke Universität Magdeburg und lehrt
im Bereich Allgemeinmedizin und Geriatrie.
Seine Forschungs- und Arbeitsschwerpunkte umfassen die Versorgungsforschung mit
den Schwerpunkten klinische Gerontopsycho-
logie, Messung der Lebensqualität von Menschen mit Demenz sowie Entwicklung und
Evaluation von Versorgungsinterventionen für
Menschen mit Demenz und deren pflegende
Angehörige.

Prof. Dr. Andreas Büscher

Hochschule Osnabrück
Deutsches Netzwerk für Qualitätsentwicklung
in der Pflege (DNQP)
Osnabrück

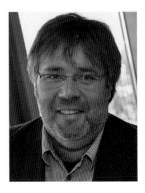

Prof. Dr. Andreas Büscher, Krankenpfleger
und Pflegewissenschaftler. Promotion am Department of Nursing Science der University of
Tampere/Finnland. Tätigkeit als wissenschaftlicher Mitarbeiter am Institut für Pflegewissenschaft der Universität Witten/Herdecke und am
Institut für Pflegewissenschaft an der Universität Bielefeld. Seit 2011 Professor für Pflegewissenschaft an der Hochschule Osnabrück
und seit 2012 wissenschaftlicher Leiter des
Deutschen Netzwerks für Qualitätsentwicklung in der Pflege (DNQP).

Prof. Dr. Michael Coors

Institut für Sozialethik
Ethik-Zentrum
Universität Zürich
Zürich

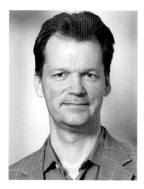

Prof. Dr. Michael Coors ist außerordentlicher Professor für Theologische Ethik der Theologischen Fakultät und Leiter des Instituts für Sozialethik im Ethik-Zentrum der Universität Zürich. Er hat evangelische Theologie und Philosophie studiert, wurde 2008 promoviert und habilitierte sich in Systematischer Theologie an der Universität Greifswald. Von 2011 bis 2019 war er Theologischer Referent am Zentrum für Gesundheitsethik (ZfG) in Hannover.

Claudia Dinand

Universität Witten/Herdecke
Fakultät für Gesundheit
Department für Pflegewissenschaft
Witten

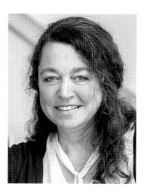

Claudia Dinand, MScN, ist wissenschaftliche Mitarbeiterin am Department für Pflegewissenschaft der Universität Witten/Herdecke. Bis 2019 war sie in der AG Versorgungsinterventionen am Deutschen Zentrum für Neurodegenerative Erkrankungen (DZNE), Standort Witten tätig. Zu ihren Forschungsschwerpunkten gehören die Exploration gelebter Erfahrungen, Bedürfnisse und Bewältigungsstrategien sowie die Entwicklung und Evaluation von Pflegeinterventionen für Menschen mit frontotemporaler Demenz und deren Angehörige unter Anwendung verschiedener Verfahren der qualitativen Pflege- und Versorgungsforschung.

Prof. Dr. Stefan Greß

Hochschule Fulda
Fachbereich Pflege und Gesundheit
Fulda

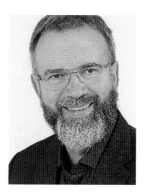

Professor für Versorgungsforschung und Gesundheitsökonomie und Dekan des Fachbereichs Pflege und Gesundheit der Hochschule Fulda. Forschungs- und Publikationsschwerpunkte: Krankenversicherungsökonomie, internationaler Gesundheitssystemvergleich, Gesundheitspolitik und Versorgungsforschung.

Dr. Uta Gühne

Universität Leipzig
Institut für Sozialmedizin, Arbeitsmedizin und
Public Health (ISAP)
Leipzig

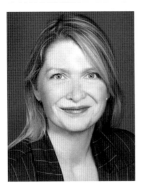

Dr. rer. med. Uta Gühne hat nach der Ausbildung an einer medizinischen Fachschule im Bereich Krankenpflege ein Diplomstudium der Psychologie an der Universität Leipzig und eine Ausbildung in systemischer Therapie und Beratung am Institut für Systemische Forschung, Therapie und Beratung (ISFT) in Magdeburg absolviert. Ihre klinischen Erfahrungen hat sie im Bereich der Kinder- und Jugendpsychiatrie gesammelt. Seit vielen Jahren arbeitet sie am Institut für Sozialmedizin, Arbeitsmedizin und Public Health (ISAP) der Medizinischen Fakultät der Universität Leipzig zu Themen der psychiatrischen Versorgungsforschung.

Prof. Dr. Margareta Halek

Department für Pflegewissenschaft
Fakultät für Gesundheit der Universität
Witten/Herdecke
Witten

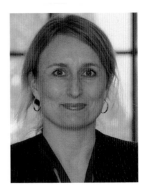

Prof. Dr. rer. medic. Margareta Halek ist Altenpflegerin, seit 2019 Professorin für Pflegewissenschaft und Leiterin des Departments für Pflegewissenschaft sowie seit 2021 Dekanin der Fakultät für Gesundheit der Universität Witten/Herdecke. Zuvor war sie Leiterin der AG Versorgungsinterventionen am Deutschen Zentrum für Neurodegenerative Erkrankungen (DZNE), Standort Witten. Themen- und Forschungsschwerpunkte sind die Pflege älterer Menschen, die Pflege von Menschen mit Demenz mit besonderen Verhaltensveränderungen, insbesondere die Entwicklung und Evaluation psychosozialer Interventionen sowie die Erfassung der Lebensqualität und die Anwendung von Technologien für Menschen mit Demenz und Angehörige in der häuslichen Pflege.

Roman Helbig

Private Universität Witten Herdecke
Fakultät für Gesundheit, Department
für Pflegewissenschaft
Witten

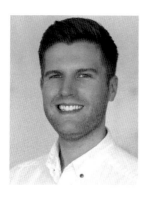

Roman Helbig ist seit 2018 berufsbegleitender Promovend der Privaten Universität Witten/ Herdecke. Er arbeitet als Bereichsleiter in der ambulanten Eingliederungshilfe. Studium der Pflegewissenschaft und des Managements für Organisationen und Personal im Gesundheitswesen in Bielefeld und Essen. Vorher Berufsausbildung zum Gesundheits- und Krankenpfleger in Bielefeld. Berufliche Tätigkeit in der außerklinischen und klinischen Intensivpflege. Im Anschluss im Modellprojekt „Familiale Pflege" zur Beratung pflegender Angehöriger tätig. Er arbeitete als Pflegedienstleiter sowie Projektleitung für Organisationsentwicklung in der stationären und ambulanten Eingliederungs- und Altenhilfe.

Dr. Markus Hopp, M. A.

AOK Sachsen-Anhalt – Die Gesundheitskasse
Magdeburg

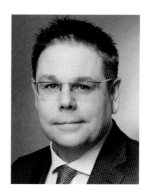

Dr. Markus Hopp ist examinierter Krankenpfleger sowie Gesundheits- und Pflegewissenschaftler mit Masterabschluss in Gesundheitsmanagement und Promotion zum Doctor rerum medicarum. Seit 2010 ist er in der AOK Sachsen-Anhalt tätig, zunächst im Bereich Krankenhausverhandlung und -planung und aktuell im Geschäftsbereich Pflege. Zudem unterstützt er den AOK-Bundesverband bei der Umsetzung der neuen gesetzlichen Regelungen für die außerklinische Intensivpflege (IPReG) im Rahmen einer Abordnung. Zu seinen Arbeitsschwerpunkten zählen Innovationsthemen, strategische Versorgungsplanung sowie das Vertragsmanagement.

Prof. (em.) Gertrud Hundenborn

Deutsches Institut für angewandte
Pflegeforschung e. V.
Köln

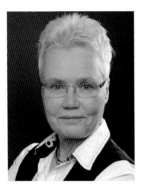

Gertrud Hundenborn arbeitete nach ihrer Ausbildung zur Krankenschwester in verschiedenen pflegerischen Versorgungsbereichen. Als Lehrerin für Pflegeberufe war sie mehr als zehn Jahre als Referatsleiterin verantwortlich für die pflegerischen Fort- und Weiterbildungen an der Caritas-Akademie Köln-Hohenlind. Nach einem längeren Lehrauftrag für Pflegewissenschaft wurde sie 1997 als ordentliche Professorin für Pflegepädagogik und Pflegedidaktik an die Katholische Hochschule Nordrhein-Westfalen berufen. Anfang 2019 wurde sie mit Erreichen der Altersgrenze emeritiert. Seit Gründung des Deutschen Instituts für angewandte Pflegeforschung e. V. (DIP) im Jahr 2000 engagiert sie sich in der Institutsarbeit, ist Mitglied des geschäftsführenden Vorstands und leitet die Abteilung Pflegebildungsforschung. Ihr Schwerpunkt liegt entsprechend in der Entwicklung, Erprobung, Implementierung und Evaluation von (pflege-)pädagogischen Konzepten in der Aus-, Fort- und Weiterbildung.

Prof. Dr. Klaus Jacobs

Wissenschaftliches Institut der AOK (WIdO)
Berlin

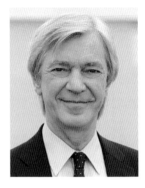

Studium der Volkswirtschaftslehre in Bielefeld. Promotion an der FU Berlin. Von 1981 bis 1987 wissenschaftlicher Mitarbeiter an der FU Berlin und am Wissenschaftszentrum Berlin für Sozialforschung (WZB). Von 1988 bis 2002 Gesundheitsökonom im Institut für Gesundheits- und Sozialforschung (IGES), Berlin. Seit 2002 Geschäftsführer des Wissenschaftlichen Instituts der AOK (WIdO).

Dr. Birgit Jaspers

Klinik für Palliativmedizin
Universitätsklinikum Bonn
Bonn
Klinik für Palliativmedizin
Universitätsmedizin Göttingen
Göttingen

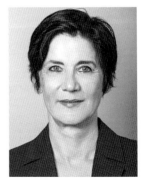

Dr. Birgit Jaspers ist Philosophin, Germanistin und Medizinwissenschaftlerin. Sie arbeitet in der palliativmedizinischen Forschung und Lehre an den Universitäten Bonn und Göttingen. Schwerpunkte sind Forschungskoordination, ethische und medizinethische Fragestellungen, internationale Projekte zur Qualitätssicherung in der Palliativversorgung und Arbeiten für gesundheitspolitische Gremien.

Prof. Dr. Sven Jennessen

Humboldt Universität Berlin
Institut für Rehabilitationswissenschaften
Berlin

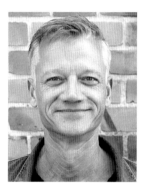

Dr. phil. Sven Jennessen ist seit 2017 Professor für Pädagogik bei Beeinträchtigungen der körperlich-motorischen Entwicklung am Institut für Rehabilitationswissenschaften der Humboldt-Universität zu Berlin. Seine Forschungsschwerpunkte sind pädagogische Perspektiven auf Krankheit, Sterben und Tod, Pädagogik im Kontext des Förderschwerpunkts körperlich-motorische Entwicklung, Prozesse und Dynamiken der Inklusion, Exklusion und Diskriminierung von Menschen mit Behinderungserfahrungen, sexuelle Selbstbestimmung von Menschen mit Behinderung sowie Körper und körperliche Differenz in gesellschaftlichen Kontexten.

Dr. Kathrin Jürchott

Wissenschaftliches Institut der AOK (WIdO)
Berlin

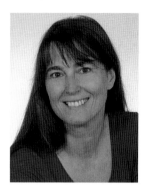

Studium der Biochemie und Molekularbiologie an der Humboldt-Universität zu Berlin. Danach mehrere Jahre in Forschung und Entwicklung tätig in Bereichen der Genomforschung und Bioinformatik. Seit 2013 Mitarbeiterin des Wissenschaftlichen Instituts der AOK (WIdO). Zuständig für Datenbankmanagement und Datenanalyse im Bereich Pflege.

Jürgen Klauber

Wissenschaftliches Institut der AOK (WIdO)
Berlin

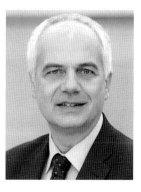

Studium der Mathematik, Sozialwissenschaften und Psychologie in Aachen und Bonn. Seit 1990 im Wissenschaftlichen Institut der

AOK (WIdO) tätig. Von 1992 bis 1996 Leitung des Projekts GKV-Arzneimittelindex im WIdO, von 1997 bis 1998 Leitung des Referats Marktanalysen im AOK-Bundesverband. Ab 1998 stellvertretender Institutsleiter und ab 2000 Leiter des WIdO. Inhaltliche Tätigkeitsschwerpunkte: Themen des Arzneimittelmarktes und stationäre Versorgung.

Nahne-Alina Knizia, M. Sc.

aQua – Institut für angewandte
Qualitätsförderung und Forschung
im Gesundheitswesen GmbH
Göttingen

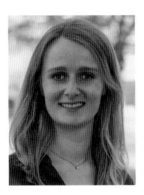

Nahne-Alina Knizia studierte Health Communication (B. Sc.) und Public Health (M. Sc.) an der Universität Bielefeld. Im Jahr 2020 nahm sie ihre Tätigkeit als Wissenschaftliche Mitarbeiterin am aQua-Institut in der Abteilung Evaluation und Implementierungsforschung auf. Hier arbeitet sie an verschiedenen Projekten mit den thematischen Schwerpunkten digitale und pflegerische Versorgung mit. Zukünftig wird sie das Innovationsfondsprojekt ATME zur Erfassung von Bedarfslagen und Bedürfnissen außerklinisch beatmeter Patientinnen und Patienten mit Intensivpflegebedarf koordinieren.

Steven Kranz

Deutsche Gesellschaft für Palliativmedizin e. V. (DGP)
Berlin

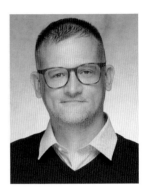

Steven J. Kranz absolvierte 2001 sein Krankenpflegeexamen und war bis 2017 als Fachpfleger im Intensiv- und im Palliativpflegebereich tätig. Zwischen 2013 und 2018 studierte er an der Alice-Salomon-Hochschule Berlin (BSc Gesundheits- und Pflegemanagement, MSc Management- und Qualitätsentwicklung im Gesundheitswesen – Schwerpunkt: Forschung und Qualitätsentwicklung). Seit 2017 arbeitet er bei der Deutschen Gesellschaft für Palliativmedizin (DGP). Dort übernahm er zuerst die Funktion der internen Koordinationsstelle und später die Assistenz der Geschäftsführung. Seit 2021 ist er stellvertretender Geschäftsführer der DGP. Nebenberuflich ist er als Wissenschaftlicher Mitarbeiter und als Lehrbeauftragter in den Bereichen Qualitative Forschungsmethoden, Gesundheitswissenschaften und Palliativversorgung an Berliner Hochschulen tätig.

Prof. Dr. Ursula Kremer-Preiß

Kuratorium Deutsche Altershilfe (KDA)
Berlin

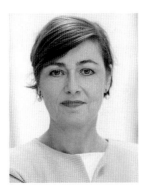

Nach Forschungstätigkeiten in verschiedenen sozialwissenschaftlichen und gerontologischen Forschungsinstitutionen seit 1998 Referentin im Kuratorium Deutsche Altershilfe (KDA), seit 2010 Leiterin des Fachbereichs „Wohnen und Quartiersgestaltung". Zu ihren Schwerpunktthemen gehören Wohnen im Alter, Quartiersentwicklung/Sozialraumorientierung, kommunale Seniorenpolitik und Alten(hilfe)planung/Pflegebedarfs- und Sozialplanung. Hierzu hat sie zahlreiche Forschungsprojekte für Bundes- oder Landesministerien, Stiftungen, Verbände oder Kommunen durchgeführt und geleitet. Darüber hinaus verfügt sie über Expertise im Erwachsenbildungsbereich. Daneben ist sie Beiratsmitglied, Obfrau oder Gutachterin in verschiedenen Gremien.

Prof. Dr. Dr. h. c. Andreas Kruse

Ruprecht-Karls-Universität Heidelberg
Institut für Gerontologie
Heidelberg

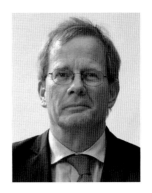

Bis September 2021 Direktor des Instituts für Gerontologie der Universität Heidelberg, seit Oktober 2021 Seniorprofessor distinctus (auf Lebenszeit) der Universität Heidelberg. Von 2003 bis 2021 Vorsitzender der Altersberichtskommission der Bundesregierung, von 2016 bis 2022 Mitglied des Deutschen Ethikrates.

Prof. Dr. Adelheid Kuhlmey

Charité – Universitätsmedizin Berlin
Prodekanat für Studium und Lehre
Berlin

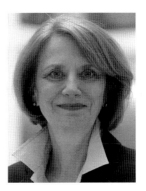

Seit 2012 Wissenschaftliche Direktorin des Centrums für Human- und Gesundheitswissenschaften der Charité-Universitätsmedizin

Berlin. Seit 2002 Leiterin des Instituts für Medizinische Soziologie an diesem CharitéCentrum. Davor Professorin für Soziale Gerontologie und Medizinsoziologie an den Hochschulen Neubrandenburg und Braunschweig-Wolfenbüttel. Wissenschaftliche Arbeitsschwerpunkte: Alter und Altern, Gesundheitsentwicklung einer älter werdenden Bevölkerung und medizinische sowie pflegerische Versorgung. Seit Mai 2014 Prodekanin für Studium und Lehre der Charité – Universitätsmedizin Berlin.

Dr. Katharina Lange

Fachstelle für pflegende Angehörige
Berlin

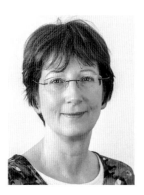

Dr. Katharina Lange ist promovierte Historikerin und arbeitet seit Anfang der 2000er Jahre in nachbarschafts- und interkulturellen sowie Selbsthilfeprojekten. Sie war sechs Jahre lang Koordinatorin in einer Kontaktstelle PflegeEngagement, einer Stelle zur Selbsthilfeförderung für pflegende Angehörige, im Bezirk Friedrichshain-Kreuzberg in Berlin. Seit 2021 ist sie Mitarbeiterin in der Fachstelle für pflegende Angehörige in Berlin mit dem Schwerpunkt interkulturelle Öffnung in der Demenzberatung.

Prof. Dr. Änne-Dörte Latteck

Fachhochschule Bielefeld
Fachbereich Gesundheit
Lehrgebiet Pflegewissenschaft
Bielefeld

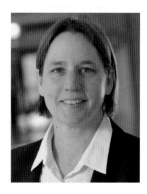

Prof. Dr. Änne-Dörte Latteck ist seit 2010 Professorin für Pflegewissenschaft an der Fachhochschule Bielefeld. Sie studierte an der Fachhochschule Hamburg im Diplomstudiengang Pflege und promovierte zum Dr. phil. an der Universität Bremen. Sie arbeitete als Krankenschwester und Fachkrankenschwester auf der Intensivstation der Abteilung für innere Medizin in Hamburg. Anschließend war sie als Projektleitung für „Qualität in der Pflege" und als wissenschaftliche Mitarbeiterin an der Hochschule für angewandte Wissenschaften in Hamburg sowie am Universitätsklinikum Hamburg-Eppendorf, Institut für Allgemeinmedizin tätig.

Prof. Dr. med. Georg Marckmann, MPH

Ludwig-Maximilians-Universität
Institut für Ethik, Geschichte und Theorie
der Medizin
München

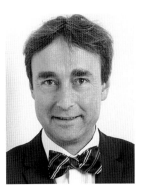

Georg Marckmann studierte Medizin und Philosophie an der Universität Tübingen sowie Public Health an der Harvard Universität. Er war 1998 bis 2010 Mitarbeiter am Tübinger Institut für Ethik und Geschichte der Medizin, seit 2010 leitet er das Institut für Ethik, Geschichte und Theorie der Medizin an der LMU München. Seit 2012 ist er Präsident der Akademie für Ethik in der Medizin. Zu seinen Arbeitsschwerpunkten gehören neben dem Advance Care Planning u. a. ethische Fragen in der Patientenversorgung und zu Public-Health-Maßnahmen.

Sören Matzk

Wissenschaftliches Institut der AOK (WIdO)
Berlin

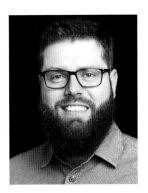

Studium der Bioinformatik an der Universität Potsdam. Danach tätig als wissenschaftlicher Mitarbeiter am Max-Planck-Institut für Molekulare Genetik und an der Martin-Luther-Universität Halle-Wittenberg. Seit 2018 Datenbank- und Softwareentwickler im Wissenschaftlichen Institut der AOK (WIdO).

Heiner Melching

Deutsche Gesellschaft für Palliativmedizin
e. V.
Berlin

Prof. Dr. Sabine Metzing

Universität Witten/Herdecke
Fakultät für Gesundheit (Department
für Pflegewissenschaft)
Witten

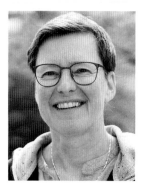

Sabine Metzing ist examinierte Krankenschwester und Pflegewissenschaftlerin. Nach ihrer Tätigkeit als Krankenschwester in der kardiologischen Intensivpflege studierte sie von 1996 bis 2002 an der Universität Witten/Herdecke Pflegewissenschaft und promovierte dort 2007 zum Thema „Young Carers". Aktuell ist sie Professorin für Pflegewissenschaft mit dem Schwerpunkt Kinder und Jugendliche und leitet das Promotionskolleg Pflegewissenschaft. Ihre Arbeitsschwerpunkte sind die Bewältigung von chronischer Krankheit in Familien, Young Carers und Qualitative Forschung.

Dr. rer. medic. André Nienaber

Universitäre Psychiatrische Kliniken Basel
Basel

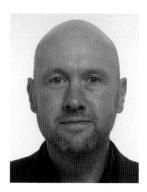

André Nienaber ist seit dem 01.09.2021 Direktor für Pflege, Medizinisch-Therapeutische Dienste (MTD) und Soziale Arbeit sowie Mitglied der Geschäftsleitung in den Universitären Psychiatrischen Kliniken (UPK) Basel (Schweiz). Zuvor war er u. a. Professor für Pflegewissenschaft mit dem Schwerpunkt Psychiatrische Versorgung an der Münster School of Health (MSH) der FH Münster. Der ausgebildete Heilerziehungspfleger und Gesundheits- und Pflegewissenschaftler (M. Sc.) promovierte im Rahmen der Internationalen Graduiertenakademie (InGrA) an der Martin-Luther-Universität Halle-Wittenberg im Promotionsstudiengang „Partizipation als Ziel von Pflege und Therapie". André Nienaber leitet das Referat Psychiatrische Pflege in der Deutschen Gesellschaft für Psychiatrie und Psychotherapie, Psychosomatik und Nervenheilkunde (DGPPN).

Prof. Dr. Claudia Oetting-Roß

FH Münster – University of Applied Sciences
– Fachbereich Gesundheit
Münster

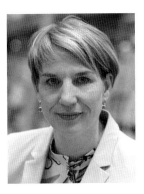

Prof. Dr. rer. medic. Claudia Oetting-Roß, Pflegewissenschaftlerin, Dipl. Berufspädagogin, Kinderkrankenschwester und Trainerin für Palliative Care. Sie ist Professorin für Klinische Pflegeforschung, Palliative Care und Pädiatrische Pflege und lehrt am Fachbereich Gesundheit der FH Münster. Dort leitet sie den Bachelorstudiengang Pflege sowie den interdisziplinären Masterstudiengang Palliative Care. Zuvor war sie u. a. als wissenschaftliche Mitarbeiterin im Forschungskolleg „Familiengesundheit im Lebensverlauf" (FamiLe) sowie als Lehrerin, Dozentin und Redakteurin tätig. Ihr Forschungs-/Arbeitsschwerpunkt liegt im Bereich der (außerklinischen) Langzeitversorgung von lebenslimitierend erkrankten Kindern und Jugendlichen und in der Pflegeberatung.

Christian Pälmke

Fachstelle für pflegende Angehörige
Berlin

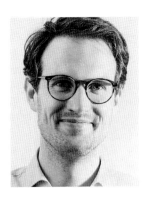

Christian Pälmke studierte Soziale Arbeit an der Fachhochschule Münster. Nach Erlangen des Diploms erreichte er den Master of Arts im Studiengang „Management von sozialwirtschaftlichen und diakonischen Organisationen" an der Evangelischen Hochschule Rheinland-Westfalen-Lippe. Von 2013 bis 2019 war er beim Forschungszentrum Familienbewusste Personalpolitik zum Themenschwerpunkt Vereinbarkeit von Pflege und Beruf beschäftigt. Ab Mitte 2018 bis Ende 2021 war er Referent für Pflegepolitik beim Verein wir pflegen – Interessenvertretung und Selbsthilfe pflegender Angehöriger. Anfang 2021 begann er bei der ehemaligen pflegepolitischen Sprecherin der Linksfraktion Pia Zimmermann als Wissenschaftlicher Mitarbeiter. Seit 2021 ist er bei der Fachstelle für pflegende Angehörige in Berlin beschäftigt. Daneben engagiert er sich seit 2016 ehrenamtlich beim Verein wir pflegen in verschiedenen Funktionen und wirkte unter anderem als Mitglied im Unabhängigen Beirat zur Vereinbarkeit von Pflege und Beruf an der Erstellung des Ersten Berichts mit.

Claudia Pflug

IGES Institut GmbH
Berlin

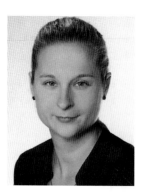

Claudia Pflug studierte nach ihrer Ausbildung zur Heilerziehungspflegerin Pflegemanagement (B. A.) in Berlin und absolvierte anschließend ihren Master in Public Health (M. Sc.) an der Hochschule Fulda sowie an der Lithuanian University of Health Sciences in Kaunas. Während und nach ihrer beruflichen Ausbildung arbeitete sie in verschiedenen Institutionen der Behindertenhilfe sowie der ambulanten Pflege. Seit 2017 ist sie als wissenschaftliche Mitarbeiterin im Bereich Pflege beim IGES Institut in Berlin tätig. Zu ihren Arbeitsschwerpunkten gehört die Versorgungsforschung für pflegebedürftige Menschen (Beratungsstrukturen, Kurzzeitpflege, Digitalisierung, Prävention und Gesundheitsförderung).

Prof. Dr. med. Lukas Radbruch

Klinik für Palliativmedizin
Universitätsklinikum Bonn
Bonn

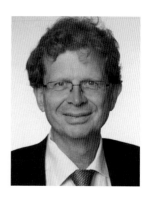

Nach dem Studium der Humanmedizin in Bonn und der Weiterbildung Anästhesiologie am Universitätsklinikum Köln trat Lukas Radbruch 2003 die Grünenthal-Stiftungsprofessur für Palliativmedizin an der RWTH Aachen an. Mit dem Wechsel auf den Lehrstuhl für Palliativmedizin der Universität Bonn im Jahr 2010 ist die Leitung der Klinik für Palliativmedizin am Universitätsklinikum Bonn und des Zentrums für Palliativmedizin am Malteser Krankenhaus Bonn/Rhein-Sieg verbunden. Seit 2014 ist Lukas Radbruch Präsident der Deutschen Gesellschaft für Palliativmedizin und Vorsitzender der International Association for Hospice and Palliative Care. Seine wissenschaftlichen Schwerpunkte liegen in der Symptomerfassung, Opioidtherapie, Fatigue, Kachexie und ethischen Fragestellungen in der Palliativmedizin.

Dr. PH Miriam Räker

Wissenschaftliches Institut der AOK (WIdO)
Berlin

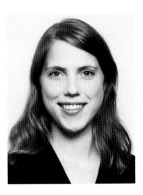

Dr. Miriam Räker ist als Gesundheits- und Politikwissenschaftlerin seit 2018 am Wissenschaftlichen Institut der AOK (WIdO) tätig. Sie war vorher u. a. als Wissenschaftliche Mitarbeiterin, Projektkoordinatorin sowie Beraterin in Forschung und Praxis tätig und absolvierte ein Fellowship an der UCLA, USA. Sie hat in Bielefeld und Malmö (Schweden) Gesundheitswissenschaften sowie Politikwissenschaft studiert und wurde 2016 an der Universität Bielefeld promoviert. Ihre Arbeitsschwerpunkte liegen im Bereich der Gesundheitssystemgestaltung und der Versorgungssteuerung.

Prof. Dr. med. Steffi G. Riedel-Heller, MPH

Universität Leipzig
Medizinische Fakultät, Institut
für Sozialmedizin, Arbeitsmedizin und Public
Health (ISAP)
Leipzig

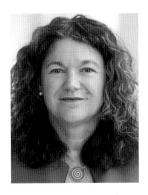

Prof. Dr. Steffi Riedel-Heller studierte Humanmedizin an der Universität Leipzig und wurde an der Johns Hopkins University, Baltimore/ USA zum Master of Public Health ausgebildet. Sie ist Fachärztin für Psychiatrie und Psychotherapie. Von 2004 bis 2010 war sie Professorin für Public Mental Health an der Klinik und Poliklinik für Psychiatrie der Universität Leipzig, seit 2010 leitet sie das Institut für Sozialmedizin, Arbeitsmedizin und Public Health (ISAP) der Universität Leipzig. Zu ihren wissenschaftlichen Schwerpunkten gehören die Versorgungsforschung und Studien zur Epidemiologie psychischer Störungen.

Sebastian Ritzi

Ruprecht-Karls-Universität Heidelberg
Institut für Gerontologie
Heidelberg

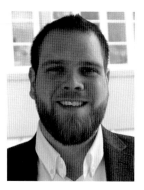

Sebastian Ritzi verfügt über eine langjährige Berufserfahrung als Altenpfleger mit Weiterbildung zur Pflegefachkraft für Gerontopsychiatrie in Deutschland und der Schweiz. Nach dem Studium der Fächer Gesundheit und Gesellschaft (Care) und Philosophie/Ethik für das höhere Lehramt an beruflichen Schulen wurde er im Fach Gerontologie mit der Note „summa cum laude" promoviert. In seiner Dissertation beschäftigte er sich mit gerontologisch-pflegefachlichen und ethischen Fragen bezüglich der Anwendung freiheitseinschränkender Maßnahmen bei Menschen mit Demenz. Seit 2019 ist er Akademischer Mitarbeiter am Institut für Gerontologie der Universität Heidelberg. Zu seinen Forschungsschwerpunkten gehören neben der Anwendung wohltätiger Zwangsmaßnahmen in professionellen Sorgebeziehungen philosophische und ethische Aspekte des Alter(n)s sowie die damit verbundenen Herausforderungen für eine fachlich und ethisch fundierte Pflege und Begleitung alter Menschen bzw. Menschen mit Demenz. Darüber hinaus koordiniert er den B.A.- und M.Ed.-Studiengang Gerontologie, Gesundheit und Care an der Universität Heidelberg.

Prof. Dr. Stephan Rixen

Universität zu Köln
Institut für Staatsrecht
Köln

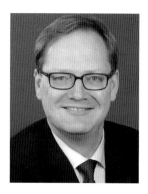

Prof. Dr. Stephan Rixen, Studium der Rechtswissenschaft in Tübingen und Löwen, Promotion an der Universität Gießen, Habilitation an der Universität zu Köln. 2007 bis 2010 Inhaber des Lehrstuhls für das Recht sozialer Dienstleistungen und Einrichtungen, Universität Kassel, 2010 bis 2022 Inhaber des Lehrstuhls für Öffentliches Recht, Sozialwirtschafts- und Gesundheitsrecht, Universität Bayreuth, seit April 2022 Inhaber des Lehrstuhls für Öffentliches Recht mit dem Schwerpunkt Staatsrecht und Öffentliches Wirtschaftsrecht sowie Direktor des Instituts für Staatsrecht an der Universität zu Köln.

Stefan Rogge, M.A.

Klinik für Forensik (UPKF)
Basel

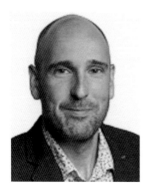

Stefan Rogge arbeitet seit September 2021 als pflegerischer Klinikleiter der Klinik für Forensik an den Universitären Psychiatrischen Kliniken in Basel. Zuvor war er nach seinem Masterstudium an der Fakultät für Gesundheitswissenschaften der Universität Bielefeld an der Fachhochschule der Diakonie Bethel in der Lehre tätig. Klinische Erfahrungen sammelte er in den Jahren zuvor innerhalb des Landschaftsverbandes Rheinland (Deutschland) unter anderem als Pflegeentwickler, Stationsleiter sowie Pflegedienstleiter in der Allgemeinen wie auch in der Forensischen Psychiatrie.

Lisa Schmedding

Berlin

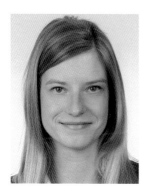

Lisa Schmedding ist seit 2014 examinierte Gesundheits- und Krankenpflegerin im palliativ- und intensivmedizinischen Bereich und Bachelorabsolventin der Alice-Salomon-Hochschule Berlin im Studiengang Gesundheits- und Pflegemanagement. Im Rahmen ihrer Bachelorarbeit hat sie sich in Zusammenarbeit mit der Deutschen Gesellschaft für Palliativmedizin mit der quantitativen Auswertung der palliativen Versorgungsstrukturen in Deutschland des Jahres 2020 befasst. Ab April 2022 ist der Beginn des Masterstudiums Management und Qualitätsentwicklung im Gesundheitswesen geplant.

Prof. Dr. Eric Schmitt

Ruprecht-Karls-Universität Heidelberg
Institut für Gerontologie
Heidelberg

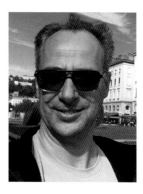

Akademischer Direktor am Institut für Gerontologie der Universität Heidelberg sowie seit Oktober 2021 Kommissarischer Leiter des Instituts. Studium der Psychologie, Promotion (mit „summa cum laude") und Habilitation in Psychologie.

Prof. Dr. med Jürgen in der Schmitten, MPH

Universität Duisburg-Essen
Institut für Allgemeinmedizin
Essen

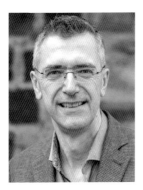

Univ.-Prof. Dr. med. Jürgen in der Schmitten studierte Medizin in Tübingen, Belfast und Boston sowie Public Health in Düsseldorf. Von 2014 bis 2020 war er W2-Professor für Lehre und Lehrforschung am Institut für Allgemeinmedizin der Medizinischen Fakultät der Heinrich-Heine-Universität Düsseldorf, seit 2020 leitet er das Institut für Allgemeinmedizin der Medizinischen Fakultät der Universität Essen-Duisburg. Sein Arbeitsschwerpunkt ist die Befähigung von Patienten zu selbstbestimmten Entscheidungen (Shared Decision Making/ Advance Care Planning). Er ist Mitglied im Gründungsvorstand und seit 2021 Vorsitzender von Advance Care Planning Deutschland (www.advancecareplanning.de).

Dr. Michael Schulz

LWL-Klinikum Gütersloh
Abteilung Allgemeinpsychiatrie
Stabsgruppe für Klinikentwicklung
und Forschung
Gütersloh

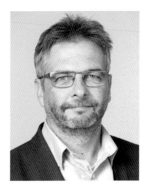

Dr. rer. medic. habil. Michael Schulz besetzt am LWL-Klinikum die Stelle des Stellvertretenden Pflegedirektors. Der gelernte Krankenpfleger und Gesundheitswissenschaftler wurde 2011 zum ersten Professor für Psychiatrische Pflege an die Fachhochschule der Diakonie berufen und hat sich an der Medizinischen Fakultät der Martin-Luther-Universität Halle Wittenberg habilitiert. In seiner Forschungstätigkeit widmet er sich unter anderem dem Recovery-Konzept und der Weiterentwicklung Psychiatrischer Pflege.

Frank Schumann

wir pflegen e. V.
Berlin

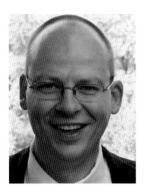

Frank Schumann lernte von 1986 bis 1989 Krankenpflege in Berlin und baute im Anschluss an die Ausbildung ein Gruppenpflegeprojekt in einem geriatrischen Krankenhaus auf, eher er ab 1991 für 20 Jahre zwei ambulante Pflegedienste verantwortlich leitete. In dieser Zeit bildete er sich zur Pflegedienstleitung und zum Qualitätsmanager weiter. Seit 2010 baut er die Fachstelle für pflegende Angehörige in Berlin auf, ist Initiator der Woche der pflegenden Angehörigen in Berlin, personenzentrierter Berater und seit 2018 im geschäftsführenden Bundesvorstand von wir pflegen e. V. Er ist über seine berufliche Tätigkeit hinaus pflegender Angehöriger.

Dr. Antje Schwinger

Wissenschaftliches Institut der AOK (WIdO)
Berlin

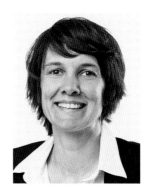

Pflegestudium an der Napier University Edinburgh und Studium der Gesundheitsökonomie an der Universität zu Köln. Nach Tätigkeiten im Wissenschaftlichen Institut der AOK (WIdO) und im AOK-Bundesverband mehrere Jahre am IGES Institut tätig mit den Themenschwerpunkten vertragsärztliche Vergütung und Pflegeforschung. Leitung des Forschungsbereichs Pflege im WIdO. 2017 Abschluss der Promotion an der Universität Bremen zum Thema Pflegekammern.

Susanne Sollmann

Wissenschaftliches Institut der AOK (WIdO)
Berlin

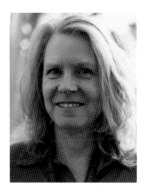

Susanne Sollmann studierte Anglistik und Kunsterziehung an der Rheinischen Friedrich-Wilhelms-Universität Bonn und am Gold-smiths College, University of London. Von 1986 bis 1988 war sie wissenschaftliche Hilfs-kraft am Institut für Informatik der Universität Bonn. Seit 1989 ist sie im Wissenschaftli-chen Institut der AOK (WIdO) tätig, u. a im Projekt Krankenhausbetriebsvergleich und im Forschungsbereich Krankenhaus. Verantwort-lich für das Lektorat des Pflege-Reports.

Constance Stegbauer, M. Sc.

aQua – Institut für angewandte
Qualitätsförderung und Forschung
im Gesundheitswesen GmbH
Göttingen

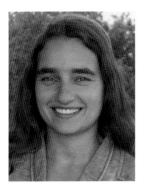

Seit Abschluss ihres Studiums Health Sciences (M. Sc.) an der Westsächsischen Hochschule Zwickau im Jahr 2012 ist Constance Stegbauer als wissenschaftliche Mitarbeiterin am aQua-Institut, seit 2018 zudem als stellvertreten-de Abteilungsleiterin der Abteilung Evaluation und Implementierungsforschung tätig. Sie lei-tet und entwickelt insbesondere Projekte zur stationären Langzeitpflege und zur Versorgung von Menschen mit psychischen Erkrankungen. Ihre Arbeitsschwerpunkte liegen in den Berei-chen der Methodenentwicklung zur Qualitäts-sicherung, im Aufbau und Betrieb von Stellen zur Datenannahme, -auswertung und automati-schen Berichterstellung und in der Evaluation verschiedener komplexer Versorgungsleistun-gen.

Chrysanthi Tsiasioti

Wissenschaftliches Institut der AOK (WIdO)
Berlin

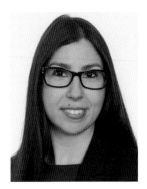

Diplomstudium der Volkswirtschaftslehre an der Freien Universität Berlin und Masterstudi-um Statistik an der Humboldt-Universität Ber-lin. Seit 2015 wissenschaftliche Mitarbeiterin im WIdO. Aktuelle Arbeitsschwerpunkte: Da-tenanalysen, Versorgungsforschung mit Rou-tinedaten im Bereich Pflege, unter anderem mit Schwerpunkt auf Arzneimittelversorgung, ambulant-ärztliche und rehabilitative Versor-gung.

Dr. Gerald Willms

aQua – Institut für angewandte
Qualitätsförderung und Forschung
im Gesundheitswesen GmbH
Göttingen

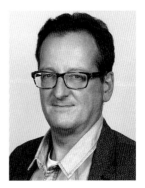

Sozialwissenschaftler, seit 2009 beim aQua-Institut. Leiter der Abteilung Gesundheitssystemanalyse und Gesundheitsökonomie. Tätigkeitsschwerpunkt: Methodische Betreuung von Projekten innerhalb und außerhalb der Neu- und Weiterentwicklung sektorenübergreifender QS-Verfahren. Derzeit u. a. verantwortlich für Entwicklungsmethoden im Projekt zur „Entwicklung der Instrumente und Verfahren für Qualitätsprüfungen nach § 114 ff. SGB XI und die Qualitätsdarstellung nach § 115 Abs. 1a SGB XI in der stationären Pflege".

Dr. Julia Katharina Wolff

IGES Institut GmbH
Berlin

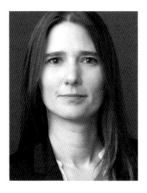

Dr. Julia Katharina Wolff hat Psychologie an der Universität Fribourg (Schweiz), der Friedrich-Schiller-Universität in Jena und der Penn State University in State College (USA) studiert und anschließend am Max-Planck-Institut für Bildungsforschung und der Humboldt-Universität zu Berlin promoviert. Nach der Promotion arbeitete sie beim Deutschen Zentrum für Altersfragen, wo sie zuletzt die stellvertretende Leitung des Deutschen Alterssurveys (DEAS) innehatte. Seit 2017 arbeitet Frau Dr. Wolff am IGES Institut, seit 2020 ist sie Leiterin des Bereichs Evaluation und Versorgungsdesign. Zudem ist sie Gastwissenschaftlerin am Institut für Community Medicine,

Abteilung für Sozialmedizin und Prävention der Universitätsmedizin Greifswald. Ihre Arbeitsschwerpunkte liegen in der empirischen Methodik und quantitativen Datenauswertung in Evaluation und Versorgungsforschung.

Prof. Dr. Karin Wolf-Ostermann

Universität Bremen
Abteilung Pflegewissenschaftliche
Versorgungsforschung
Institut für Public Health und Pflegeforschung
(IPP)
Bremen

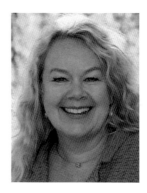

Prof. Dr. Karin Wolf-Ostermann ist Professorin für „Pflegewissenschaftliche Versorgungsforschung" an der Universität Bremen und Leiterin der Abteilung „Pflegewissenschaftliche Versorgungsforschung" am Institut für Public Health und Pflegeforschung (IPP) der Universität Bremen sowie Mitglied des geschäftsführenden Direktoriums des IPP. Sie engagiert sich seit vielen Jahren in der Deutschen Gesellschaft für Pflegewissenschaften e. V. und ist Mitglied verschiedener Beiräte zu Weiterentwicklungen in der sozialen Pflegeversicherung. Neben ihrem methodisch-fachlichen Expertenwissen verfügt sie über umfangreiche Erfahrung in der Leitung von Forschungs- und Evaluationsprojekten, insbesondere auch im Bereich der Langzeitpflege, der Versorgung von Menschen mit Demenz sowie im Bereich Technik/Digitalisierung und Pflege.

Stichwortverzeichnis